Atlas of Reconstructive Breast Surgery

乳房重建手术图谱

主　编　[美] Lee L.Q. Pu
　　　　[美] Nolan S. Karp

主　译　杜正贵

副主译　杨犇龙　宋达疆　谢妍妍　梁法清

译　者　（按姓氏笔画排序）

于　洋　王子函　王　华　王　芳　王　研
王　瑶　王程仕　白俊文　冯　玉　朱中建
任　予　任　敏　刘　坚　刘军兰　刘馨然
羊晓勤　苏士成　李　娟　李田园　李永峰
李涛浪　杨华伟　杨焕佐　肖　晓　邱娟娟
邱梦雪　张　立　张　晴　张　静　张莹莹
张颂博　张旖航　张聚良　陈　凯　陈德波
罗　静　周　娇　赵穆欣　郝　爽　钟家媛
姜丹丹　徐　亮　徐　莉　郭思琪　唐　鹏
曹晓蔓　戴　慧

英文审校　胡　鸣

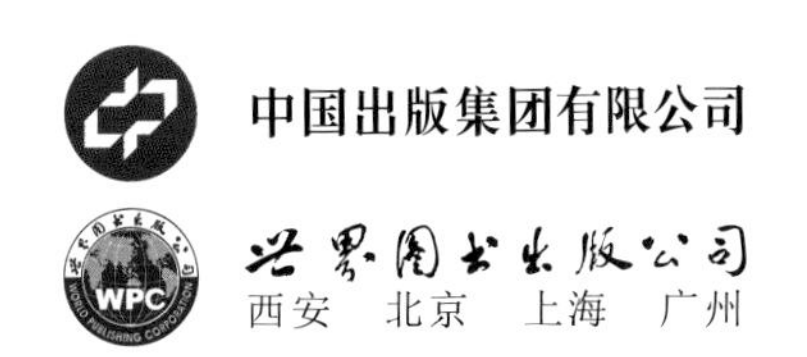

中国出版集团有限公司
世界图书出版公司
西安　北京　上海　广州

图书在版编目（CIP）数据

乳房重建手术图谱 /（美）李·L.Q. 普 (Lee. L. Q. Pu),（美）诺兰·S. 卡普 (Nolan S. Karp) 主编；杜正贵主译. -- 西安：世界图书出版西安有限公司，2024. 9. -- ISBN 978-7-5232-1054-3

I. R655.8-64

中国国家版本馆 CIP 数据核字第 20248VE478 号

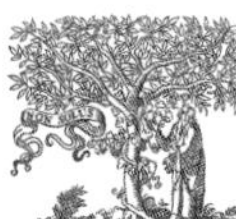

Elsevier (Singapore) Pte Ltd.
3 Killiney Road,
#08-01 Winsland House I,
Singapore 239519
Tel: (65) 6349-0200; Fax: (65) 6733-1817

ISBN: 978-0-323-51114-8

《乳房重建手术图谱》（杜正贵　主译）
ISBN：978-7-5232-1054-3

书　　名　**乳房重建手术图谱**
　　　　　　RUFANG CHONGJIAN SHOUSHU TUPU
主　　编　[美] Lee L.Q. Pu　[美] Nolan S. Karp
主　　译　杜正贵
责任编辑　杨　莉
装帧设计　西安非凡至臻广告文化传播有限公司
出版发行　**世界图书出版西安有限公司**
地　　址　西安市雁塔区曲江新区汇新路 355 号
邮　　编　710061
电　　话　029-87214941　029-87233647（市场营销部）
　　　　　　029-87234767（总编室）
网　　址　http://www.wpcxa.com
邮　　箱　xast@wpcxa.com
经　　销　新华书店
印　　刷　陕西金和印务有限公司
开　　本　889mm × 1194mm　1/16
印　　张　20.75
字　　数　520 千字
版次印次　2024 年 9 月第 1 版　2024 年 9 月第 1 次印刷
版权登记　25-2024-012
国际书号　ISBN 978-7-5232-1054-3
定　　价　328.00 元

医学投稿　xastyx@163.com ‖ 029-87279745　029-87284035
☆ 如有印装错误，请寄回本公司更换 ☆

感谢我的妻子 *Yu-Shan (Emily)* 和我的孩子 *Felix*、*Dustin* 和 *Adrian*，正是因为你们的爱、牺牲、理解和无私的支持，这本书才得以顺利编写和成功出版。

感谢我的父母和弟弟，感谢你们这些年来的支持和信任，让我十多年来一直努力追求成为一名优秀的学术外科医生的梦想。

感谢我的教授和老师，在我接受外科教育过程中，你们激励我在职业生涯中树立更高的标准，并努力实现这一目标。

感谢我在世界各地的整形外科朋友和同事，你们为我们的专业做出了如此多的卓越贡献，并一直鼓励我与你们并肩而行。

Lee L.Q. Pu

感谢我的妻子 *Joyce* 和我的孩子 *Justin* 和 *Jenna*，感谢你们对我的爱，以及这么多年来对我的整形外科学术和临床工作无私的支持。

感谢我的父母，在漫长的学习和工作过程中指导和支持我成为一名整形外科医生。

感谢我的同事、住院医师和纽约大学医学院 / 纽约大学朗格尼医学中心的学生们，你们教会了我很多东西，让我成长为一个真正的人和一名外科医生。

Nolan S. Karp

致 谢 Acknowledgements

感谢本书的合作主编——我亲密的朋友和同事——纽约大学朗格尼医学中心的Nolan S.Karp医生。Karp医生是世界著名的整形外科医生，经常受邀演讲，他对乳房重建和整形美容手术的发展做出了重要的贡献。在这本《乳房重建手术图谱》中，他不仅为我们提供了丰富的乳房重建手术经验，而且提供了手术技巧和富有远见的观点。能与他一起工作3年，我感到莫大的荣幸。在编写本书的过程中，我们共同努力，确保每个章节都能展示高水准的内容。

感谢参与本书编写的所有作者，这本书的所有内容都是建立在他们专业的临床知识、努力的临床实践以及对乳房重建手术获得成功的期望上。没有他们，我们不可能出版这本精美的图谱，他们对本书的出版功不可没！

在本书出版方面，我要感谢Belinda Kuhn和其出版团队。Belinda是一位非常智慧的女性，她在本书出版过程中为我们提供了细心、周到的服务。在她的引导下，我们先后完成了拟定目录、邀请作者、编校、审校工作，最终顺利完稿。很荣幸能够与这个优秀的团队合作，正是他们对稿件的认真负责才使每个章节都呈现出了最佳的质量，本书的成功出版离不开他们的努力。

非常幸运的是，我在加州萨克拉门托的加州大学戴维斯分校担任全职学术职位，这里有非常出色的教职员工，我编写本书的灵感正是来源于我的前任和现任教员和同事们，而且，他们还给我提供了很多帮助，当我集中精力编写本书或参加相关会议时，他们及时告知我负责的患者情况。感谢我的行政助理Delia Luna夫人，她在准备本书手稿过程中为我提供了非常有用的行政方面的支持。

特别感谢我的妻子Yu-Shan (Emily)，这些年来，她一直支持我的学术工作，承担着照顾家庭的重任，我才能在晚上和周末专注于本书的编写工作。感激我的儿子Felix、Dustin和Adrian，他们让我体会到了工作以外的快乐。感谢我的弟弟Lijun (Leo)，他一直鼓励我要勇敢完成艰巨的任务。还要感谢之前的教授和项目培训主任Zhong-Gao Wang博士、James F. Symes博士、Marvin A. McMillan博士和Thomas J. Krizek博士对我的鼓励和支持。最后，感谢世界各地的朋友和整形外科同事们，感谢你们给予我的巨大鼓励和支持。

Lee L.Q. Pu

Acknowledgements 致　谢

Lee L.Q. Pu 医生首先提出了出版一本乳房重建图谱的想法，非常感谢他选择我作为这个伟大项目的合作主编，三年来，我与 Pu 医生共同完成了本书的编写工作。Pu 医生是一位国际公认的优秀整形外科医生，拥有多个领域的专业知识和经验，他也是一位旅行家和教育家，经常应邀到世界各地教学和演讲。

感谢所有参与本书编写的作者，他们在忙碌的临床和学术工作之余完成了章节撰写任务，为我们提供了宝贵的个人经验，这些珍贵的资源对于促进世界范围内乳房重建技术的推广和进步非常重要。

我在纽约大学医学院 / 纽约大学朗格尼医学中心已经工作 36 年了，先后担任住院部主任和教员职务，曾得到过外科和整形外科“传奇人物”的训练和指导，在他们的影响下，我不仅成为了一名外科医生，更重要的是，我成为了一个“真正的人”。在与几代教师、住院医师和医学生们一起工作的每一天，我都有所收获。

最后，我要特别感谢我的患者，她们才是真正的英雄。乳腺癌的诊断、治疗和康复是一个极其难熬的过程，而乳房重建是困难挑战期间的一个积极的选择，可以帮助患者恢复身体形象和尊严，感谢他们选择我，帮助他们完成这个过程。

Nolan S. Karp

主　编 Editors

Lee L.Q. Pu, MD, PhD, FACS, FICS

Professor of Plastic Surgery
Division of Plastic Surgery
University of California Davis Medical Center
Sacramento, CA, USA

Nolan S. Karp, MD, FACS

Professor of Plastic Surgery
Hansjörg Wyss Department of Plastic Surgery
NYU School of Medicine
New York, NY, USA

Contributors 原著作者

Olivia A. Abbate, BA
Georgetown University School of Medicine
Washington, DC, USA

Jasson Abraham, MD
Division of Plastic Surgery
Baylor Scott and White Hospital
Temple, TX, USA

Robert J. Allen Sr, MD
Director
Microsurgical Breast Reconstruction Department
Ochsner Baptist Hospital
New Orleans, LA, USA
Clinical Professor of Plastic Surgery
Plastic and Reconstructive Surgery Department
Louisiana State University
New Orleans, LA, USA

Peter Andrade, DO
Hackensack University Medical Center
Department of Plastic and Reconstructive Surgery
Hackensack, NJ, USA

Chad Bailey, MD
Plastic Surgery Chief Resident
Division of Plastic Surgery
University of California Davis Medical Center
Sacramento, CA, USA

Rudolf F. Buntic, MD
Fellowship Director
Plastic Surgery
The Buncke Clinic
San Francisco, CA, USA
Clinical Associate Professor (Affiliated) in Surgery
Stanford University Medical School
Palo Alto, CA, USA

Abhishek Chatterjee, MD, MBA
Assistant Professor of Surgery
Plastic Surgery
Tufts Medical Center
Boston, MA, USA

Mihye Choi, MD
Associate Professor
Hansjörg Wyss Department of Plastic Surgery
NYU Langone Health
New York, NY, USA

Oriana Cohen, MD
Fellow Physician
Hansjörg Wyss Department of Plastic Surgery
NYU Langone Health
New York, CA, USA

Alexandra Conde-Green, MD
Plastic Surgeon
Department of Plastic and Reconstructive Surgery
Hackensack University Medical Center
Hackensack, NJ, USA

Peter G. Cordeiro, MD
Chief
Plastic and Reconstructive Surgery
Memorial Sloan Kettering
New York, NY, USA
Professor of Surgery
Weil Medical College of Cornell University
New York, NY, USA

Emmanuel Delay, MD, PhD
Department of Plastic and Reconstructive Surgery
Centre Léon Bérard
Lyon, France

Kenneth L. Fan, MD
Resident Physician
Department of Plastic and Reconstructive Surgery
MedStar Georgetown University Hospital
Washington, DC, USA

Jordan D. Frey, MD
Fellow
Hansjörg Wyss Department of Plastic Surgery

NYU Langone Health
New York, NY, USA

Allen Gabriel, MD, FACS
Peacehealth Plastic Surgery
Peacehealth
Vancouver, WA, USA
Clinical Associate Professor
Department of Plastic Surgery
Loma Linda University Medical Center
Loma Linda, CA, USA

Juan Jose Gilbert Fernandez, MD
Aesthetic and Reconstructive Microvascular Surgeon
Precision Medical Arts of New York
Patchogue – Smithtown, NY, USA
Clinical Assistant Professor of Plastic Surgery
Louisiana State University
Department of Plastic and Reconstructive Surgery
New Orleans, LA, USA

Gabriele Giunta, MD
Resident
Division of Plastic and Reconstructive Surgery
Department of Surgical and Oncological Sciences
University of Palermo
Palermo, Italy
Clinical Fellow
Division of Plastic and Reconstructive Surgery
Department of Plastic and Reconstructive Surgery
University Hospital Brussels
Brussels, Belgium

Moustapha Hamdi, MD, PhD
Professor
Plastic and Reconstructive Surgery
Brussels University Hospital
Brussels, Belgium

Nolan S. Karp, MD, FACS
Professor of Plastic Surgery
Hansjörg Wyss Department of Plastic Surgery
NYU School of Medicine
New York, NY, USA

Kimberly Sophia Khouri, BS
Medical Student III
School of Medicine
New York University
New York City, NY, USA

Roger Khalil Khouri, MD, FACS
Medical Director
Miami Breast Center
Miami, FL, USA

Adam R. Kolker, MD, FACS
Associate Clinical Professor
Division of Plastic Surgery
Department of Surgery
Icahn School of Medicine at Mount Sinai
New York, NY, USA

Jennifer Lavie, MD
Division of Plastic and Reconstructive Surgery
Louisiana State University School of Medicine
New Orleans, LA, USA

Rachel Lentz, MD
Division of Plastic and Reconstructive Surgery
Department of Surgery
University of California, San Francisco
San Francisco, CA, USA

Joshua L. Levine, MD
New York Eye and Ear Infirmary of Mount Sinai Hospital
Department of Plastic and Reconstructive Surgery
Center for the Advancement of Breast Reconstruction
New York, NY, USA

Albert Losken, MD, FACS
Emory University
Division of Plastic and Reconstructive Surgery
Emory University Hospital
Atlanta, GA, USA

G. Patrick Maxwell, MD
Nashville, TN, USA

Andreea Carmen Meruta, MD
Department of Plastic and Reconstructive Surgery
Centre Léon Bérard
Lyon, France
Emergency Clinical Hospital of Plastic, Reconstructive Surgery and Burns
Bucharest, Romania

Alexandre Mendonça Munhoz, MD, PhD
Coordinator, Breast Reconstruction Group
University of São Paulo School of Medicine
Chief, Breast Reconstruction Division
Instituto do Câncer do Estado de São Paulo
Assistant Professor, Breast Surgery Division

Hospital Sírio-Libanês
São Paulo, Brazil

Maurice Y. Nahabedian, MD
Professor
Department of Plastic Surgery
Virginia Commonwealth University – Inova Branch
Falls Church, VA, USA

Jonas A. Nelson, MD
Plastic and Reconstructive Surgery Service
Department of Surgery
Memorial Sloan Kettering Cancer Center
New York, NY, USA

Lee L.Q. Pu, MD, PhD, FACS, FICS
Professor of Plastic Surgery
Division of Plastic Surgery
University of California Davis Medical Center
Sacramento, CA, USA

Jessica F. Rose, DO
Microsurgery Fellow
Plastic Surgery
University of Pennsylvania
Philadelphia, PA, USA

David E. Sahar, MD, FACS
Associate Professor of Plastic Surgery
Division of Plastic Surgery
University of California, Davis
Sacramento, CA, USA

Michel Saint-Cyr, MD, FRCSC
Professor
Plastic Surgery
Baylor Scott & White Health
Temple, TX, USA

Ara A. Salibian, MD
Resident Physician
Hansjörg Wyss Department of Plastic Surgery
NYU Langone Health
New York, NY, USA

Hani Sbitany, MD
Associate Professor of Surgery
Division of Plastic and Reconstructive Surgery
Department of Surgery
University of California, San Francisco
San Francisco, CA, USA

Paul L. Shay, MD
Division of Plastic Surgery
Department of Surgery
Icahn School of Medicine at Mount Sinai
New York, NY, USA

Torunn E. Sivesind, MD
PGY-1 Plastic and Reconstructive Surgery
LSU School of Medicine
New Orleans, LA

David H. Song, MD, MBA
Regional Chief
MedStar Health
Plastic & Reconstructive Surgery
Professor and Chairman
Department of Plastic Surgery
MedStar Georgetown University Hospital
Washington, DC, USA

Ping Song, MD
Plastic Surgery Resident
Division of Plastic Surgery
Department of Surgery
University of California Davis Medical Center
Sacramento, CA, USA

Hugo St Hilaire, MD, DDS, FACS
Section Chief
Associate Professor
Division of Plastic and Reconstructive Surgery
Louisiana State University School of Medicine
New Orleans, LA, USA

Liza C. Wu, MD, FACS
Associate Professor
Division of Plastic Surgery
University of Pennsylvania
Philadelphia, PA, USA

Chief Translator 主译简介

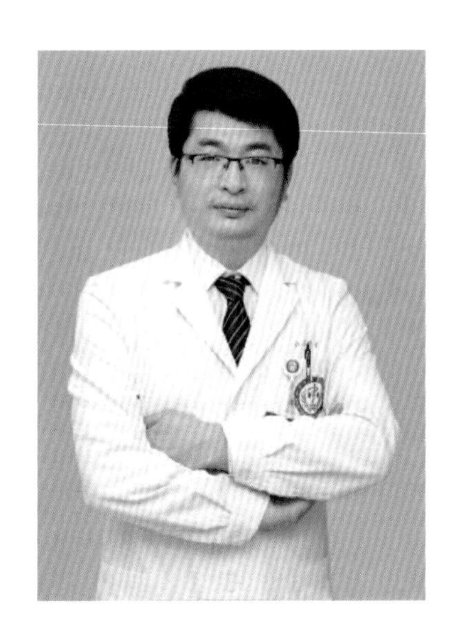

杜正贵

医学博士，博士后，硕士研究生导师，华西医院乳腺疾病中心书记兼副主任，美国威斯康星医学院访问学者，被评为 2023 年度十大医学影响力专家。

中国医师协会外科学分会乳腺外科专家组委员，中国研究型医院学会乳腺专业青委会副主委，四川省医师协会乳腺专业分会副会长，四川省医学科技创新研究会乳腺病学创新与转化分会会长，四川省医学科技创新研究会乳腺功能微无创分会会长，四川省医学会乳腺病学专业委员会委员，四川省医师协会肿瘤医师专业委员会委员。

杜教授独创了华西逆序法、华西 1~3 号孔、降落伞补片法（牵引线补片法）等腔镜乳房重建和保乳手术理念与技巧，突破了全球范围内腔镜乳房重建在时间 / 效果上的瓶颈，可以在保证手术效果的同时，使手术时间从 6~8 小时缩短至 1~2 小时，甚至比开放乳房重建所用时间更短。同时，这进一步拓宽了腔镜乳房重建手术适用人群，促进各医院可常规开展腔镜和机器人乳房重建手术，甚至可以开展日间腔镜乳房重建和保乳手术。杜教授的这些独创是我国腔镜乳房重建术式发展成熟的重要标志。

主持国家自然科学基金项目、四川省科技厅项目等共 6 项。在国内外期刊发表专业论文 40 余篇，参编专著 1 部。

译者名单 Translators

主　译

杜正贵　四川大学华西医院

副主译

杨犇龙　复旦大学附属肿瘤医院

宋达疆　湖南省肿瘤医院

谢妍妍　四川大学华西医院

梁法清　四川大学华西医院

译　者

（按姓氏笔画排序）

于　洋　河南省人民医院

王子函　北京大学人民医院

王　华　贵州省人民医院

王　芳　郑州大学第一附属医院

王　研　复旦大学附属肿瘤医院

王　瑶　哈尔滨医科大学附属第二医院

王程仕　四川省肿瘤医院

白俊文　内蒙古医科大学附属医院

冯　玉　四川省第四人民医院

朱中建　四川大学华西医院

任　予　西安交通大学第一附属医院

任　敏　安徽医科大学第一附属医院

刘　坚　西湖大学医学院附属杭州市第一人民医院

刘军兰　陆军军医大学第一附属医院

刘馨然　复旦大学附属肿瘤医院

羊晓勤　四川大学华西医院

苏士成　中山大学孙逸仙纪念医院

李　娟　四川省人民医院

李田园　四川大学华西医院

李永峰　浙江省人民医院

Translators 译者名单

李涛浪　遵义医科大学附属医院
杨华伟　广西医科大学附属肿瘤医院
杨焕佐　四川大学华西医院
肖　晓　成都市妇女儿童中心医院
邱娟娟　成都市第二人民医院
邱梦雪　南京医科大学第一附属医院
张　立　自贡市第一人民医院
张　晴　四川大学华西医院
张　静　复旦大学附属肿瘤医院
张莹莹　四川大学华西医院
张颂博　四川省肿瘤医院
张旖航　四川大学华西临床医学院
张聚良　空军军医大学西京医院
陈　凯　中山大学孙逸仙纪念医院
陈德波　泉州市第一医院
罗　静　四川省人民医院
周　娇　资阳市中心医院
赵穆欣　大连医科大学附属第二医院
郝　爽　复旦大学附属肿瘤医院
钟家媛　四川大学华西医院
姜丹丹　青岛大学附属医院
徐　亮　南昌市第三医院
徐　莉　四川大学华西医院
郭思琪　四川大学华西医院
唐　鹏　陆军军医大学第一附属医院
曹晓蔓　四川大学华西临床医学院
戴　慧　四川大学华西医院

英文审校

胡　鸣　成都师范学院

Preface 译　序

近些年来，乳房重建手术在我国已经得到了广泛应用，无论是假体重建、皮瓣植入或脂肪移植技术，均得到了临床医生和患者的青睐。Lee L. Q. Pu 和 Nolan S. Karp 教授合作主编的《乳房重建手术图谱》（*Atlas of Reconstructive Breast Surgery*）是乳房整形领域非常权威和出色的作品。本书包含大量精美的绘图和术中图片，展示了临床上常用和创新的乳房重建技术。初次翻阅本书，我便被内容的实用性所吸引，能够翻译该著作，对我来说，既是一种荣幸，也是一种责任。

本图谱包含 24 个章节，主要阐述了游离皮瓣乳房重建，一步法植入物乳房重建和植入物联合脱细胞真皮基质（ADM）等的两步法乳房重建，脂肪移植技术，修整手术，乳头乳晕复合体重建，保留乳头的乳房切除术，波兰综合征乳房畸形及筒状乳房畸形矫正术等。每个章节均提供了真实病例的重建效果，个别病例还附带手术视频。每一章内容都围绕主题，展示了作者们的专业知识、实践经验和创新精神。

为了将这部开创性的作品带给国内读者，我召集了国内多名乳腺外科医生共同翻译本书。他们都是临床一线医生，在繁忙的工作之余，认真翻译，严谨校对，确保内容的准确性和与原文的一致性。在此过程中，我们反复审校译稿，尽量将与目标读者群的文化和专业有细微差别的内容进行语言方面的调整，以期产生共鸣，确保将宝贵的知识传达给临床医生、研究人员和医学生。

在手术技术的进步、辅助材料的发明和跨学科合作的推动下，乳房重建手术领域正在不断发展和进步。我们翻译本著作的宗旨是促进关于乳房重建的全球对话，以及与同一个学术领域中不同国家学者之间的思想和实践交流。鉴于我本人及翻译团队的能力有限，翻译过程中难免存在不妥之处，恳请读者批评指正。

衷心感谢 Pu 教授和 Karp 教授的开创性工作，以及所有支持并为本项目做出贡献的医学工作者和出版工作者，愿这本专著能成为乳腺外科同行们对乳房重建手术卓越追求过程中的助力和目标。

杜正贵

原著前言 Foreword

本书由 Pu 医生和 Karp 医生联合主编。这本书内容非常全面，涵盖了几乎所有类型的乳房重建手术，并附精美的插图和典型视频展示手术步骤。各章节布局统一，开头第一部分先描述各类重建手术的基本信息，如适应证、解剖技巧等；提供案例来说明第一部分所提出的观点，这有利于读者理解每个手术步骤的适应证；同时提供了常见并发症的处理。本书对于乳房重建手术的学习者或具有一定手术经验的乳房重建外科医生而言是宝贵的学习资料。而且，为了使本书内容更加丰富，Pu 医生和 Karp 医生汇集了来自世界各地的乳房重建外科医生参与本书的编写工作。学习一门技术，就像放养“猫”一样，并非一件容易的事，而有了这本书，“猫”就真正进入了围栏。

Peter Neligan, MB, FRCS(I), FRCSC, FACS

Preface 原著序言

乳房重建已经成为世界范围内整形外科医生普遍采用的手术技术，其良好的手术结果使许多因癌症行部分或全部乳房切除女性的生活质量得到了显著改善。许多整形外科医生，包括本书的两位主编，他们的职业生涯都是从乳房重建开始的，多年来他们积累了丰富的临床经验。

虽然市面上已经有很多关于乳房重建的图书，但大多数图书要么内容过于宽泛，要么阐述不够全面。随着乳房重建手术数量的增加，很多整形外科医生开始开展此类手术。因此，为了展示目前临床上开展的所有乳房重建技术，出版一本不过于宽泛但足够全面的乳房重建图谱就显得很有必要。

2017 年，世界知名医学图书出版公司爱思唯尔（Elsevier）与两位主编接洽，计划出版一本乳房重建手术图谱，希望能给世界各地的整形外科医生的临床实践带来便利。在这个目标的引导下，我们选择了很多在乳房重建方面掌握最前沿技术的乳房重建专家，整理了一份包含 24 个章节的乳房重建图谱。

本图谱的主要内容包括：自体组织乳房重建，包含游离横行腹直肌（TRAM）皮瓣、保留肌肉的游离 TRAM 皮瓣和腹壁下动脉穿支（DIEP）皮瓣重建。先进的显微外科乳房重建，包括腹壁下浅动脉（SIEA）皮瓣、臀动脉穿支皮瓣、股深动脉穿支皮瓣和横行股薄肌皮瓣重建。传统带蒂 TRAM 皮瓣和背阔肌皮瓣重建，以及传统乳房重建的患者选择方法和技术更新。基于假体的乳房重建，包括即刻一步法乳房重建、即刻植入物联合脱细胞真皮基质（ADM）两步法乳房重建和即刻全肌肉覆盖植入物两步法乳房重建，其中包括即刻胸肌前植入物乳房重建，延迟两步法植入物乳房重建，以及植入物乳房重建的修整手术。皮瓣部分乳房重建、局部组织重排法部分乳房重建和其他乳腺外科手术流程。由于对称性在乳房重建中的重要性，本书还专门描述了获得对称性的步骤。此外，本书还介绍了脂肪移植术，这是一种新兴的手术方法，可以作为乳房重建的辅助手术；乳头乳晕复合体重建，这是乳房重建的重要组成部分；保留乳头的乳房切除术，这是一种日益流行的手术方法。最后阐述了两种最常见的先天性乳房畸形的矫正，即波兰综合征和筒状乳房畸形。

本书的每个章节都采用统一的格式，便于读者阅读和查找相关内容。图片附加了详细的说明文字，并提供了清晰的手术视频。

我们希望能给读者们提供一本全面、简明的乳房重建手术图谱。对于初学阶段的整形外科医生、年轻的整形外科医生以及想要学习更多现代乳房重建技术的资深整形外科医生来说，这本书将成为他们不可或缺的参考书。我们的最终目标是编写一本涵盖最先进的乳房重建手术的图谱，以帮助提高乳房重建的整体效果。我们真诚地希望您能喜欢这本图谱，这本图谱能帮助您更好地开展乳房重建手术，从而使患者获得更好的重建手术效果。

Lee L.Q. Pu, MD, PhD, FACS, FICS

Nolan S. Karp, MD, FACS

郑重声明

本书提供了相关主题准确且权威的信息。医学是不断更新并拓展的领域，因此相关实践操作、治疗方法及药物都有可能发生改变，建议读者审查相关主题的最新信息，包括产品的制造商、建议剂量、配方、方法和疗程、不良反应及相关措施。作者、编辑、出版者或经销商不对书中的错误或疏漏以及应用其中信息所产生的任何后果负责，关于出版物的内容不作任何明确或暗示的保证。作者、编辑、出版者和经销商不承担由本出版物所造成的任何人身或财产损害责任。

Contents 目录

视频目录 Video Contents

视频 1.1　带蒂横行腹直肌（TRAM）皮瓣 / Lee L. Q. Pu, MD, PhD

视频 2.1　游离或保留肌肉的横行腹直肌（TRAM）皮瓣 / Jessica F. Rose, Liza C. Wu

视频 8.1　背阔肌皮瓣 / Jasson Abraham, Michel Saint-Cyr

视频 8.2　预防性减张缝合（PTS）后 / Jasson Abraham, Michel Saint-Cyr

视频 8.3　背阔肌皮瓣获取 / Michel Saint-Cyr

视频 9.1　保留乳头的乳房切除术后即刻植入物重建 / Mihye Choi

视频 10.1　组织扩张器联合脱细胞真皮基质（TE-ADM）即刻乳房重建 / Lee L. Q. Pu, MD, PhD

视频 15.1　胸背动脉穿支（TDAP）皮瓣 / Moustapha Hamdi

视频 21.1　乳头乳晕复合体（NAC）重建 / Lee L. Q. Pu, MD, PhD

视频 22.1　解剖平面的锐性分离 / Nolan S. Karp

视频 23.1　脂肪移植技术 / Emmanuel Delay, Andreea Carmen Meruta

PIN 码激活说明

1. 刮开涂层，获取 PIN 码。

2. 打开网页：http://pincode.yiaiwang.com

3. 注册 / 登录：请输入相关信息注册；如之前注册过，请输入用户名密码登录。

4. 点击“资源兑换中心”→输入 PIN 码 → 点击“兑换”。兑换成功后，页面会自动跳转到“已兑换资源”。

5. 点击 “查看资源”，可查阅图书配套在线内容。

PIN 码使用后，该书不能退回！

第 1 章

带蒂横行腹直肌皮瓣乳房重建

Chad M. Bailey，Lee L.Q. Pu

引　言

带蒂横行腹直肌(transverse rectus abdominis musculocutaneous，TRAM）皮瓣乳房重建手术应用于临床已有近 40 年的历史。自从 Hartrampf 医生第一次完成该手术以来，历经多次技术改进，促进了该术式的临床应用，也降低了并发症的发生率。

整形外科医生经常开展带蒂 TRAM 皮瓣手术[1]。选择带蒂 TRAM 皮瓣取决于多方面的因素，包括医生是否具有显微外科手术专长和外科操作能力，是否能顺利、流畅地开展该手术，以及（如果可以了解）患者的意愿和实际情况——是否希望避免过长时间的手术或是否可以耐受长时间的手术[2]。

自体乳房重建术的目标是以最低并发症发生率获得最优的乳房重建效果。本章中，作者描述了他们常用的带蒂 TRAM 皮瓣乳房重建技术（▶视频 1.1），强调了一些改进方法，使得重建乳房在获得更完美效果的同时，也降低了腹部供区的并发症。此外，作者还探讨了患者选择、术前评估、并发症管理以及二次修整手术等内容。

适应证和禁忌证

单侧带蒂 TRAM 皮瓣乳房重建适用于 BMI < $30kg/m^2$、有自体乳房重建意愿、下腹部脂肪组织充足和皮肤松弛的患者。同时也有一些解剖学禁忌，例如同侧曾有 Kocher 切口或完全肋下切口的患者，因破坏了腹直肌的直接和间接血供，是带蒂 TRAM 乳房重建的绝对禁忌证。对于没有以上切口且具有丰富腹部组织的患者，如果不愿承受更大手术带来的风险，可以考虑行带蒂 TRAM 皮瓣乳房重建。对于下腹部中线有瘢痕的患者，也可以考虑使用一半的单蒂 TRAM 皮瓣或双蒂 TRAM 皮瓣行乳房重建[3]。

术前评估及特殊注意事项

临床上适合行腹部自体组织乳房重建的患者必须具有足够的腹部脂肪组织来维持重建乳房的大小，还需要有足够的腹部皮肤来闭合供区切口（图 1.1）。临床上最好通过提捏试验（pinch test）来判断，提捏腹部皮肤检测脂肪组织量时，建议患者采取平卧位且双膝适度屈曲。如果患者的乳房较大，需告知其为了达到术后双乳对称的效果，一些调整手术往往不可避免，比如对侧乳房缩小成形术（又称乳房缩小术或缩乳手术）或者在带蒂 TRAM 皮瓣基础上联合植入物（假体）乳房重建。

术前必须和患者详细确认并评估其腹部手术瘢痕走向。正如上文所述，下腹部中线瘢痕并不影响单侧带蒂 TRAM 皮瓣的使用，这类患者可以选择一半的单蒂 TRAM 皮瓣、双蒂 TRAM 皮瓣或一侧单蒂 TRAM 皮瓣联合对侧游离 TRAM 皮瓣或腹壁下深动脉穿支（deep inferior epigastric perforator，DIEP）皮瓣来完成足够大小的乳房重建[4]。

术前还需重点评估患者的体力及活动情

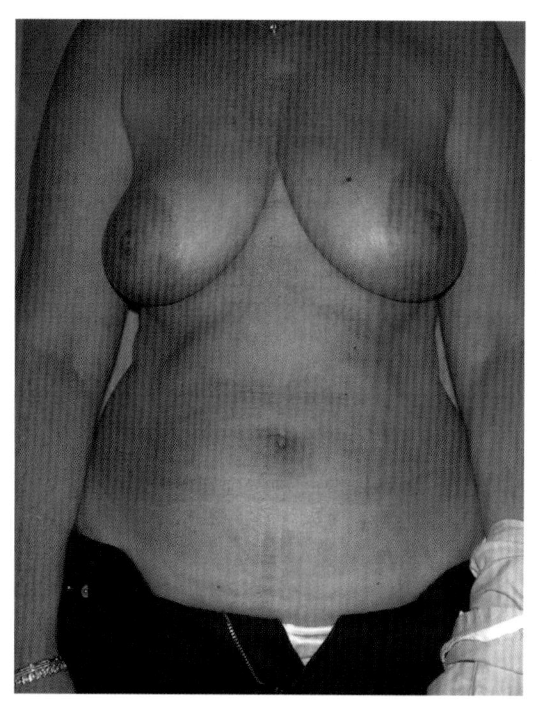

• 图 1.1 进行带蒂 TRAM 皮瓣乳房重建的典型病例。该患者有足够的下腹部组织进行单侧乳房重建

况。在考虑带蒂 TRAM 皮瓣乳房重建时，需要注意，对于经常运动的患者，术后有可能出现更明显的腹部薄弱，且更容易出现腹部膨隆和疝，尽管对此目前还缺乏相关科研文献证实。

其他需要考虑的重要方面包括对腹直肌分离的评估，最好通过术前 CT 或 MRI 进行评估，也可以让患者在检查台上弯曲躯干并“把肩膀抬离台面”来进行评估。腹疝和脐疝在腹部组织较多的患者中易漏诊，因此必须通过体格检查仔细确认。

基于对游离 DIEP 皮瓣手术操作的了解和结合多年的临床经验，作者更倾向于在术前评估腹部穿支的数量、位置和血流状况[5]。该步骤于术前等待区通过双人筛查完成，即血管实验室技术人员和外科医生相互协助行术前标记，如此不仅可以大大节省手术时间，提高术者对选择同侧或对侧肌肉血管蒂以及优势血管穿支的把控能力，增强术后皮瓣灌注，降低脂肪坏死率，而且可以缩小皮瓣分离过程中前鞘切取的范围。在用单侧带蒂 TRAM 皮瓣行乳房重建时，该方法可以帮助外科医生根据穿支数量、位置和血流状态选择优势侧为蒂部皮瓣，类似于外科医生做游离 DIEP 时选择一侧优势皮瓣（图 1.2）。

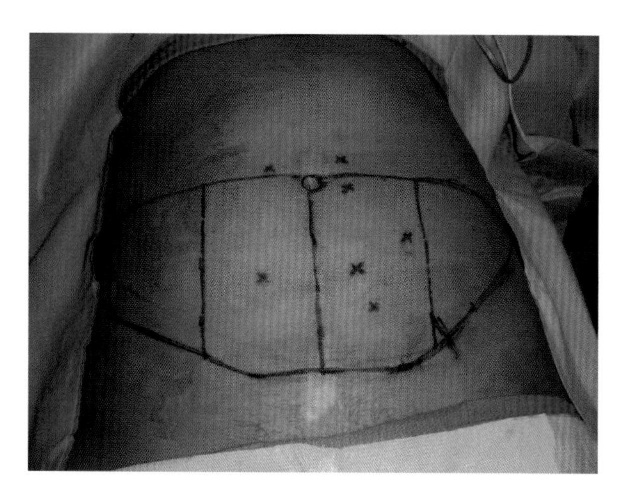

• 图 1.2 术前双面扫描显示的穿支解剖结构。该患者的左侧有更突出的穿支，可以选择作为皮瓣抬高的一侧

由于上腹壁血管的二级特性和静脉逆行灌注，应用带蒂 TRAM 皮瓣时脂肪坏死发生率较高，这也是 Hartrampf 分区的原理基础[6]（图 1.3）。在单蒂重建中，可通过切除Ⅳ区和部分Ⅲ区组织来减少脂肪坏死。对于重建乳房需要较大的皮瓣或吸烟的患者，可以在正式 TRAM 手术前 1~3 周先行皮瓣延迟手术，这样能有效降低术后缺血并发症的发生率[7]。

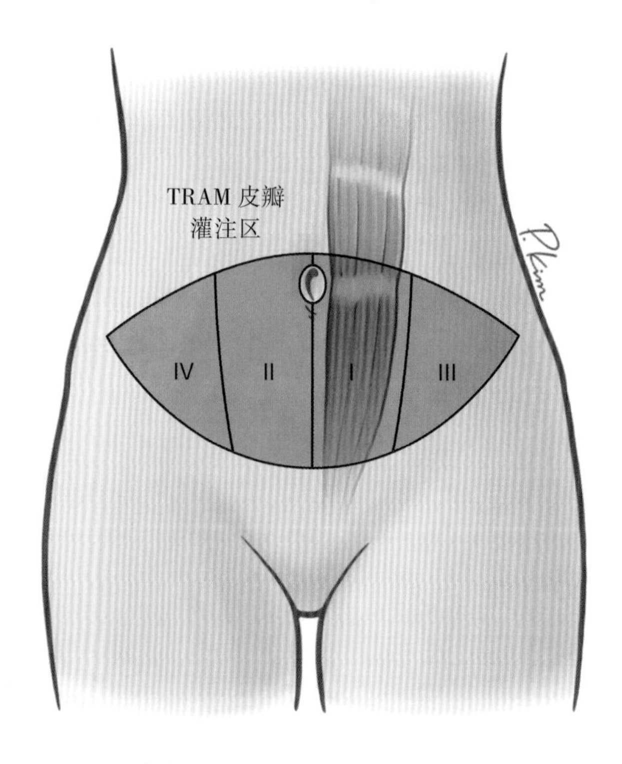

• 图 1.3 带蒂 TRAM 皮瓣抬高后 Hartrampf 灌注区示意图。显然，Ⅰ区的血供最好，其次是Ⅱ区和Ⅲ区。Ⅳ区的血供最不充足，可能不可靠

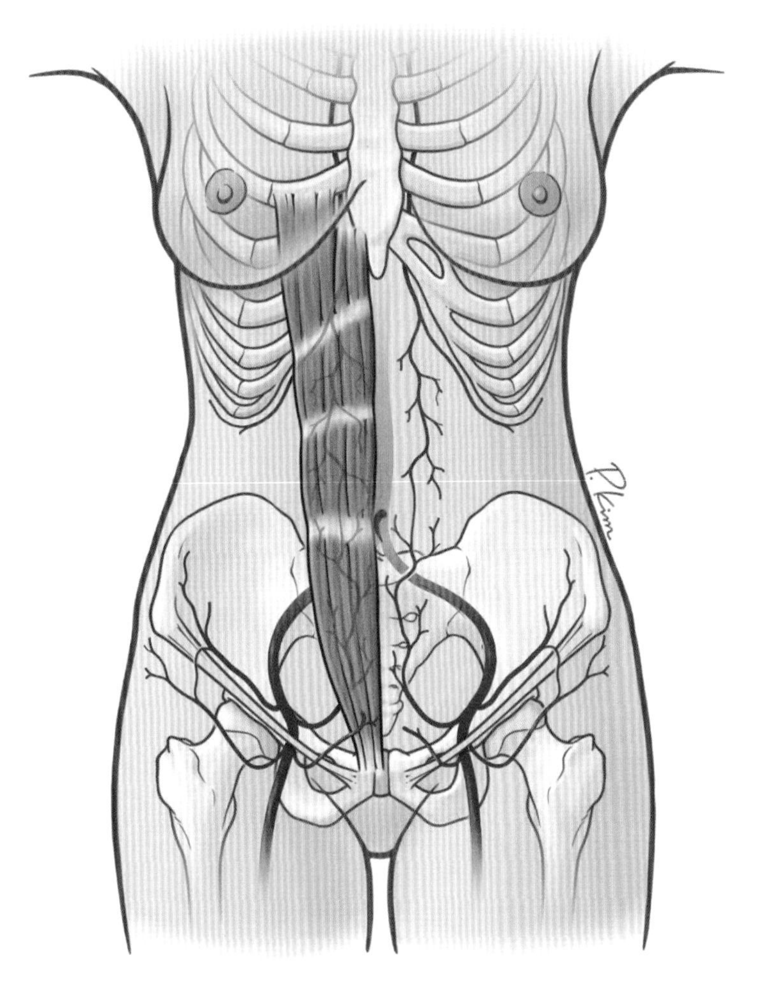

• 图 1.4　显示腹直肌双重血液供应的示意图。在带蒂 TRAM 皮瓣中，在皮瓣抬高过程中腹壁下动脉分开后，腹壁上动脉成为优势蒂

手术技巧

解剖结构

正常情况下，供应同侧腹部皮肤的主要动脉是腹壁下深动脉。对于大多数患者而言，进行穿支皮瓣或保留肌肉（muscle Sparing-，MS-）的 TRAM 皮瓣重建时，有三种血供模式。然而，对于带蒂 TRAM 皮瓣，主要血供是腹壁下浅动脉（图 1.4），其静脉与动脉伴行。腹壁下静脉是皮瓣的主要回流静脉，术中可以保存下来，如果需要可行超灌注静脉吻合手术获得额外的静脉回流[8, 9]。

与带蒂 TRAM 手术更相关的是腹直肌腱划，因为它与腹壁动脉弓关系密切，操作时须谨慎处理。通常有三种类型腱划，其中两种经常会在带蒂 TRAM 皮瓣切取中遇到。如果血管蒂受伤，基于前文所述的交通支模型，皮瓣仍可能因有足够的侧支血供而存活[10]。

在切取腹直肌下部时必须注意并保护弓状线。在弓状线以下（通常在髂嵴以下）没有腹直肌后鞘。因此剥离弓状线以下的腹直肌后方不恰当时可导致肠内容物外露和腹腔液体外流，从而增加术后并发症。

术前标记

患者取站立位，先标记从脐至耻骨联合的中线，随后标记皮瓣下缘，随着自然的皮肤皱褶向外侧延伸，但是如果实际需要皮瓣上移，下缘标记线也可以取得更高一点。然后根据下腹部张力的提捏试验对皮瓣的上缘进行标记，

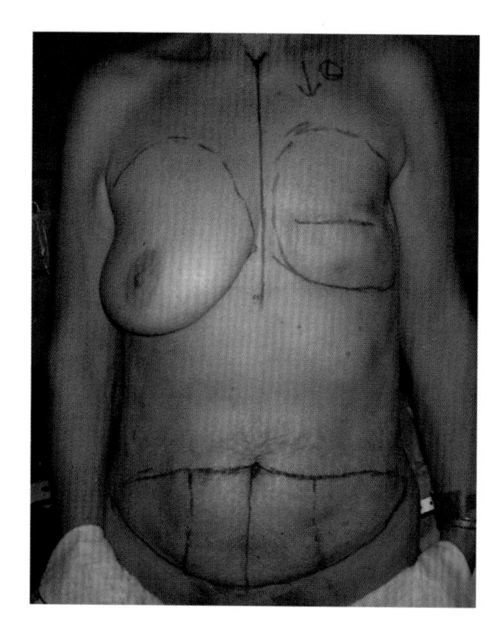

• 图 1.5 使用带蒂 TRAM 皮瓣进行延迟乳房重建的术前标记示例。标记出之前的乳房切除部位并重建乳房皮肤囊袋

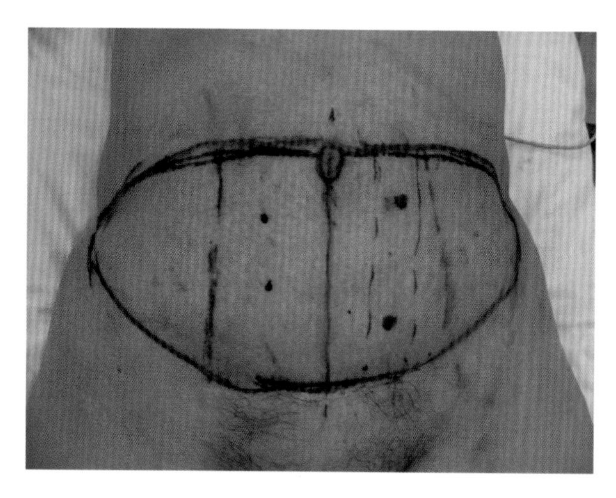

• 图 1.6 手术前标记单侧蒂 TRAM 皮瓣乳房重建的示例。标记了腹直肌的外侧边界和中线。根据所选侧别的主要穿支解剖学，将包含于皮瓣内的腹直筋膜的量也标记出来（虚线表示）

根据术中实际情况，在手术室中可进一步调整上缘标记线（图 1.5）。在确定选择哪一侧皮瓣以及穿支位置后标记两侧腹直肌外侧缘，也可以标记出需要切除的部分腹直肌前鞘的范围(图 1.6)。

皮瓣切取前的延迟手术

如果具有皮瓣延迟处理的指征，可以在计划 TRAM 皮瓣切除和重建手术前至少两周在全麻下对患者进行延迟手术，以尽量减少两次全麻的综合影响 [7, 11]。上述所有标记必须在首次延迟手术时进行，以确保延迟手术切口包含在后期获取皮瓣手术时的切口范围内。延迟手术时，需充分暴露腹壁下深血管后进行结扎和离断（图 1.7）。

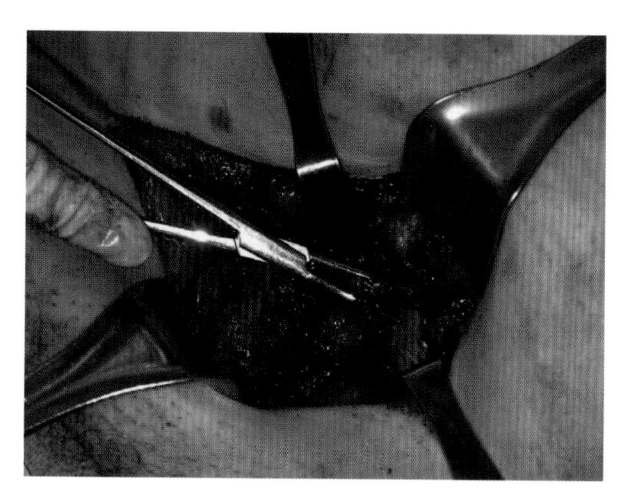

• 图 1.7 术中视图显示延迟皮瓣手术过程。在这种情况下，用镊子游离解剖腹壁下动脉和静脉，然后用血管夹分开

获取皮瓣

单侧蒂

首先解剖脐，周围应保留足够的脂肪并向下垂直切至腹直肌前鞘。在Ⅰ区和Ⅱ区 TRAM 皮瓣的皮下剥离应向上和向下倾斜变薄，以获取更多的皮瓣组织。术中遇到的两侧的腹壁下浅血管用钛夹夹闭并离断。一般先游离非选择侧皮瓣，沿深筋膜平面可快速剥离至越过中线约 1cm。蒂部侧皮瓣也是从外向内沿深筋膜平面游离至腹直肌外侧缘。一般在中线外 1~2cm 处和腹直肌外侧缘内侧约 2cm 处切开腹直肌前鞘，向下游离整个下腹部的腹直肌。在游离过程中注意辨别腹直肌后方的腹壁下血管，在保护好腹壁下血管的情况下离断腹直肌的远端部分。腹直肌远端离断后，很容易暴露出腹壁下动脉和静脉。然后在动脉远端使用钛夹夹闭并离断，静脉则在近端夹闭，在远端离断，同时保持远端静脉暂时开放，以使静脉在手术期间暂时外流，直到将皮瓣植入时才将远端夹闭。

随后完全游离 TRAM 皮瓣，可轻易地将腹直肌与腹直肌后鞘分离。此时可发现腹壁上血

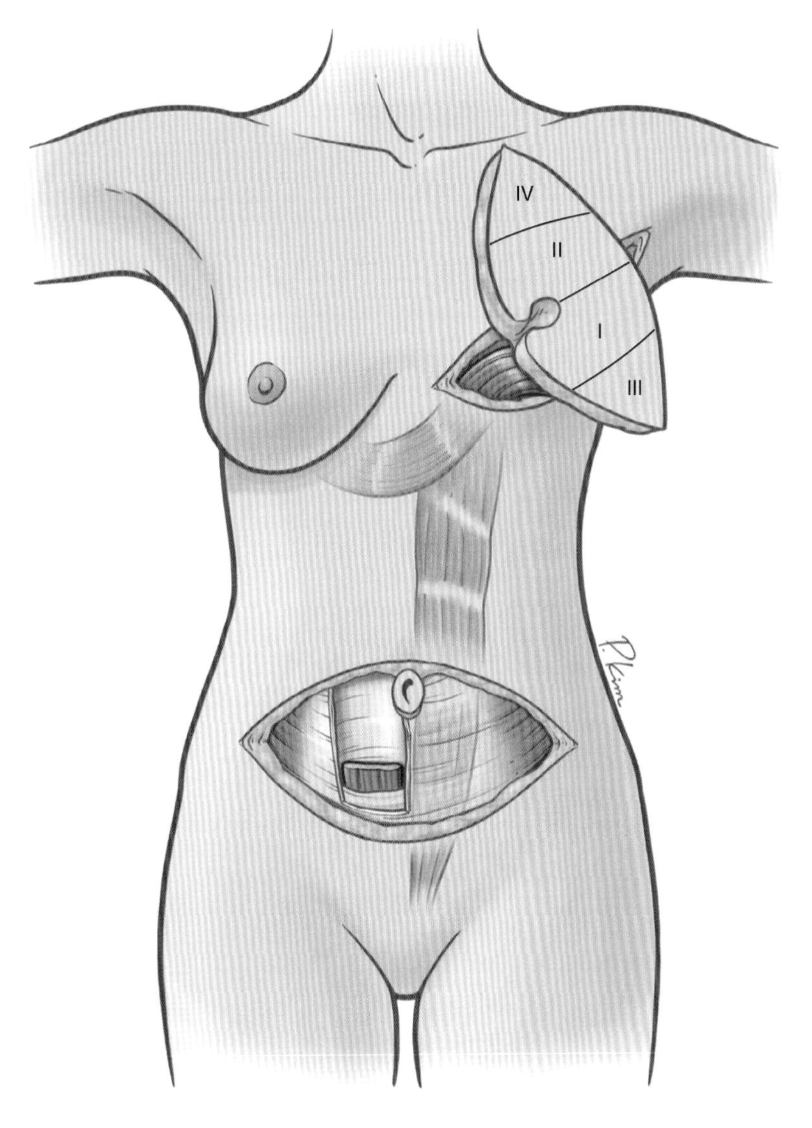

• **图 1.8**　示意图显示了 TRAM 皮瓣的植入。皮瓣可以通过隧道穿至同侧或对侧，且可以垂直或斜形放置

管在皮瓣的深层，可以用记号笔清楚地标记出。然后向上将上腹部皮肤游离至剑突，并在腹直肌前鞘上做一个切口延伸到肋下缘。游离腹直肌上部的所有腱划直至肋弓，可沿外侧肋缘离断部分外侧腹直肌束，使皮瓣在植入时具有较好的活动性且无张力。然后在乳房囊袋和上腹部之间构建一个皮下隧道（图 1.8）。通常在皮瓣穿过隧道之前切除部分或全部Ⅳ区组织（图 1.9）。根据皮瓣的位置可以通过同侧或对侧隧道穿越移植到胸部。皮下隧道应足够宽，通常以穿过 4 根手指为宜，从而避免肌肉在隧道内受到挤压。可以使用润滑胶辅助皮瓣通过隧道并植入乳房囊袋中。术中应仔细检查蒂是否发生扭转，也可少量缝合固定肌肉的位置以防止蒂进一步扭转（图 1.10）。

双侧蒂

双蒂与单蒂皮瓣手术存在一些差别。整个下腹部的皮岛需从中线切开，这使得从中线向两边内侧皮瓣游离时更容易。我们建议先将两边皮瓣外侧行最大游离后再沿中线劈开皮瓣，因为这样会给外科医生最合适的视角去保护穿支血管，并保留尽可能多的前鞘组织以使腹壁缺损最小化。一旦离断腹壁下深血管，像单侧手术那样，游离每侧包括整个Ⅰ区和Ⅲ区的皮瓣，不过皮下隧道只限在同侧（图 1.11）。

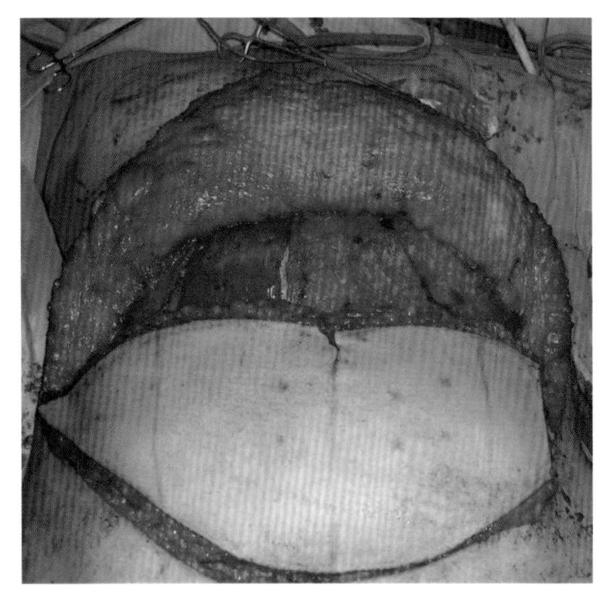

• 图 1.9 术中视图显示了带蒂 TRAM 皮瓣解剖的完成情况。在植入皮瓣之前，Ⅳ区被部分或完全舍弃

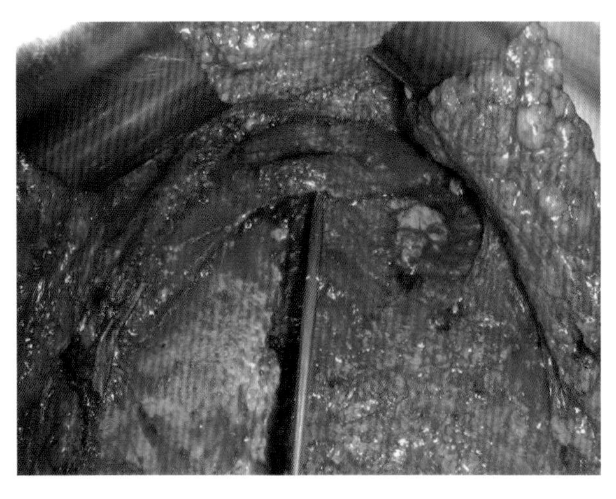

• 图 1.10 术中视图显示了初步植入后单侧蒂 TRAM 皮瓣的隧道完成情况。肌肉内的蒂（由镊子指出）似乎保持通畅，没有扭曲或绞结

皮瓣植入塑形

在上半身垂直位（半卧位）进行皮瓣植入和塑形，此时应夹闭腹壁下静脉。在乳房囊袋内侧用 3–0 PDS 线缝合几针重塑乳房下皱襞。单侧蒂 TRAM 皮瓣重建通常会将整个Ⅳ区和部分Ⅲ区丢弃。对于双侧蒂 TRAM 皮瓣，只有Ⅲ区一小部分被丢弃。皮瓣可以垂直或斜向放置，Ⅰ区应放在乳房的中心。一旦皮岛的大小和形状确定，则将其余区域去表皮化。根据重建乳房的大小和形状有可能需要修剪掉部分皮瓣组

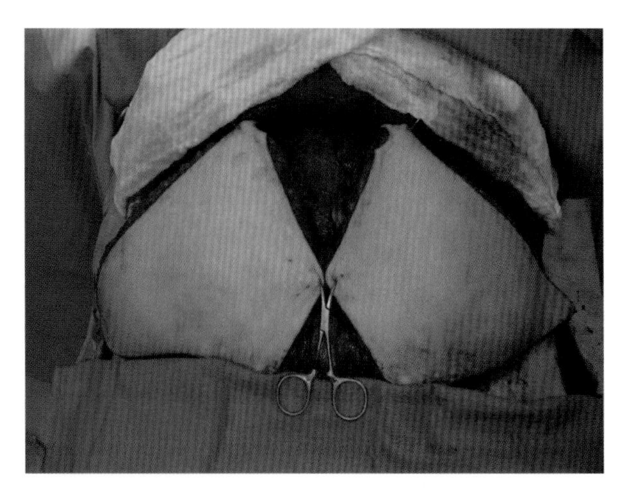

• 图 1.11 术中视图显示了双侧蒂 TRAM 皮瓣的完成。对于每一侧，皮瓣的Ⅰ区和Ⅲ区都需要用于皮瓣植入

织。在乳房囊袋内皮瓣后方放置 1~2 根引流管。最后分两层缝合皮瓣和乳房皮肤切口。

腹部切口关闭

对于单侧蒂 TRAM 皮瓣供区，主要用 2–0 Prolene 线以间断 8 字缝合整个腹直肌前鞘，以减少前鞘缝合处的张力，然后用 1–0 Prolene 线连续缝合（图 1.12）。根据作者多年的经验，下腹部部分筋膜缺损一般问题不大，但仍建议常规使用生物补片（图 1.13）或合成补片（图 1.14）以 2–0 PDS 线鞘前缝合以加强下腹部筋膜闭合。

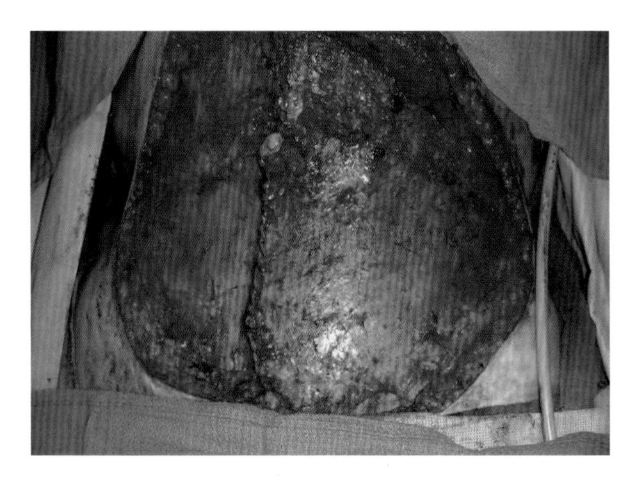

• 图 1.12 术中视图显示了在提取带蒂 TRAM 皮瓣后的供区闭合完成情况。由于只有相对较小的腹直筋膜与皮瓣一起被提取，可在没有困难的情况下优先闭合筋膜缺损

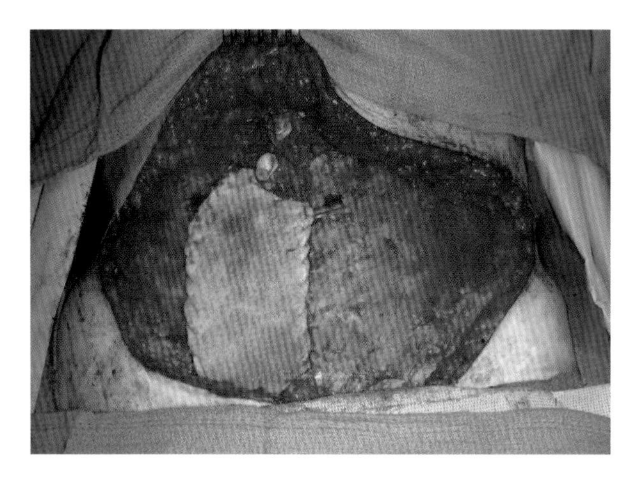

• 图 1.13 术中视图显示在腹直肌带蒂皮瓣供区筋膜缺损原位闭合后，放置了一块生物网片以额外加固

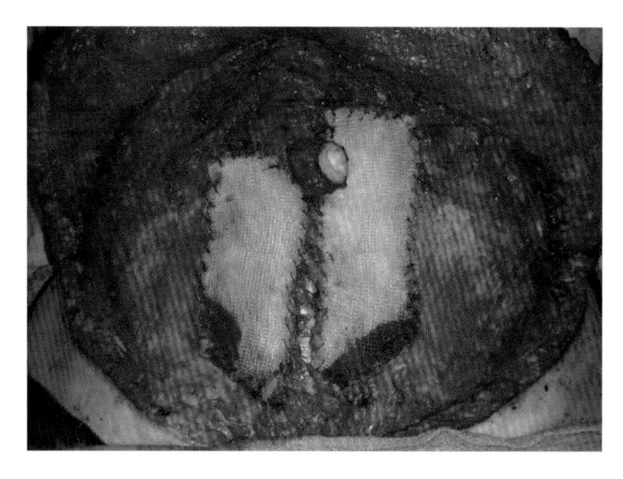

• 图 1.15 术中视图显示在双侧 TRAM 皮瓣乳房重建患者的每个腹部供区筋膜缺损上，通过肌间修补方式放置一块合成网片闭合主要的缺损

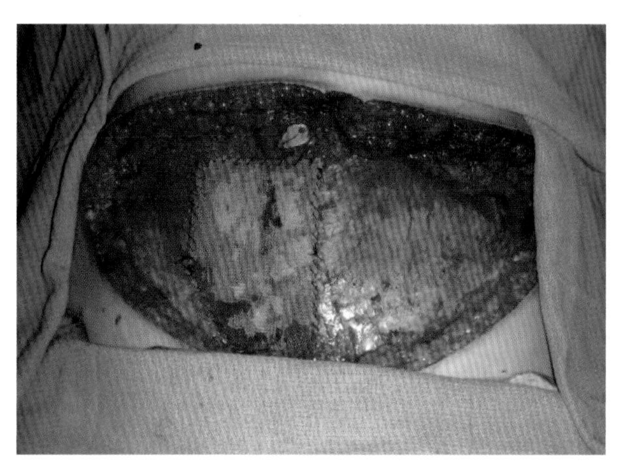

• 图 1.14 术中视图显示在带蒂腹直肌皮瓣供区筋膜缺损原位闭合后，放置了一块合成网片以进一步加固

对于双侧蒂 TRAM 皮瓣供区，闭合上部腹直肌前鞘的方法与闭合单侧蒂 TRAM 皮瓣前鞘缺损的方法相同。对于每个皮瓣供区下腹部前鞘缺损区域，则常规采用肌肉间修补方式放置合成补片缝合修复。由于每一侧前鞘缺损相对较小，因此没必要使用较大的补片（图 1.15）。

腹部皮肤缝合方法与腹部成形术相同。根据术中需要，可进一步向上游离上腹部皮瓣，以降低皮肤缝合张力。在髂前上棘高度中线处皮肤做圆形小切口，将脐牵出皮肤后双层缝合肚脐及四周皮肤。在下腹部皮瓣下放置两个引流管后，分三层（Scarpa 筋膜，真皮深层，皮肤）缝合腹部皮肤。

术后护理和预期结果

带蒂 TRAM 皮瓣乳房重建术后护理与大多数皮瓣重建术后护理相似。应注意对患者进行保温、补液及疼痛管理，同时对皮瓣进行临床监测，腹部采用束腹带固定。鼓励患者尽早下床活动。只要患者可转为口服药物且疼痛控制良好就可出院。一般情况下，根据恢复速度，患者常需要住院 3~5d。随访过程中，如果连续 2d 引流量 < 30mL/d 则可拔除引流管。术后 6 周内限制提、举起超过 5lb（1lb ≈ 0.45kg；约 2.25kg）的重物，6 周后患者可以恢复所有正常活动。

若无皮瓣或腹部供区相关手术并发症，则可以实现完美的乳房重建。伤口愈合一般需要 3 周，接近 6 周时患者自觉恢复正常。如果出现皮瓣部分丢失、脂肪坏死、腹部创面愈合问题等并发症，则应妥善处理。此外，皮瓣轮廓畸形、与对侧乳房不对称或腹部供区膨隆等问题则可以通过再次手术解决。

并发症管理

部分皮瓣丢失可通过浅表清创或更广泛地切除坏死的皮瓣组织来处理。如果切除皮瓣组织范围大，严重影响外形（图 1.16A），可考虑采用带蒂背阔肌皮瓣进行乳房重建的挽救性手术（图 1.16B）。

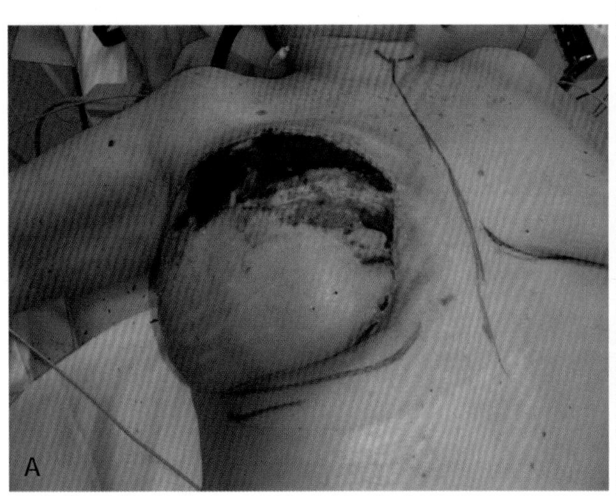

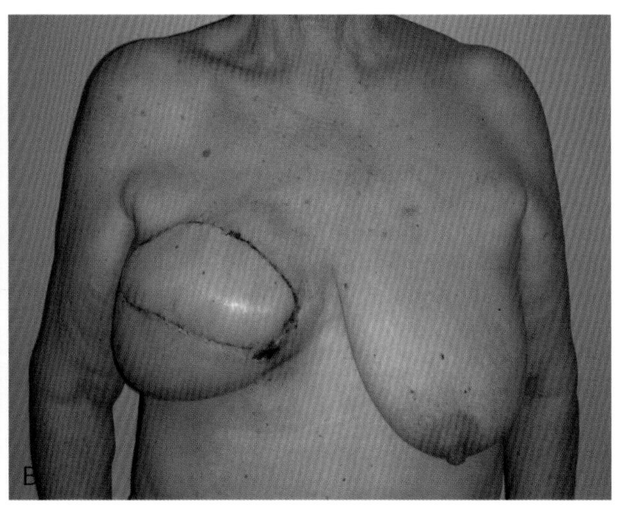

• **图 1.16** A. 延迟带蒂 TRAM 皮瓣乳房重建患者出现明显的部分瓣坏死。B. 在切除坏死组织后，成功地使用带有大皮岛的带蒂背阔肌皮瓣作为挽救性手术重建了她的乳房

脂肪坏死是带蒂 TRAM 皮瓣乳房重建术后的常见问题[2]。如果脂肪坏死较局限且形成包块，在重建乳房修整手术中我们首选直接切除坏死的脂肪。如果脂肪坏死切除后乳房外形变化明显，可采用脂肪移植或乳房皮肤囊袋整形以纠正。

腹部皮瓣坏死可导致部分患者创面延迟愈合，可通过适当的清创和局部创面护理加以处理。如果皮瓣坏死范围较广，经适当的创面清创后真空辅助闭合（vacuum-assisted closure, VAC）可以起到一定的作用。这些情况通常不需要植皮。

二期手术

对于单侧蒂 TRAM 皮瓣乳房重建术，通常需要对侧"正常"乳房行下垂矫正术或乳房缩小术等对称性手术。此外还可能需要对重建乳房进行外形修整，如抽脂、多余皮肤切除或皮肤囊袋重塑等。脂肪移植也可以对重建的乳房进行填充或重塑。

下腹部两侧的"狗耳（dog-ear）畸形（又称猫耳畸形）"可能会对患者造成困扰，哪怕是最小的猫耳畸形，许多患者也会介意，这对外科医生来说是一个挑战。对于单独的猫耳畸形，可以在局麻状态下，在诊所或任何修复手术过程中处理。对于需要乳头乳晕复合体（NAC）重建的患者，向外侧腹壁拓展切口切除腹部猫耳畸形是最佳的、提供全层皮肤行乳头乳晕重建的方式。

腹部 TRAM 皮瓣极少形成真正的疝，然而，表现为"膨隆"的腹壁薄弱较为常见[12]。我们通常辅助使用永久性材料覆盖（如 Prolene 补片）来加强修复薄弱的腹壁。如果薄弱范围较大，我们先将腹部筋膜折叠缝合以减小膨隆的范围，并采用永久性缝线鞘前缝合补片来加强修复（图 1.17A~C）。

病例展示

病例 1.1

一位 53 岁的白人女性患者，10 个月前因乳腺癌接受左侧乳房全切术，希望行腹部组织乳房重建（病例 1.1.1）。该患者采用对侧蒂 TRAM 皮瓣左乳重建（病例 1.1.2）。病例 1.1.3 显示左侧乳房重建后即刻效果。腹部筋膜缺损闭合完全，但仍采用鞘前修补方式用 Prolene 补片加强。病例 1.1.4 为第 5 个月时，左侧重建乳房修整术及右侧乳房下垂矫正对称性手术（二期重建）前的外观。病例 1.1.5 为二次重建后 4 个月、乳头乳晕复合体重建前的效果。所有术后疗程都很顺利。病例 1.1.6 显示乳头重建后 5 个月、二期重建后 9 个月、初次重建后 13 个月的效果。

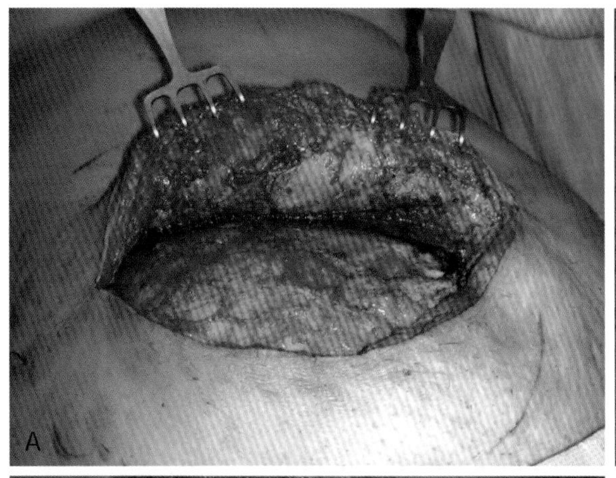

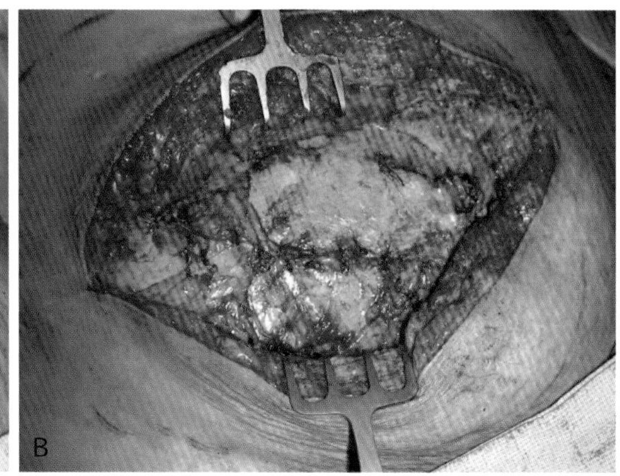

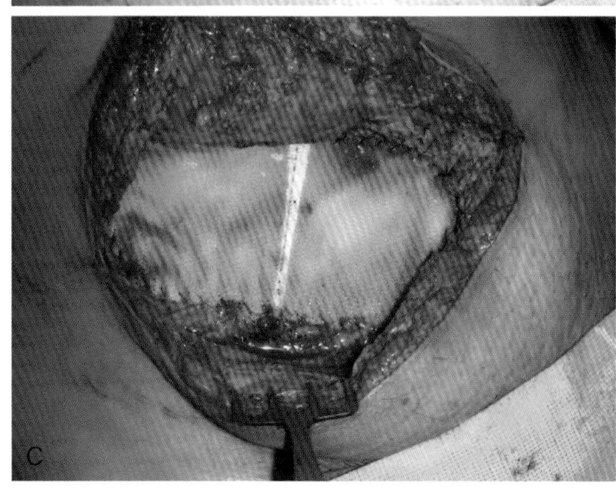

• **图1.17** A.在即刻TRAM皮瓣乳房重建患者中，腹部供区出现了一个大面积的明显突出。B.首先将拉伸的腹部筋膜形成褶皱以减小力量薄弱区域。C.在该区域上放置一块外置合成网片（通常为4层），以提供额外支撑

病例1.1（续）

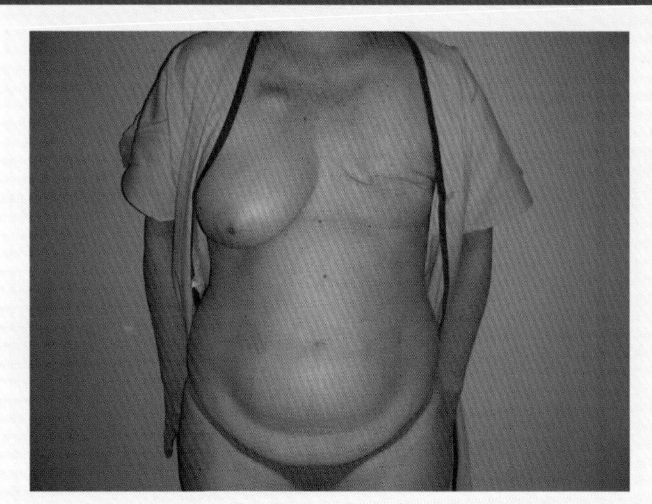

• 病例1.1.1

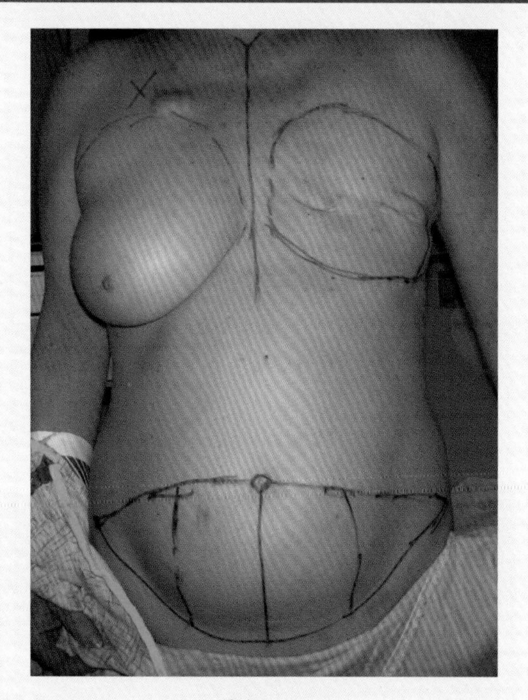

• 病例1.1.2

病例 1.1（续）

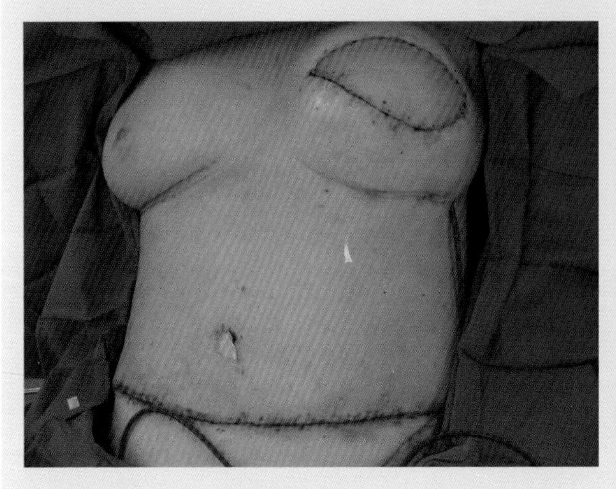

• 病例 1.1.3

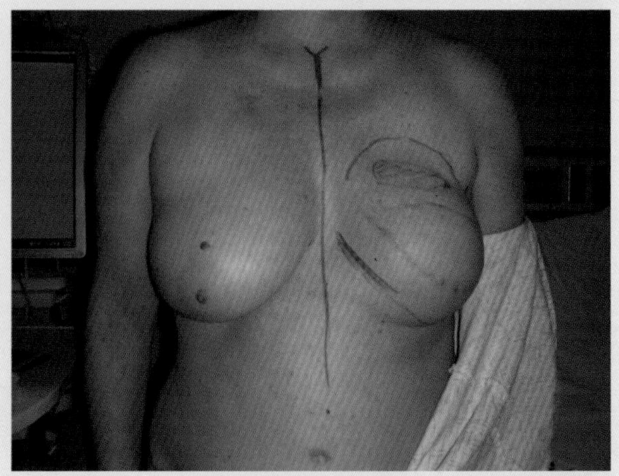

• 病例 1.1.4

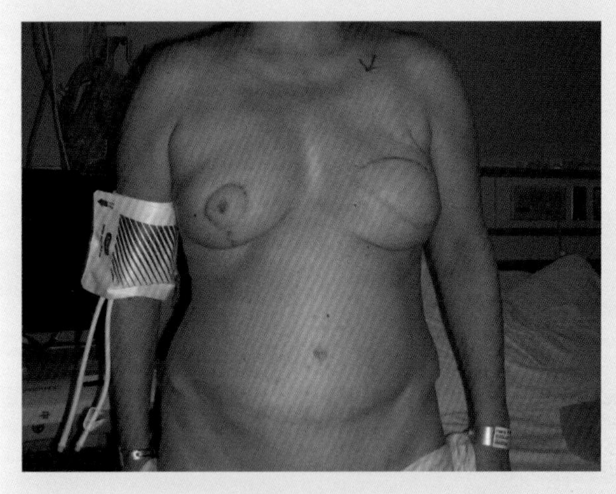

• 病例 1.1.5

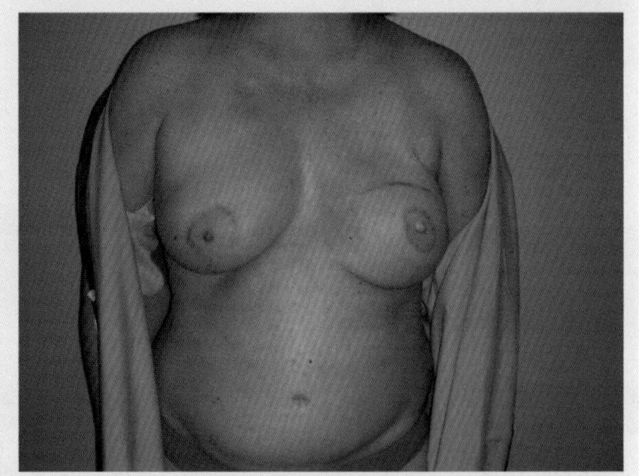

• 病例 1.1.6

病例 1.2

一位 46 岁的白人女性患者，因乳腺癌行右侧保留皮肤的乳腺切除术，需要行腹部自体组织乳房重建（病例 1.2.1）。该患者采用对侧蒂 TRAM 皮瓣行右侧乳房即刻乳房重建（病例 1.2.2）。病例 1.2.3 显示右侧乳房重建后即刻效果。对腹膜缺损行一期闭合。病例 1.2.4 为第 10 周时即右侧重建乳房修整术及左侧乳房下垂矫正对称性手术（二期重建）前的外观。病例 1.2.5 为上述手术后即刻效果。病例 1.2.6 为二次重建后 5 个月、乳头乳晕复合体重建前的外观，病例 1.2.7 为乳头重建后即刻效果。所有术后疗程都很顺利。病例 1.2.8 显示首次乳房重建 18 个月后的效果。

病例 1.2（续）

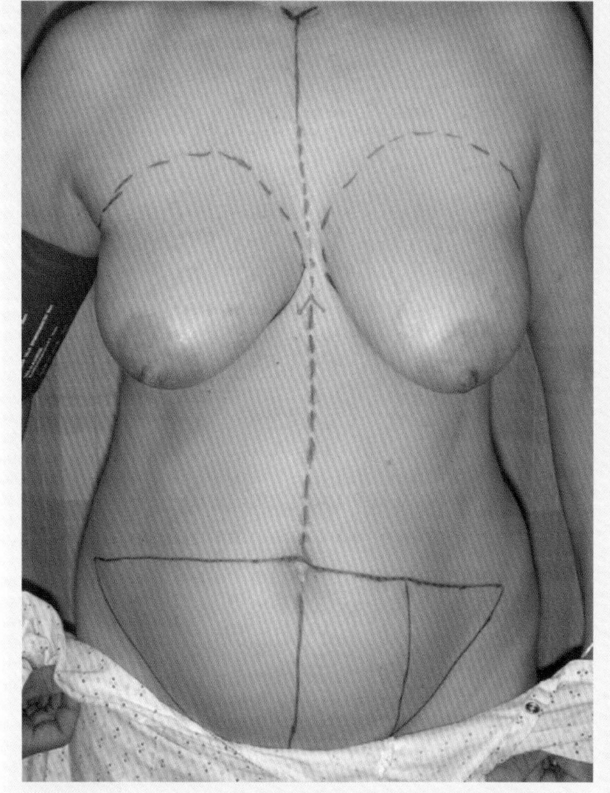

• 病例 1.2.1

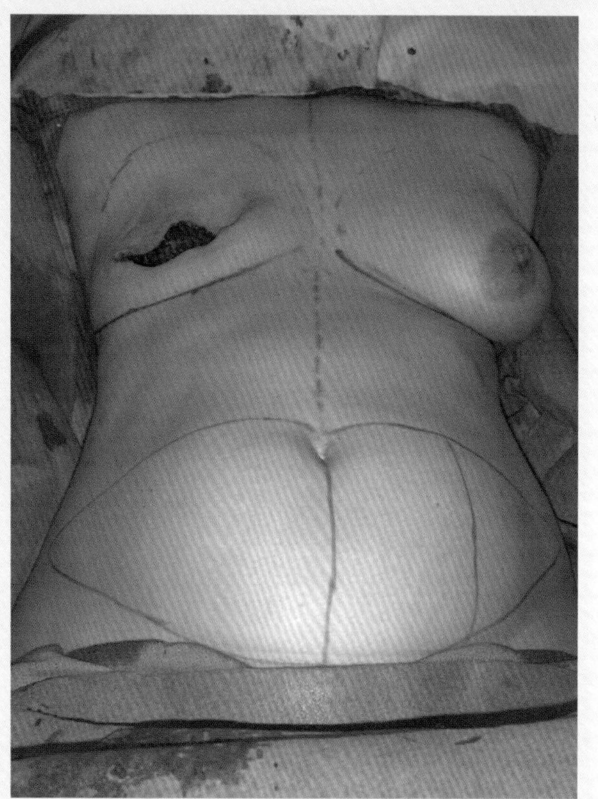

• 病例 1.2.2

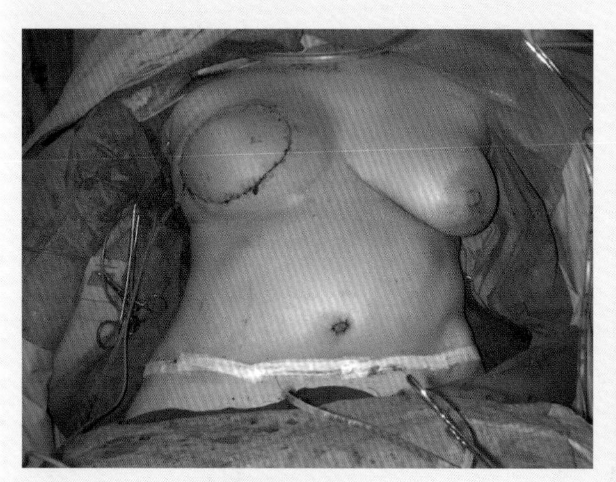

• 病例 1.2.3

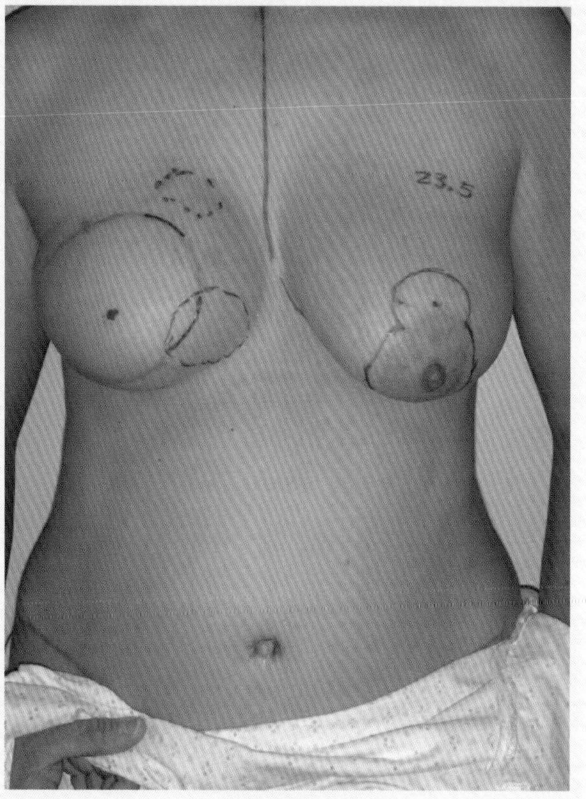

• 病例 1.2.4

病例 1.2（续）

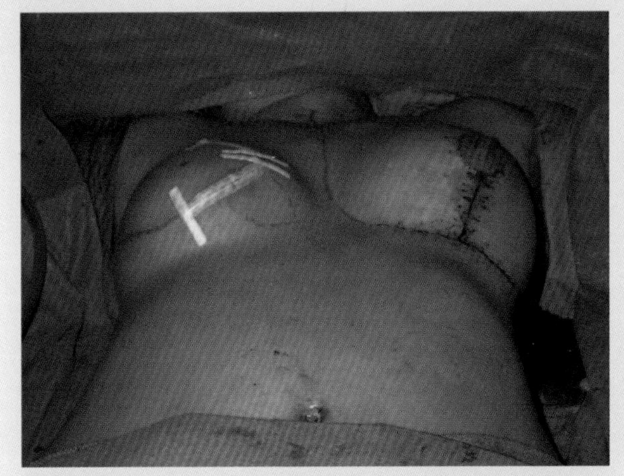

• 病例 1.2.5

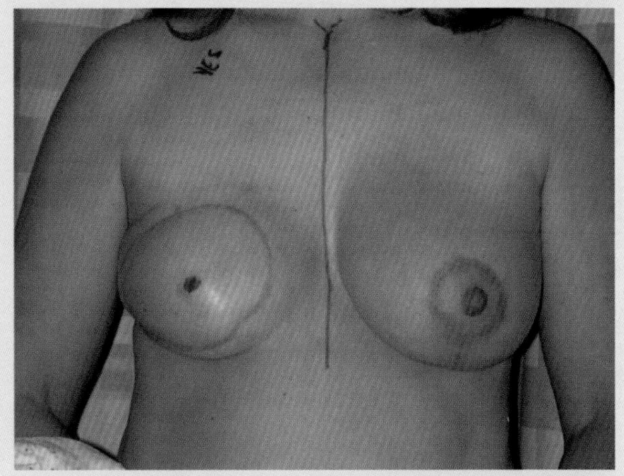

• 病例 1.2.6

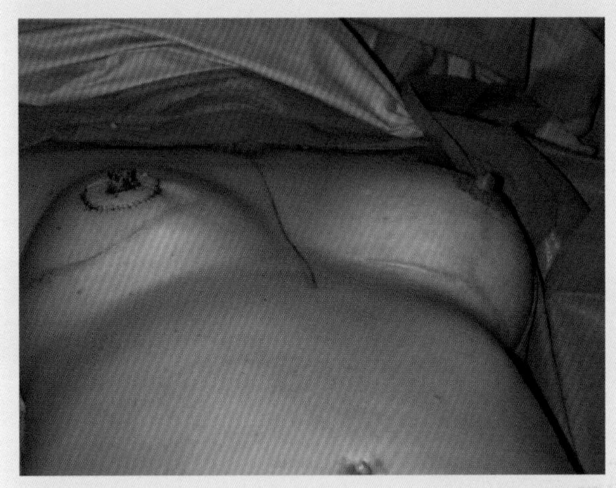

• 病例 1.2.7

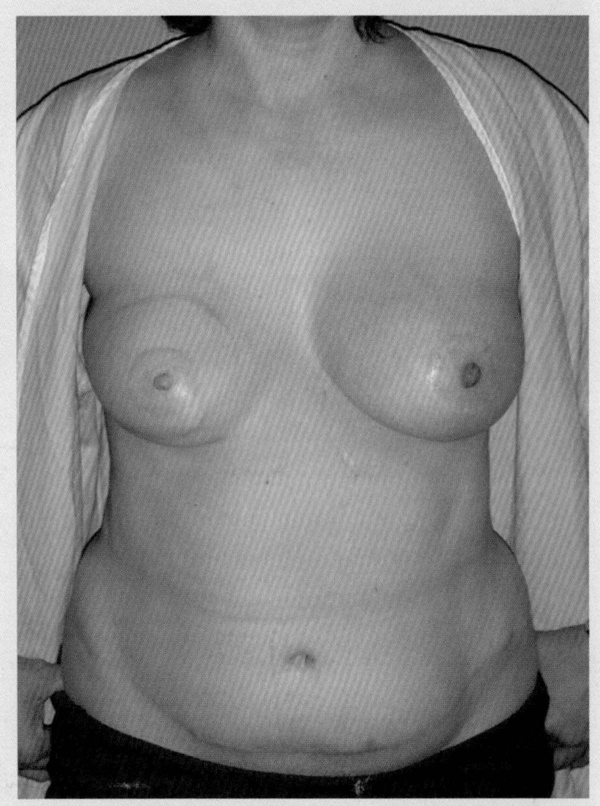

• 病例 1.2.8

病例 1.3

一位44岁的白人女性患者，因右侧乳腺癌行双侧保留皮肤的乳房切除术，希望行双侧腹部自体组织乳房重建（病例1.3.1）。患者采用双侧同侧蒂TRAM皮瓣行即刻双侧乳房重建（病例1.3.2）。病例1.3.3显示了双侧乳房重建后的即刻效果。用Prolene补片以肌肉间修补方式缝合两侧前鞘缺损。病例1.3.4为初次乳房重建后8个月的结果。随后，她接受了双侧乳头乳晕重建和右乳修整，包括脂肪移植，病例1.3.5即为修整后的即刻效果。所有术后疗程都很顺利。病例1.3.6为乳头重建后8个月，初次乳房重建后18个月。

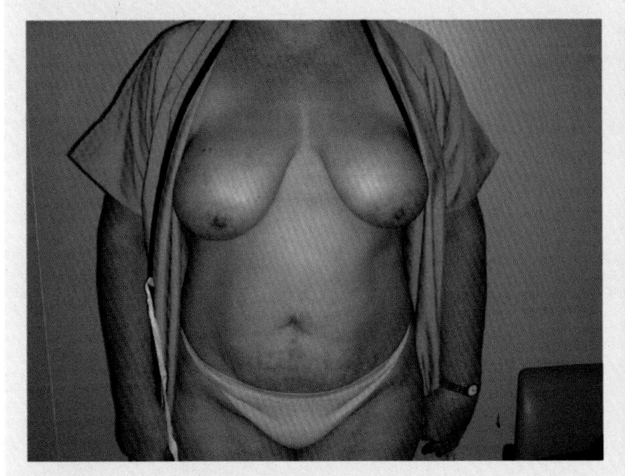

• 病例 1.3.1

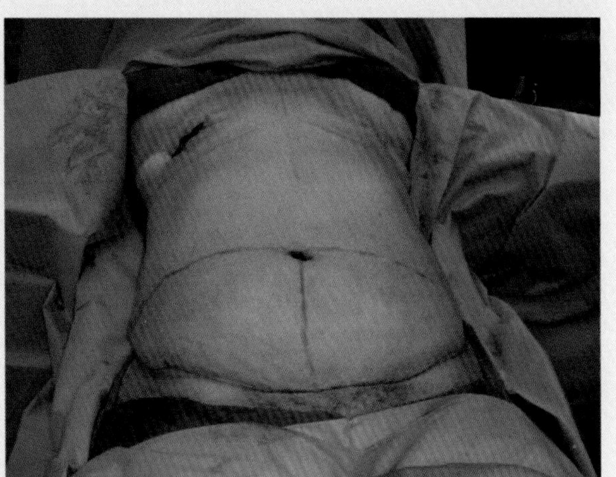

• 病例 1.3.2

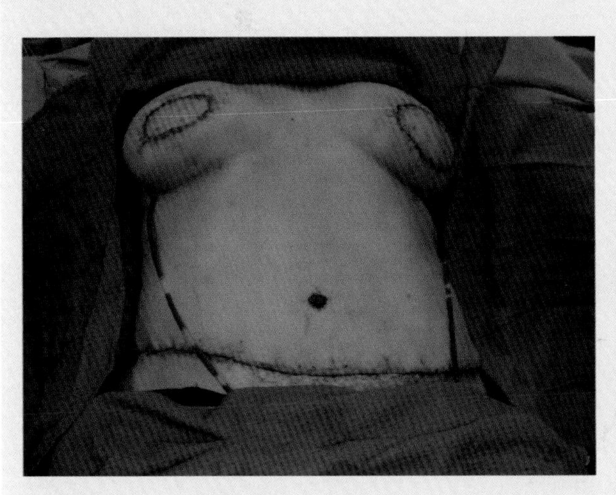

• 病例 1.3.3

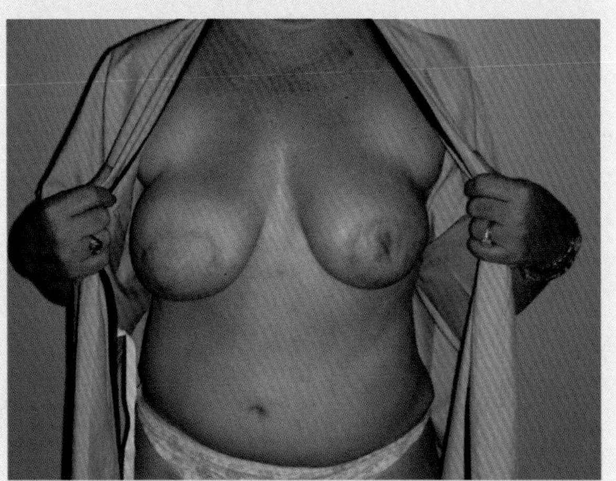

• 病例 1.3.4

病例 1.3（续）

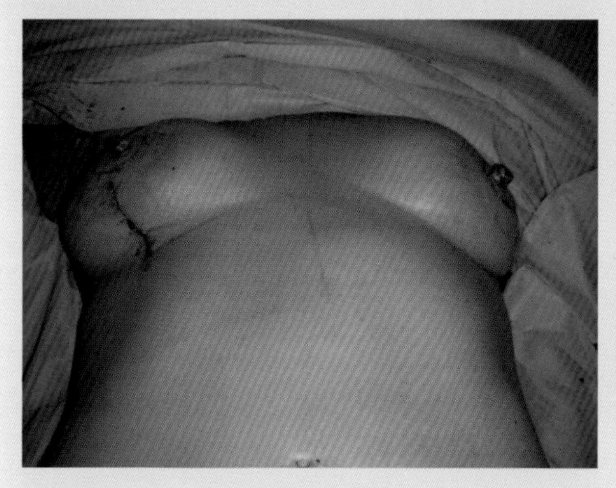

• 病例 1.3.5

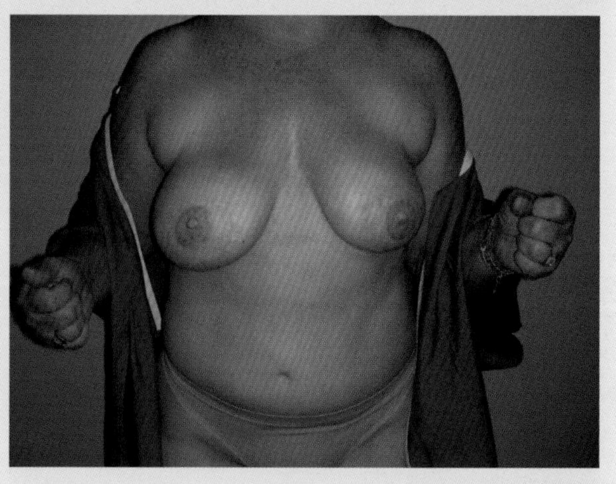

• 病例 1.3.6

病例 1.4

一位 63 岁的白人女性患者，行预防性双侧保留皮肤的乳房切除术，并希望行腹部双侧自体组织乳房重建（病例 1.4.1）。因有吸烟史，在行双侧乳房全切术之前 2 周，对其双侧腹部皮瓣均进行延迟皮瓣手术（病例 1.4.2）。采用双侧同侧蒂 TRAM 皮瓣对该患者行即刻双侧乳房重建术（病例 1.4.3）。采用肌间修补方式用 Prolene 补片修复两侧的前鞘缺损。病例 1.4.4 显示了双侧乳房重建后的即刻效果。随后她接受了双侧乳头乳晕重建，乳头重建 6 个月后的效果见病例 1.4.5。所有术后疗程都很顺利。病例 1.4.6 显示乳头重建后 6 个月、乳房重建后 15 个月的结果。

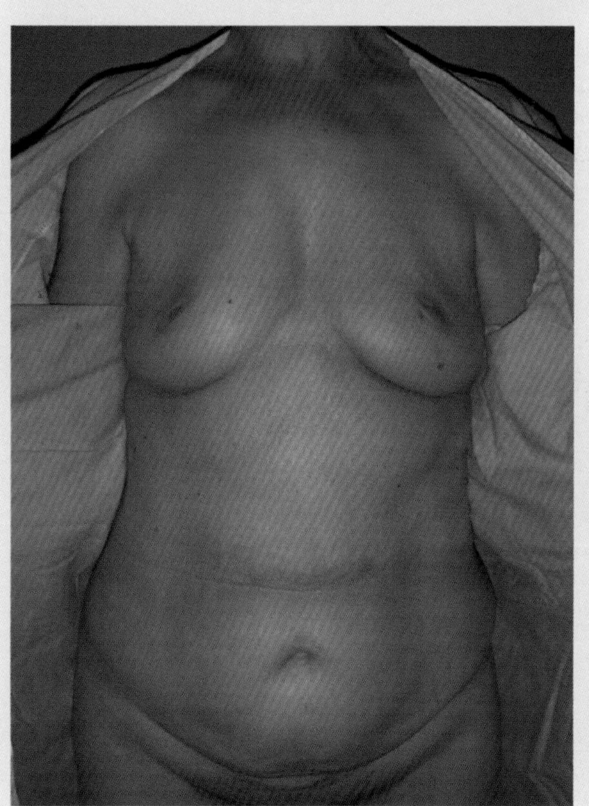

• 病例 1.4.1

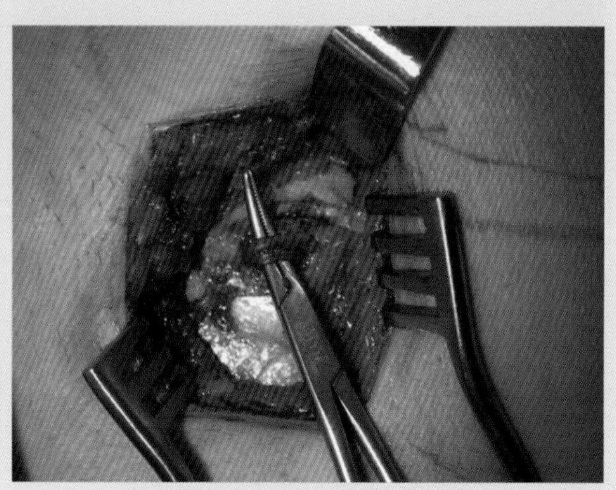

• 病例 1.4.2

病例 1.4（续）

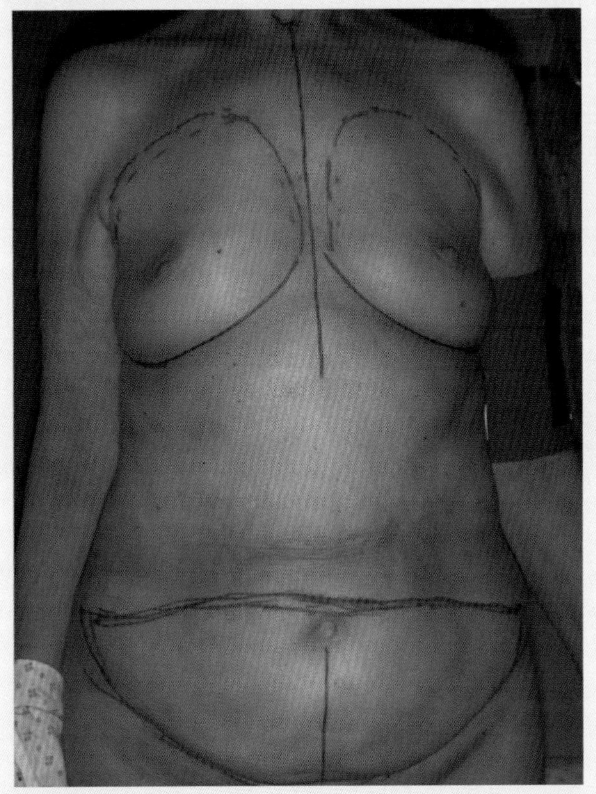

• 病例 1.4.3

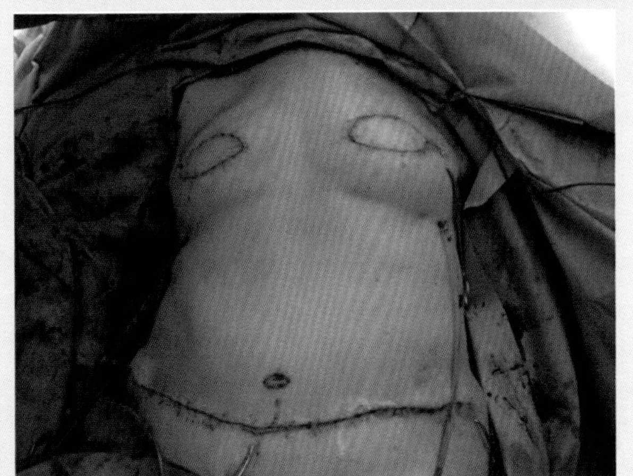

• 病例 1.4.4

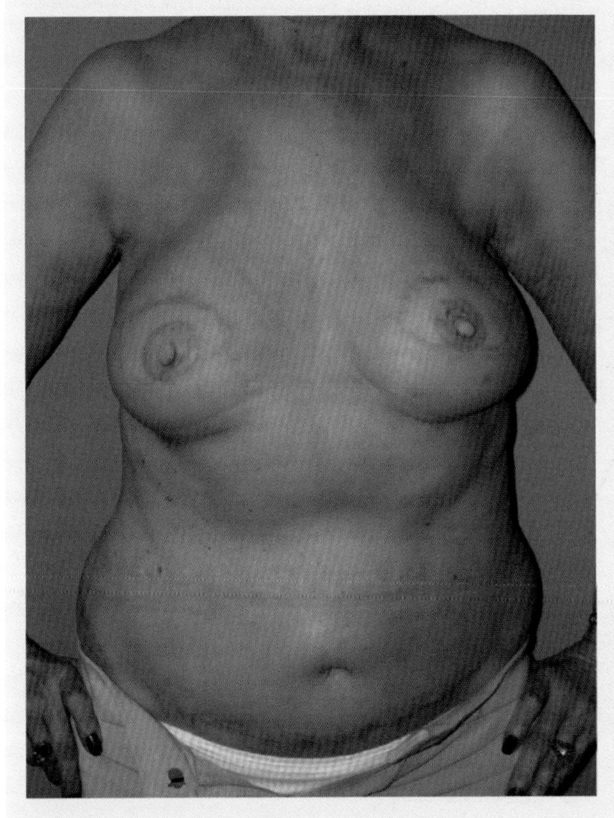

• 病例 1.4.5

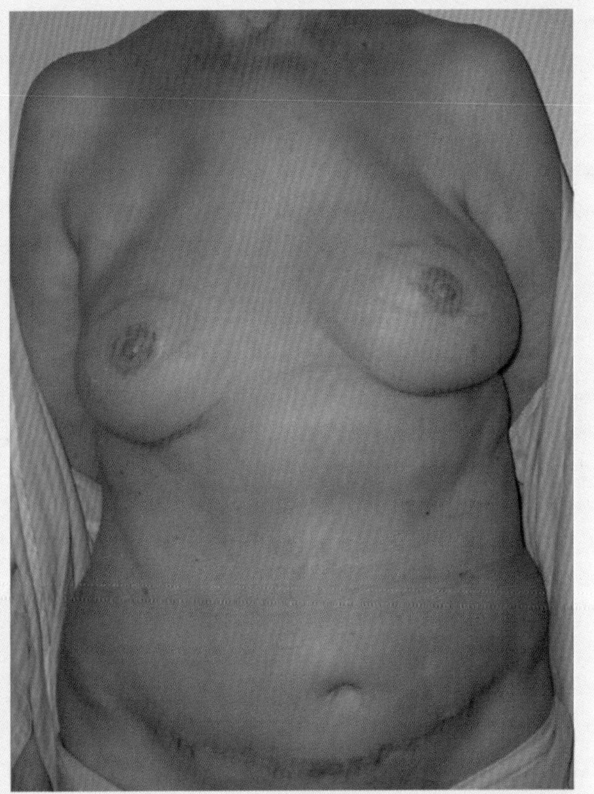

• 病例 1.4.6

总 结

如果选择合适的患者，运用一些技巧改进皮瓣切取手术，充分关闭供区，以及有效地处理并发症，那么带蒂 TRAM 皮瓣乳房重建手术就可以获得良好的重建结果，最大限度地减少术区皮瓣或供区的并发症。带蒂 TRAM 皮瓣乳房重建在大多数医院都可以由没有显微外科经验的整形外科医生完成，且许多患者的重建效果令人满意。对于特定患者，该手术方法仍然是基于腹部自体组织乳房重建的一个有效选择。

成功技巧

- 合适的患者选择和术前教育对于选择该乳房重建方法至关重要。
- 延迟皮瓣手术可以改善皮瓣的血供，减少皮瓣缺血并发症的发生。
- 术前影像学检查有助于皮瓣设计，以便选择出优势侧皮瓣，并可在皮瓣获取过程中对前鞘的损伤最小化。
- 单侧蒂 TRAM 皮瓣乳房重建通常使用整个Ⅰ区、Ⅱ区和部分Ⅲ区。行双侧蒂 TRAM 皮瓣重建时，每侧使用整个Ⅰ区和大部分Ⅲ区。
- 腹部供区应使用补片仔细、可靠地行肌鞘前修补（单侧）或肌肉间修补（双侧）闭合鞘膜。
- 出现部分皮瓣丢失、腹部皮瓣坏死等并发症时应及时、有效地处理。
- 术后患者可能出现持续腹部膨出，应使用补片适当对折叠或未折叠缝合的腹部筋膜进行加固管理。

（张颂博　谢妍妍　杨焕佐　译，
王研　杨犇龙　审校）

参考文献

[1] Lee BT, Agarwal JP, Ascherman JA, et al. Evidence-based clinical practice guideline: autologous breast reconstruction with DIEP or pedicled TRAM abdominal flaps. Plast Reconstr Surg, 2017,140(5):651e–664e.
[2] Knox AD, Ho AL, Leung L, et al. Comparison of outcomes following autologous breast reconstruction using the DIEP and pedicled TRAM flaps: a 12-year clinical retrospective study and literature review. Plast Reconstr Surg, 2016,138(1):16–28.
[3] Heller L, Feledy JA, Chang DW. Strategies and options for free TRAM flap breast reconstruction in patients with midline abdominal scars. Plast Reconstr Surg,2005,116(3):753–759.
[4] Hsieh F, Kumiponjera D, Malata CM. An algorithmic approach to abdominal flap breast reconstruction in patients with preexisting scars–results from a single surgeon's experience. J Plast Reconstr Aesthet Surg, 2009,62(12):1650–1660.
[5] Dorfman D, Pu LL. The value of color duplex imaging for planning and performing a free anterolateral thigh perforator flap. Ann Plast Surg, 2014,72(suppl 1):S6–S8.
[6] Jeong W, Lee S, Kim J. Meta-analysis of flap perfusion and donor site complications for breast reconstruction using pedicled versus free TRAM and DIEP flaps. Breast, 2017,38:45–51.
[7] Atisha D, Alderman AK, Janiga T, et al. The efficacy of the surgical delay procedure in pedicle TRAM breast reconstruction. Ann Plast Surg, 2009,63(4):383–388.
[8] Jindal R, Chong TW, Valerio IL, et al. Alleviation of venous congestion in muscle-sparing free TRAM flaps with a temporary angiocatheter. Plast Reconstr Surg, 2010,126(1):29e–31e.
[9] Chan RK, Liu A, Bojovic B, et al. Venous congestion in abdominal flap breast reconstructions–a simple treatment for a temporary problem. J Plast Reconstr Aesthet Surg, 2011,64(5):e135–e136.
[10] Rozen WM, Ashton MW, Grinsell D. The branching pattern of the deep inferior epigastric artery revisited in-vivo: a new classification based on CT angiography. Clin Anat, 2010,23(1): 87–92.
[11] Morris SF, Taylor GI. The time sequence of the delay phenomenon: when is a surgical delay effective? An experimental study. Plast Reconstr Surg,1995,95(3):526–533.
[12] Ascherman JA, Seruya M, Bartsich SA. Abdominal wall morbidity following unilateral and bilateral breast reconstruction with pedicled TRAM flaps: an outcomes analysis of 117 consecutive patients. Plast Reconstr Surg, 2008,121(1):1–8.

第 2 章

游离或保留肌肉的游离横行腹直肌皮瓣乳房重建

Jessica F. Rose，Liza C. Wu

引　言

在过去的 40 年中，基于腹部组织的重建手术一直被广泛使用。1979 年，Holstrom 利用在腹部整形术过程中通常被丢弃的组织作为乳房重建的游离皮瓣[1,2]。1982 年，Hartrampf 描述并推广了带蒂横行腹直肌皮瓣（TRAM）[2-4]。1989 年，Grotting 对前人设计进行了改进，开始使用基于腹壁下深动脉（deep inferior epigastric artery, DIEA）而不是腹壁上动脉（如带蒂 TRAM）的游离 TRAM 皮瓣[3,4]。与带蒂皮瓣相比，其优点包括血供改善，更少的肌肉切取和更低的并发症发生率[3,4]。最后迭代演变为一个穿支皮瓣，Allen 和 Treece 于 1994 年将其描述为腹壁下深动脉穿支（DIEP）皮瓣，以减少腹部供区并发症发病率[2]。

从历史改良过程我们可以了解到，来自腹部供区的皮瓣有许多种不同的类型，从带蒂皮瓣到基于穿支血管的游离皮瓣。基于腹壁上动脉的带蒂 TRAM 皮瓣的腹壁并发症发病率最高，同时因为腹壁上动脉非主血供，带蒂 TRAM 皮瓣也有较高的部分皮瓣丢失率和脂肪坏死率。这种选择可能最好留给不具备显微手术条件的情况[5]。如果具备显微外科手术的条件，基于腹壁下深动脉血供的游离皮瓣则是更好的重建方式，其优点包括血供更佳、皮瓣获取更容易以及皮瓣嵌入更灵活。然而，显微手术使这一术式更具挑战性，导致手术时间更长，皮瓣完全丢失的风险更高[2,5]。本章我们将讨论游离 TRAM 皮瓣的适应证和术前评估，描述相关的手术解剖和过程，并回顾术后并发症的护理以及相应处理方式（▶视频 2.1）。

适应证和禁忌证

在临床实践中，大多数患者都适合行游离 TRAM 或保留肌肉的 TRAM（MS-TRAM）皮瓣乳房重建，他们的腹部供体组织量合适，并且没有前面提到的多种危险因素。高危患者包括长期吸烟、肥胖、术后需放疗、高凝状态以及有腹部手术史的患者。吸烟者有较高的乳房切除术皮瓣坏死、脂肪坏死和腹部皮瓣坏死的风险[3]。肥胖患者（BMI > 30kg/m^2）行乳房切除术后发生皮瓣坏死、供区和受区部位并发症以及部分皮瓣丢失的风险较高[3, 5]。需要放疗的患者有真皮纤维化和皮瓣体积变化的风险。有腹部手术史的患者的延迟愈合率较高，通常需要切取更多的肌肉，对这类患者应考虑术前影像学检查[5]。尽管 65 岁以上的患者有较高的静脉血栓和疝发生率，但并未证实年龄是自体乳房重建的危险因素[5]。

虽然大乳房、供区组织量不足并非自体重建的禁忌证，但没有充足的组织量来重建乳房切除术后缺损却是一个重大困境[5]。我们为这些患者提供了几种选择，其中最常用的是使用一个顺行、一个逆行吻合的组合皮瓣重建单侧乳房。对于双侧乳房重建，背阔肌皮瓣联合腹部游离皮瓣、多个供体部位的组合游离皮瓣以及游离皮瓣与脂肪移植/植入物（假体）都可以选择。

另一个具有挑战性的群体是有血栓形成和（或）深静脉血栓（deep vein thrombosis, DVT）/肺栓塞（pulmonary embolism, PE）病史的患者[5]。据估计，有5%~10%的人群存在高凝状态，尽管许多人术前并未发现其存在高凝状态。我们仍然可以对这些患者进行显微血管吻合乳房重建，但其围手术期处理方式有所改变。首先需要告知这些患者，他们发生血栓的风险是普通患者的5倍（在我们机构中约20%的患者是高凝状态），如果发生血栓形成，皮瓣丢失的风险比其他患者要高得多（15.5% *vs.* 1.8%）。对于此类患者，我们会在术中增加一剂肝素并在术后持续滴注肝素，我们的研究表明，该措施可将皮瓣损失率降低到和凝血功能正常的患者一样，但增加了术后输血的风险。术后处理取决于血栓形成的原因，通常使用肝素滴注、治疗剂量的依诺肝素、阿司匹林和（或）氯吡格雷[6]。

术前评估

对所有患者都需进行外科手术的标准检查，对合并有心脏或肺部疾病的患者还需要进行亚专科评估。对肥胖患者需根据其体重指数和体脂分布情况进行个案分析。这类手术的绝对禁忌证是那些医学上认为不适合做手术的患者。

术后需要放疗的患者仍可选择游离MS-TRAM皮瓣，但需要考虑重建与放疗时机。传统上认为，患者在乳房切除术后并完成放疗后约6个月才可进行延迟重建[5]。许多来我们诊所的患者已在其他机构完成乳房切除术和放疗，是延迟乳房重建的候选者。如果患者在接受乳房切除术和放疗前来咨询，我们会为其提供即刻或延迟重建的选项，并会告知那些选择即刻重建的患者，放疗可能会导致皮瓣发生变化从而改变最终的美学效果。

术前评估时需要考虑的另一个因素是制订的手术方案是否需要影像学检查。许多外科医生选择术前使用计算机断层扫描血管造影（computed tomography angiogram, CTA）为患者成像，以辅助制订手术计划，因为CTA有助于医生选择穿支血管、保留肌肉和快速剥离。然而，由于成本较高、造影剂的肾毒性和辐射暴露等因素，这种方法具有争议[5]。我们并没有常规对患者进行CTA成像，因为我们认为可以在术中确定使用哪一排或几排穿支血管以及带或不带少量腹直肌，但有多次腹部手术史的患者除外，因为其穿支血管或腹壁下深（deep inferior epigastric, DIE）血管的通畅性不明。大多数情况下，我们会建议对患者行MS-TRAM，而不再进行游离TRAM，除非穿支被破坏、皮瓣需要整个肌肉才能存活的情况。

在一些明确的情况下MS-TRAM会优于DIEP，包括腹直肌中分布了许多小穿支血管的患者、需要较大体积乳房重建的患者（>1 000g）、吸烟的患者和（或）乳房切除术后需要放疗的患者[7]。由于更多的肌肉意味着其包含更多的血供，所以MS-TRAM的灌注优于DIEP。对肌肉功能评估的研究已经表明切取肌肉与术后患者的肌肉无力有关，但其临床相关性尚未得到证实，因为报告的患者结局的研究结论一直是模棱两可的[2]。

手术技术

手术相关解剖学

供区部位血供

游离和MS-TRAM皮瓣的血供均基于腹壁下深动脉（DIEA）。如前文所述，两种皮瓣的区别取决于需获取多少肌肉。DIEA有多种不同的分支类型（图2.1）：Ⅰ型，DIEA是一个单一的肌内血管；Ⅱ型（最常见），DIEA分出2个不同的肌内分支；Ⅲ型，DIEA分出3个分支[8]。目前最常见的模式被描述为内侧排和外侧排，正是从这些“排”发出穿支进入脂肪组织，并通过真皮下血管丛供应皮瓣皮肤。正如其所在的位置，内侧穿支更有可能穿过中线供血，而外侧穿支更有可能供应皮瓣的外侧或远端部分。静脉引流伴随动脉系统，通常情况下，腹壁浅静脉和腹壁深静脉由静脉交通支连接以引流皮瓣[9]。

传统上认为，动脉供血范围已被划分到皮肤区域（图2.2）。最初，Hartrampf命名了这

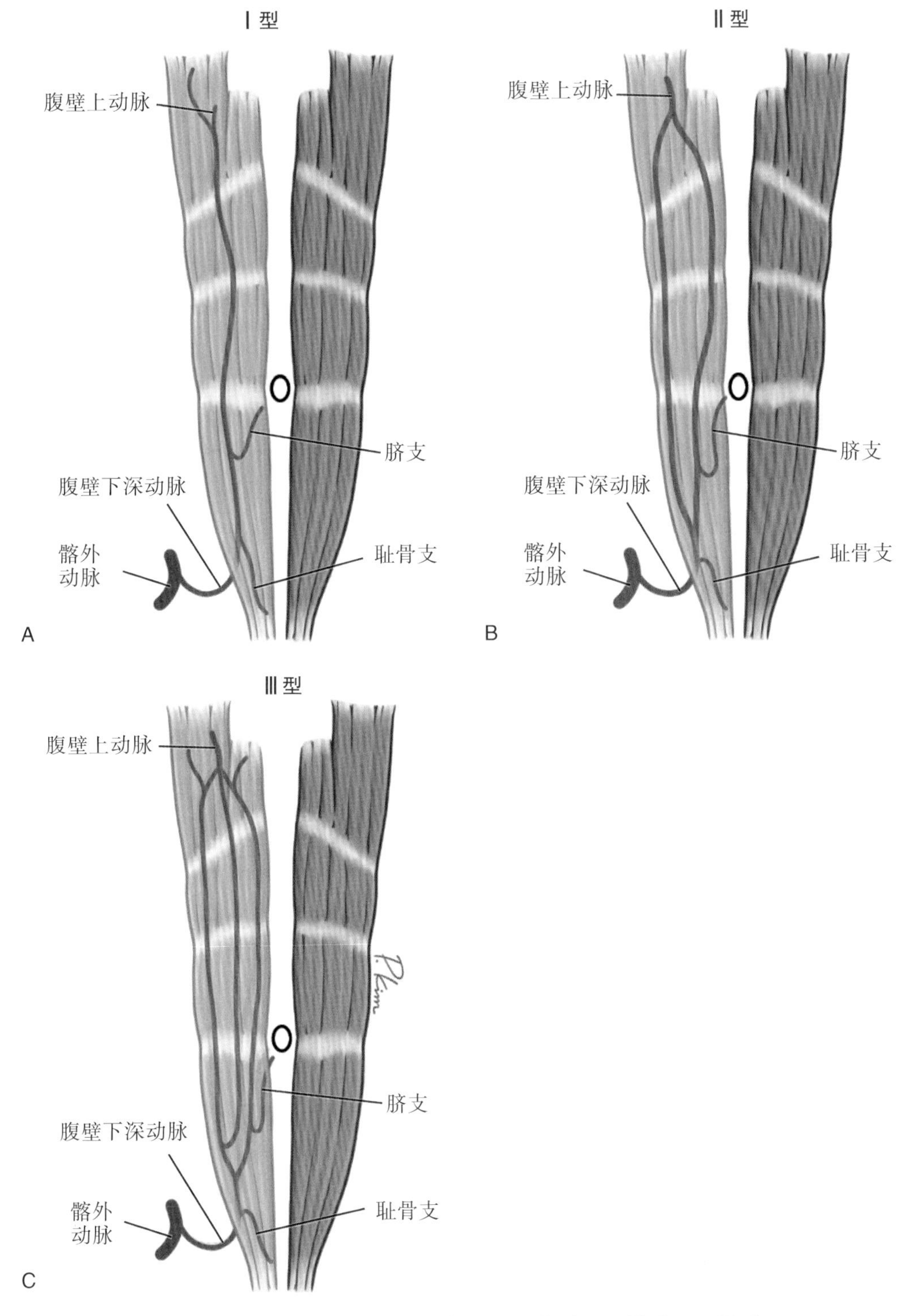

• **图 2.1** 腹壁下深动脉分支图。A. Ⅰ型。B. Ⅱ型。C. Ⅲ型

些区域并主要应用于带蒂TRAM皮瓣，Ⅰ区位于同侧腹直肌区，Ⅱ区位于对侧腹直肌区，Ⅲ区位于Ⅰ区外侧，Ⅳ区位于Ⅱ区外侧。随后Ninkovic和Holm重新进行分类，Ⅰ区直接位于同侧腹直肌区，Ⅱ区在邻近的外侧区，更符合游离皮瓣的形态[5]。

受区部位血管

在皮瓣吻合的受体血管方面有多种选择。以前通常使用胸背血管，但现在已转变为使用内乳（internal mammary, IM）血管。两套血管均可用，但内乳血管的灌注量较高，如果需要行逆行吻合术则首选内乳血管。内乳血管和

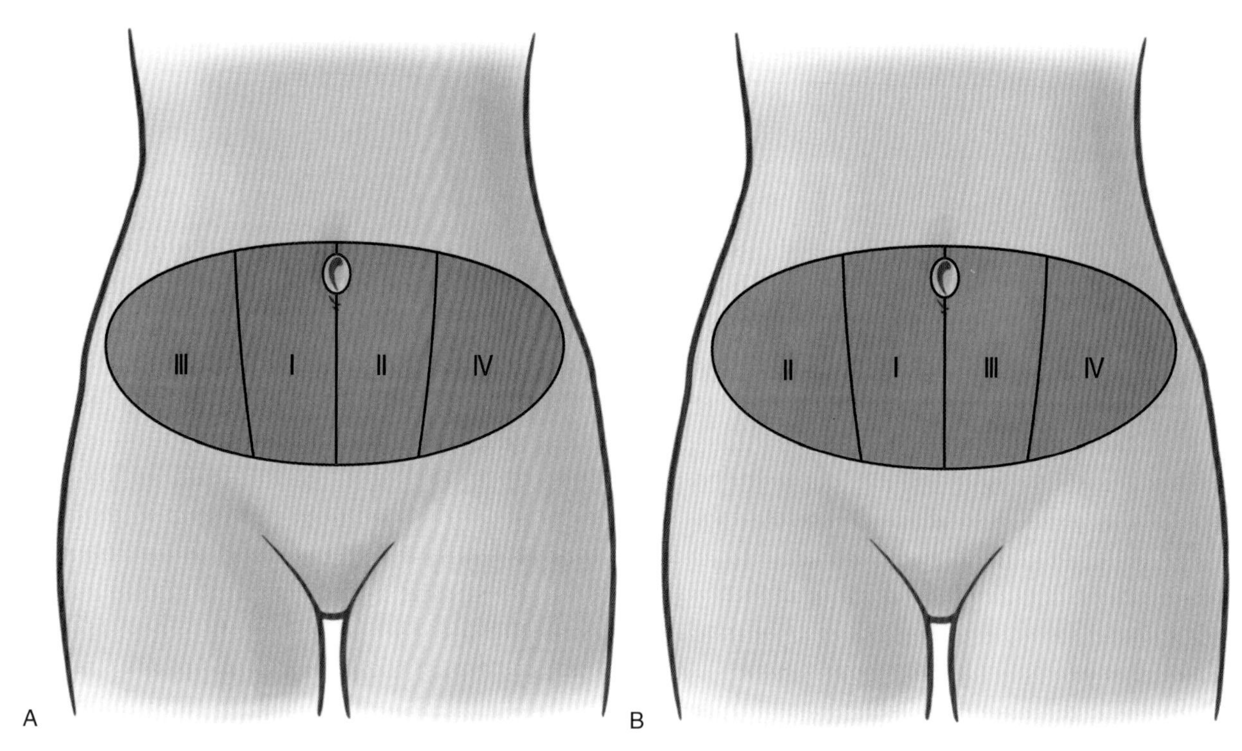

• **图 2.2** TRAM 皮瓣的皮肤分区。A.Hartrampf 分区。B. Ninkovic/Holm 分区

胸背血管的直径相似（动脉 1~2.5mm 和静脉 1~4mm），都是灌注量可靠的大血管[4,5]。内乳动脉直径在第 3、5 肋间隙大小一致[4,5]，在第 4 间隙有静脉分叉[5]。内乳血管的位置较好预测，通常位于低瘢痕区域，容易找到，并且可以通过将皮瓣放置在更靠中间的位置来重建乳沟，使乳房更加美观[4]。反之，尽管使用内乳血管可能有较小的风险刺破胸膜发生气胸，如果患者进行胸背血管吻合，最终发现需要腋窝清扫，则可能发生血流灌注受损[5]。图 2.3 为内乳动脉解剖图。

游离 TRAM 皮瓣的不同类型

根据肌肉的保留情况，将游离 TRAM 皮瓣分成了不同的类型。按照 Nahabedian 所描述的分类系统（图 2.4），MS-0 取全宽度腹直肌，MS-1 保留外侧或内侧段，MS-2 保留部分外侧和内侧段，MS-3 保留整个肌肉（类似 DIEP 一样的穿支皮瓣）[5]。每种选择都有各自的优缺点。MS-0 游离 TRAM 皮瓣切取整个宽度的肌肉，因此保留了完整的血供。这种保留更多肌肉的技术最适用于可能有部分皮瓣丢失风险的患者。该方法类似于带蒂 TRAM 皮瓣，切取整个肌肉宽度，较少发生脂肪坏死[2,5]。尽管大多数研究显示肌肉力量没有客观差异[2]，但是比起带蒂 TRAM 皮瓣患者，这些患者更可能可以完成仰卧起坐。总体而言，游离 TRAM 皮瓣患者的满意度较高，她们会再次做出同样的重建决定[9]。保留肌肉的游离 TRAM 皮瓣类型（MS-1 和 MS-2）维持了部分神经血管供应，因此保留了更多肌肉，减少了腹壁并发症发生率[2,5,10]。DIEP （MS-3）皮瓣保留所有肌肉，该技术的主要优点是腹壁并发症发生率更低，但与游离 TRAM 皮瓣相比，该手术的血流减少，静脉功能不全、部分皮瓣丢失和脂肪坏死的发生风险较高。此外，这种操作在技术上更具挑战性，耗时更长[2,5,7,11]。

术前标记

我们采用标准方式划线标记，并根据患者的身体习惯进行修改。对于即刻重建患者，我们用实线标记正中线和乳房下皱襞（inframammary fold, IMF），有时当患者站立位时使用斜线标记乳房上边界。根据患者是否需要保留乳头的乳房切除、保留乳房皮肤的乳房切除或切除乳房皮肤来治疗乳腺癌的手术方式，来标记乳房切除术的切口。对于保留乳头

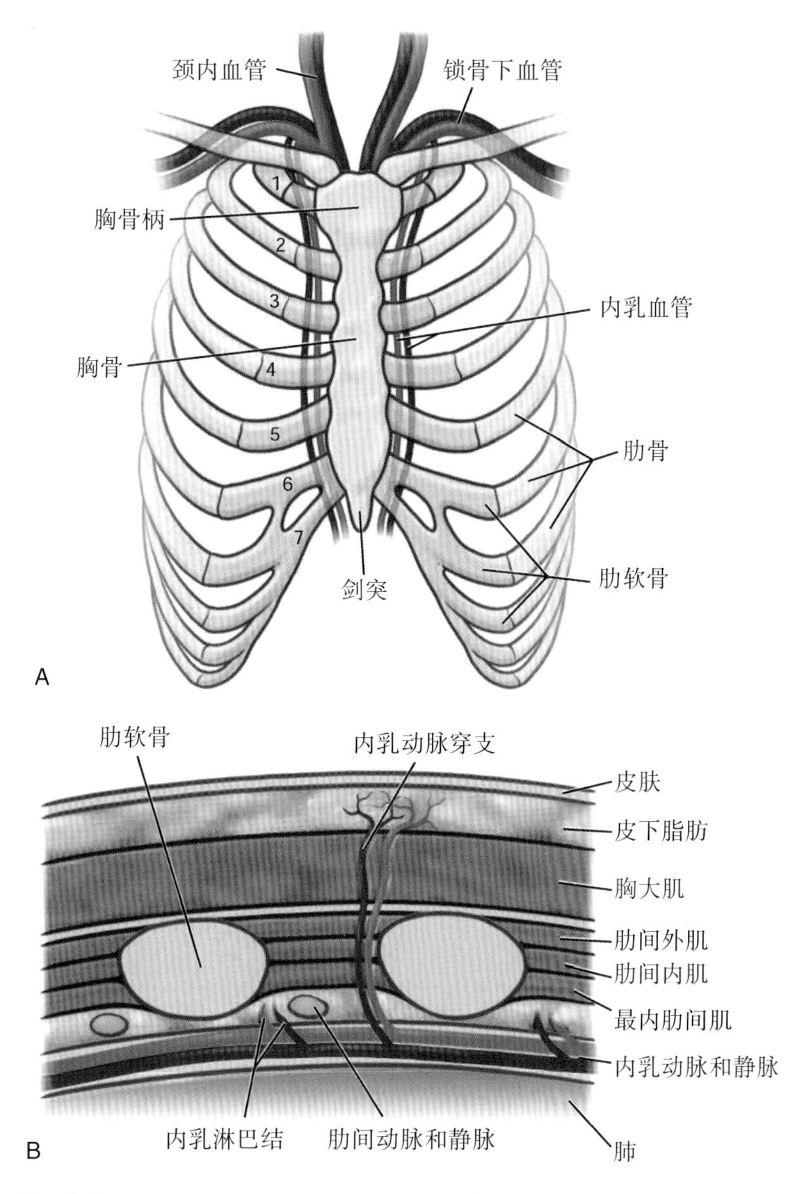

• **图 2.3** 乳房内部解剖结构。A. 肋软骨后面的内乳血管通路。B. 内乳血管上方各层的横截面解剖结构

的乳房切除术患者，我们倾向于乳晕周围环状切口，从乳晕四周的 1/4 开始，向下延伸。对于保留皮肤的乳房切除术患者，乳房的下垂度也决定了切口的类型。对于乳房没有或轻度下垂患者，我们选择乳晕周围环状切口，对于乳房中度或重度下垂患者，我们使用圆周垂直切口模式（图 2.5）。以患者站立姿势做腹部标记，上切口标记包含脐周穿支血管，下切口标记用手挤捏下腹部来决定，并术中调整患者为半坐卧位，再次确认下切口标记。

对于接受延迟重建的患者，我们标记正中线的方法与前述类似。如果对侧乳房存在，我们将按照如上所述对其进行标记，并按照对侧乳房标记切除侧乳房的上缘和下皱襞（图 2.6）。如果患者以前接受过双侧乳房切除术，我们选择标记下皱襞和乳腺上缘的区域，要使双侧对称并与患者的解剖结构一致。

手术视野暴露

我们更倾向于使用两个手术团队的方法以最大限度地提高效率，缩短麻醉和手术时间。对于即刻重建手术，肿瘤外科团队行乳房切除和淋巴结活检或清扫，同时整形外科团队进行腹部皮瓣解剖。在延迟重建中，我们有两个整形外科团队，一个负责分离受区血管，另一个负责游离腹部皮瓣。

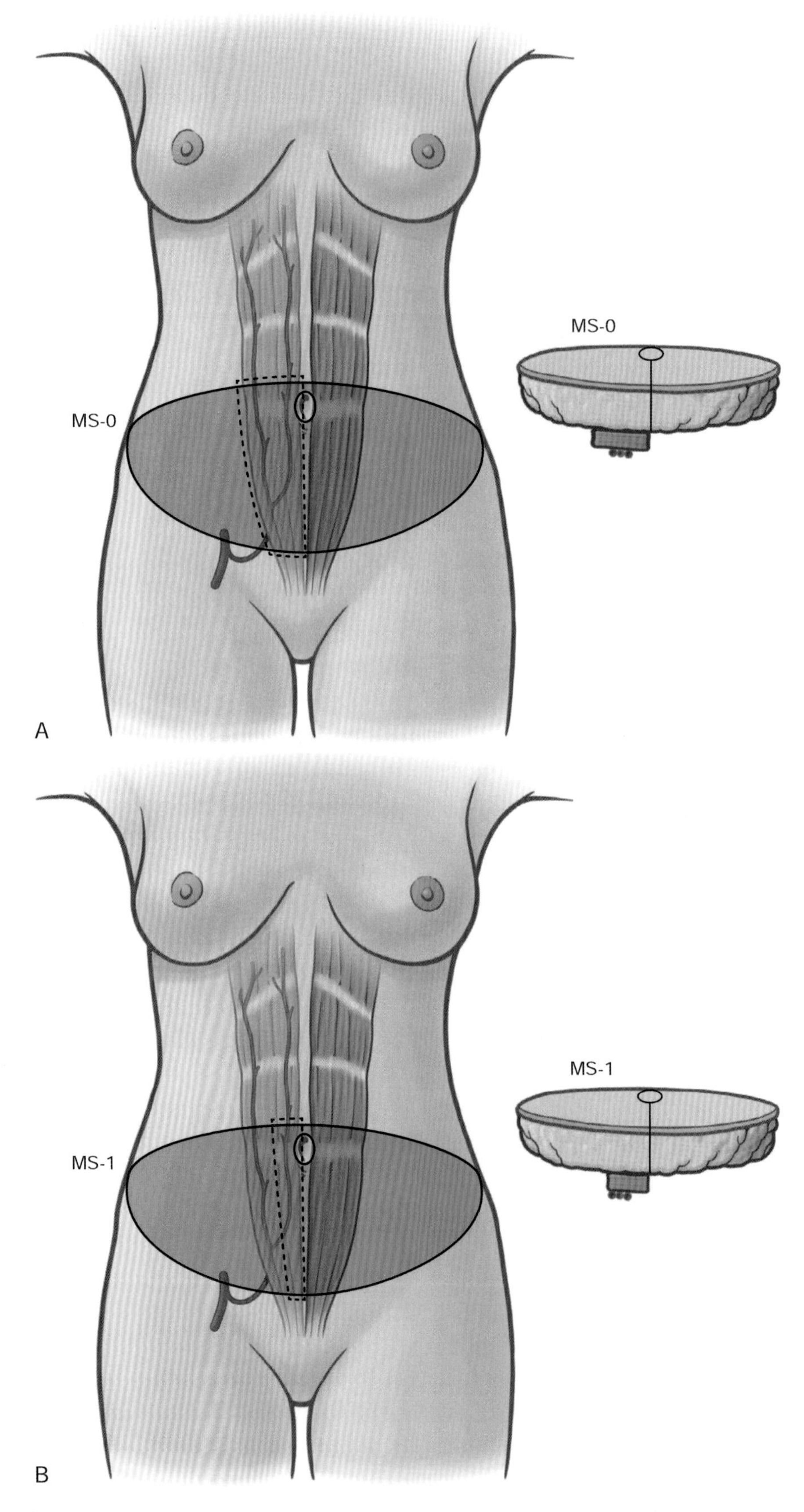

• **图 2.4** 游离横行腹直肌（TRAM）皮瓣的 Nahabedian 分类。A. MS–0 或游离 TRAM。B. MS–1 或保留肌肉的游离 TRAM，保留内侧或外侧节段。C. MS–2 或保留肌肉的游离 TRAM，保留内侧和外侧节段。D. MS–3 或腹壁下深动脉穿支（DIEP）皮瓣

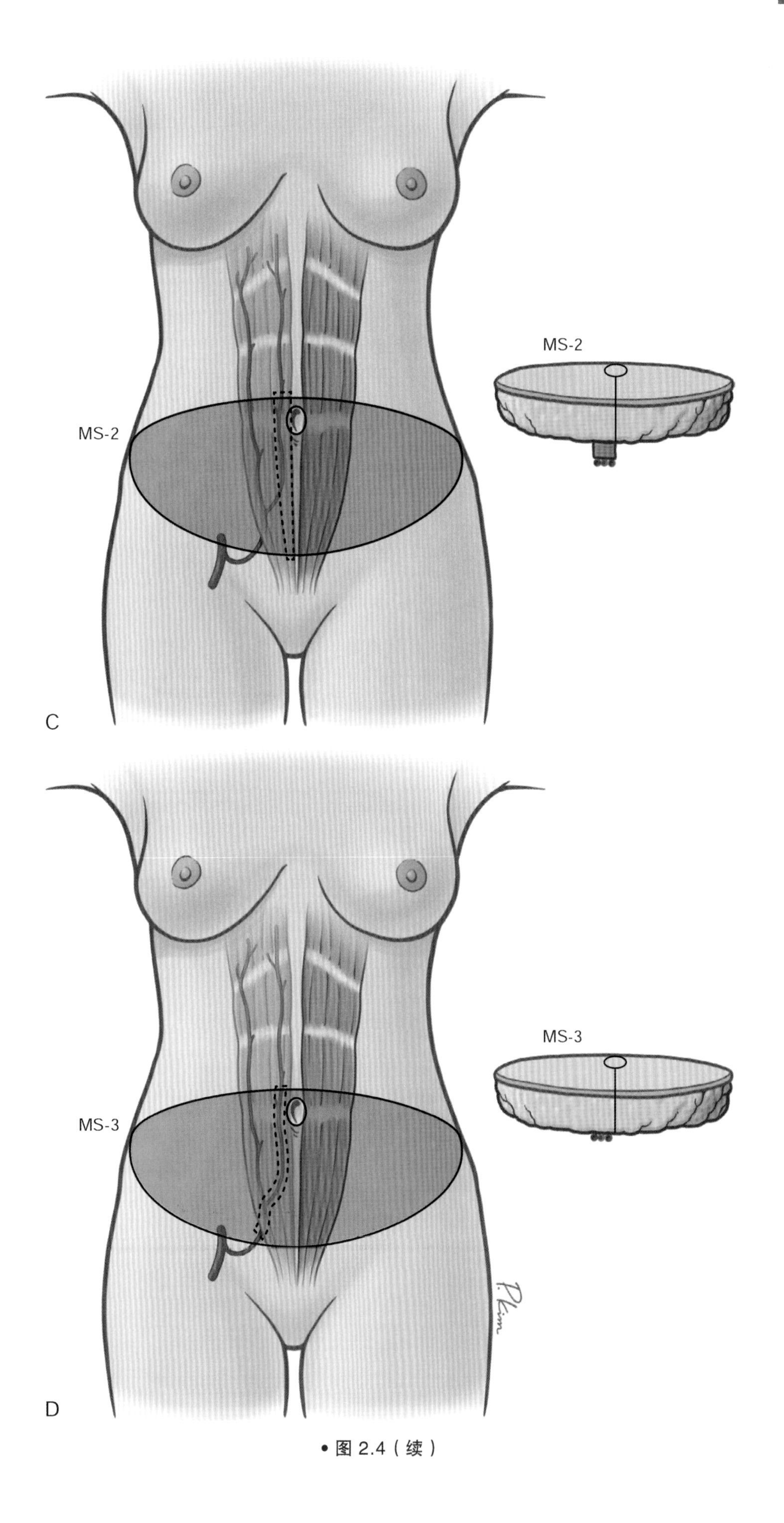

• 图 2.4（续）

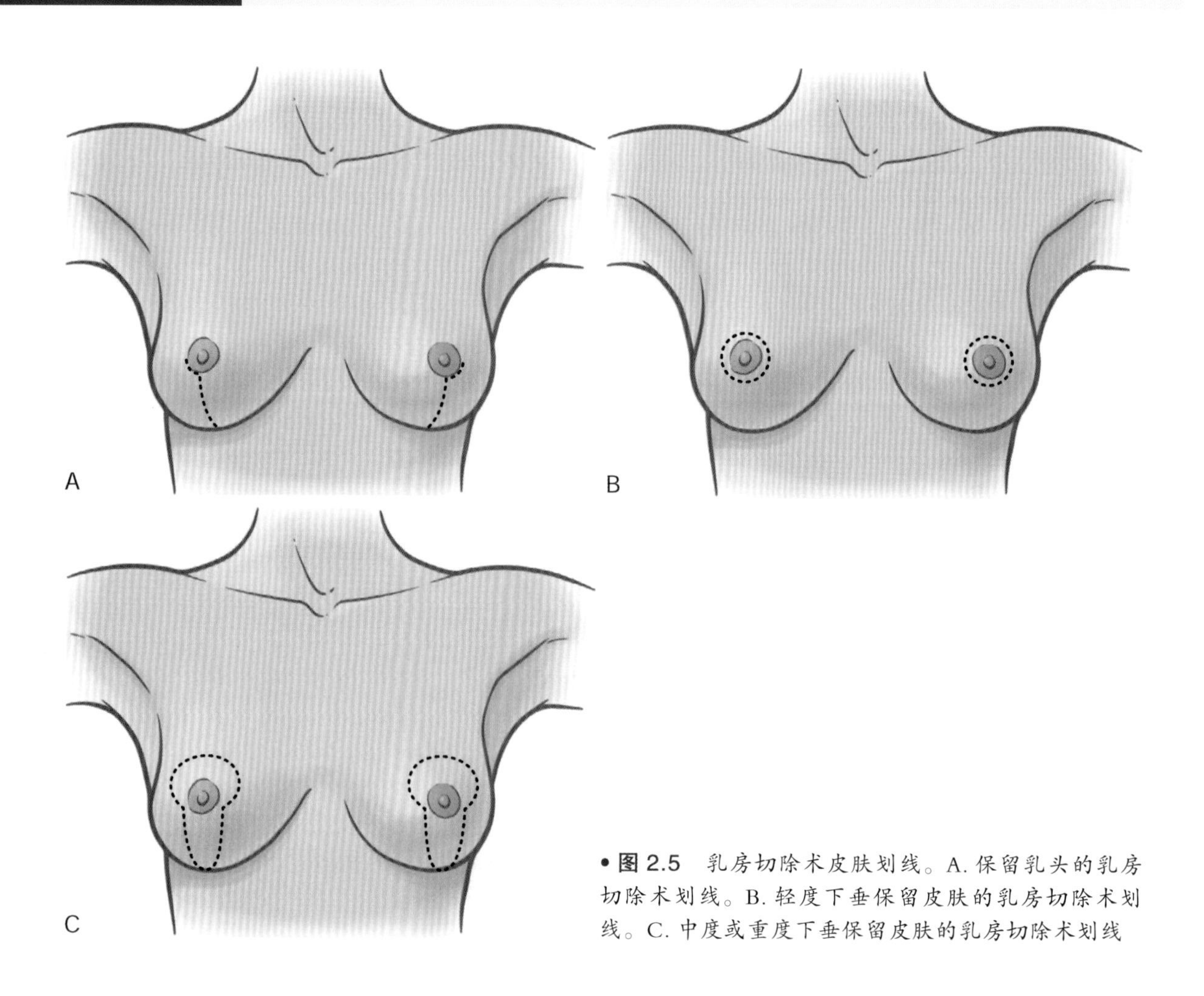

• **图 2.5** 乳房切除术皮肤划线。A. 保留乳头的乳房切除术划线。B. 轻度下垂保留皮肤的乳房切除术划线。C. 中度或重度下垂保留皮肤的乳房切除术划线

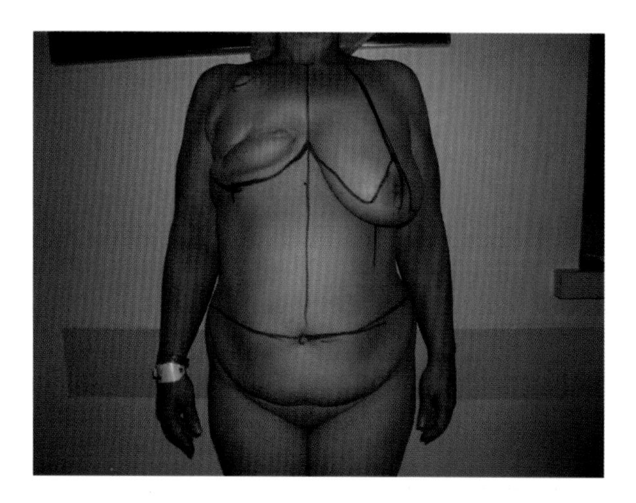

• **图 2.6** 患者的手术前皮肤划线。该患者计划接受延迟重建和对侧乳房缩小术，划线显示腹部和乳房缺失的区域

供区手术（MS-TRAM）

我们以掀开和游离腹部皮瓣开始重建手术，整个过程使用 3.5 倍放大镜完成，包括显微外科吻合。用 10 号手术刀片切开皮肤划线处。首先切开上切口（图 2.7A），然后抬高上腹壁，以确定在一期闭合下可以安全切除的皮肤量（图 2.7B）。环形切开脐周皮肤，并锐性分离至筋膜水平。切开下部切口，从两侧解剖出腹壁下浅静脉（superior inferior epigastric vein, SIEV）。从腹壁外侧部分开始剥离，一直到腹直肌内侧。在该位置开始寻找穿支血管（图 2.7C）。我们所行的大部分是双侧乳房重建手术，每侧乳房使用半个腹部组织。因此，我们将供区沿着中线切开，并在内侧解剖，直到看到内侧腹直肌穿支（图 2.7D）。

一旦两排穿支血管都可见后就可以确定穿支的走形。当到达穿支水平时，从尾部切开腹直肌前鞘（图 2.7E），并解剖出腹壁下血管以评估其通畅程度（图 2.7F）。在绘出穿支血管走形的基础上决定选择哪些穿支血管来供应皮瓣。在穿支周围切开筋膜并尽量将其保留，沿

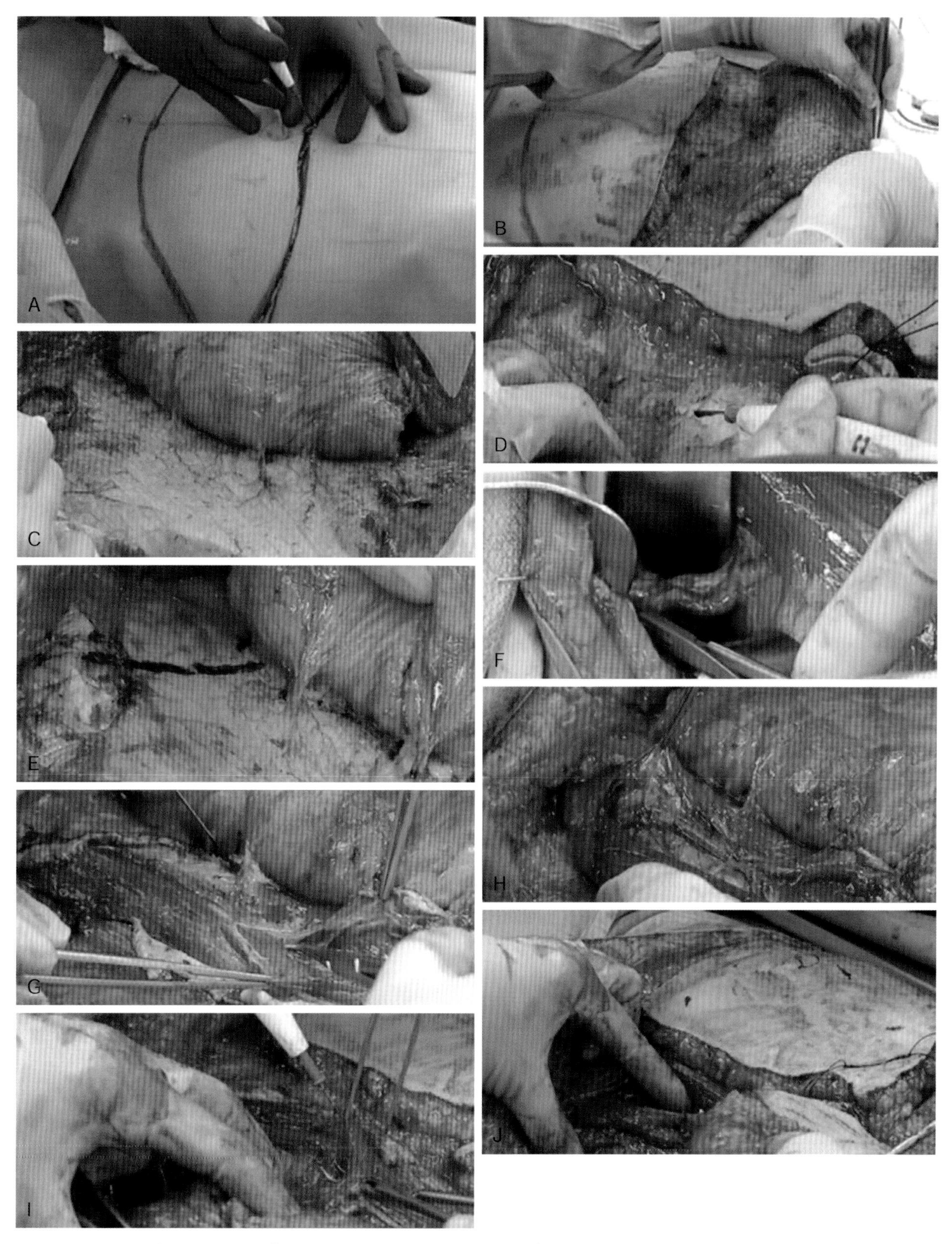

• 图 2.7 游离腹部皮瓣的关键步骤。A. 切开上切口。B. 掀起和牵拉上皮瓣。C. 分离外侧排。D. 解剖内侧排。E. 标记筋膜切口。F. 解剖血管蒂。G. 游离外侧肌肉。H. 通过游离的外侧肌肉暴露血管蒂。I. 游离内侧肌肉。J. 在一小块肌肉上分离出皮瓣

着穿支找到血管蒂，在此过程中分离并保留肌肉（图 2.7G~I）。将皮瓣分离到血管蒂处后，将其留在原位直到完成乳房切除术（即刻重建；图 2.7J），并准备好受体部位血管。

受区血管准备

内乳血管是我们首选的受体区域吻合血管。一旦完成乳房切除术后或者重新游离之前的乳房切除部位后，触诊第 3、4 肋间隙。如果肋间空间足够则更倾向于保留肋骨，如果空间不够，则切除第 3 肋骨的内侧肋软骨。分开胸肌，切除肋间肌以暴露适当的空间。沿肋间隙长度游离血管。我们认为有必要用缝线重塑或加强乳房下皱襞和乳房外侧边界的解剖位置（图 2.8）。

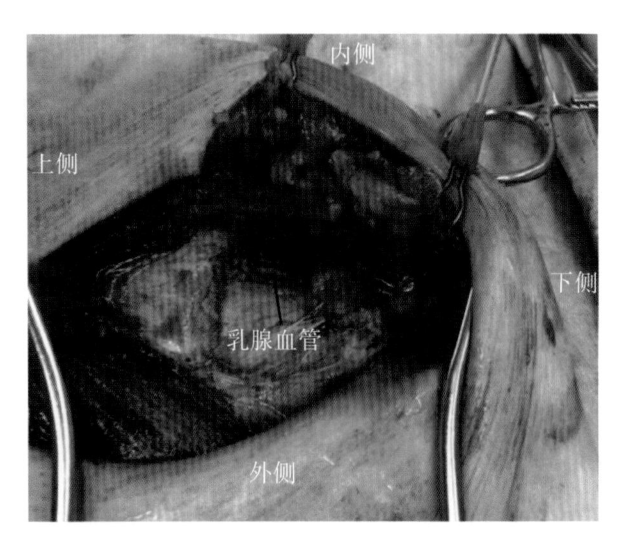

• **图 2.8** 暴露内乳动脉

获取皮瓣

准备好内乳血管后，应结扎皮瓣血管的起始部位，即从髂外血管发出部位的远端，然后将皮瓣转移到胸部。使用对侧皮瓣并旋转 90°，将血管轻轻地放置于肋间隙内。暂时用 Acland 血管夹夹住血管，以保持术野干净。分开内乳血管远端，首先使用适当大小的吻合器（常为 3.0mm）吻合静脉，然后使用 8-0 尼龙缝线端对端间断吻合动脉。取掉夹子评估皮瓣活力。将皮瓣放置到乳房切除缺损处，将任何被覆盖的部分去表皮化。皮瓣的摆放是因为使用了对侧皮瓣，将对侧皮瓣旋转 90°，使皮瓣的外侧朝向上方，脐附近区域朝向下方和外侧，将皮瓣的 Scarpa 筋膜缝合到胸壁上以正确固定位置。在这个过程中再次检查血管蒂以确保没有任何扭曲或打折。我们会在几个部位缝合固定，主要是为了保持皮瓣靠近内侧以重建乳沟。使用 2-0 可吸收线 910（Vicryl, Ethicon US, LLC, Somerville, NJ）固定皮瓣。所有皮瓣都要在内侧、上方和乳房下皱襞处做固定，根据需要也可在其他部位额外缝合固定来适当地塑造乳房形态。放置两个引流管（一上一下），使用 Vicryl 可吸收线闭合乳房切口，对 Scarpa 筋膜进行深面缝合，用 3-0 Glycomer 631 可吸收线（Biosyn, Covidien-Medtronic, Minneapolis, MN）进行皮下缝合，用 4-0 Glycomer 631 可吸收线（Biosyn, Covidien-Medtronic, Minneapolis, MN）进行皮内连续缝合。

供区关闭

腹部筋膜的闭合可使用 0 聚丙烯缝线（Prolene, Ethicon US, LLC, Somerville, NJ）将聚丙烯补片（Prolene, Ethicon US, LLC, Somerville, NJ）在筋膜深面缝合或与筋膜缺损处桥接缝合。我们一般将补片放在筋膜深面，除非筋膜无法闭合时才使用桥接方式缝合补片。图 2.9 显示了供区和筋膜的闭合。双侧放置弹性镇痛泵（OnQ, Irvine, CA），或者在腹横肌平面使用 0.5% 丁哌卡因（Marcaine, Pfizer, New York, NY）进行神经阻滞。接下来放置两根引流管，腹部两侧各一根，从切口两端引出引流管并用 2-0 聚丙烯缝线固定。将皮瓣向下牵拉，使患者腰部弯曲以消除切口张力。用 2-0 Vicryl 可吸收缝线关闭 Scarpa 筋膜。使用 3-0 Biosyn 皮下间断缝合以及 4-0 Biosyn 皮内连续缝合皮肤。将脐部在中线处一个单独的切口中拉出并用 3-0 和 4-0 Biosyn 缝合。

术后护理和预期结果

手术完成后将患者转移到重症监护室（ICU）或下一级病房（取决于机构的情况和

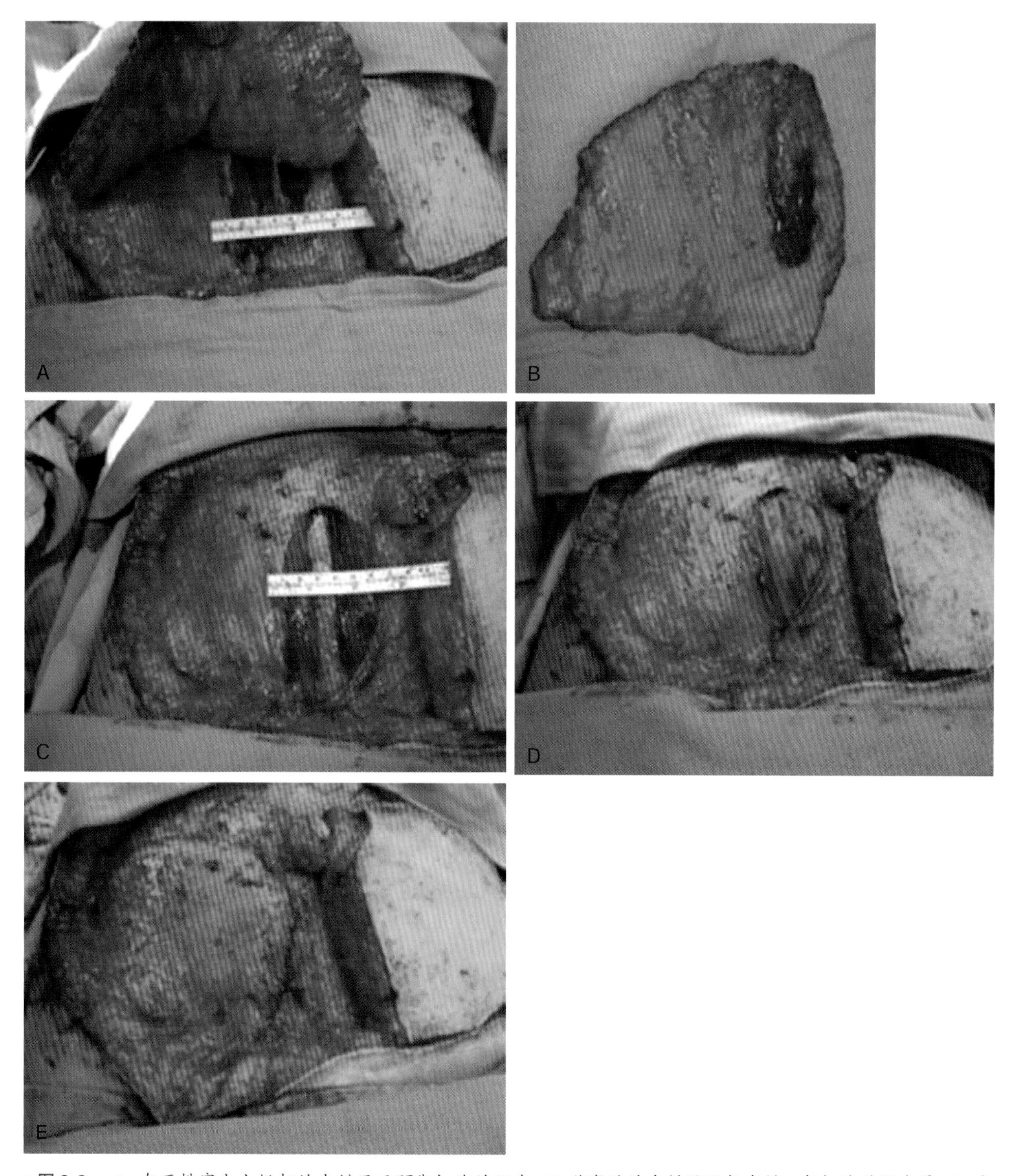

• 图2.9 A. 在两排穿支上掀起的皮瓣显示预期切除的肌肉。B. 游离后的皮瓣显示与皮瓣一起切除的肌肉量。C. 皮瓣切除后供区缺损。D. 供区深面用补片修补。E. 用补片修复后在表面关闭供区筋膜

可用的选择），每小时检查一次游离皮瓣情况。在最初的48h内，每小时检查一次皮瓣，包括皮瓣的颜色、温度、毛细血管充盈情况以及标记缝线处的外部多普勒信号。之后的48h内，改为每2h检查一次，如果患者继续住院，则每4h检查一次。通常每天皮下注射40mg依诺肝素或每8h皮下注射5 000 U肝素预防深静脉血栓（DVT），不使用其他抗凝药物（前文所述的高凝患者除外）。患者在床上休息并保持仰卧半坐位（semi-Fowler position），双脚抬高，小腿上有持续加压装置（sequential compression devices, SCD）。术后第1天（postoperative day, POD）患者可过渡到椅子并下床活动。最初保持患者禁食，在POD 1转换为清淡流质饮食并根据患者的耐受情况更换饮食方案。所有患者都预防性使用抗生素。我们采用多模式镇痛方案，包括患者自控镇痛（patient controlled analgesia, PCA）泵（吗啡或氢吗啡酮）、ON-Q疼痛泵和对乙酰氨基酚，偶尔使用安定。

乳房切口用3%三溴苯酸铋纱布敷料（Xeroform凡士林纱布，Covidien-Medtronic, Minneapolis, MN）覆盖，腹部切口用2-辛基氰基丙烯酸酯胶敷料（Dermabond, Ethicon US, LLC, Somerville, NJ）覆盖。所有患者的每个手术部位都有1~2根引流管，每4h或根据需要倒出引流液。当连续2d的引流量≤30mL，则移除引流管。患者可以穿轻便的胸罩或背心。患者通常住院4d，最初2d在重症监护室或者下一级病房，然后转到普通病房。患者大约在术后1周初次随访，后续随访取决于是否要拔除引流管。拔除引流管后，患者应在术后6周、3个月、6个月和1年复查，之后每年复查一次。大多数患者都有较好的结果，并对重建的美学效果满意。手术的主要目的是以一种可靠的方式将腹部组织转移到胸壁以重建一个可存活的乳房。对于单侧乳房重建，我们同时进行对侧对称性调整手术，包括隆乳手术、乳房上提术和乳房缩小成形术。尽管最初担心美学效果，但对于患者来说，要求或希望进行一些小的二次改进手术的情况并不少见，如乳头或乳晕重建、从观察窗处切除皮岛、脂肪移植、瘢痕修复和抽脂。二期手术不应早于一期重建后3个月，乳房切除术后需要放疗的患者建议在放疗后6个月进行二期手术。

并发症管理

游离皮瓣或MS-TRAM皮瓣最常见的并发症是伤口感染，发生率为3%~7%[3,5]，腹部或乳房皮瓣坏死率均约为3%，部分皮瓣丢失率约为1.5%[3,12]，伤口延迟愈合率约为2.6%[3]，脂肪坏死率高达25%[3,5]、血肿发生率<1%，血清肿发生率约为1.2%。皮瓣部分和全部丢失罕见（<1%；通常接近0.3%，但文献报道的范围为1%~6%）[3,5]，但也可能因发生血肿（0.8%）、动脉血栓（0.5%）和静脉血栓（1.4%）意外返回手术室[3]。

如果患者出现并发症则进行相应的处理。某些并发症会对皮瓣造成严重的影响，需要紧急处理。严格的皮瓣监测方案让我们能够很容易地发现血肿、静脉淤血和动脉血栓形成，一旦出现上述问题，患者可立即返回手术室进行相应处理并抢救皮瓣。在手术室对这些患者进行探查，清除血肿并进行止血。评估皮瓣的活性，如有问题则检查血管吻合口。如有必要，应对静脉、动脉或二者进行修复。拆开吻合口，根据需要采用机械取栓、链激酶、全身肝素、再次吻合、静脉移植等方法抢救皮瓣。通常情况下，抢救成功后对患者使用全身肝素抗凝。静脉淤血皮瓣示例见图2.10。

如果伤口愈合延迟，通常通过局部伤口护理和换药或负压疗法进行处理，从而完成二期愈合。如有必要，可采用抽吸和引流处理血清肿。需要根据具体情况对脂肪坏死进行处理，如果对患者来说非常麻烦，可以进行手术切除。

二期手术

通常会进行二期手术来改善乳房重建的美容效果，这也是一种规范。常见的问题有重建乳房的形状、体积、轮廓差异和丑陋的瘢痕，

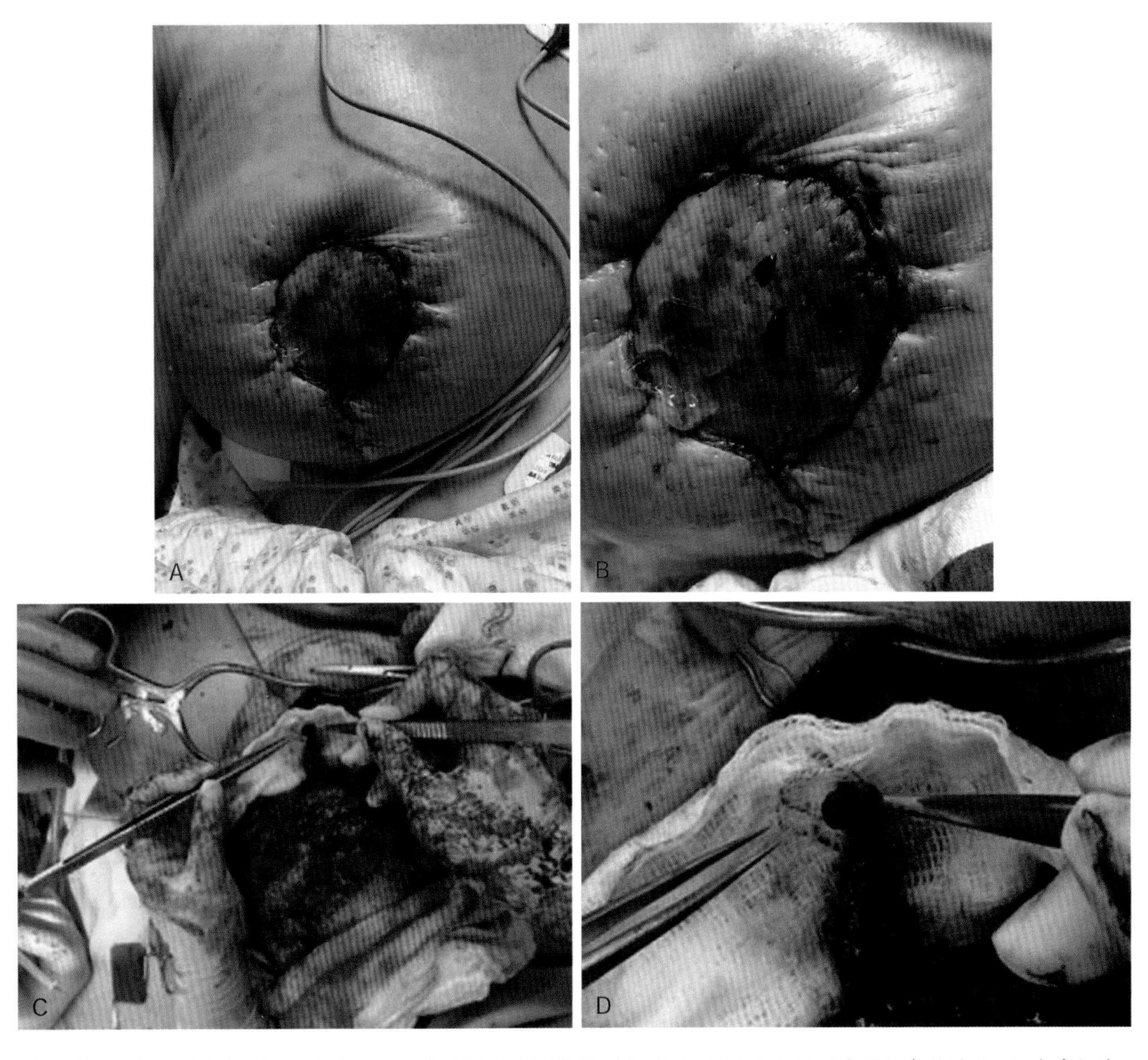

•图2.10 静脉淤血导致的皮瓣损害。A.有静脉充血迹象的皮瓣。B.针刺充血皮瓣引出暗红色静脉血。C.术中探查，通过重新静脉吻合及机械取栓抢救皮瓣。D.机械取栓

我们可以通过抽脂、脂肪移植、组织重排和植入假体来改善。一般来说，乳房体积差异可以通过缩乳手术或抽脂术来缩小较大的乳房，或通过植入假体或脂肪移植来增大较小的乳房（取决于患者所需的体积大小）。有时重建的乳房位置会比预期更靠下，则上提重建的乳房，可以通过切除多余皮肤将皮瓣移动到更靠上的位置或采用更传统的乳房上提术切口来实现，这取决于患者是否有乳头乳晕复合体和手术瘢痕的位置。如果留有监测皮岛，可以将其切除并线性缝合切口以改善外观。可以根据需要修整瘢痕。乳头乳晕复合体可以重建并用文身修饰。

关闭供体部位时我们要特别谨慎，以减少疝或腹部膨隆的发生。如果患者发生了疝，可在筋膜深面放入补片并直接关闭以修复缺损（如果条件允许）。如果只是腹部膨隆而不是真正的疝，可用筋膜折叠术和在筋膜表面放入补片来修复。图2.11是一例发生了疝的患者。

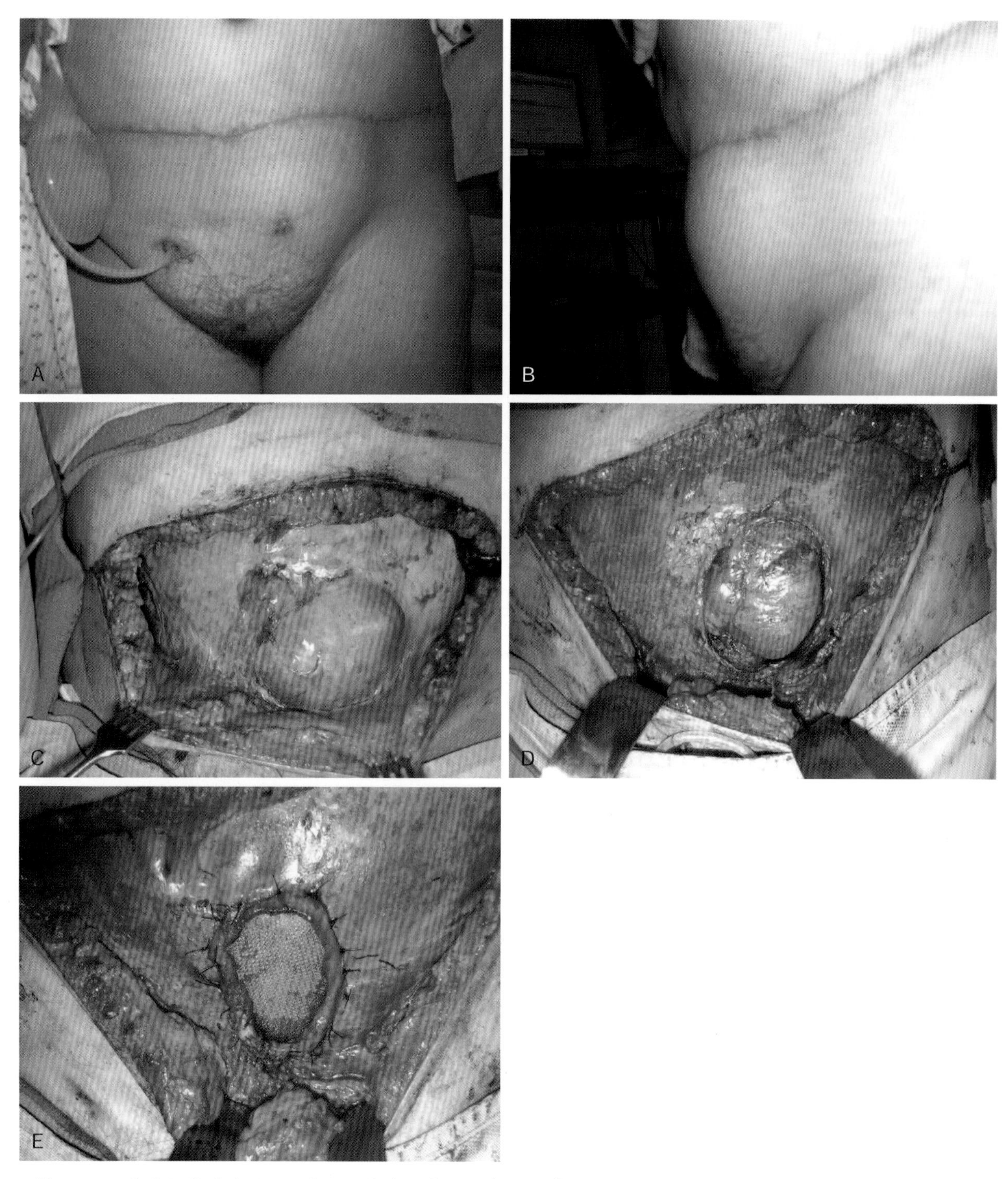

• **图 2.11** 患者经常过度吸烟，术后很快出现疝。A. 术后门诊发现疝。B. 侧方视图。C. 术中疝囊图显示患者的右侧缝合失效。D. 切开疝囊对部分疝进行复位。E. 补片放置后、筋膜闭合前的图片

病例展示

病例 2.1

即刻单侧乳房重建

病例 2.1.1 右侧乳腺癌患者，双侧乳房部分不对称，行即刻单侧乳房重建＋左侧对称性缩乳手术。图 A 是术前照片，显示肿瘤所在部位靠近乳头的皮肤凹陷。图 B 显示了右侧乳房切除术和左侧对称性缩乳手术的术前标记。图 C 显示了术后乳头重建及文身前的效果。

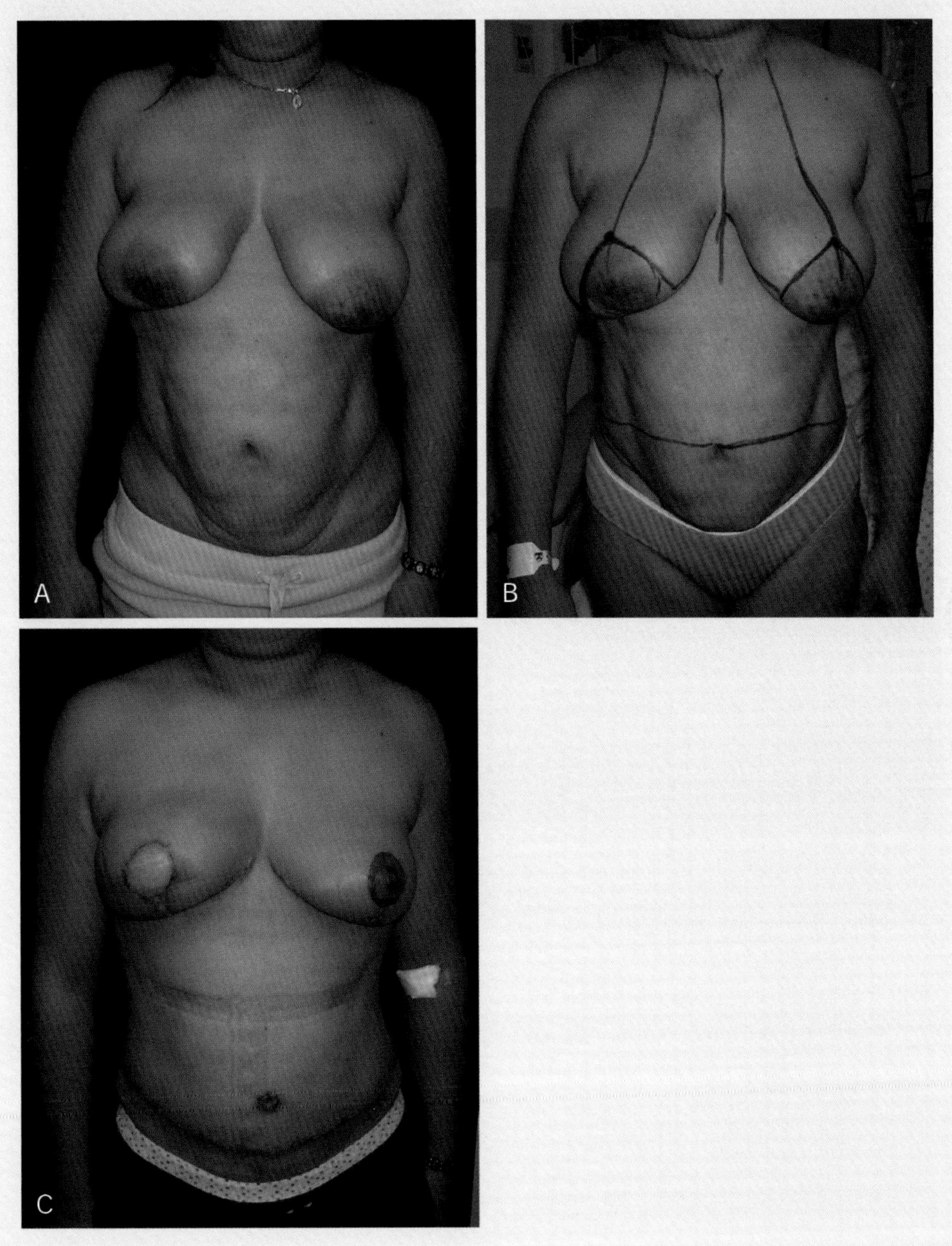

• **病例 2.1.1**

病例 2.2

延迟单侧乳房重建

病例 2.2.1 图 2.6 所示的患者，曾因右侧乳腺癌接受乳房切除术和术后放疗，有行延迟右侧乳房重建和左侧乳房对称性缩乳手术的意愿。图 A 是患者的术前照片。图 B 是乳头重建前的术后效果。图 C 是乳晕文身前、乳头重建后的效果。

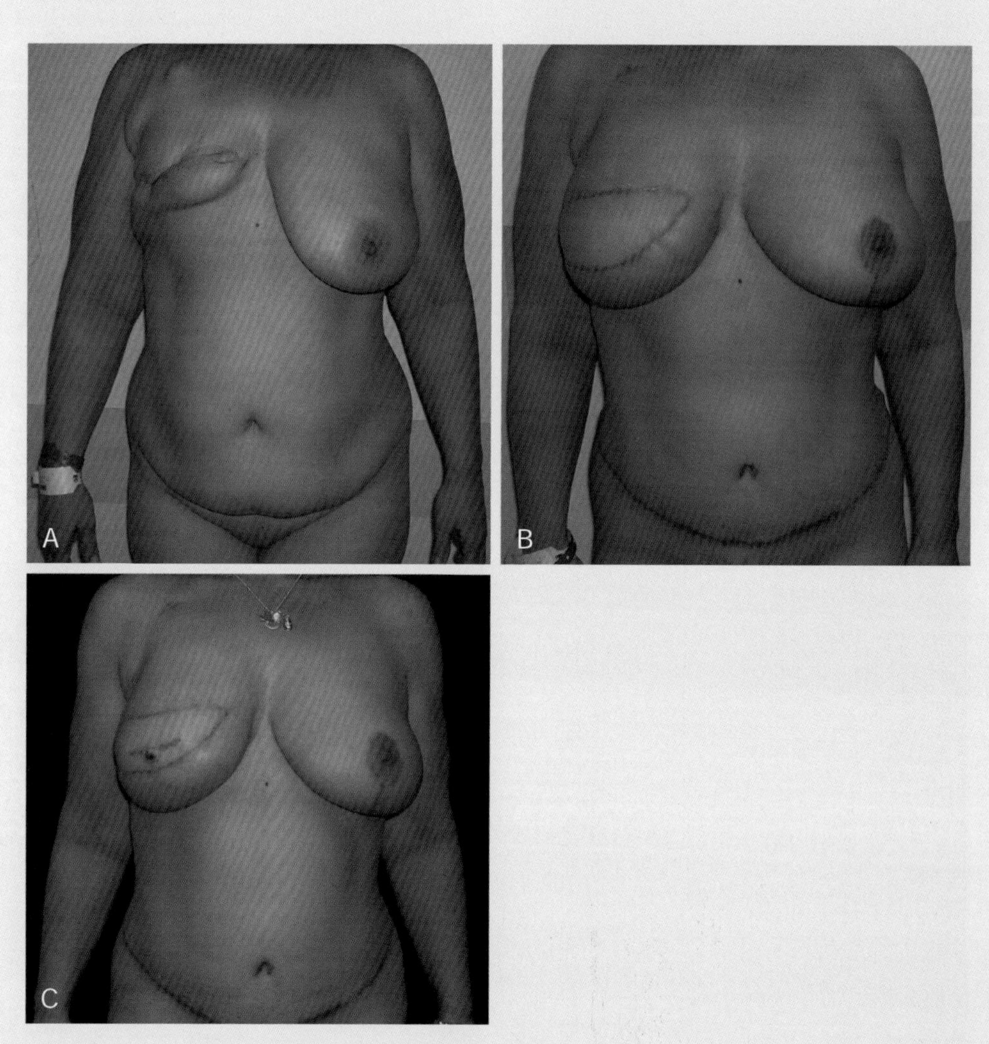

• 病例 2.2.1

病例 2.3

即刻双侧乳房重建

病例 2.3.1 一例单侧乳腺癌患者，为降低风险同时选择对侧乳房切除术，接受了保留皮肤的乳房切除术与即刻重建。A. 术前患者的照片。B. 乳头重建和文身后的照片。

病例 2.3（续）

即刻双侧乳房重建

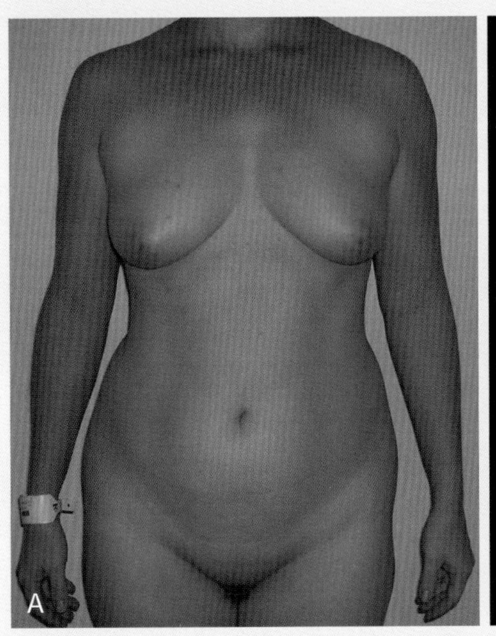

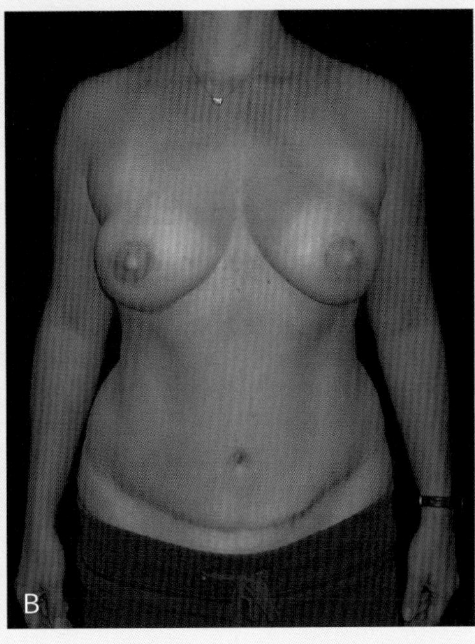

• 病例 2.3.1

病例 2.4

延迟双侧乳房重建

病例 2.4.1 患者因之前的假体乳房重建就诊，她对整形效果不满意，伴有假体相关疼痛和包膜挛缩，接受了延迟游离皮瓣乳房重建。图 A 是术前照片，显示了患者之前的重建效果。图 B 显示了患者行自体乳房重建后的效果。

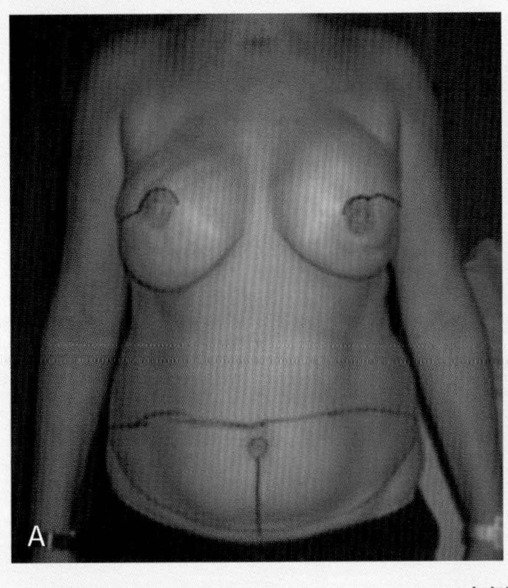

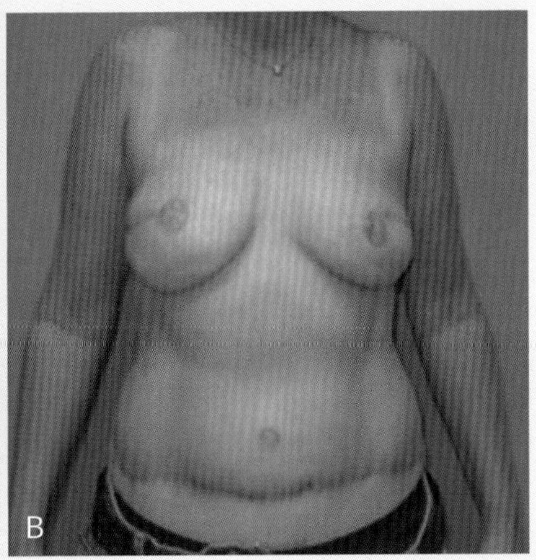

• 病例 2.4.1

总 结

我们认为，MS-TRAM 或游离 TRAM 皮瓣是大多数患者理想的自体乳房重建选择。通常使用腹部供区，因其体积和皮肤质量比其他供区更接近原乳腺组织。用带有少量肌肉的皮瓣可以使手术更流畅，因其包含更多的穿支血管，可形成更可靠的皮瓣，同时可最大限度地减少供区并发症。

成功技巧

- 游离 TRAM 或 MS-TRAM 皮瓣是理想的自体乳房重建选择。
- 带有较多肌肉和较多穿支血管的皮瓣的重建效果更可靠，且不伴有严重供区缺陷。
- 手术医生必须掌握血管解剖知识，防止损伤穿支血管或血管蒂。
- 应仔细解剖受区血管。
- 手术医生应具备良好的血管吻合技术，并确保蒂的适当放置以防止扭转或产生张力。
- 重建乳房切除术中失去的乳房边界以重塑乳房。
- 正确的术后监测十分重要，以便及时诊断和紧急处理皮瓣问题，提高皮瓣挽救的可能性。

（谢妍妍　张颂博　王瑶　译，
杨犇龙　罗静　审校）

参考文献

[1] Uroskie TW Jr, Colen LB. History of breast reconstruction. Semin Plast Surg, 2004,18(2):65–69.

[2] Chevray PM. Update on breast reconstruction using free TRAM, DIEP, and SIEA flaps. Semin Plast Surg, 2004,18(2):97– 104.

[3] Vega S, Smartt JM Jr, Jiang S, et al. 500 consecutive patients with free TRAM flap breast reconstruction: a single surgeon's experience. Plast Reconstr Surg, 2008,122(2):329–339.

[4] Elliott LF, Seify H, Bergey P. The 3-hour muscle-sparing free TRAM flap: safe and effective treatment review of 111 consecutive free TRAM flaps in a private practice setting. Plast Reconstr Surg, 2007,120:27–34.

[5] Macadam SA, Bovill ES, Buchel EW, et al. Evidence-based medicine: autologous breast reconstruction. Plast Reconstr Surg, 2017,139(1):204e–229e.

[6] Wang TY, Serletti JM, Cuker A, et al. Free tissue transfer in the hypercoagulable patient: a review of 58 flaps. Plast Reconstr Surg, 2012,129(2):443–453.

[7] Nahabedian MY, Momen B, Galdino G, et al. Breast reconstruction with the free TRAM or DIEP flap: patient selection, choice of flap, and outcome. Plast Reconstr Surg, 2002, 110(2):466–475.

[8] Moon HK, Taylor GI. The vascular anatomy of rectus abdominis musculocutaneous flaps based on the deep superior epigastric system. Plast Reconstr Surg, 1988,82(5):815–829.

[9] Schaverien M, Saint-Cyr M, Arbique G, et al. Arterial and venous anatomies of the deep inferior epigastric perforator and superficial inferior epigastric artery flaps. Plast Reconstr Surg, 2008,121(6):1909–1919.

[10] Kovacs L, Papadopulos NA, Ammar SA, et al. Clinical outcome and patients' satisfaction after simultaneous bilateral breast reconstruction with free transverse rectus abdominis muscle (TRAM) flap. Ann Plast Surg, 2004,53(3):199–204.

[11] Nelson JA, Guo Y, Sonnad SS, et al. A comparison between DIEP and muscle-sparing free TRAM flaps in breast reconstruction: a single surgeon's recent experience. Plast Reconstr Surg, 2010,126(5):1428–1435.

[12] Nelson JA, Guo Y, Sonnad SS, et al. Risk factors and complications in free TRAM flap breast reconstruction. Ann Plast Surg, 2006,56(5):492–497.

第3章

游离腹壁下动脉穿支皮瓣乳房重建

Maurice Y. Nahabedian

引　言

使用腹壁下动脉穿支（DIEP）皮瓣进行乳房重建已成为大多数整形外科医生进行自体乳房重建的金标准[1]。与其他皮瓣相比，大多数女性首选的DIEP皮瓣供区是腹部。因为该供区能够以腹部功能学上最小的损伤来实现乳房轮廓的改善。DIEP皮瓣仅需切取下腹壁的皮肤和脂肪，腹直肌几乎不受影响。将腹壁下动脉和静脉从腹直肌中分离出来，从而保持腹直肌的连续性和神经支配。

本章将深入、详细地介绍DIEP皮瓣并提供相应病例，以帮助读者了解此手术的风险和获益，以及皮瓣的算法、皮瓣的监测技术和当前促进掌握该操作的前沿技术。

适应证和禁忌证

DIEP皮瓣的适应证很多，包括但不限于患者的需求，对假体植入不满意或失败，曾接受放疗[2,3]。尽管与植入物（假体）乳房重建相比，自体乳房重建率较低，但仍有很多患者更倾向选择自体组织进行乳房重建。DIEP皮瓣重建可以在乳房切除后立即实施，也可以延迟进行。DIEP皮瓣的切取取决于患者腹部可提供的皮肤和脂肪量，进而根据患者健侧乳房来决定重建乳房的形状、体积和轮廓。

关于DIEP皮瓣的禁忌证存在些许争议。一些外科医生认为如果患者术后需放疗，DIEP皮瓣不应该在乳房切除术后立即进行，因为放疗可能引起皮瓣收缩和软组织变形；然而，另有观点认为这些不良事件并不常见，因此无论患者是否进行放疗都能够进行DIEP皮瓣重建[4,5]。进行DIEP皮瓣重建的其他禁忌证包括缺乏合适的穿支血管，这一点在术前可以使用血管成像方式进行评估，如计算机断层血管造影（CTA）或磁共振血管造影（MRA）[6~9]。对于腹部有大量脂肪的大腹围患者，DIEP皮瓣可能不理想，因为皮瓣厚度大，脂肪坏死的可能性大，术者可以通过适当的剪裁来尽量减少以上不良事件的发生[10]。患者曾接受过腹部手术通常不是进行DIEP皮瓣的禁忌证，除非手术采用的是腹部旁正中切口，此处的切口会破坏深部穿支系统[11]。腹部中线切口通常有助于双侧DIEP皮瓣的操作，但可能会限制单侧DIEP皮瓣组织量。体重指数偏高（BMI 30~35kg/m^2）的患者通常是DIEP皮瓣的适合人群，但是，当BMI > 35kg/m^{2}时，患者术后出现血清肿、感染、延迟愈合的可能性会增加[12]。

有人认为高龄（> 65岁）是DIEP皮瓣重建的相对禁忌证，吸烟也是，因为吸烟与乳房切除术后皮瓣以及腹部供区皮肤皮瓣的延迟愈合有关[13]。

术前评估和特殊注意事项

术式的选择依据包括全面的病史和体格检查，审核重建方案，了解患者的期望和外科医生的建议[2,3]。体格检查中的重要细节包括患者的体重、身高、体重指数（BMI）和乳房体积评估。在第一次手术后或后续手术后，乳房的大小和形态是会发生变化的，理解乳房对称性才是最重要的。腹部通常是大多数外科医生和患者选择 DIEP 皮瓣最佳的供区，其中患者最重要的身体条件是腹部有足够重建乳房体积所需的皮肤和脂肪量。大多数经历过分娩的女性腹部拥有较多的皮肤和脂肪。尽管有的女性很苗条，其腹部脂肪量较少，但如果乳房重建的体积要求较小，腹部仍可能是 DIEP 皮瓣的优选部位。对于超重或肥胖的女性，可以考虑使用 DIEP 或游离 TRAM 皮瓣，然而，术者必须对皮瓣进行修剪，以维持皮瓣拥有足够的血液灌注，尽量减少脂肪坏死的发生率。

选择使用穿支皮瓣还是肌皮瓣可能很困难。作者的基本原则是基于患者的乳房体积、腹部脂肪体积、穿支血管直径、穿支血管数量、患者年龄、吸烟情况以及单侧或双侧重建进行选择。一般当重建乳房体积 < 1 000cc（$1cc=1cm^3$）[①]且患者腹部有少到中等量脂肪时，会选择进行 DIEP 皮瓣手术；当重建乳房体积 > 1 000 cc 或者患者腹部有大量脂肪时，通常会选择保留肌肉的 TRAM 皮瓣手术（表 3.1）。本文也阐述了带蒂 TRAM 皮瓣和腹壁下浅动脉穿支皮瓣手术的适应证。根据作者的手术经验，DIEP 皮瓣约占所有腹部皮瓣手术的 70%，其次是保留肌肉（MS-）的游离 TRAM 皮瓣（图 3.1）。

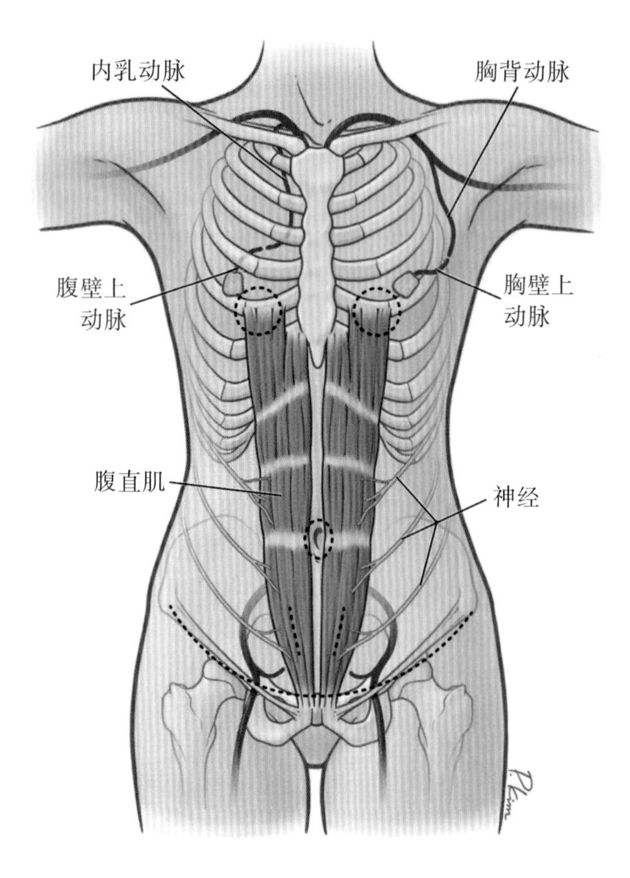

• 图 3.1 腹部、腹直肌、神经支配和受体血管示意图

表 3.1 选择游离横行腹直肌（TRAM）皮瓣，腹壁下浅动脉（SIEA）或带蒂 TRAM 皮瓣的一种算法

因素	带蒂 TRAM 皮瓣	游离 TRAM 皮瓣	DIEP	SIEA
乳房体积要求				
< 1 000g	是	是	是	是
> 1 000g	延迟	是	可能	否
腹部脂肪量				
少至中等量	是	是	是	是
大量	延迟	是	可能	可能
穿支数量				
没有	是	是	否	否
1 条	是	是	是	是
≥ 2 条	是	是	是	是

DIEP：腹壁下深动脉穿支

① cc 为非国际标准单位，为了遵循原著和作者的习惯，后文不再对出现的该单位进行换算。

术前影像学检查

随着穿支皮瓣的引入，已证明术前影像学检查有助于识别穿支血管的位置和直径[6-9,14]。使用术前影像能够识别合适的穿支血管并确定主要来源血管即腹壁下血管和内乳血管的通畅性。目前可用的几种影像学检查方式包括多普勒超声、彩色超声、CTA和MRA（表3.2）。一项研究表明，正中切口对血供的损害最大，可对腹部穿支血管、腹壁下浅动脉（SIEA）和腹壁下深动脉（DIEA）造成损伤，相反，腹腔镜切口对以上穿支造成的损伤最小（表3.3）。

手术技术

DIEP 解剖穿支的选择

在考虑行DIEP皮瓣乳房重建时，许多外科医生会使用上述方法评估血管解剖结构（图3.2）。术中评估对于确定腹壁穿支血管的结构同样有效。由于穿支血管的位置、口径和数量存在一定的可变性，如果仅依赖术中评估，则要求术者有更多的经验。通常手术中会遇到5种类型的穿支[15]，这些穿支包括直接的（不穿行肌肉，如SIEA）和间接的（穿行肌肉）。一般而言，要成功采集和转移穿支皮瓣，建议使用直径至少为1.5mm且脉搏可触及的单个穿支动脉和静脉，当然这些条件并不是绝对的。如果无法确定来自深部的优势穿支血管，手术可以考虑采用SIEA皮瓣或包含多个动脉和静脉穿支的保留肌肉的游离TRAM皮瓣。

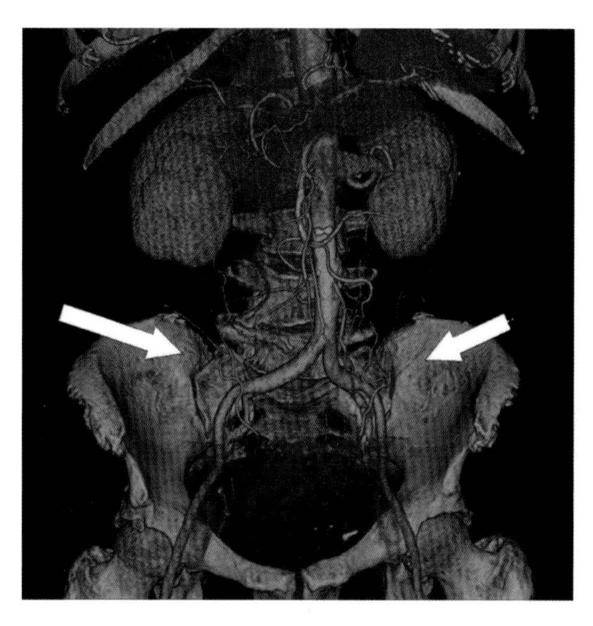

• 图 3.2 术前腹壁下动脉的CT血管造影（CTA）。箭头描绘了腹壁下动脉和静脉起源的大致位置

表 3.2 术前穿支成像的四种方式

检查方式	放射线	对照	直径	位置	血流	过程	精准度
频谱多普勒	否	否	否	是	否	否	低
彩超	否	否	否	是	是	否	中等
CTA	是	是	是	是	否	是	高
MRA	否	是	是	是	否	是	高

CTA：CT血管造影；MRA：磁共振血管造影

表 3.3 各种类型腹部切口对腹壁下浅动脉（SIEA）、腹壁下深动脉（DIEA）和腹部穿支的影响[11]

瘢痕	病例数	SIEA 中断	DIEA 中断	穿支中断
腹腔镜	20	没有	没有	没有
开腹阑尾切除术	20	全部（同侧）	没有（同侧）	DIEA 内侧支
Pfannenstiel 切口（腹部横切口）	35	内侧支（30/35）	没有	NR
旁正中切口	3	全部（同侧）	全部（同侧）	全部（同侧）
传统胆囊切口	1	没有	没有	没有
腹部正中切口	17	没有	没有	交叉

NR：未报道

手术技术——DIEP 皮瓣的制备

患者站立位进行术前标记，标记包括髂前上棘以及上、下横行切口（图 3.3）。对患者进行全身麻醉，仰卧位实施手术，手臂外展至 75°。插入 Foley 导尿管，将气动加压装置应用于双下肢并给予适当的药物（抗生素或其他预防性药物）。首先创建上腹部切口，并沿筋膜上脂肪层游离至剑突。然后调整患者的体位，使患者腰部弯曲约 30° 确定下腹部切口水平。在脐周切开皮肤，沿其茎部解剖至腹直肌前鞘。在双侧乳房重建的情况下，沿白线划分手术中线。

切开初始切口后，将左右皮瓣由外侧向内侧游离抬高。理想情况下，选择的穿支应位于皮瓣中心附近，以获得等距血流灌注（图 3.4）。穿支血管直径应≥ 1.5mm 并有可触及的搏动。当有多个穿支可用时，可以按照顺序夹闭血管以帮助选择优势穿支（图 3.5）。如果术前进行了血管造影，则可以直接对预先选定的优势穿支进行解剖。当有多个穿支串联或紧密排列时，可以考虑选择该穿支血管（图 3.6）。当皮瓣包括区域 Ⅲ 或区域 Ⅳ 时则首选内侧排穿支。也可以考虑外侧排穿支，然而，由于这些穿支邻近运动神经，在游离时会增加神经损伤的风险[16]。开始游离穿支时，有时建议在穿支周围保留小部分腹直肌前鞘的鞘膜（1~2mm），特别是当穿支是在腹直肌的腱划处穿过时。在解剖过程中，保留外侧肋间神经很重要，它们在外侧和中央纵节的交界处穿越腹直肌，可以避免发生去神经损伤（图 3.7）。对横穿穿支血管或源血管的肌内运动神经分支可进行锐性分离（图 3.8）。对于是否缝合切断的神经目前仍存在争议，有人主张使用显微缝合连接，也有人更倾向于不缝合，让被切断的神经在相邻的肌肉中坏死。

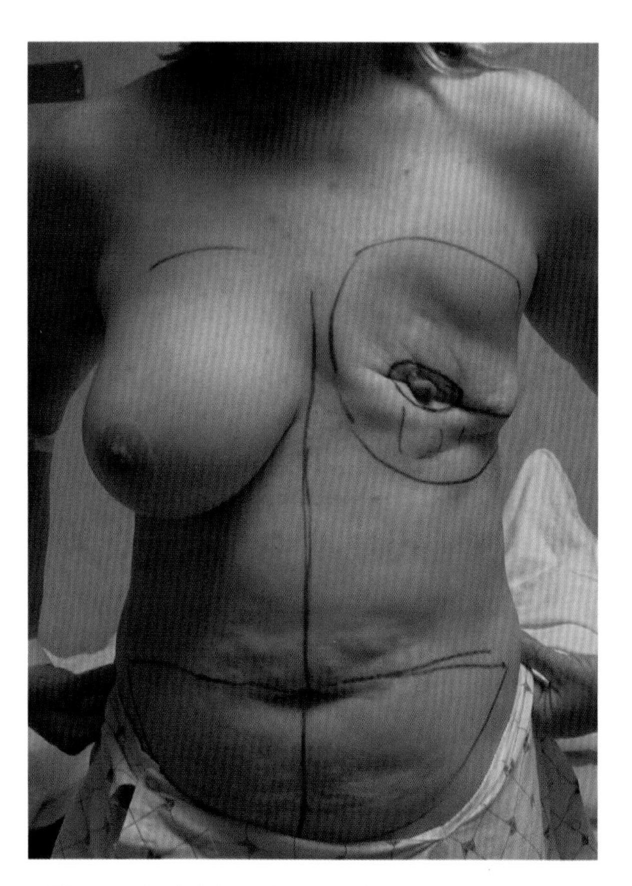

• 图 3.3　术前准备腹壁下动脉穿支皮瓣的患者标记

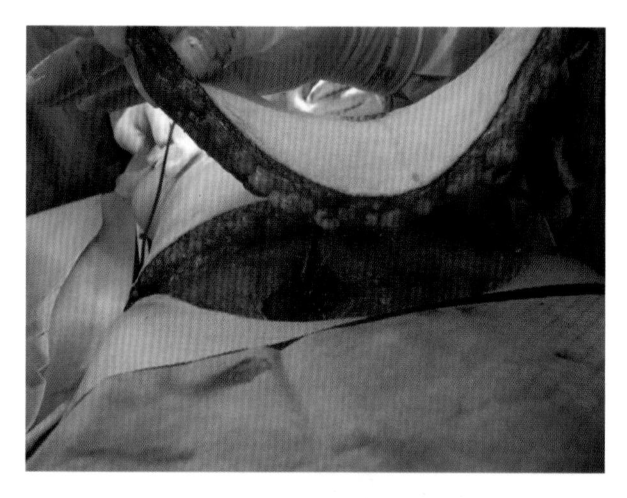

• 图 3.4　最初由外侧向内侧方向抬高右侧和左侧皮瓣

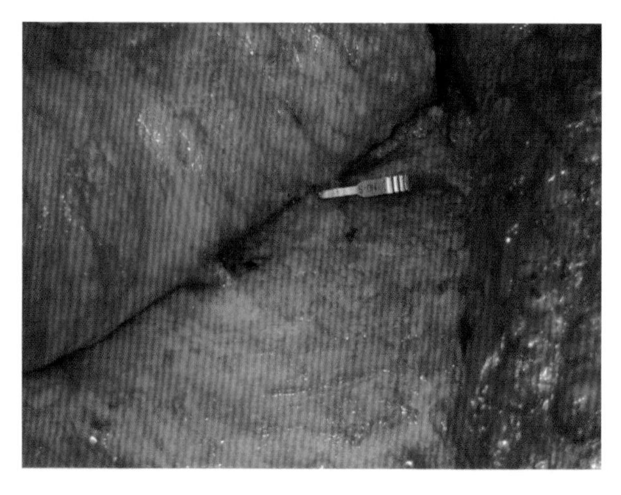

• 图 3.5　穿支血管的术中夹闭试验有助于确定最佳穿支血管

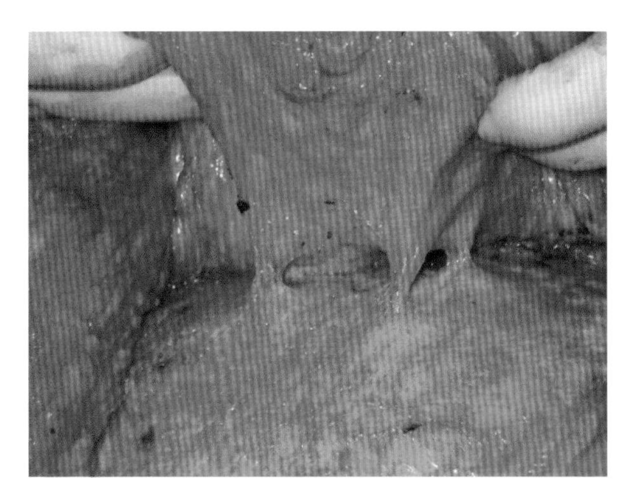

• **图 3.6** 首先游离出许多穿支，以挑选出最合适的穿支血管

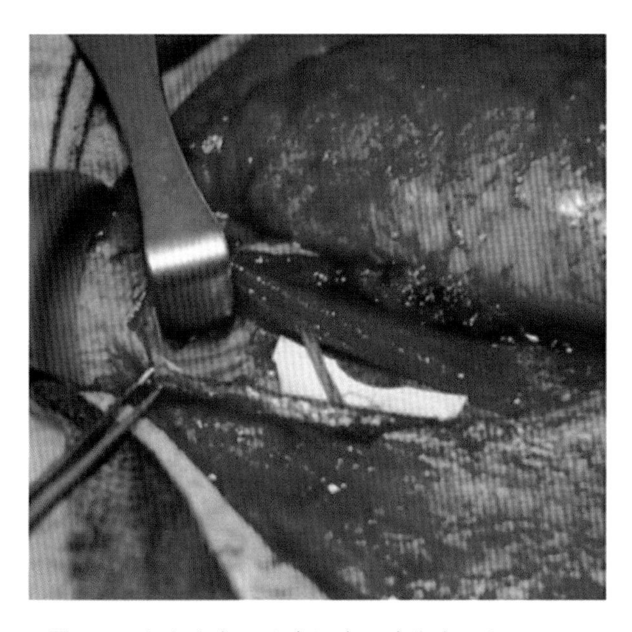

• **图 3.7** 分离腹直肌的外侧神经并将其保留

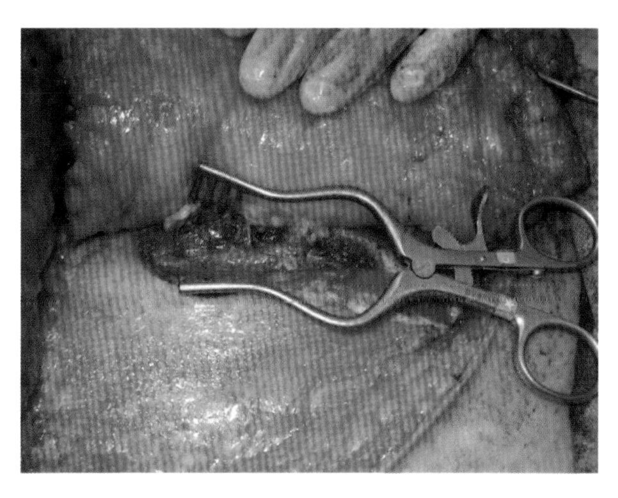

• **图 3.8** 运动性分支有时在穿过主要血管时被分离开

血管蒂的理想长度取决于外科医生的习惯。有些外科医生喜欢 5~6cm 长的血管蒂，有些外科医生更喜欢 10~12cm 长的血管蒂（图 3.9）。在任何情况下，肌内剥离都会将穿支或腹壁下血管变为肌下血管。如果需要额外的长度，则可以从肌肉的外侧边缘继续向髂血管进行解剖。作者倾向于继续解剖，直到血管直径接近 2.5~3mm。

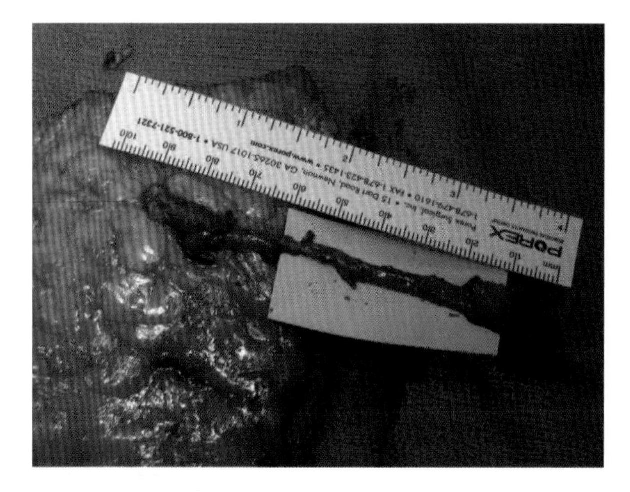

• **图 3.9** 采集带 9cm 血管蒂的腹壁下动脉穿支皮瓣

当计划行单侧乳房重建时，建议保留对侧穿支作为穿支损伤时的“救生艇”。当计划行双侧乳房重建时，建议在分离和解剖穿支时谨慎小心，因为对侧“救生艇”将不复存在。当对穿支的质量有疑问时，可以考虑使用保留肌肉的游离 TRAM 皮瓣。

手术技术——受体血管

受体血管的选择是微血管重建皮瓣必不可少的步骤。受体血管通常包括内乳血管或胸背动脉和静脉[17]。大多数情况下内乳血管为首选血管，因为其易于暴露，能够兼容匹配不同尺寸的血管，皮瓣具有最大的自由活动度和良好的血液流动特性。第 4 肋水平内乳血管的动脉直径范围为 0.99~2.55mm，静脉直径范围为 0.64~4.45mm。相比之下，胸背血管中动脉直径范围为 1.5~3.0mm，静脉直径范围为 2.5~4.5mm。

根据作者的经验，大多数 DIEP 皮瓣选择内乳血管为受体血管。在第 3 肋或第 4 肋间隙暴露内乳血管，可能需要切除部分肋软骨（或不切除肋软骨）在肋间隙分离暴露内乳血管。这部分操作通常是在放大镜下进行的。进行根治性乳房切除术的患者，因手术中已经暴露胸背血管，可以优先考虑胸背动脉和静脉为受体血管。

手术技术——显微外科吻合

通常在分离腹壁下血管之前，先静脉给予肝素。将切取的皮瓣放置于胸壁上方，将腹壁下动脉和静脉分别与内乳动脉和静脉对齐（图3.10）。根据外科医生的偏好可以选择手工吻合或器械吻合。作者倾向于使用8-0或9-0缝合线以间断或连续的方式手工缝合动脉和静脉（图3.11）。

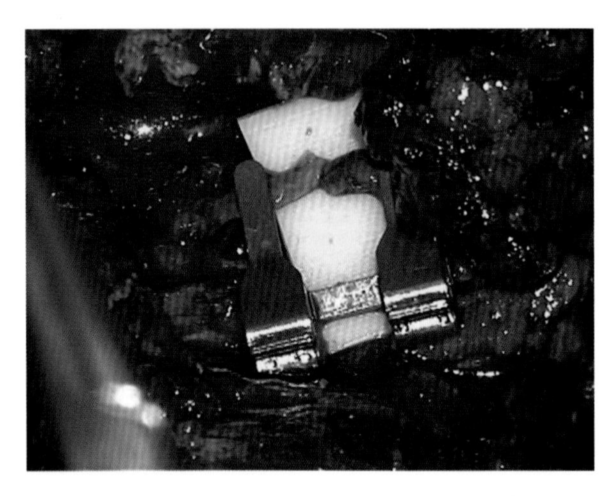

• 图 3.10 准备好内乳动脉和静脉作为微血管吻合的受体血管

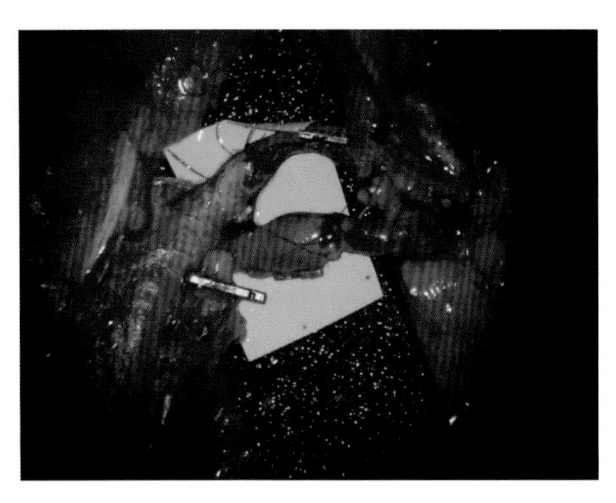

• 图 3.11 一个完整的手工缝合的动脉和静脉吻合展示

皮瓣植入

血管吻合完成后，将血管蒂覆盖在胸壁上以防止扭转和扭曲。皮瓣的正确位置对于重建乳房的轮廓和形状很重要。为了获得最佳皮瓣植入效果，建议让患者采用45°仰卧位以评估乳房的位置、对称性、轮廓和凸度。皮瓣的内侧边缘通常位于胸骨边缘，皮瓣的外侧边缘通常位于外侧胸壁。有时需要将皮瓣固定在胸壁上以防止移位，通常在最内侧、下内侧和外侧缝合固定皮瓣。

在行保留皮肤的乳房切除术时，将保留的部分皮肤区域勾画出来，去除皮瓣其余部分的表皮（图3.12）。当进行保留乳头的乳房切除术时，可用多普勒识别皮瓣动静脉部位并用直径2cm的圆圈标记，剩余皮瓣去表皮化，保留的皮岛作为外部的观察窗。由于延迟重建的乳房皮肤通常已被切除，可用自体皮瓣的边缘重建乳房下皱襞。

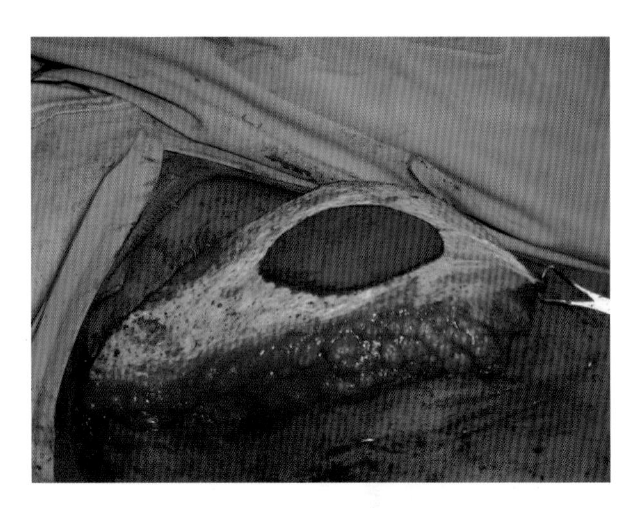

• 图 3.12 去表皮的腹壁下动脉穿支皮瓣在嵌入前放置在胸壁上

对于单侧乳房重建，重要的是要实现与对侧乳房的对称性。皮瓣可以以锥形方式折叠，或者横向折叠，使皮瓣的顶端部分（Ⅱ区）折叠在Ⅰ区下方，皮瓣的Ⅲ区沿着胸骨边缘定位。在双侧乳房重建的情况下，因为两个重建的乳房的形状和嵌入方式相同，更容易实现对称性。

腹部切口关闭

腹部切口关闭是DIEP皮瓣重建手术的重

要组成部分。在切取 DIEP 皮瓣后，使腹部肌肉的内侧和外侧段连接的处理极为重要（图 3.13），这样做可防止腹内压增加时腹直肌分离。使用可吸收或不可吸收的单丝缝合线 8 字间断缝合关闭腹直肌前鞘。腹直肌前鞘的所有筋膜都需要缝合关闭以确保腹部的稳定性。第二层缝合线通常以连续缝合的方式进一步加固（图 3.14）。在获得 DIEP 皮瓣后，很少需要使用补片进行筋膜加固，然而，如果腹直肌前鞘较脆弱，可以考虑使用补片加固。

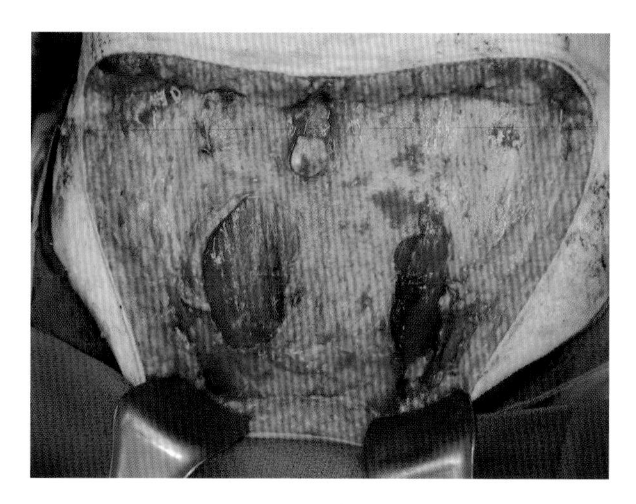

• 图 3.13 双侧腹壁下动脉穿支皮瓣获取后的腹部和腹直肌外观

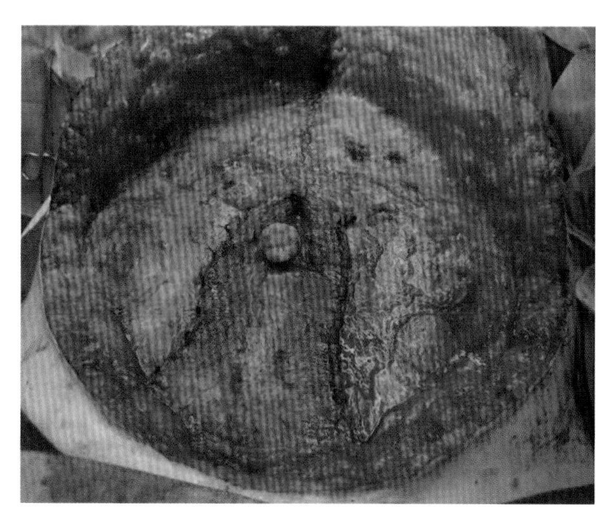

• 图 3.14 腹直肌前鞘切口闭合后的典型腹部外观

闭合腹部筋膜后，有时需要折叠剩余的腹部筋膜以达到理想的腹部轮廓。对于单侧乳房重建，折叠对侧腹部筋膜将有利于腹前壁的均匀性并使脐保持居中。对于双侧乳房重建，脐上筋膜通常沿腹部中线折叠以防止上腹部膨出。通常使用单丝缝合线 8 字间断缝合。脐下中线缝合有时也能得到理想的腹部轮廓。

皮肤闭合是腹部闭合的最后阶段，包括脐部和切口的闭合。使用两根引流管引流，以尽量减少积液的发生（图 3.15）。局部皮下使用丁哌卡因脂质体可以减轻术后疼痛[18]。皮肤闭合分 3 层进行，包括 Scarpa 筋膜、皮下层和表皮。用单丝缝合线缝合真皮层和皮下层。在关腹时应注意并处理侧边的猫耳畸形，虽然这将导致腹部切口延长，但这种方法能够改善腹部的轮廓外形。脐部位置的重置是实现理想腹部美学的另一个重要步骤，有多种皮肤切口模式，包括圆形、椭圆形和“U”形设计，这些都能够提供良好的美学效果。

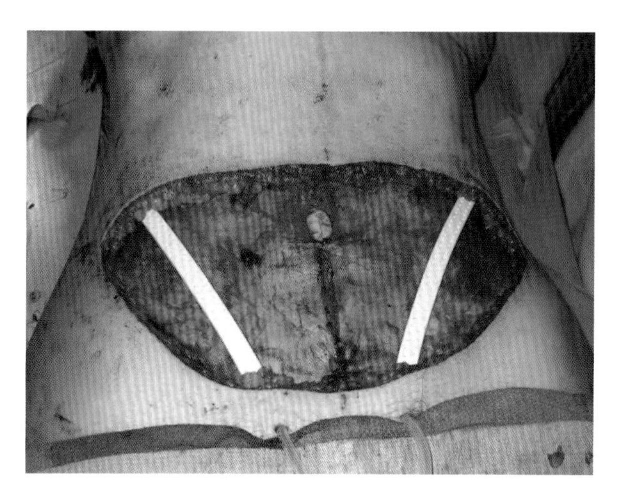

• 图 3.15 在腹部缝合之前放入两根闭合的吸引引流管

术后护理和预期结果

完成 DIEP 皮瓣重建后，应将患者立即转移到重症监护室。患者平卧，将床头调成 30°，以尽量减少腹部切口闭合处的张力。指导患者在术后前几天行走时，需保持腰部轻微弯曲，直到皮肤弹性改善。疼痛管理包括患者自控镇痛药和加速术后恢复（enhanced recovery after surgery，ERAS）方案[19]。术后第 1 天（POD1），建议患者下床走动，并鼓励坐在椅子上。大多数患者在术后第 3 天出院，当患者发生术后并发症时，则需要延长住院时间。

术后皮瓣监测是皮瓣重建手术是否成功的

关键和预测因素。传统的皮瓣监测方法包括手持式多普勒探头、皮瓣表皮温度评估、皮瓣的膨胀度、毛细血管再填充情况和皮瓣颜色（图3.16）。皮瓣评估为温暖和柔软，毛细血管充盈良好，表明皮瓣内有良好的血液流入和流出。当出现动脉缺血时，皮瓣会变得苍白、冰凉、柔软，毛细血管充盈延迟或无充盈。当出现静脉淤血时，皮瓣张力变高、充血、发紫，毛细血管充盈明显。尽管这些皮瓣监测方法通常有效，但这些结果并不是连续的，容易受不同因素的干扰，而且需要依赖于临床医护人员的判断。

Nahabedian 等在一项早期研究中，将 DIEP 皮瓣与保留肌肉的游离 TRAM 皮瓣进行了比较，结果证明 DIEP 皮瓣重建后腹部轮廓和腹直肌强度较 TRAM 皮瓣有所改善[3,20]。在单侧乳房重建病例中，使用游离 TRAM 皮瓣重建出现腹部膨出者约占 4.6%，使用 DIEP 皮瓣重建后患者出现腹部膨出的比例约为 1.5%。行游离 TRAM 皮瓣的患者术后 97% 的患者能做仰卧起坐，而接受 DIEP 皮瓣手术的患者术后 100% 的患者能做仰卧起坐。双侧乳房重建后，这些差异则更加明显。在游离 TRAM 和 DIEP 皮瓣重建后，分别有 21% 和 4.5% 的患者发生腹部膨出。在游离 TRAM 皮瓣和 DIEP 皮瓣重建后，分别有 83% 和 95% 的患者能做仰卧起坐。

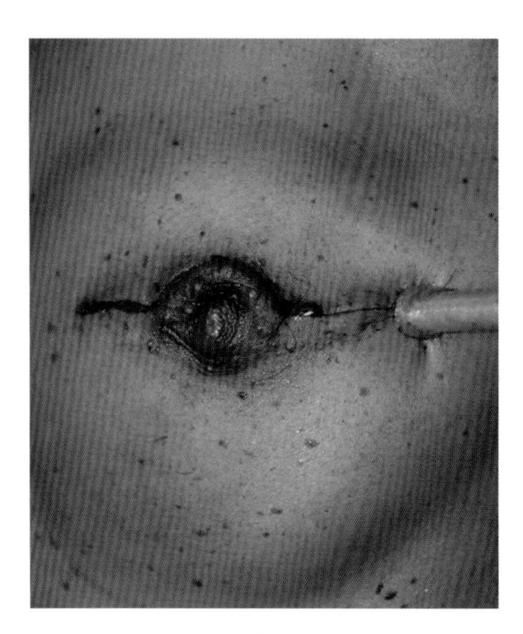

• 图 3.16 使用手持式多普勒监测动脉和静脉信号

并发症管理

当 DIEP 皮瓣的血流灌注发生改变时，应准备好对患者进行手术探查。这些血流改变可能起源于静脉或动脉，通常表现为皮瓣静脉淤血（肿胀、花斑、发紫）或动脉闭塞（柔软、苍白、灰白），见图 3.17。在手术室中将皮瓣取出并评估吻合情况。术中抢救操作包括但不限于评估血管蒂扭结或扭曲，重新进行血管吻合术，使用 Fogarty 栓塞切除术导管去除管腔内血栓，以及动脉内注射纤溶剂。术后，当静脉血流出缓慢时，在轻度充血皮瓣表面放置药用水蛭可能会有所帮助，但是水蛭并不能替代手术探查。

其他并发症包括但不限于感染、血肿、血清肿、脂肪坏死、部分皮瓣坏死和全部皮瓣坏死[21]。大多数患者术后会使用抗生素，然而，如果术后患者发生蜂窝织炎或脓肿，则可考虑长期使用抗生素或手术引流（图 3.18）。根据蜂窝织炎或脓肿的程度，可以进行保守治疗或积极地对积液进行引流。术后通常会观察到少量积液，扩大的血肿或顽固的血清肿则通常需要进行手术处理。部分和全部皮瓣坏死将需要手术清创和二次手术。如果坏死范围小（< 3cm），可能会观察到脂肪坏死；如果坏死范围大（> 3cm），通常要切除坏死的皮瓣。

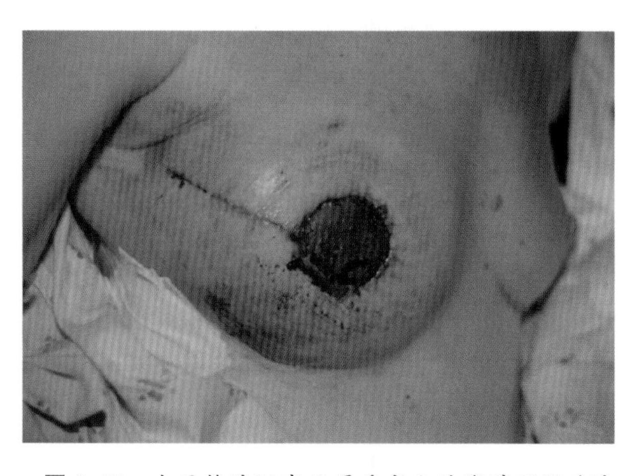

• 图 3.17 由于静脉阻塞而严重充血的腹壁下深动脉穿支皮瓣

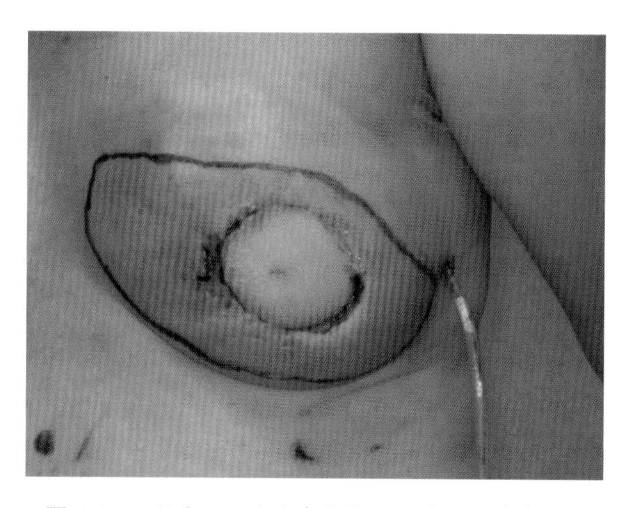

• 图 3.18 腹壁下深动脉穿支皮瓣重建后的蜂窝织炎

二期手术

DIEP 皮瓣重建后的二期手术有时是必要的，较为常见的原因是患者希望重建的乳房在体积、轮廓、位置和对称性方面能够得到改善[22]。乳房的二期手术通常包括软组织修复以改善轮廓，以及皮瓣太大需缩小体积，通常需楔形切除多余的皮肤和脂肪。在 DIEP 皮瓣重建的乳房体积或凸度欠小的情况下，使用自体脂肪移植已被证明是安全有效的。脂肪移植最常用于改善乳房上极的轮廓异常和放疗后软组织的质量（图 3.19）。在 DIEP 皮瓣下放置植入物也有助于改善重建乳房的体积和凸度。乳头重建或文身通常是重建过程的最后一步。

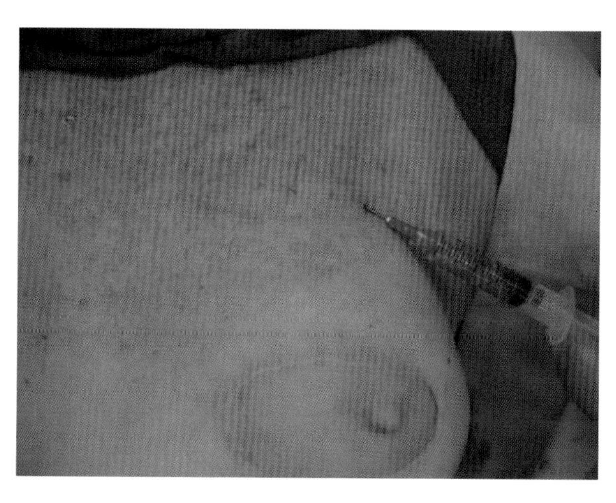

• 图 3.19 腹壁下深动脉穿支皮瓣乳房重建后脂肪移植技术

有时需要在 DIEP 皮瓣重建后进行腹壁的二期手术[19,23]，其中一些修整是必要的，而有些是不必要的。下腹部膨出是最常见的需二期手术修整的必要适应证，大约 5% 的 DIEP 皮瓣重建患者会进行腹壁修整手术（图 3.20、图 3.21）。腹部切口猫耳畸形是最常见的可选择性手术适应证，只有不足 10% 的患者进行了手术修整。前腹壁神经瘤很少见（ < 1%），这种情况通常需要手术矫正。

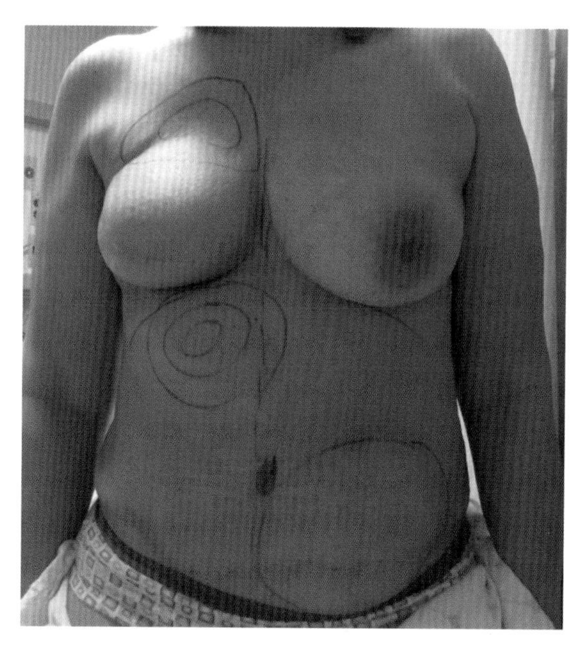

• 图 3.20 腹壁下深动脉穿支皮瓣重建后下腹部膨出女性的术前照片

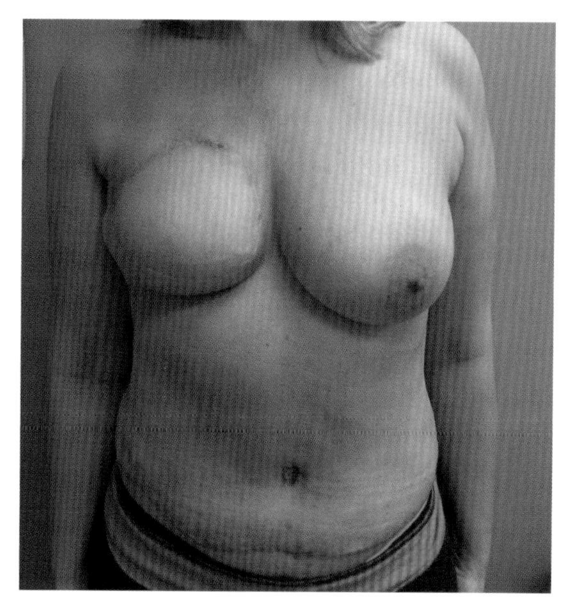

• 图 3.21 通过折叠和合成网加固修复腹部膨出的术后照片

病例展示

病例 3.1

一位 42 岁的女性患者，被诊断为左侧乳腺癌 I 期，患者选择了双侧保留皮肤的乳房切除术联合即刻 DIEP 皮瓣重建。病例 3.1.1 显示了她的术前乳房外观。双侧均切取单个穿支 DIEP 皮瓣，与内乳动脉和静脉吻合。患者没有进行化疗和放疗。术后患者恢复良好，但不满意乳房凸度（病例 3.1.2）。将 100cc 圆形光滑盐水假体置于双侧胸大肌下方（病例 3.1.3）。5 年随访显示了极佳的体积和轮廓对称性（病例 3.1.4）。

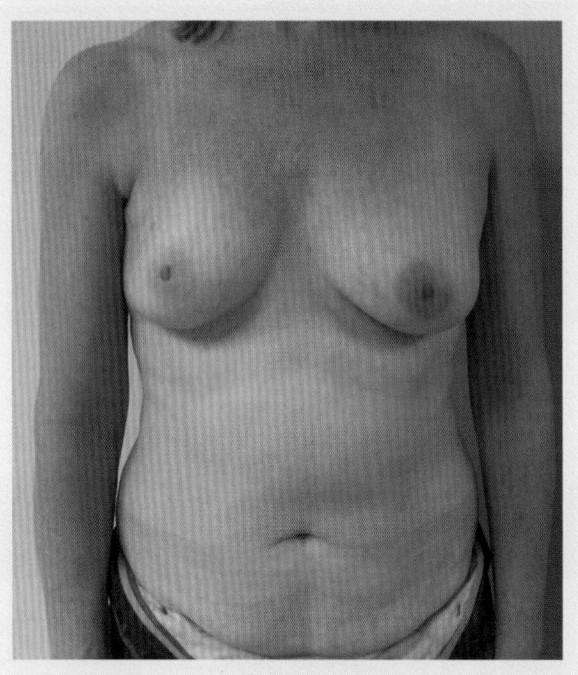

• 病例 3.1.1

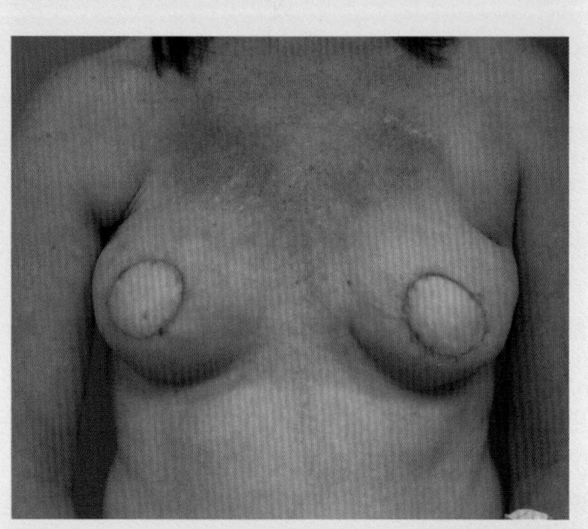

• 病例 3.1.2

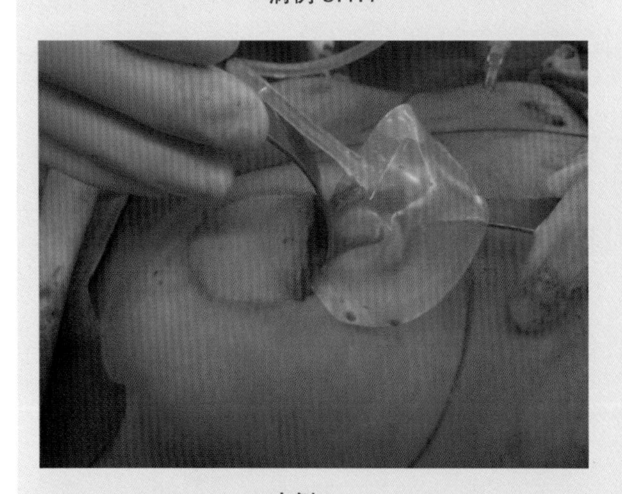

• 病例 3.1.3

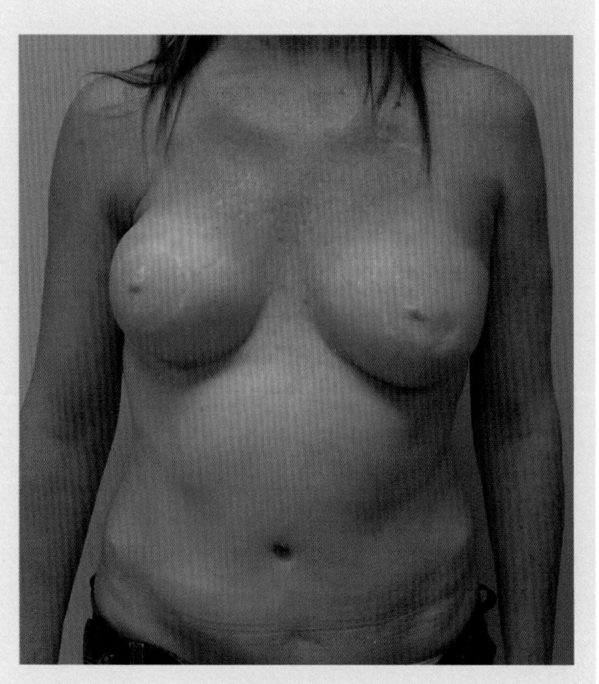

• 病例 3.1.4

病例 3.2

一位 48 岁的女性患者，被诊断为左侧乳腺癌ⅡB期，接受单侧保留皮肤的乳房切除术，未行即刻重建，术后进行了化疗和放疗（病例 3.2.1）。一年半后，使用双穿支 DIEP 皮瓣进行了延迟乳房重建，无不良事件发生（病例 3.2.2）。术后患者的乳房上极轮廓异常，且患者希望增加乳房凸度和体积。计划二期手术，在乳房上极和皮瓣处行脂肪移植（病例 3.2.3）。随访 2 年间，对患者进行了两轮脂肪移植（125cc 和 85cc）后，患者的乳房呈现出良好的体积和轮廓对称性（病例 3.2.4）。

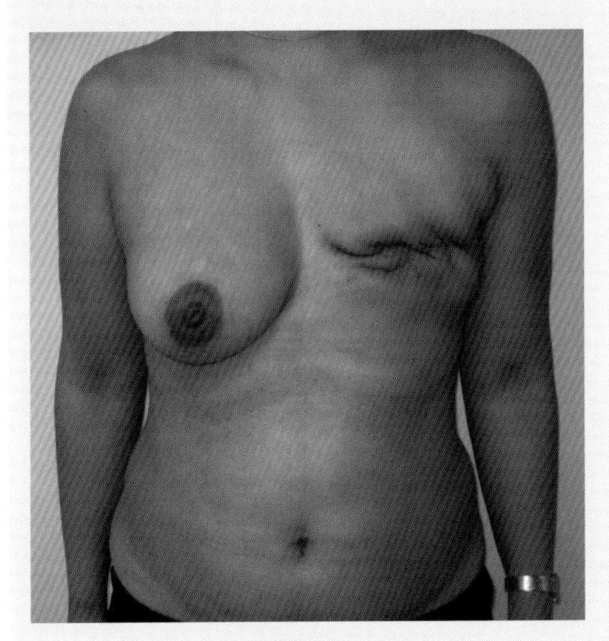

• 病例 3.2.1

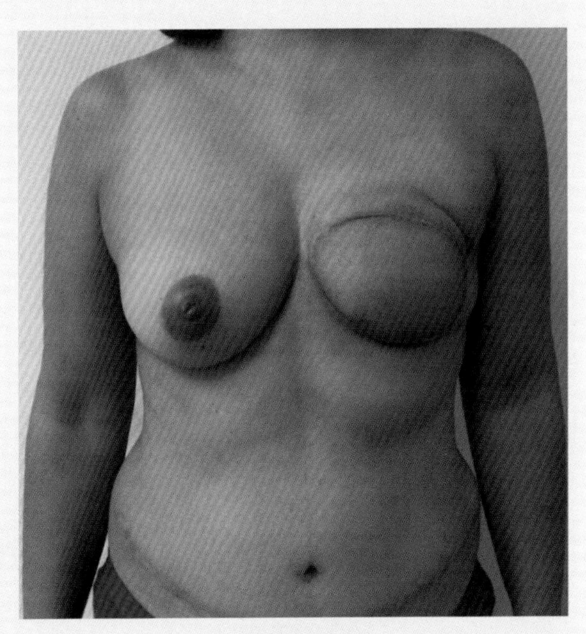

• 病例 3.2.2

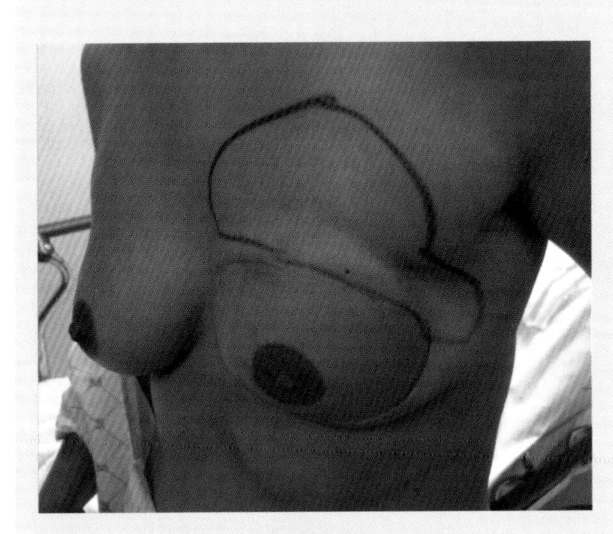

• 病例 3.2.3

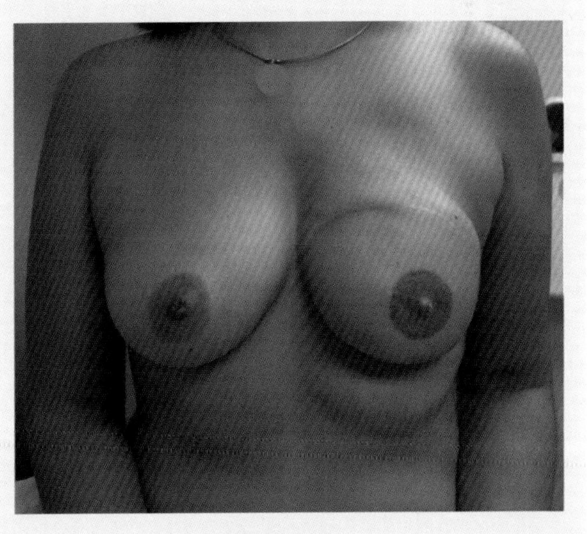

• 病例 3.2.4

病例 3.3

一位 45 岁的女性患者，有 *BRCA1* 突变（病例 3.3.1），选择通过外侧和下乳晕切口进行双侧保留乳头的预防性乳房切除术。用双侧 DIEP 皮瓣行即刻乳房重建。使用手持式多普勒在外侧切口的外露皮岛监测皮瓣的血流。术后患者恢复良好，希望改善乳房上极轮廓。行二次整形手术，将脂肪移植到乳房上极，同时切除暴露的皮岛并缝合，并对外侧多余的脂肪进行吸脂（病例 3.3.2）。术后 2 年随访显示了较好的乳房体积和轮廓对称性（病例 3.3.3）。

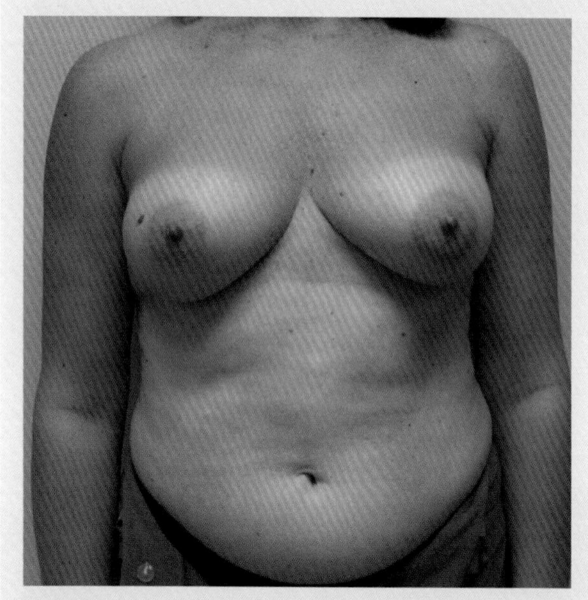

• 病例 3.3.1

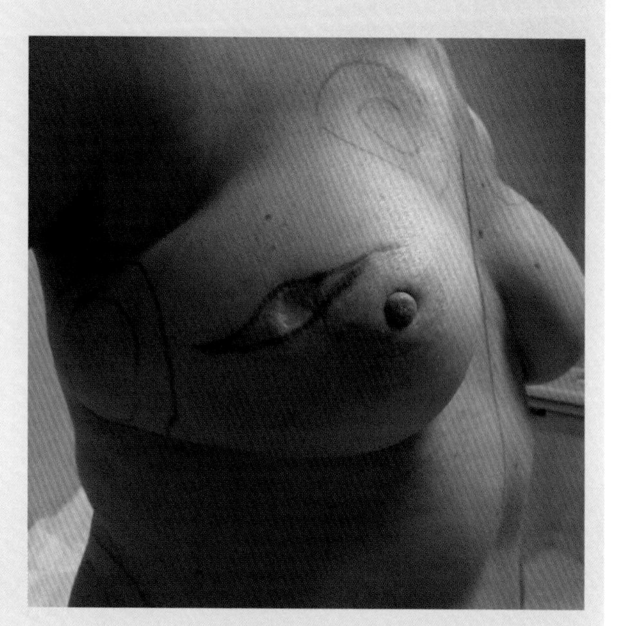

• 病例 3.3.2

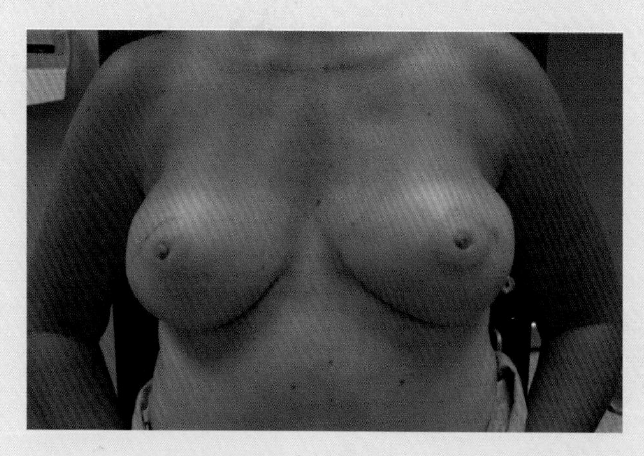

• 病例 3.3.3

总 结

目前DIEP皮瓣是乳房切除术后要求自体重建的女性最常见的选择。在不切除腹直肌的情况下转移脂肪皮瓣，是医生进行该手术的驱动力。许多女性都对DIEP皮瓣重建有所了解并寻求能够进行该手术的外科医生。本章已经概述了影响DIEP皮瓣成功的术前、术中和术后因素。

成功技巧

- 一般来说，DIEP皮瓣适合重建乳房体积小于1 000cc且有少至中等量腹部脂肪的患者。
- 术前影像学检查能使外科医生识别合适的穿支血管并确定主要来源血管的通畅性，即腹壁下血管和内乳血管。
- 在大多数情况下首选内乳血管，因为其易于暴露，尺寸匹配，皮瓣定位的自由度最大，以及具有良好的血流动力学特性。
- 保留外侧肋间运动神经来维持腹直肌的功能很重要。
- 选择的DIEP皮瓣穿支应位于皮瓣中心附近，以获得等距灌注。
- 适当的筋膜闭合对于最大限度地减少腹部膨出或腹部轮廓异常很重要，有时需要使用补片辅助。
- 通过临床评估、多普勒信号和近红外光谱进行术后皮瓣监测均是手术的重要组成部分。
- 如果皮瓣受损，尽早将患者送回手术室非常重要，处理措施包括重新吻合、Fogarty导管取栓和使用溶栓剂。

（王瑶 谢妍妍 邱娟娟 译，
杨华伟 宋达疆 审校）

参考文献

[1] Allen RJ, Treece P. Deep inferior epigastric perforator flap for breast reconstruction. Ann Plast Surg. 1994,32(1):32–38.

[2] Nahabedian MY. Breast reconstruction: a review and rationale for patient selection. Plast Reconstr Surg, 2009,124:55–62.

[3] Nahabedian MY, Momen B, Galdino G, et al. Breast reconstruction with the free TRAM or DIEP flap: patient selection, choice of flap, and outcome. Plast Reconstr Surg, 2002,110: 466.

[4] Rogers NE, Allen RJ. Radiation effects on breast reconstruction with the deep inferior epigastric perforator flap. Plast Reconstr Surg, 2002,109(6):1919–1924.

[5] Taghizadeh R, Moustaki M, Harris S, et al. Does post-mastectomy radiotherapy affect the outcome and prevalence of complications in immediate DIEP breast reconstruction? A prospective cohort study. J Plast Reconstr Aesthet Surg, 2015,68(10): 1379–1385.

[6] Cina A, Barone-Adesi L, Rinaldi P, et al. Planning deep inferior epigastric perforator flaps for breast reconstruction: a comparison between multidetector computed tomography and magnetic resonance angiography. Eur Radiol, 2013,23(8):2333–2343.

[7] Masia J, Kosutic D, Cervelli D, et al. In search of the ideal method in perforator mapping: noncontrast magnetic resonance imaging. J Reconstr Microsurg, 2010,26(1):29–35.

[8] Chernyak V, Rozenblit AM, Greenspun DT, et al. Breast recon- struction with deep inferior epigastric artery perforator flap: 3.0-t gadolinium enhanced MR imaging for preoperative localization of abdominal wall perforators. Radiology, 2009,250(2):414–424.

[9] Greenspun D, Vasile J, Levine JL, et al. Anatomic imaging of abdominal perforator flaps without ionizing radiation: seeing is believing with magnetic resonance imaging angiography. J Recon- str Microsurg, 2010,26(1):37–44.

[10] Modarressi A, Muller CT, Montet X, et al. DIEP flap for breast reconstruction: is abdominal fat thickness associated with post- operative complications? J Plast Reconstr Aesthet Surg, 2017, 70(8):1068–1075.

[11] Rozen WM, Garcia-Tutor E, Alonso-Burgos A, et al. The effect of anterior abdominal wall scars on the vascular anatomy of the abdominal wall: a cadaveric and clinical study with clinical impli- cations. Clin Anat, 2009,22:815–823.

[12] Garvey PB, Buchel EW, Pockaj BA, et al. The deep inferior epigastric perforator flap in overweight and obese patients. Plast Reconstr Surg, 2005,115:447.

[13] Klasson S, Nyman J, Svensson H, et al. Smoking increases donor site complications in breast reconstruction with DIEP flap. J Plast Surg Hand Surg, 2016,50(6):331–335.

[14] Rozen WM, Phillips TJ, Ashton MW, et al. Preoperative imaging of DIEA perforator flaps: a comparative study of computed tomographic angiography and Doppler ultrasound. Plast Reconstr Surg, 2008,121:1–8.

[15] Blondeel PN, Van Landuyt KHI, Monstrey SJM, et al. The “Gent” consensus on perforator flap terminology: preliminary definitions. Plast Reconstr Surg, 2003,112:1378.

[16] Rozen WM, Ashton MW, Murray AC, et al. Avoiding denervation of rectus abdominis in DIEP flap harvest: the importance of medial row perforators. Plast Reconstr Surg, 2008, 122(3):710–716.

[17] Lorenzetti F, Kuokkanen H, von Smitten K, et al. Intraoperative evaluation of blood flow in the internal mammary or thoracodorsal artery as a recipient vessel for a free TRAM flap. Ann Plast Surg, 2001,46(6):590–593.
[18] Vyas KS, Rajendran S, Morrison SD, et al. A systematic review of exparel® (liposome bupivacaine) for post-operative analgesia. Plast Reconstr Surg, 2016,138(4):748e–756e.
[19] Nahabedian MY. Secondary operations of the anterior abdominal wall following microvascular breast reconstruction with the TRAM and DIEP flaps. Plast Reconstr Surg, 2007,120:365–372.
[20] Nahabedian MY, Momen B, Tsangaris T. Breast reconstruction with the muscle sparing (MS-2) free TRAM and the DIEP flap: is there a difference? Plast Reconstr Surg, 2005,115:436–444.
[21] Rao SS, Parikh PM, Goldstein JA, et al. Unilateral failures in bilateral microvascular breast reconstruction. Plast Reconstr Surg, 2010,126(1):17–25.
[22] Nahabedian MY. Achieving ideal breast aesthetics with autolo- gous reconstruction. Gland Surg, 2015,4(2):134–144.
[23] Nahabedian MY. Achieving ideal donor site aesthetics with autologous breast reconstruction. Gland Surg, 2015,4(2):145–153.

第 4 章

游离腹壁下浅动脉皮瓣乳房重建

Kenneth L. Fan, Olivia A. Abbate, David H. Song

引 言

腹壁下浅动脉（superficial inferior epigastric artery, SIEA）皮瓣依靠其同名血管灌注同侧腹部皮肤和脂肪，通常用于自体乳房重建。1971年 Antia 和 Buch 提出了 A 型筋膜皮瓣可用于头颈部重建，1991 年 Grotting 采用 SIEA 皮瓣进行乳房重建，该皮瓣的优点是无须进行筋膜和肌肉的解剖，由于 SIEA 位于筋膜表面，可以避免采用腹壁下深动脉穿支（DIEP）皮瓣和保留肌肉的横行腹直肌（MS-TRAM）皮瓣所出现的供体并发症。

尽管如此，SIEA 皮瓣仍未能得到广泛应用，因为 SIEA 存在切取和移植塑形困难、血管存在变异、血管管径小、管蒂短以及容易发生血管痉挛等问题[1,2]。SIEA 皮瓣具有创造历史新高的高回缩率（14%~21%）、动脉血栓形成率（17.4%）、血管蒂短和皮瓣失败率（7%~14%），导致一些人摒弃了该皮瓣[3]。因此，腹壁下深动脉（DIEA）皮瓣目前已成为自体乳房重建的金标准。

随着显微外科技术的进步和对 SIEA 解剖结构的了解，SIEA 皮瓣的应用已逐渐复兴，外科医生能够利用该皮瓣固有的供区优势并减少筋膜的损伤。Taylor 和 Daniels 的传统尸体研究表明 65% 的人存在 SIEA[4]。Nahai 在 27 次成功的 SIEA 皮瓣移植手术中发现血管缺失率为 13%[5]。另有权威的学者介绍在其进行的 145 个 SIEA 皮瓣移植术中，皮瓣回缩率为 6%，坏死率为 4.8%，与其他游离皮瓣发生率相似[2]。本研究共进行了 500 例腹部游离皮瓣乳房重建手术，其中 SIEA 皮瓣占 29%。因此，在解剖条件合适的情况下，SIEA 皮瓣可以成为我们临床实践中的主流术式，约占游离皮瓣乳房重建的 30%，这和其他显微外科医生的经验相似[6]。本章我们将阐述如何安全地选择 SIEA 皮瓣并对其进行操作，以及可以提高成功率的策略。

适应证和禁忌证

SIEA 皮瓣与 DIEP 或 MS-TRAM 皮瓣具有相同的适应证。这些病例中绝大多数是在乳房切除术后进行了乳房重建。其他适应证包括波兰综合征乳房畸形患者重建、植入物（假体）重建不理想或肿瘤切除术后乳房体积变小，以及其他应用，如先前描述的在头部和颈部的应用，但超出了本章的讨论范围。

我们的腹壁浅（superficial inferior epigastric, SIE）血管选择原则是基于术中情况，具体如下：

（1）静脉直径达 1.5mm。

（2）有明显的动脉搏动。

（3）蒂的长度至少为移植皮瓣厚度的 2 倍（详情请参阅外科技术部分）。

SIEA 皮瓣的相对禁忌证包括腹部整形手术史、Pfannenstiel 切口和抽脂术。由于 SIEA 血管位于筋膜表面，抽脂套管容易损伤脆弱的 SIEA 血管。在有腹部手术史的情况下，术中仔细地评估腹壁浅血管非常重要。在没有血管损坏的情况下，便可以成功地获取 SIEA 皮瓣（见病例 4.1）。

其他相对禁忌证包括皮瓣体积不足和内乳动脉受体血管（IMA recipient vessel）缺乏。SIEA 在单侧重建中有限制，因为其只能提供半侧腹部皮瓣。如果患者希望使用 SIEA 皮瓣来减少供区的并发症发生率，但又需提供足够的体积，则可在单侧重建中使用折叠皮瓣或考虑多次脂肪移植。此外，SIEA 提供的血管蒂长度为 4~7cm，由于长度较短，胸背或胸肩峰血管通常不用作受区血管。

术前评估和特殊注意事项

手术前应对患者进行详细的病史采集和体格检查，尤其要了解患者的既往手术史、用药史、家族史和吸烟史。大多数行游离皮瓣乳房重建的患者通常身体健康，乳房切除术和自体组织重建可能是他们所经历的第一次大手术和身体创伤。然而，活动性癌、口服避孕药、长时间手术、腹部折刀位术后静脉回流减少以及有凝血功能障碍家族史都增加了深静脉血栓形成（DVT）以及随之而来的肺栓塞风险。因此，术前需常规计算 Caprini 风险评分（Caprini Risk Assessment Score），并记录在患者的术前病历中。

体格检查包括检查以前的手术瘢痕和评估腹部组织的可用性。上腹部瘢痕如 Kocher 切口瘢痕，可能不影响腹部皮瓣的应用。术前需充分告知患者供区伤口可能的并发症。可以通过提捏脐下皮肤和脂肪或进行经典的 Diver 测试（Diver's test）来评估腹部可切除的组织。

计算机断层血管造影（CTA）从横膈扫到小转子，可用于术前评估血管情况，包括移植前的腹壁浅血管，但是并不常规进行。通常我们在腹股沟韧带处测量 SIEA 直径，在髂外动脉的起点处测量 DIEP 血管直径。术前成像显示，适合皮瓣重建的腹壁浅血管直径为 1.5~2.3mm。然而，CTA 上显示满足上述直径的血管在术中评估后发现只有约一半是可用的[7]，因此，术中评估仍是金标准。

手术技术

解剖学

SIEA 起源于腹股沟韧带下方 2~3cm 处：17% 的患者的 SIEA 直接来自股动脉，48% 的患者的 SIEA 与旋髂浅动脉（superficial circumflex iliac artery, SCIA）共干，35% 的患者的 SIEA 缺如或发育不良（图 4.1）。近期的尸体解剖和影像学研究发现 65%~75% 的病例有 SIEA[8]，SIEA 起始处的直径通常为 1.6mm，相比之下，发自髂外动脉的腹壁下深动脉在腹股沟韧带附近的直径为 3.4mm。一般经验是腹壁下浅静脉（superficial inferior epigastric vein, SIEV）出现在耻骨联合到髂前上棘（anterior superior iliac spine, ASIS）连线的中、内 1/3 交界处，距离中线 4~5cm。SIEA 的起源处位于其外侧 3cm，起自 Scarpa 筋膜。

SIEA 穿过深筋膜后，穿过股三角外上侧的筛状筋膜，在腹股沟韧带中点进入 Scarpa 筋膜，在腹股沟韧带上方，血管穿过 Scarpa 筋膜进入浅表的皮下组织。在此处，它向内侧脐周区域延伸进入皮肤的浅表组织，并通过真皮下血管丛与来自同侧腹壁下深动脉的内侧排和外侧排穿支动脉吻合。可能是由于其为侧面血管，血流灌注类似于侧排腹壁下动脉穿支（DIEP）血管，因此 SIEA 没有血流越过腹壁中线[9]。在具有足够血流灌注和血管直径的 SIEA 患者中，腹壁下深、浅血管系统有共同的血管通道，可交替供应下腹部皮肤，这为 SIEA 皮瓣提供了解剖学基础。

SIEA 通常有两条静脉伴行，这些静脉的口径较小，不常使用，只有在其口径大于腹壁下浅静脉时才可能使用。腹壁下浅静脉在汇入股静脉前先流入隐股点或作为属支汇入大隐静脉。腹壁下浅静脉系统与腹壁下深静脉（DIEV）的穿支静脉之间存在吻合支。已证明，在生理状态下，腹壁下浅静脉是腹部皮下脂肪的优先引流路径[9]。在 40% 的患者中，腹壁下浅静脉的内侧和外侧分支分别流入不同的血管[10]，如果存在两个分支，术中都需要解剖和保留，因为许多皮瓣在分支血管之间缺乏重叠的静脉引流

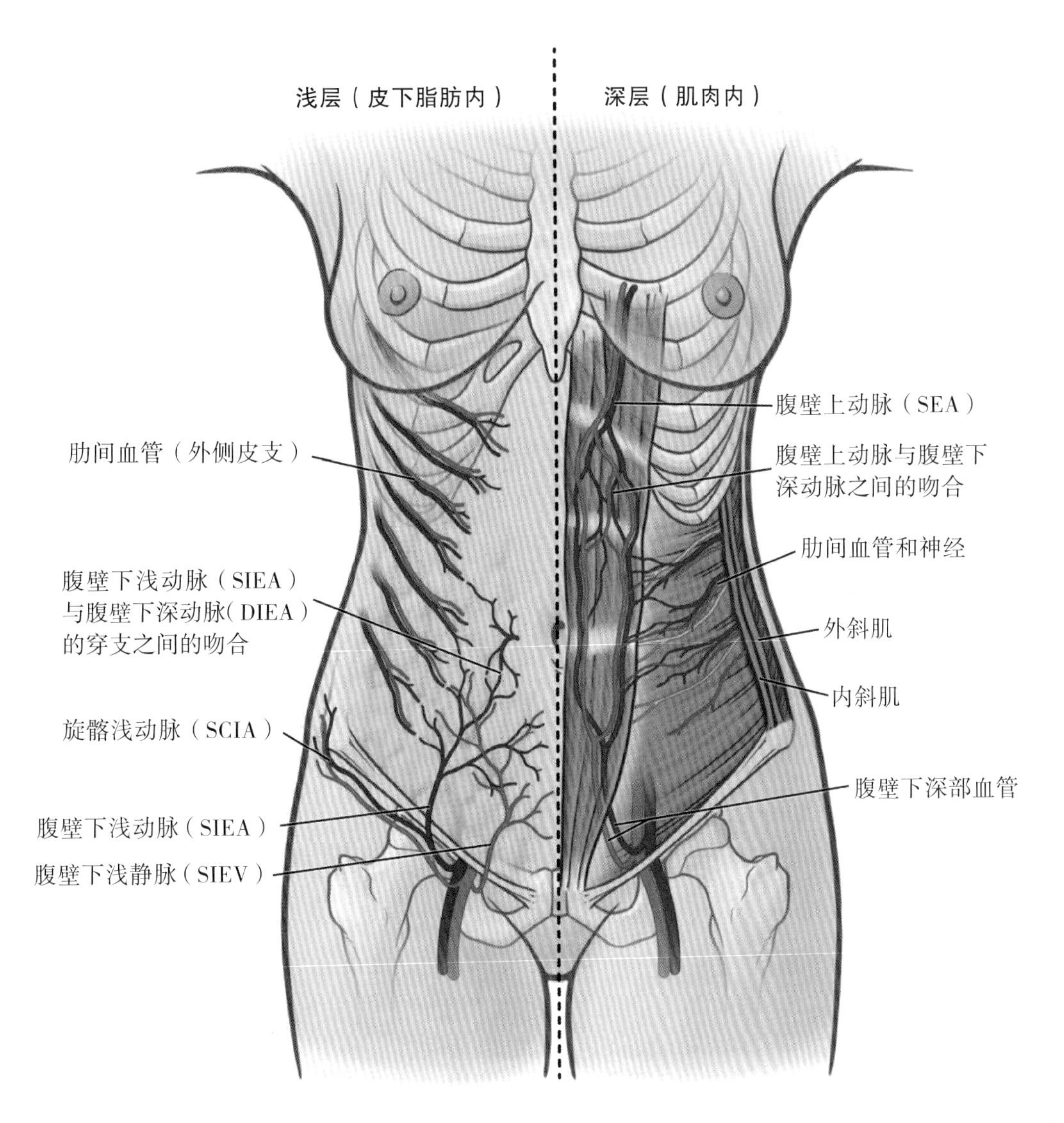

• 图 4.1 腹壁下浅静脉在距离中线 4~5cm 处出现，位置较腹壁下浅动脉浅表。在腹部切口处，SIEA 在偏外侧 3cm，通常起自 Scarpa 筋膜，然后向头侧走形，与腹壁下深动脉的穿支动脉吻合。经允许引自 Neligan PC. Plastic Surgery. 4th. Oxford： Elsevier，2017（5）:324

区域。如果首选单静脉吻合，则必须对静脉充血功能进行测试。

术前标记

术前需对手术区进行标记，从胸骨切迹到耻骨结节标记患者的中线和乳房下皱襞处的水平中线（图 4.2）。所有腹部皮瓣的术前标记都低于传统的 DIEP 皮瓣，且不包括紧贴脐的皮肤桥；相反，我们在脐周下半处开始切开皮肤。尾侧切口位于耻骨联合上方 5~6cm 处，较低的切口增加了捕获所有伴行静脉汇合点的机会，从而将更外侧的旋髂浅静脉包括到皮瓣中（图 4.3），也使我们能够在 SIEA 分成较小的分支小动脉之前直观和有效地使用它。因此，我们在所有基于腹部皮瓣的乳房重建中都用这种方法标记皮瓣。需要注意的是，需小心仔细地保留脐周穿支。

皮瓣切取

首先从下切口由外侧向内侧进行分离，此时应谨慎操作，因为在体形较瘦的患者中腹壁下浅静脉的位置可能较为浅表。在放大镜下分离，首先会遇到 SCIA/SCIV，将 SCIV 分离出来并尽可能改善静脉回流（图 4.3）。SIEA 一般出现在腹股沟韧带的中点或 Scarpa 筋膜深面。应避免采用环周剥离，因为这会导致动脉痉挛。腹壁下浅静脉及其所有分支在皮下组织的较内侧和浅表位置，距离 SIEA 2~3cm，距离中线

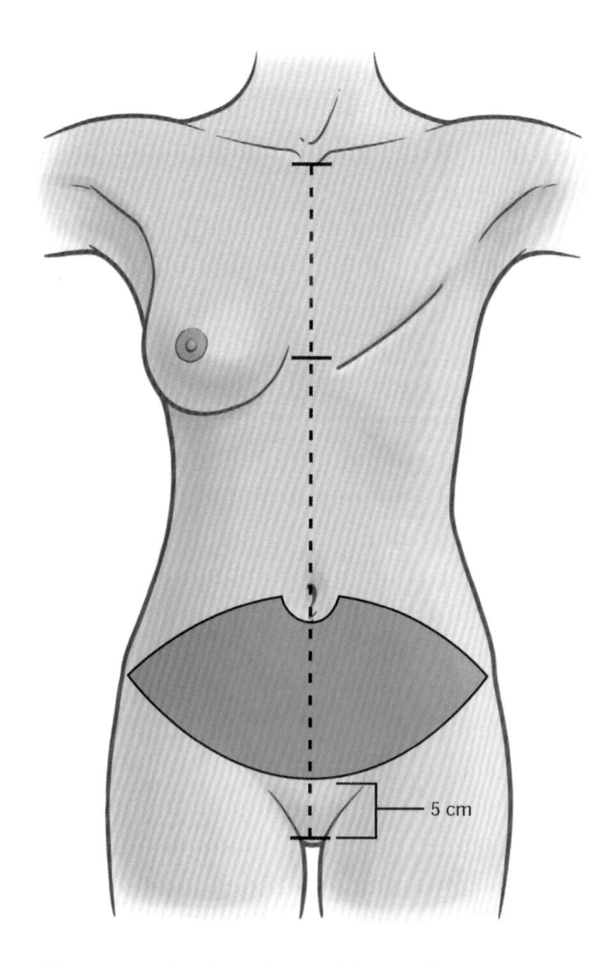

• **图 4.2** 腹壁下浅动脉皮瓣的标记。我们所取的上、下切口更低，以保留 SIEA 皮瓣的伴行静脉

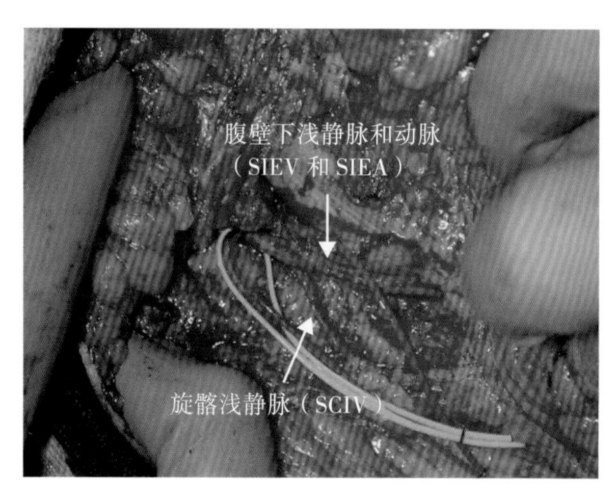

• **图 4.3** 我们通常在解剖中包括旋髂浅静脉。正如本图所示，其经常与腹壁下浅静脉相连接

4~5cm。由助手轻柔地向头侧牵拉皮瓣及向上牵拉腹股沟皮肤，分离腹壁下浅静脉几厘米。接着继续沿内下侧方向分离 SIEA 直到看到筋膜裂孔，完全打开筛状筋膜处的裂孔以获得最大

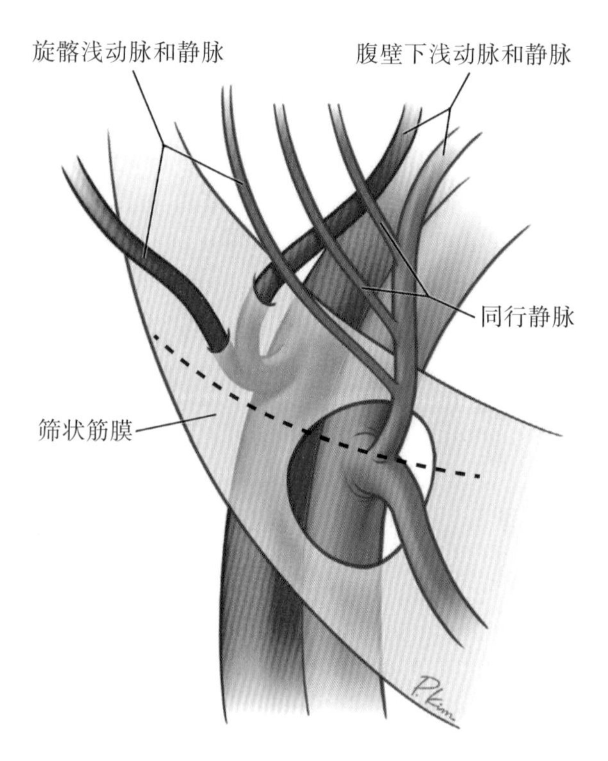

• **图 4.4** 在筛状筋膜处进行切口，以暴露最大蒂长度的动脉和静脉起始点

暴露（图 4.4）。

解剖 SIEA 和腹壁下浅静脉到出现第一个淋巴结的水平停止，正如 Buchel 等所报道的，淋巴结通常是动脉和静脉分离的部位[11]。减少对淋巴通道的损伤是减少该区域血清肿发生的关键，SIEA 皮瓣的血清肿发生率一般高达 20%（我们的数据是 3.4%）[12]。但是，如果淋巴结包裹在血管束中，尝试骨骼化和分离淋巴结可能会适得其反（图 4.5），这会导致不必要的风险、血管痉挛和不可逆的损伤。SIEA 动脉在此位置向股动脉呈 90°~150° 的急转弯。

SIEA 在进入筛状筋膜前同样会有其他血管伴行，在此处进一步分离可明确腹壁下浅静脉、SCIV 和在隐股点处其他伴随静脉之间的汇合情况（图 4.6）。单一的优势静脉可用于吻合，从而为皮瓣提供良好的回流。一些学者认为隐股点处的血管管径对于吻合来说过大，我们的研究发现在隐股点过度扩张前将其剪断能有效地控制吻合口大小[11]。切取皮瓣需包含全部的静脉是我们采用低位、尾侧切口的生理基础。

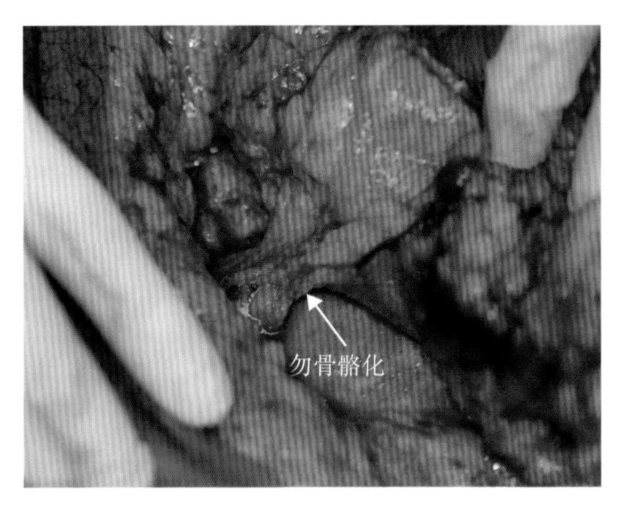

• 图 4.5 通过插入黏附淋巴管来使血管骨骼化会适得其反

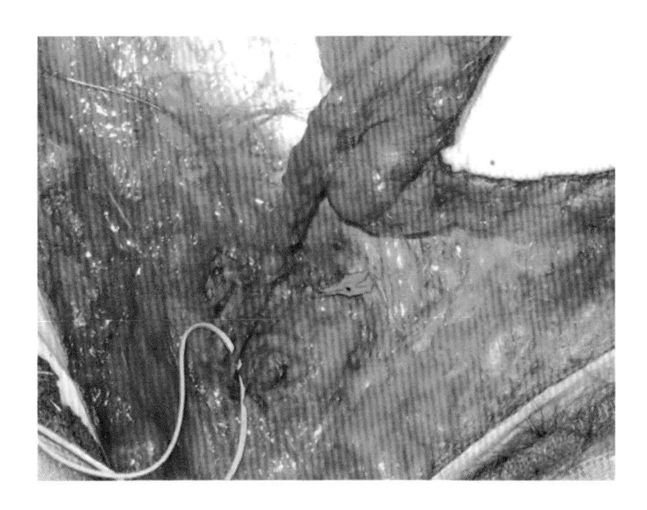

• 图 4.6 隐股点处的血管解剖，红色标记为动脉，蓝色标记为静脉

我们决定采用 SIEA 皮瓣是基于上面提到的简单的术中原则。首先，触诊动脉评估血流特征，强烈的可触摸搏动提示有充足的灌注。我们不将血管管径作为动脉的衡量标准，对直径 < 1mm 的血管进行吻合且皮瓣获得成功。其次，需要评估腹壁下浅静脉的血管直径，要求为 1.5mm，以保证充足的回流，符合要求的静脉提示具在深部系统占主导地位并有利于吻合。最后，通常要求血管蒂的长度至少为皮瓣厚度的两倍，以利于移植塑形，但此条不作为硬性规定。如果要获得双侧 SIEA 皮瓣，应仔细检查两侧血管管径，因为可能存在血管管径不匹配的情况。一旦确定了使用 SIEA 皮瓣，就行上切口和中线切口，将皮瓣从腹直肌前鞘上抬起。将血管向后游离，在与股动脉平齐处离断 SIEA 和静脉（或多根静脉），该部位的动脉直径最大，可以获得更好的静脉吻合。为了减少血管牵拉或痉挛问题，我们常规在原位进行皮瓣的去表皮。

保留肋骨的内乳血管获取

我们优先保留肋骨来获取内乳动脉（IMA）或内乳动脉穿支血管。传统获取内乳动脉需要切除第 3 肋骨或第 3 肋骨的肋软骨，这种侵入性操作可能会导致肋间神经痛和胸壁畸形。保留肋骨的先决条件是有两指宽的肋间隙，通常为第 2 或第 3 肋间隙（图 4.7）[13]。

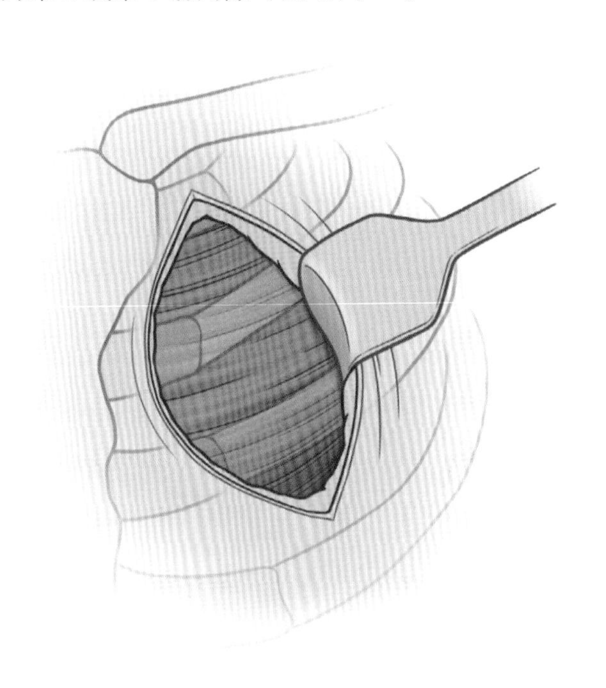

• 图 4.7 保留肋骨技术需要有两指宽的肋间隙，从而为显微外科吻合留出足够的空间。利用 Richardson 无菌牵拉装置，以 10lb（约 4.54kg）的重量牵拉改良根治术后的皮瓣，这可以提供弥散性张力，以减少皮瓣缺血坏死的风险

沿肌纤维方向分离并牵拉开胸大肌（图 4.8），从距离胸骨边缘 3cm 处开始用双极电刀逐层切除肋间肌，同时去除肋间肌的深层筋膜和疏松的结缔组织，暴露内乳血管（图 4.9）。需要小心保留穿过肋间肌的穿支血管，它们可作为较细的腹壁浅血管的受区血管。从胸三角皮瓣的基础可以看出穿支血管通常在第 2~4 肋

间直径最大。内乳血管距离胸骨边缘 1~2cm（图 4.10），在 95% 的患者中，内乳静脉位于动脉内侧[14]。预留的肋间隙应有足够的空间，防止吻合口受压，必要时可以用咬骨钳修剪肋软骨。

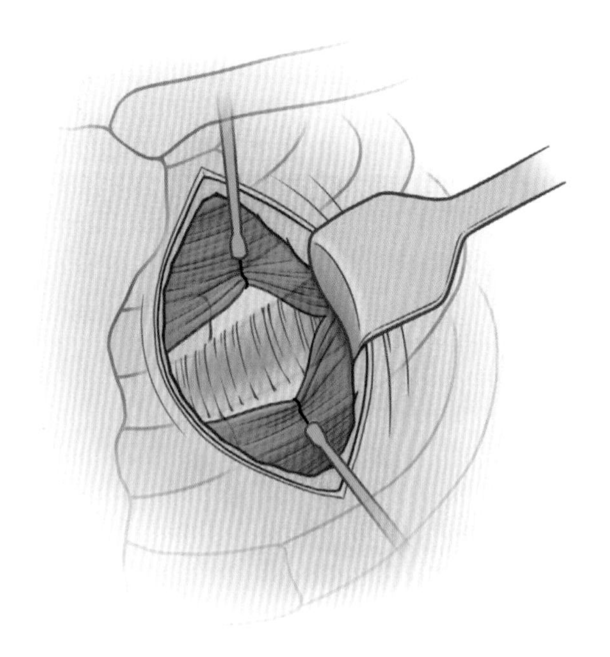

• 图 4.8　分开胸大肌，暴露肋间段

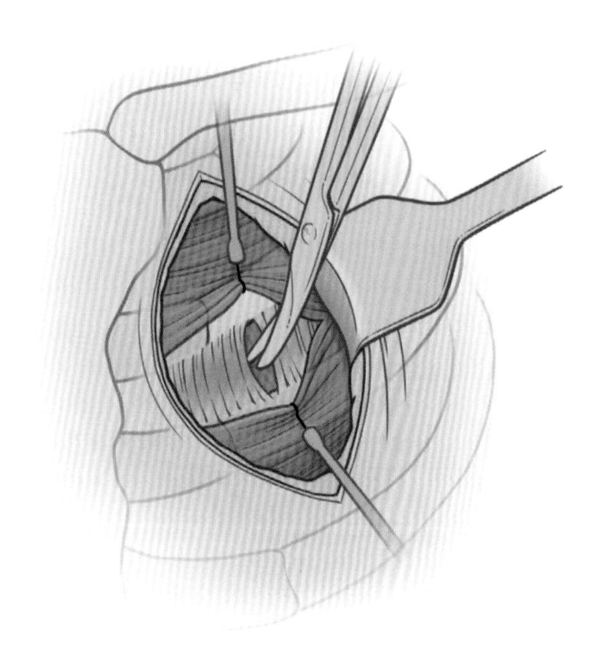

• 图 4.9　去除肋间肌的深层筋膜，暴露出下面的内乳血管。在腹壁下浅动脉皮瓣重建中，保留内乳穿支很重要，因为这些穿支可能更好地与 SIEA 相匹配

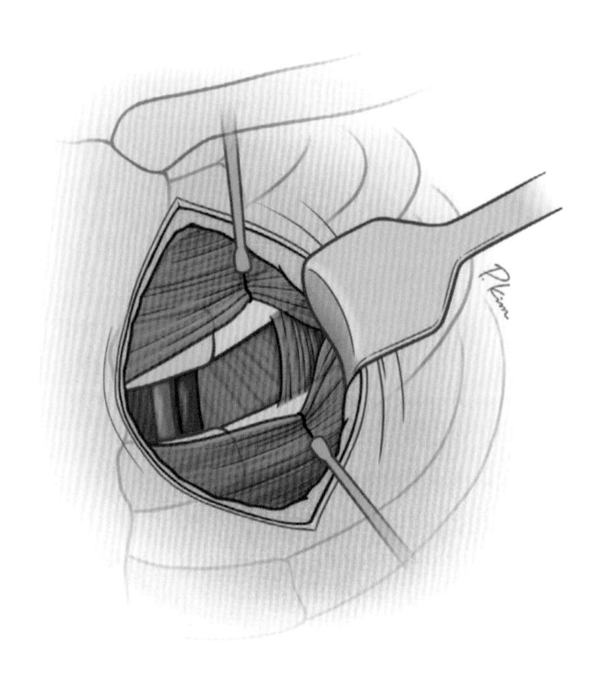

• 图 4.10　内乳血管距胸骨边缘 1~2cm

显微外科技术

如果内乳动脉穿支血管可获得，我们会考虑使用内乳动脉穿支血管进行端端吻合。由于 SIEA 的血管蒂较短，吻合过程通常在极具挑战性的垂直位进行。首先使用吻合器进行内侧静脉吻合，吻合器可以减少手术时间，并易于调整不匹配的血管吻合口径。

SIEA 血管的中膜层较厚，导致其直径较小。因为对血管直径的需求，我们一般在股总动脉处获取 SIEA 血管蒂，在这个位置 SIEA 一般有 90~150° 的急转弯。我们使用背侧切开或匙形切开技术来增加吻合的血管直径（图 4.11）。如果有分支点，可以在分支点处切开血管壁来增加血管周长。在我们的临床实践中，采用反肠系膜侧（弯曲度大的一侧）匙状切口成功地实现了两个目标：①纠正 SIEA 与内乳动脉血管吻合口径尺寸不匹配问题；②当血流灌注血管时，可以将固有的弯曲状血管变直。此外，为了便于血管吻合，匙状切口应在血管的反肠系膜侧（弯曲度大的一侧），这样吻合血管时就不用在肠系膜侧将血管后壁挂起（如果在相反的一侧切开动脉，则需要进行该缝合）。

近期我们对 145 个 SIEA 皮瓣的研究表明，血管吻合口径不匹配的概率达到了 38%，另有

87% 的病例需要在反肠系膜侧或弯曲度大的一侧采用匙状切口，7% 的病例需要在反肠系膜侧或弯曲度大的一侧采用斜切口[2]。这些技术与皮瓣并发症无关，是值得推荐的。成功组与失败组的唯一显著差异是失败组术中吻合口翻修的比例更高（14% *vs.* 50%），因此，要想手术成功必须对血管组配和精确度进行严格的评估。

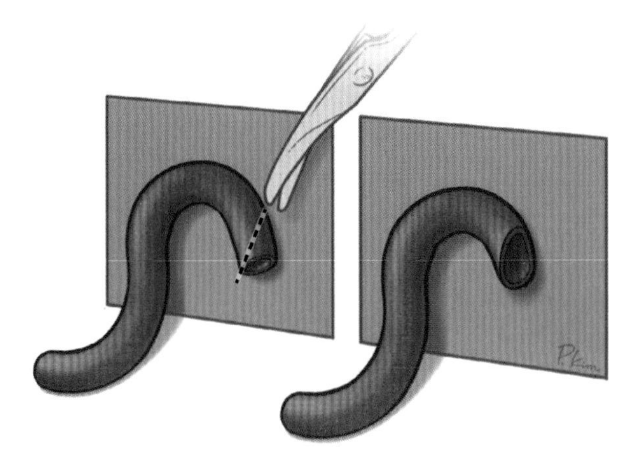

• 图 4.11 采用匙形切开技术在反肠系膜侧切开腹壁下浅动脉（SIEA），以增加吻合血管的直径，并在有血流灌注血管时将血管变直

动脉吻合采用 9–0 缝线间断缝合，从 6 点钟的位置开始缝合，血管周围的每个缝合点都要确保随时能看到血管内膜。这种吻合可以避免血管功能性闭塞。如果吻合动脉口径大小不可调整，可以使用内乳动脉穿支血管[15]。

皮瓣植入

考虑到 SIEA 存在急剧的转折和较短的血管蒂，建议首选对侧 SIEA 皮瓣。为了避免损伤微血管吻合，应在皮瓣切开和移植之前行皮岛周围皮肤的去表皮，而不是在移植后进行。离断皮瓣的血管蒂后，将皮瓣旋转 90°，使腹壁浅血管位于内侧，完成显微血管吻合，然后再次检查是否存在由于皮瓣的重量导致的血管扭转情况。用 2–0 Vicryl 线（Ethicon, Somerville, NJ）在中间缝合固定 2 针，建立内侧乳沟以及支撑皮瓣的重量。在即刻乳房重建中，乳房囊袋的外侧边缘可能游离过度，用 2–0 Vicryl 线缝合外侧边缘以确定乳房边界。在放置引流管后，游离皮瓣并在乳房皮瓣皮下行间断缝合，表皮行连续缝合。

腹部切口关闭

在距离腹部最外侧切口 2~3cm 处放置一个 19Fr 的 Blake 圆形无轮毂引流管，纵向切开引流管，以便引流腹部切口的上下两端。整个腹部切口都需要用皮钉钉好。采用 2.0 PDS 缝线缝合 Scarpa 筋膜，皮下层采用 3–0 monocryl 线缝合，表皮采用 3–0 Stratafix（Ethicon，Somerville，NJ）monocryl 线连续缝合。最后使用皮肤黏合剂（Ethicon，Somerville，NJ）对切口进行加固。

术后护理和预期结果

术后患者返回病房后，我们常规使用连续组织血氧测量仪（见下文）进行术后监测，术后 24h 内，每小时使用多普勒检测血流信号，皮下注射肝素以预防深静脉血栓。术中在腹横肌平面使用丁哌卡因脂质体，术中静脉注射对乙酰氨基酚，术后使用酮咯酸，以及术后快速康复（ERAS）方案避免了许多患者使用麻醉药。在即刻乳房重建中，围手术期患者需穿戴胸罩以防止乳房囊袋中皮瓣移位。然而，在延迟乳房重建中，紧身胸罩可能会因为压力过大起到相反的作用。患者在术后第 1 天即可进食并鼓励其适当下床走动，通常在术后第 3 天即可出院回家。

出院标准一般如下：

（1）饮食正常。

（2）自主排大、小便。

（3）疼痛得到有效控制。

（4）能够行走 5min 以上。

我们发现，在病房中以能看到的形式强调这些标准，可以鼓励患者主动参与自己的护理，并能缩短住院时间。

连续组织血氧监测彻底改变了术后监测方案。T.Ox 组织血氧仪（ViOptix，Newark，CA）是一种实时皮瓣灌注的无创监测器，通过测量校准波长的近红外光的散射和吸收，监测组织内血红蛋白的氧含量。目前，我们提醒所有护士当灌注下降超过 20% 时，就要呼叫住院医生。

并发症管理

在对 119 例患者进行的 145 个游离 SIEA/SCIA 皮瓣乳房重建中，最常见的并发症是脂肪坏死，共 15 例（10.3%）；5 例（3.4%）需要超声检查或活检；2 例（1.4%）伤口裂开，需要行局部伤口护理；8 例（5.5%）需要再次手术切除。在较厚的皮瓣重建中，脂肪坏死的趋势更明显。

本研究中有 9 例皮瓣（6.2%）因形成急性血栓需要再次探查，其中 5 例（3.4%）是动脉血栓，3 例（2.1%）是静脉血栓，1 例（0.7%）是动静脉均有血栓。形成动脉血栓的患者的皮瓣均未抢救成功，5 例动脉血栓中有 4 例在初次手术时就进行了动脉修复。3 例静脉血栓的皮瓣有 2 个皮瓣抢救成功。7 个皮瓣（4.8%）因形成吻合口血栓而失败。总的来说，失败的皮瓣组明显比成功的游离皮瓣组需要更多的吻合口修复（50% *vs.* 14%）。

所有患者均未出现疝或腹部膨出，发生切口裂开 5 例（3.4%），血清肿或血肿 5 例（3.4%），局部伤口感染 2 例（1.4%）。对切口裂开均采用磺胺嘧啶银和 ABD 垫进行二次处理。可以用 20 号注射器抽吸血肿。复发性血清肿可能需要手术清除包膜和放置引流管，大血肿同样需要手术再次探查。

二期手术

为了提高 SIEA 皮瓣的美容效果进行的二期手术与其他腹部游离皮瓣相似，根据患者的需求，通常在重建乳房的上部和侧面进行脂肪移植。我们使用 PureGraft（Solana Beach, CA）系统进行封闭、无创性脂肪制备技术，制备好的脂肪经过清洗后，使用带 Luer-Lock 注射器的 Coleman 套管注射脂肪。留作监测用的较大的皮岛也可以在修整乳房皮瓣时进行二次切除。

病例展示

病例 4.1

一位 44 岁的患者，无吸烟史，既往行 Pfannenstiel 切口，希望行延迟腹部皮瓣重建（病例 4.1.1，病例 4.1.2）。该患者曾行保留皮肤的乳腺切除术，随后进行了放疗。手术探查发现其 SIEA 和腹壁下浅静脉均未因腹部切口造成损伤，通过术中触诊和仔细的体格检查确保血管通畅性后，我们选择了双蒂 SIEA 皮瓣来获得充足的体积，与对侧乳房大小相匹配（病例 4.1.3）。同侧皮瓣已去表皮（病例 4.1.4，病例 4.1.5）。整个皮瓣旋转 90°，对侧带表皮部分的外侧朝向头部并对折（病例 4.1.6）。对侧带表皮部分顺行与近端内乳动脉吻合。去表皮部分折叠面向胸壁并逆行与远端内乳动脉吻合（病例 4.1.6，病例 4.1.7）。在 4 个月的随访中，患者对重建结果非常满意（病例 4.1.8，病例 4.1.9）。

病例 4.1（续）

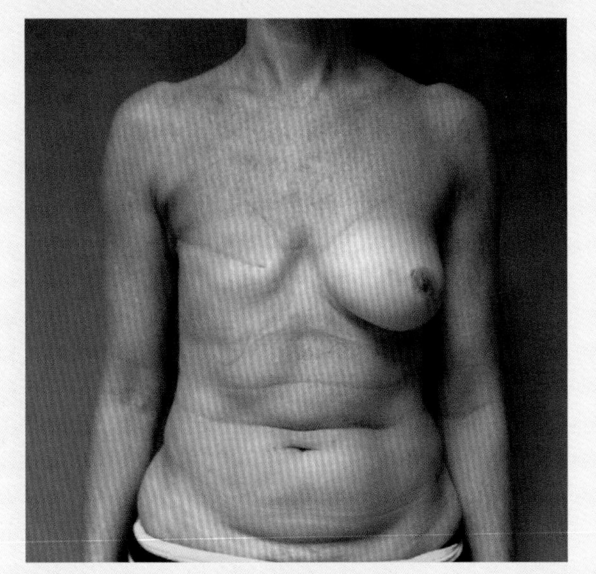

• 病例 4.1.1

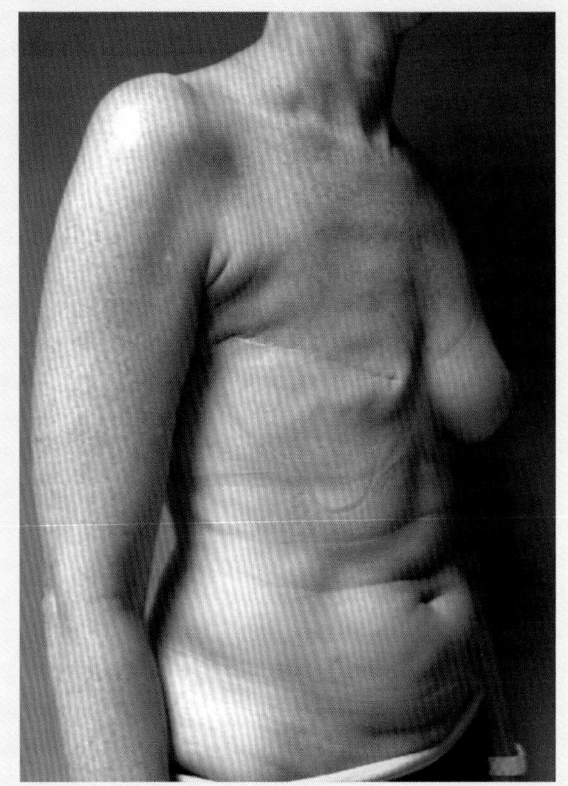

• 病例 4.1.2

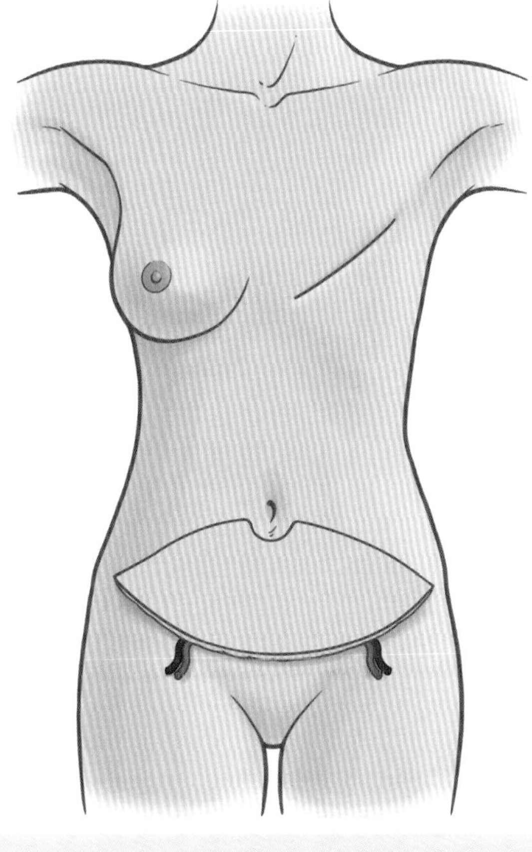

• 病例 4.1.3

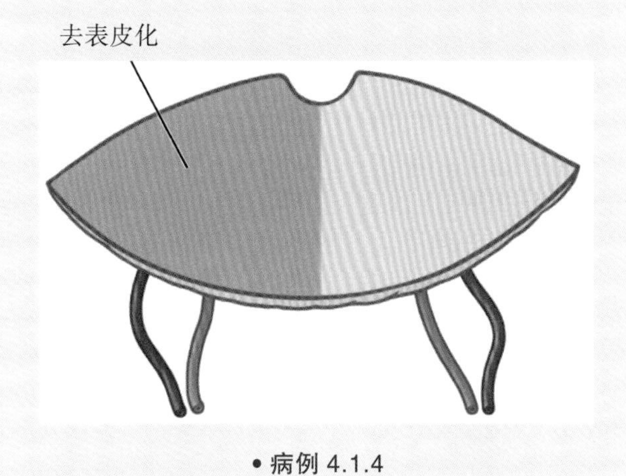

• 病例 4.1.4

病例 4.1（续）

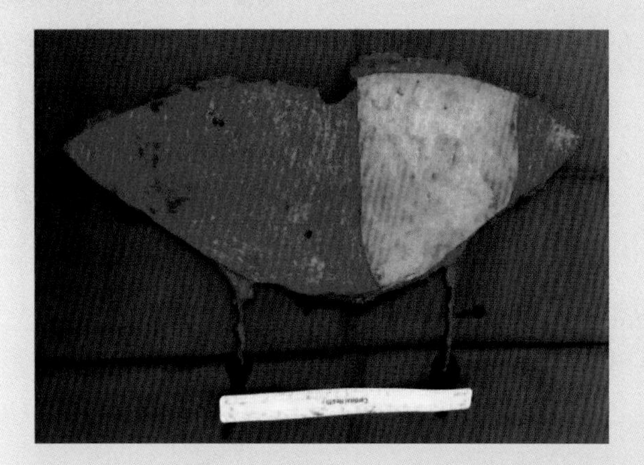

• 病例 4.1.5

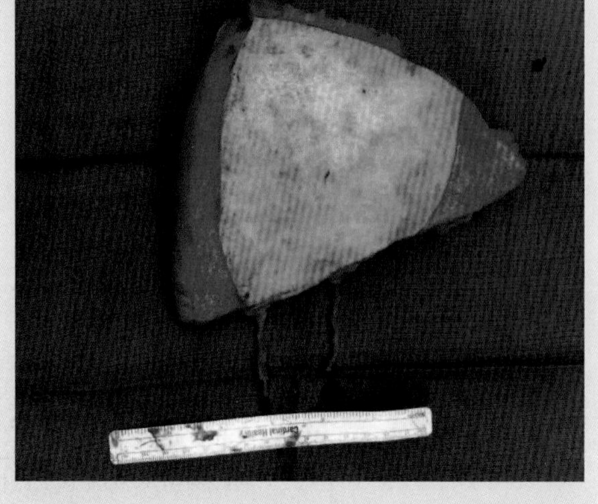

• 病例 4.1.6

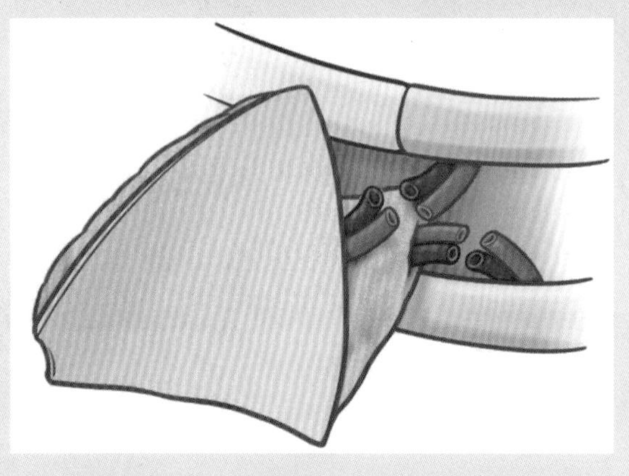

• 病例 4.1.7

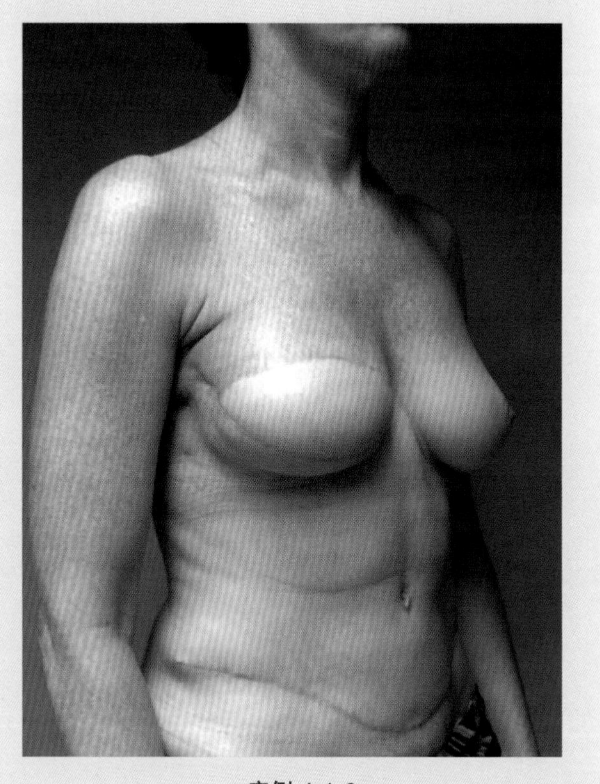

• 病例 4.1.9

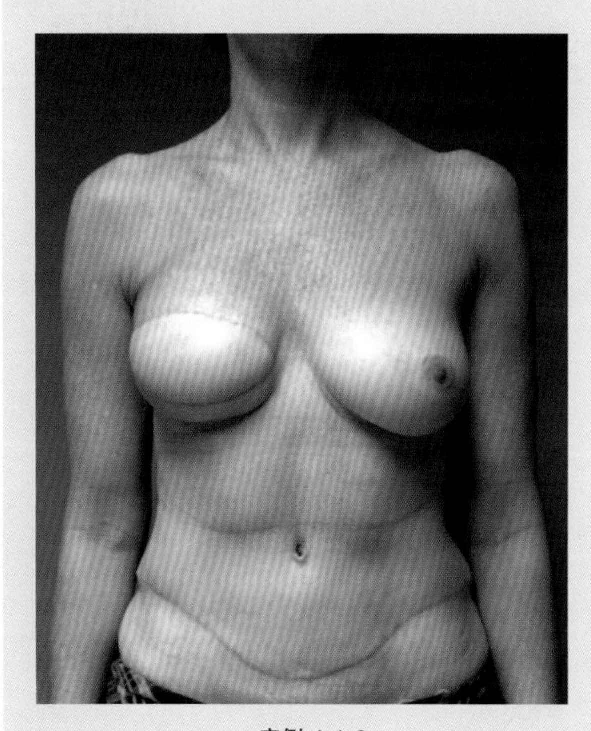

• 病例 4.1.8

病例 4.2

一位 43 岁的患者，无吸烟史，曾因左侧乳腺癌行保乳手术（病例 4.2.1，病例 4.2.2）。此次患者新发右侧乳腺癌并选择双侧乳房切除术，通过 Wise 型切口行双侧乳房切除术。术中探查发现 SIEA 波动可触及，且双侧腹壁下浅静脉口径均足够大。我们使用双侧腹部 SIEA 皮瓣行双侧乳房重建，术后数月行乳头重建并文身。在 8 年的随访中，患者减重后重建的乳房外形依然保留（病例 4.2.3，病例 4.2.4）。

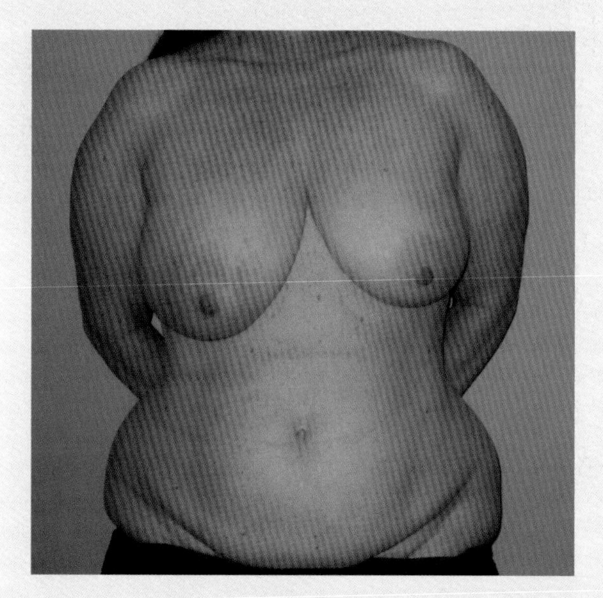

• 病例 4.2.1

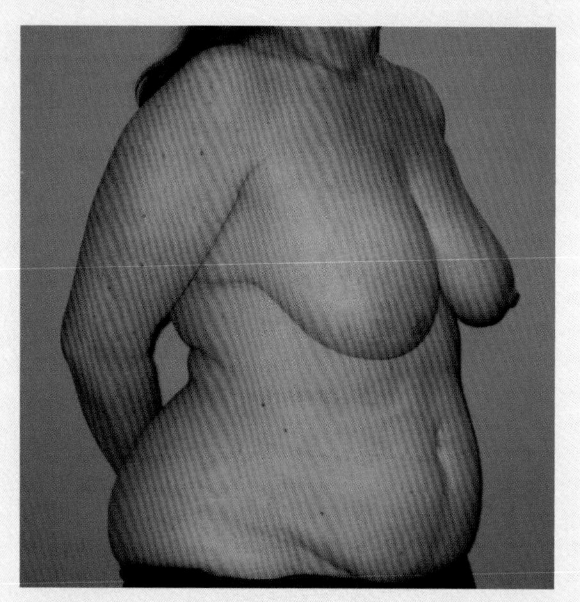

• 病例 4.2.2

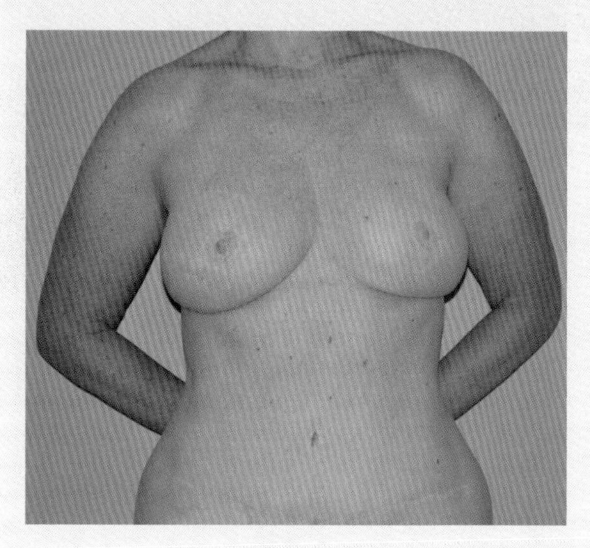

• 病例 4.2.3

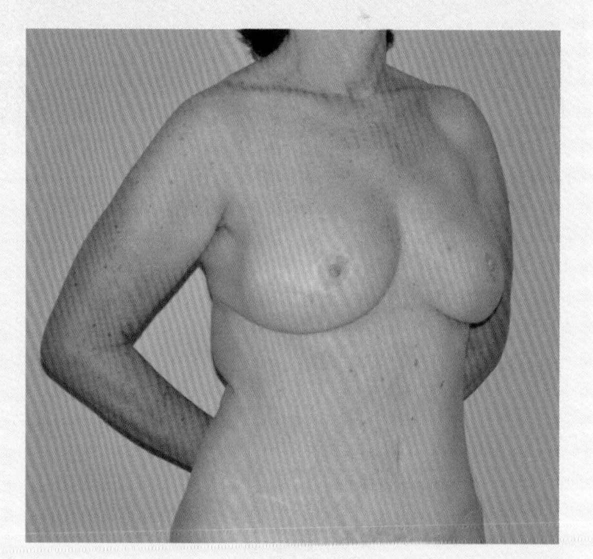

• 病例 4.2.4

病例 4.3

一位 65 岁的患者，患左侧乳腺癌（病例 4.3.1，病例 4.3.2），通过 Wise 型切口行双侧乳房切除术。患者的 SIEA 可触及搏动，且双侧腹壁下浅静脉口径均足够大，我们使用双侧腹部 SIEA 皮瓣行双侧乳房重建。术后数月行乳头重建并文身。在 3 年的随访中，患者减重后重建的乳房外形依然保留(病例 4.3.3，病例 4.3.4）。

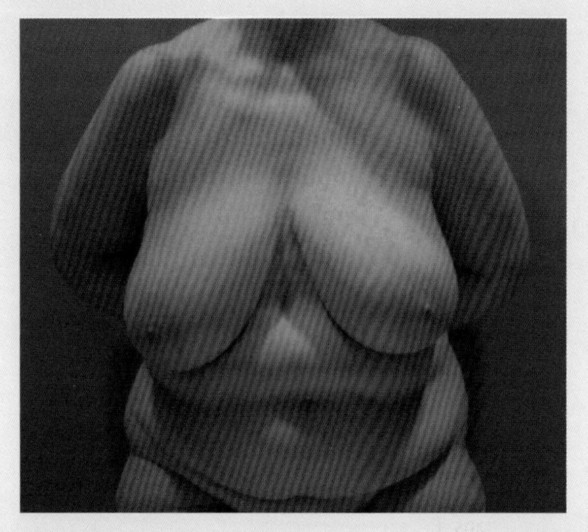

• 病例 4.3.1

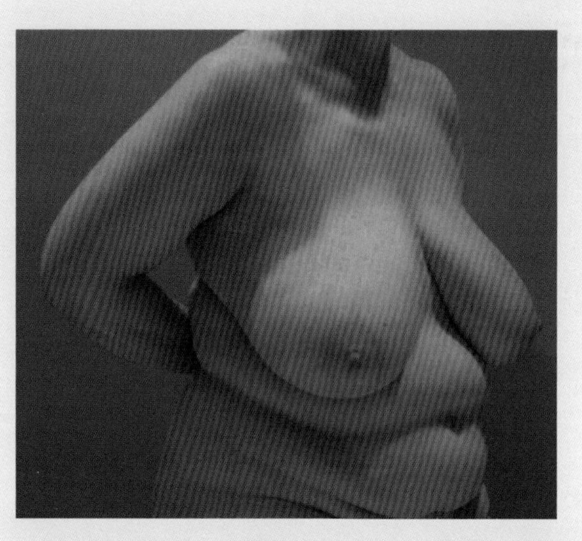

• 病例 4.3.2

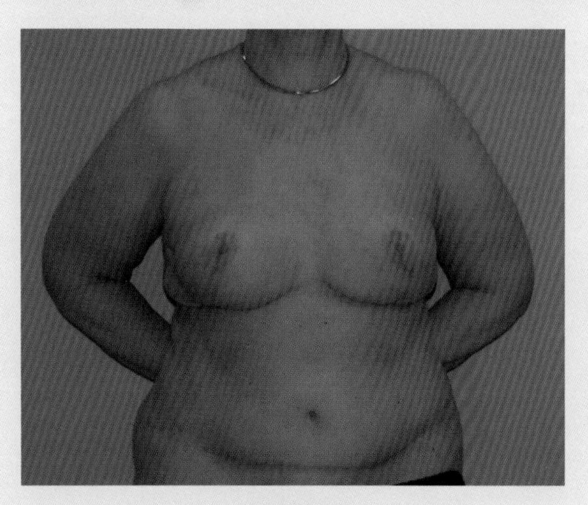

• 病例 4.3.3

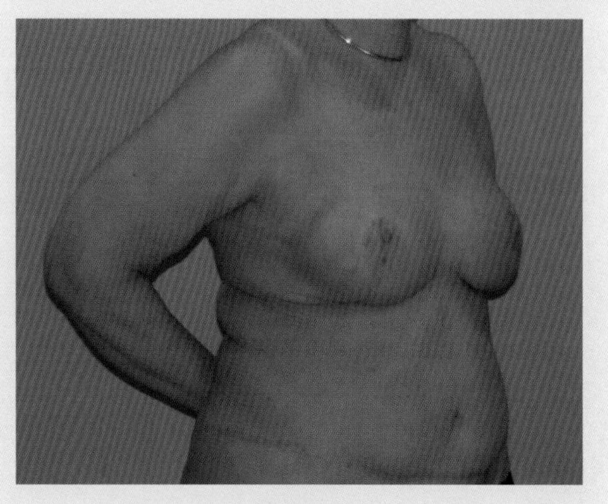

• 病例 4.3.4

总 结

在我们的实践中，SIEA皮瓣占腹部游离皮瓣乳房重建的近30%。这种皮瓣的优点主要是没有供区的并发症以及筋膜缺损。随着显微外科技术的进步和对解剖学的深入了解，我们已经在该皮瓣的实践中取得了与DIEP和MS-TRAM皮瓣相近的成功率。

成功技巧

术前

- 术前取低位横切口，并应保证皮岛包含全部的静脉蒂。

术中

- 在开始前面的剥离时，避免血管蒂牵拉和动脉痉挛。
- 将腹壁下浅静脉（SIEV）分离到静脉汇合处，以增加直径和流出量。
- 打开筛状筋膜分离SIEA，使其血管蒂长度最大化。
- 避免破坏淋巴系统，以降低血清肿的发生率。
- 为进行显微外科吻合并保证皮瓣存活，需在术中确认动脉有可触及的脉搏，静脉直径需＞1.5mm。
- 植入的血管蒂长度需为皮瓣厚度的2倍。
- 在SIEA返肠系膜侧（弯曲度大的一侧）的匙状切口可增加血管的直径和长度。

术后

- 动脉痉挛可以按需使用一定程度的镇痛、镇静或钙离子通道阻滞剂治疗。

（郭思琪 谢妍妍 冯玉 译，
姜丹丹 宋达疆 审校）

参考文献

[1] Grotting JC. The free abdominoplasty flap for immediate breast reconstruction. Ann Plast Surg. 1991,27(4):351–354.

[2] Park JE, Shenaq DS, Silva AK, et al. Breast reconstruction with SIEA flaps: a single-institution experience with 145 free flaps. Plast Reconstr Surg, 2016,137(6):1682–1689.

[3] Coroneos CJ, Heller AM, Voineskos SH, et al. SIEA versus DIEP arterial complications: a Cohort Study. Plast Reconstr Surg, 2015,135(5):802e–807e.

[4] Taylor GI, Daniel RK. The anatomy of several free flap donor sites. Plast Reconstr Surg. 1975,56(3):243–253.

[5] Stern HS, Nahai F. The versatile superficial inferior epigastric artery free flap. Br J Plast Surg,1992,45(4):270–274.

[6] Chevray PM. Breast reconstruction with superficial inferior epigastric artery flaps: a prospective comparison with TRAM and DIEP flaps. Plast Reconstr Surg,2004,114(5):1077–1083, discussion 1084–1085.

[7] Piorkowski JR, DeRosier LC, Nickerson P, et al. Preoperative computed tomography angiogram to predict patients with favorable anatomy for superficial inferior epigastric artery flap breast reconstruction. Ann Plast Surg, 2011,66(5):534–536.

[8] Fukaya E, Kuwatsuru R, Iimura H, et al. Imaging of the superficial inferior epigastric vascular anatomy and preoperative planning for the SIEA flap using MDCTA. J Plast Reconstr Aesthet Surg, 2011,64(1):63–68.

[9] Schaverien M, Saint-Cyr M, Arbique G, et al. Arterial and venous anatomies of the deep inferior epigastric perforator and superficial inferior epigastric artery flaps. Plast Reconstr Surg, 2008,121(6):1909–1919.

[10] Rozen WM, Chubb D, Whitaker IS, et al. The importance of the superficial venous anatomy of the abdominal wall in planning a superficial inferior epigastric artery (SIEA) flap: case report and clinical study. Microsurgery, 2011,31(6):454–457.

[11] Buchel EW, Dalke KR, Hayakawa TE. Rethinking the superficial inferior epigastric artery flap in breast reconstruction: video demonstration of a rapid, reliable harvest technique. Can J Plast Surg, 2013,21(2):99–100.

[12] Henry FP, Butler DP, Wood SH, et al. Predicting and planning for SIEA flap utilisation in breast reconstruction: an algorithm combining pre-operative computed tomography analysis and intra-operative angiosome assessment. J Plast Reconstr Aesthet Surg, 2017,70(6):795–800.

[13] Sacks JM, Chang DW. Rib-sparing internal mammary vessel harvest for microvascular breast reconstruction in 100 consecutive cases. Plast Reconstr Surg, 2009,123(5):1403–1407.

[14] Arnez ZM, Valdatta L, Tyler MP, et al. Anatomy of the internal mammary veins and their use in free TRAM flap breast reconstruction. Br J Plast Surg, 1995,48(8):540–545.

[15] Dorafshar AH, Januszyk M, Song DH. Anatomical and technical tips for use of the superficial inferior epigastric artery (SIEA) flap in breast reconstructive surgery. J Reconstr Microsurg, 2010,26(6):381–389.

第 5 章

游离臀穿支皮瓣乳房重建

Joshua L. Levine, Alexandra Conde-Green, Peter Andrade

引　言

臀动脉穿支（gluteal artery perforator,GAP）皮瓣的出现增加了外科医生在自体乳房重建中的供体选择。1993 年，Koshima 等首次报道了使用局部 GAP 皮瓣修复骶骨压疮[1]。1995 年，Allen 和 Tucker 描述了游离臀上动脉穿支（superior gluteal artery perforator, SGAP）皮瓣在乳房重建中的应用[2]。即使在瘦弱的患者中，GAP 皮瓣也能提供极好的自体组织来源。GAP 皮瓣是有高脂肪 / 皮肤比的软组织，这对选择该术式的患者是有利的。此外，对于因为先前的腹部手术史或腹部皮瓣体积不足而无法使用腹部皮瓣的患者，已建议将 GAP 皮瓣作为腹部游离皮瓣的替代选择。

2004 年，Allen 等进一步完善了包含臀下皱襞的臀下动脉穿支（inferior gluteal artery perforator, IGAP）皮瓣，从而获得美学上更容易接受的手术痕迹[3]。与其他穿支皮瓣一样，保留肌肉可以降低供区的并发症发生率，促进患者康复，另外也保留了肌肉功能。IGAP 血管蒂的长度一般为 7~10cm，SGAP 血管蒂的长度为 5~8cm[4]。尽管大腿皮瓣作为乳房重建穿支皮瓣的第二选择已基本取代臀部皮瓣，但 GAP 皮瓣可靠的组织质量、丰富的体积以及合适的血管蒂长度使得 GAP 皮瓣手术成为显微外科医生重要的术式选择之一。

在本章中，作者将描述 GAP 皮瓣乳房重建手术的适应证和禁忌证，重点介绍患者的选择、手术技术、术后护理和并发症处理。

适应证和禁忌证

对于接受过乳房切除术并希望进行自体组织重建的女性，可以考虑使用臀动脉穿支皮瓣。其他适应证包括乳房过小、波兰综合征、前胸发育不全和乳房不对称的矫正[5,6]。最终由患者决定她希望将供区瘢痕位置放在何处。接受过腹部手术或因腹部组织量不足无法进行腹部皮瓣重建的女性是 GAP 皮瓣重建的候选人群。先前进行过腹壁整形和腹部广泛吸脂的患者可能无法行腹部穿支皮瓣重建，GAP 皮瓣是一种合适的选择。也有患者不想在下腹部看到长长的瘢痕，而更倾向于后方隐藏的瘢痕（图 5.1）。

臀部吸脂术是 GAP 皮瓣重建的相对禁忌证。如果吸脂区域仅限于一部分臀部，有时可以在非手术区域的血管上设计臀部皮瓣。

术前评估

与其他外科手术一样，患者的术前管理优化最重要。同样重要的是，应在手术前与患者沟通手术预期结果，并讨论手术目标、瘢痕负担、皮瓣并发症的可能性以及再次修复手术的可能。必须全面回顾患者的手术史和用药清单，因为这些可能会妨碍手术的实施。

磁共振血管造影（MRA）是患者重要的术前检查之一（图 5.2）[7]。血管造影允许对穿支位置、走行和口径进行定性评估，因此，它们是术前计划不可或缺的部分。我们的放射科医

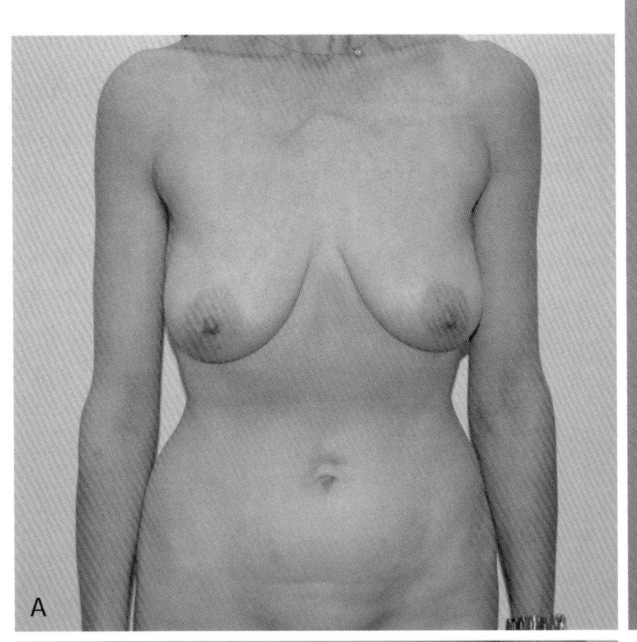

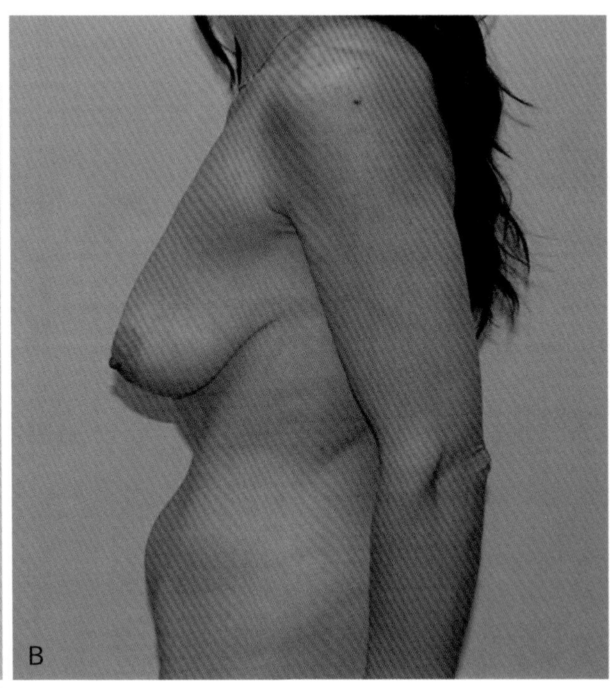

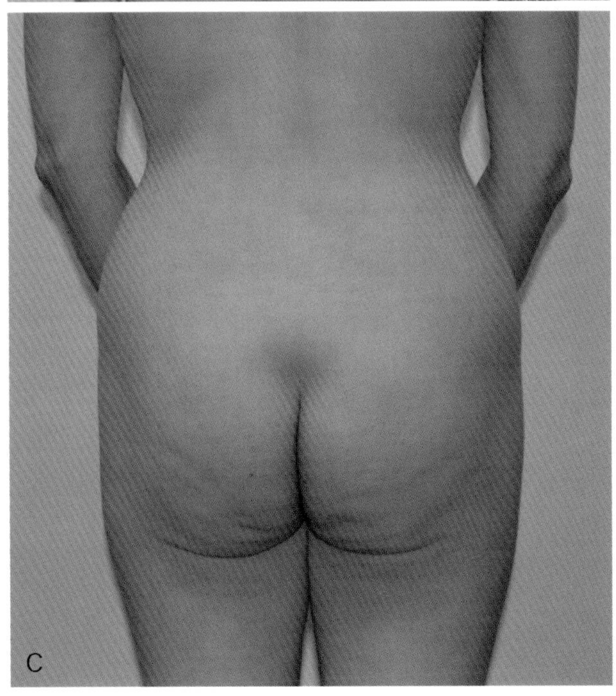

• **图 5.1** 双侧臀上动脉穿支皮瓣的理想患者。A~C. 一位 40 岁的女性患者，BMI 为 28kg/m²，计划行双侧预防性乳房切除术，*BRCA1* 阳性，腹部供区最小，臀部组织可作为供区

生使用带有参考点的坐标系，例如中线和臀皱襞来描述穿支穿出肌肉的位置。根据这些标志，测量每个穿支在垂直和水平位置的坐标。由于穿支的选择是多因素的，因此对每个病例都必须根据其影像学评估结果和体质专门定制。较大的血管口径、足够的血管蒂长度、血管在皮瓣的中心位置或显示灌注的树突状分布，所有这些都有利于选择使用这个血管蒂。血管造影与笔形多普勒一起使用有助于在手术前准确地识别穿支，这种方法特别有助于设计将捕获穿支的皮岛。

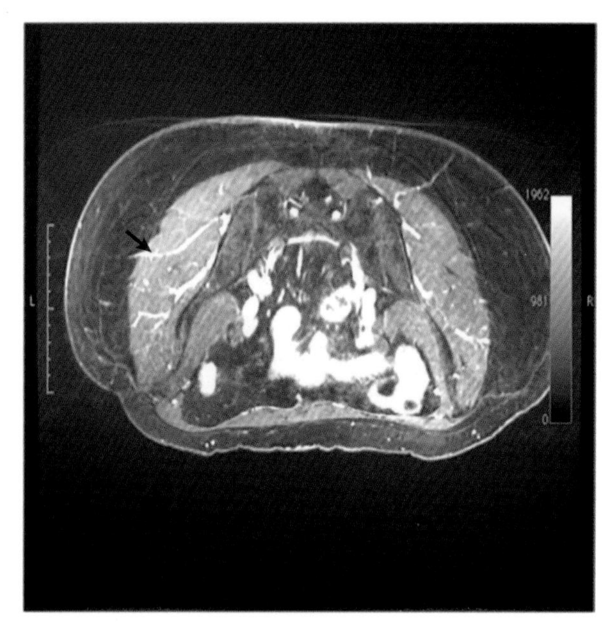

• 图 5.2 臀动脉穿支磁共振血管造影（MRA）

手术技术

臀区的解剖

臀大肌范围约为 24cm × 24cm，它起源于髂后上棘、尾骨和骶骨的外侧，止于大转子和阔筋膜的髂胫束。

臀上动脉起自髂内动脉，穿过坐骨大孔，在梨状肌上方穿出臀大肌以供应表面的皮肤和脂肪。穿出点在解剖学上对应于髂后上棘下方 6cm 和骶骨中线外侧 4.5cm。臀下动脉也起源于髂内动脉并与坐骨神经一起出现在梨状肌下方（图 5.3）。

术前标记

典型的皮岛宽度为 6~10cm，长度为 18~22cm。原则上外科医生切除皮岛后的缺损能无张力闭合。患者倾向于臀上还是臀下皮瓣

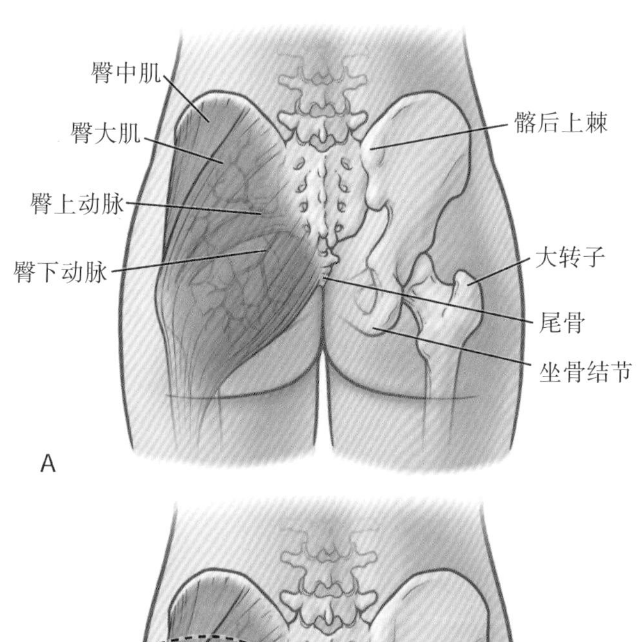

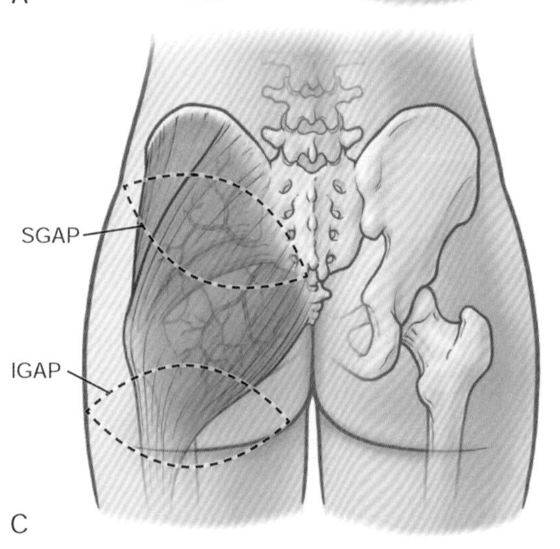

• 图 5.3 臀区的解剖。A. 臀肌的骨性标志。B. 臀大肌下的神经血管解剖。C. 臀上动脉穿支（SGAP）和臀下动脉穿支（IGAP）皮瓣设计

要根据每例臀部皮瓣手术的优缺点来选择。解剖学上的考虑是基于患者臀部脂肪的分布和臀部最有利的血管的位置。

在 SGAP 皮瓣中，皮岛呈椭圆形，皮瓣的轴线由内向外向头侧倾斜。为了限制形态变化，MRA 和标记应在俯卧位进行。SGAP 的瘢痕可以被泳衣遮盖，但它位于臀部比较显眼的位置，因此，切除臀上皮瓣会破坏上臀部的丰满度，导致该区域令人不快的扁平（图 5.4）。

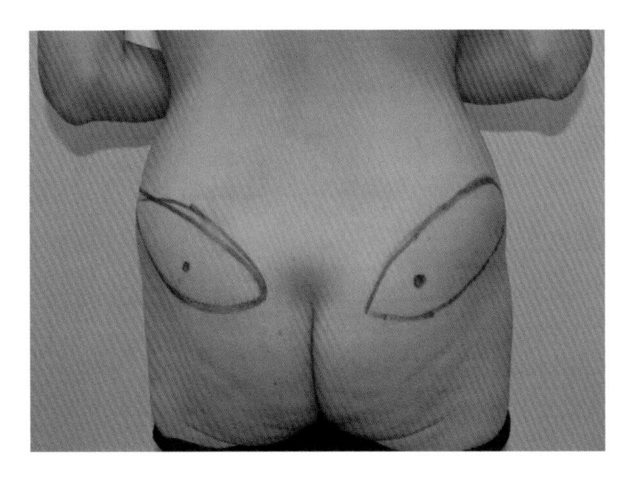

• 图 5.4 双侧臀上动脉穿支皮瓣标记

在 IGAP 皮瓣中，皮岛呈椭圆形，皮瓣的下缘应平行于臀部皱襞并在其下方 1cm 处。应在患者站立时识别皱襞。如果需要，皮瓣设计可以向外侧移动以解决“鞍袋（saddle bag）”畸形。臀下皮瓣的瘢痕隐藏于臀部不显眼的臀下皱襞里。瘢痕通常可见于臀部皱褶外侧，并且臀下皱褶的自然曲线可能会变平（图 5.5）。

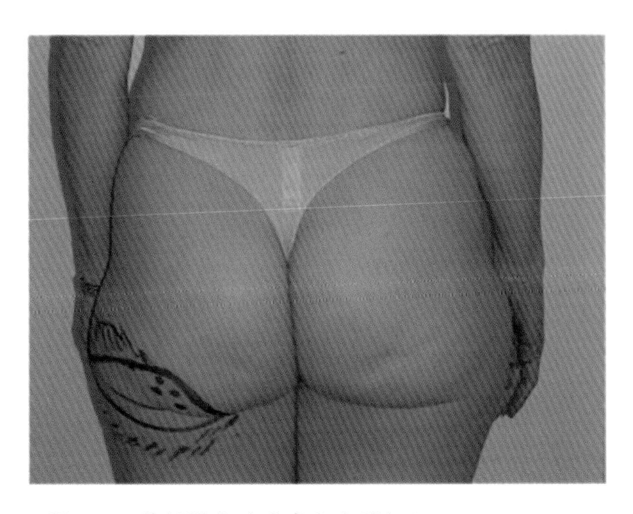

• 图 5.5 单侧臀上动脉穿支皮瓣标记

术前准备和患者体位

术前给予患者皮下注射肝素用于预防深静脉血栓形成，并在腿部放置连续加压装置。给予预防性抗生素，插入导尿管并进行全身麻醉。行单侧乳房重建时，将患者置于侧卧位，用豆袋作为压力垫支撑。将乳房重建侧的上肢和下肢在术区准备好。对于单侧乳房重建，从与重建乳房同侧的躯体获取臀动脉穿支皮瓣。乳房切除术和 GAP 皮瓣解剖可以同时进行（图 5.6）。获取皮瓣后，将患者置于仰卧位，以进行显微手术吻合内乳血管和植入皮瓣。对于双侧同时乳房重建，先将患者置于仰卧位以进行乳房切除术并准备胸部的受区血管；然后将患者置于俯卧位以获取 GAP 皮瓣并关闭供区；再次将患者转为仰卧位以进行显微外科吻合术和植入皮瓣。

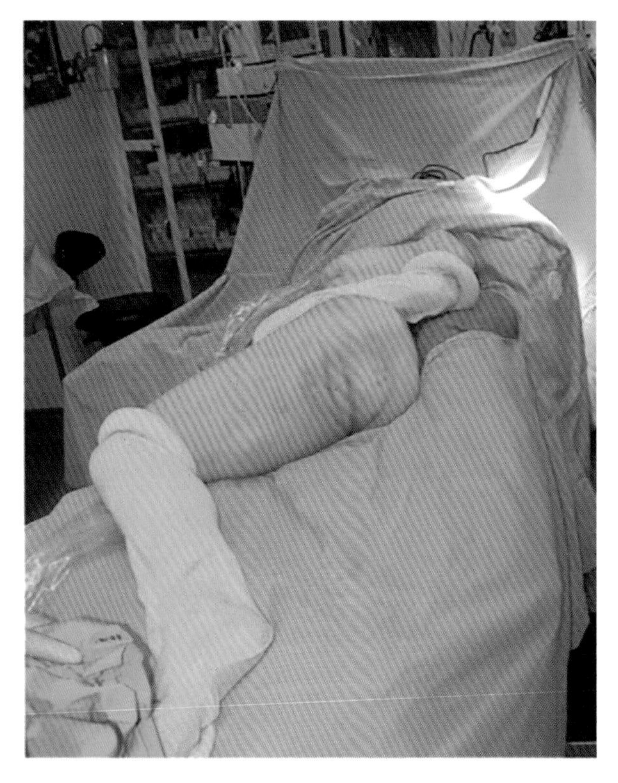

• 图 5.6 单侧左侧臀下动脉穿支皮瓣采集的患者体位

手术步骤

由两名显微外科医生同时进行手术。在放大镜下进行胸部受区血管的制备和臀部血管的解剖。

受区显露

最常用的受区血管是内乳血管，它平行于胸骨走行，位于肋骨下方（图 5.7）。在第 2 肋和第 3 肋或者第 3 肋与第 4 肋之间分开胸大肌的肌纤维。从最内侧掀起肋骨的软骨膜，切除最内侧的肋间肌。在肋间肌下方和胸膜上方有一层淡黄色的脂肪层，里面包绕着内乳血管。内乳动脉伴行一根或两根静脉。使用双极电凝从周围的脂肪中仔细解剖血管。在与臀静脉大小不匹配的情况下，静脉的侧支被保留在远端以形成更宽的管腔。2~3cm 的肋间隙足以进行吻合。如果需要更多空间，可以去除一部分内侧肋软骨。如果 GAP 蒂的解剖一直到血管起源处（SGA 或 IGA），动脉大小的匹配通常是合适的；如果血管蒂在较粗的血管之前切取，则血管蒂的直径可能较小，在这种情况下，可以通过使用内乳动脉的穿支或分支来实现更好的动脉口径匹配。

在延迟重建中，在原来乳腺实质所在区域的皮下和胸大肌表面形成囊袋，用于置入臀部皮瓣。

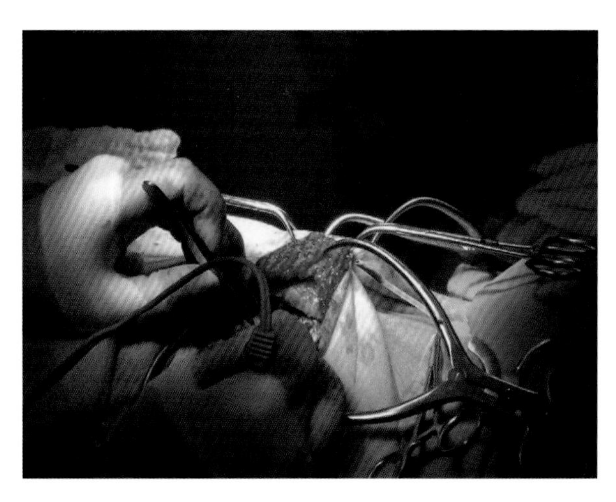

• 图 5.7　双侧同时解剖内乳受体血管的设备

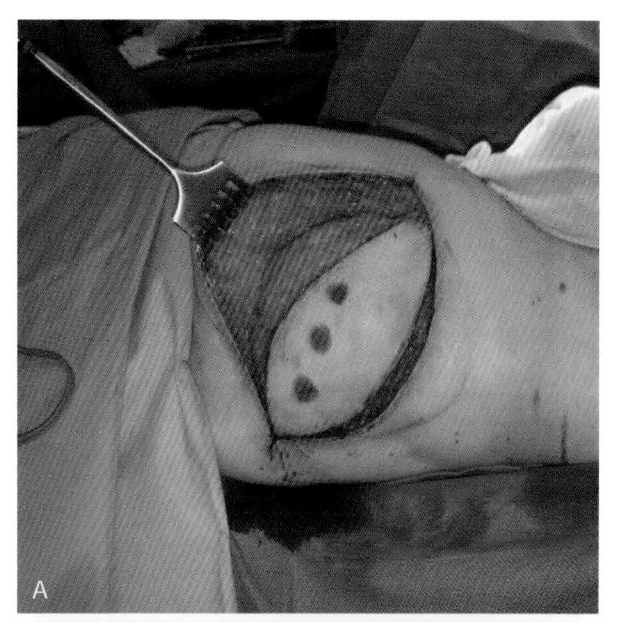

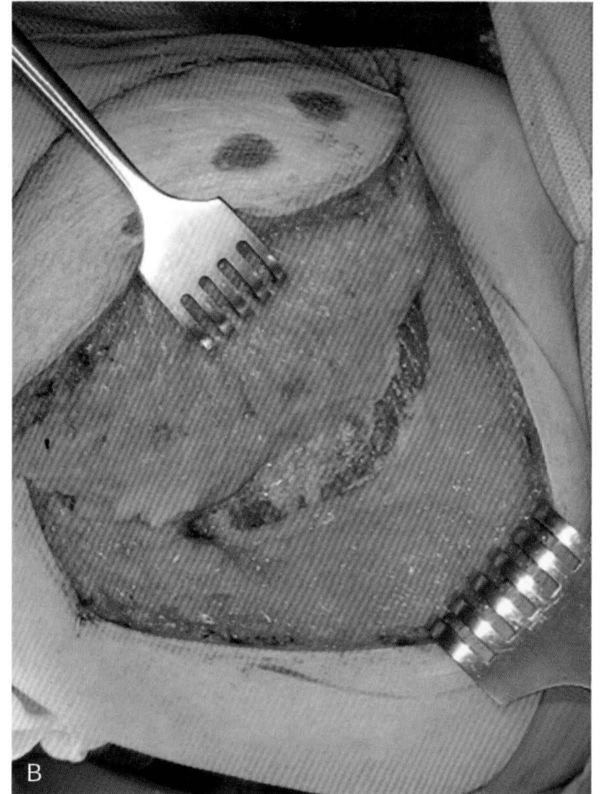

• 图 5.8　A. 患者侧卧位时单侧左侧臀动脉穿支的解剖。B. 斜切以便于最大化获取

皮瓣解剖

无论是 SGAP 皮瓣还是 IGAP 皮瓣，都要沿着设计的 GAP 皮瓣皮肤切口进行。斜行切开皮下脂肪以获得足够的体积并获得适合乳房重建更圆润的皮瓣（图 5.8）。一旦臀筋膜被切开，应在放大镜下使用双极电凝从皮瓣的两端垂直于肌纤维的方向将皮瓣掀起。每一个肌肉束都被充分显露于整个术区后再剥离下一束肌肉，这样剥离得会比较清晰、整洁。因此当穿支出现在两个肌束之间的隔膜内时，很容易看到它们。一旦确定并选择了关键穿支，血管穿出的肌束间的自然隔膜就会被剥离开（图

5.9）。这种剥离可以扩展到整个切口范围，以确保在穿支向下追踪到臀血管时有广泛的剥离区域。

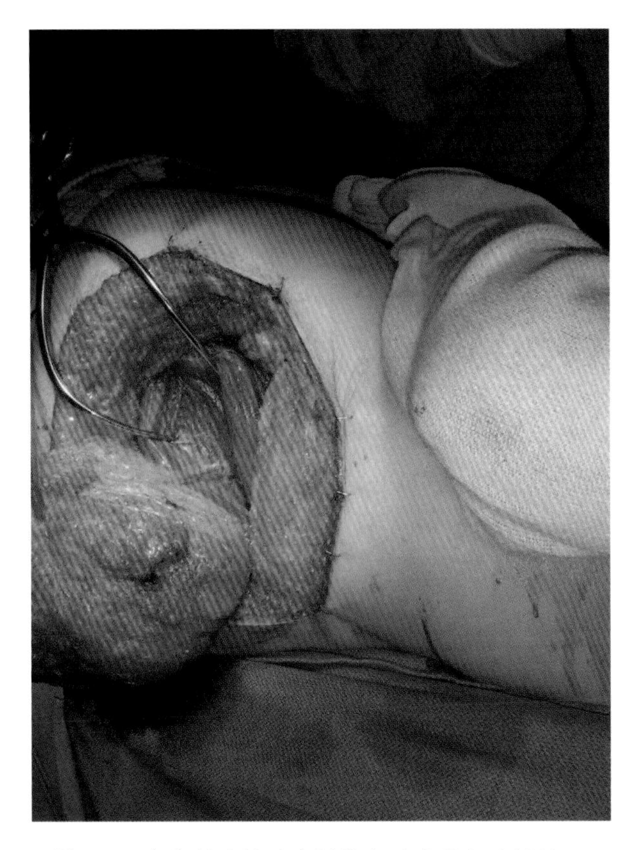

• 图 5.9 患者侧卧位时左侧臀上动脉穿支的解剖

当向臀上或臀下动脉主干近端剥离时，结扎多个侧分支后，血管口径增加（图 5.10）。当动脉直径足够大时，切断血管蒂（图 5.11~图 5.13）。将臀大肌下方出现的巨大的薄壁静脉分支丛称为“Medusa’s head（美杜莎的头）”。在 SGAP 解剖中，会遇到一层厚的深筋膜，广泛打开该层深筋膜（图 5.14），就可以充分暴露静脉分支，进而解剖动脉。在这个区域不断解剖会得到一条拥有足够直径并且能够与内乳动脉合理匹配的动脉。这个水平的静脉可以达到 3~4.5mm，甚至 6mm。

获取皮瓣后（图 5.15），供区放引流管，用可吸收缝线分两层间断缝合，皮肤用可吸收缝线间断缝合。为了减少供区出现血清肿的风险，必须小心关闭臀部以消除无效腔。

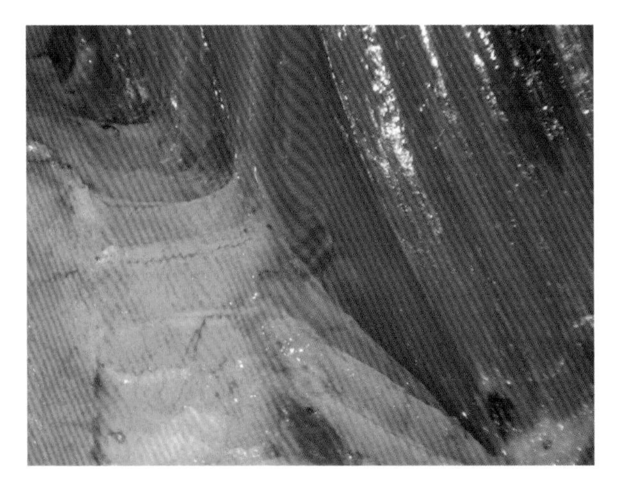

• 图 5.10 识别出现在肌束之间的臀动脉穿支

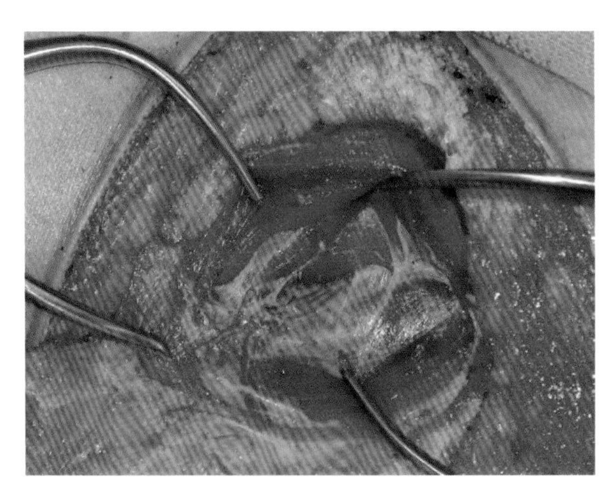

• 图 5.11 臀上动脉穿支蒂的解剖

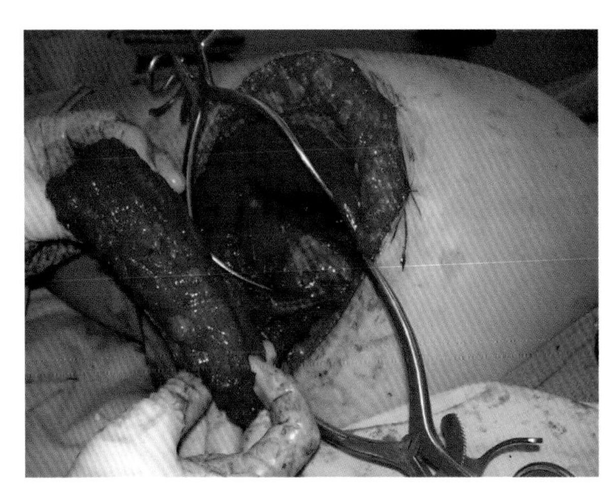

• 图 5.12 臀上动脉穿支（皮瓣重量为 435g）及其解剖，并准备采集的蒂

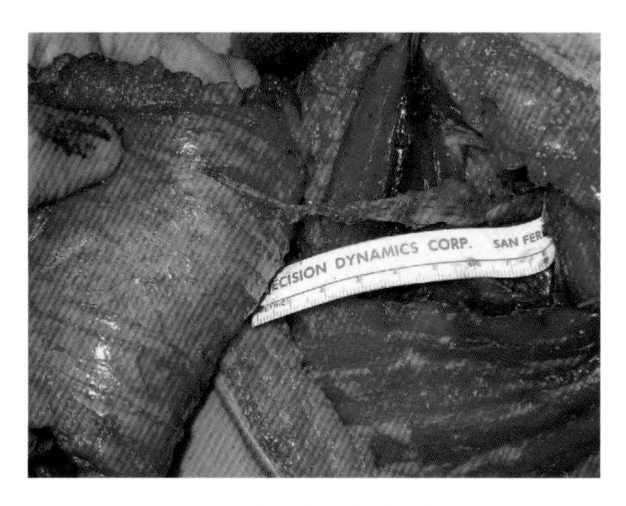

• 图 5.13　臀下动脉蒂长度（皮瓣重量为 520g）

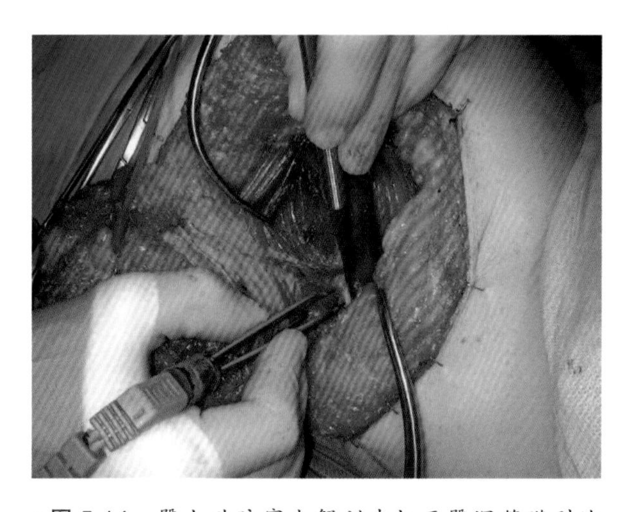

• 图 5.14　臀上动脉穿支解剖中切开臀深筋膜到达"Medusa's head（美杜莎的头）"

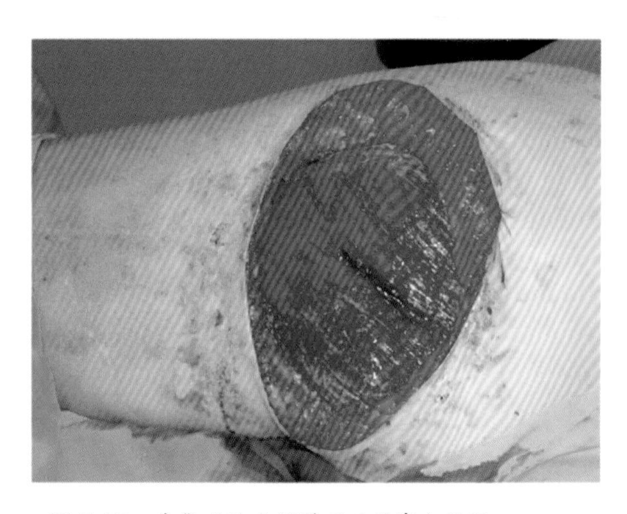

• 图 5.15　采集后的左侧臀下动脉穿支供区

吻　合

将臀部皮瓣转移至胸部，注意将血管蒂与受区血管平行，不要出现任何扭转、打折和张力。在双侧臀皮瓣手术中，通过将臀皮瓣植入受区囊袋中，并且在皮瓣摆放位置最佳时观察蒂进入皮瓣的位置来决定在每个受体部位使用哪一侧的皮瓣（如右臀皮瓣到右胸或右臀皮瓣到左胸）。受区血管在内侧位置可以允许将皮瓣插入到最需要乳房体积的内侧位置。将臀部皮瓣暂时缝合到胸部皮肤上，以防止其移位及导致吻合口的任何牵扯或撕脱。用显微镜将臀部皮瓣的血管与胸部受区血管吻合。首先使用吻合器吻合静脉。使用一种连接装置将静脉撑开比缝合更快。动脉用尼龙 9-0 缝线手工吻合（图 5.16）。通过观察吻合口近端的受区静脉充盈情况来检查静脉通畅程度，在血管蒂的远端检查动脉搏动和手动多普勒信号。在皮肤上确认臀动脉穿支和静脉的手动外部多普勒信号并用缝线标记。检查皮瓣的颜色和皮瓣毛细血管再灌注情况。在某些情况下，SGAP 蒂很短，小于 6cm，此时可以通过取出肋软骨获得更长的内乳血管长度。

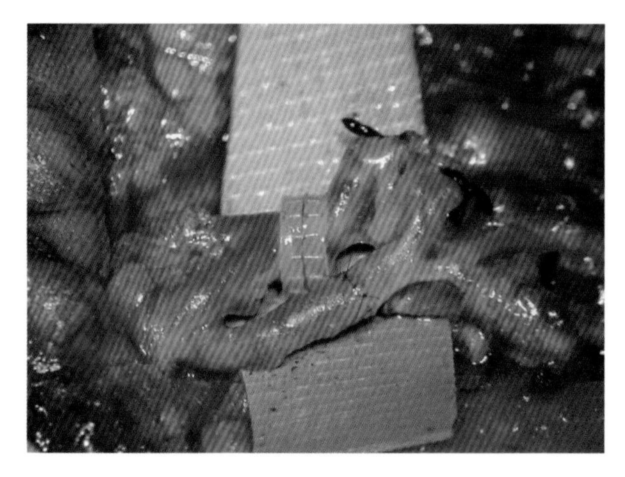

• 图5.16　吻合臀动脉穿支皮瓣血管与受体胸部血管，静脉耦合和动脉手工吻合术

皮瓣植入

臀部皮瓣脂肪与皮肤的比例较高，脂肪可能更柔软、更结实，使其在乳房重建时不那么柔韧。在某些患者中，可用的皮肤量可能少于

腹部皮瓣，但是如果医生有适当的计划和可行的预期，这些问题是可以解决的。

将多余的皮瓣表面皮肤去表皮化，用可吸收缝线缝合并固定皮瓣，留置引流管。留下的臀皮瓣岛状皮肤可用于皮瓣监测，并可用于未来的乳头重建。患者手术后可使用支撑性胸罩。

术后护理和预期结果

应用敷料封闭切口，使用压力衣来控制臀部供区的水肿并限制无效腔形成。手术和苏醒后，由训练有素的护理人员将患者转移到硬板床上。第1个小时每15min进行一次皮瓣检查，第2个小时每30min进行一次皮瓣检查。皮瓣检查间隔时间定期延长，直到出院。皮瓣检查包括使用手持多普勒通过皮岛评估动脉和静脉信号，以及评估皮瓣颜色、皮肤紧张度、毛细血管再灌注时间以及充血或肿胀的征象。术后第1个24h内患者保持禁食、禁饮并卧床休息。手术后第2天早上，规律进食早餐，拔出Foley导尿管，患者下床活动。通常情况下，允许患者在术后第3天淋浴并出院，出院后口服抗生素和镇痛剂。留置引流管，直到每天的引流量少于30cc。供区穿压力衣2周以减少血清肿和水肿。

建议患者在术后1个月内不要进行举重或剧烈活动。大多数患者随后能够重返工作岗位。在恢复期可使用非甾体抗炎药和对乙酰氨基酚控制疼痛。

并发症处理

GAP皮瓣的总体并发症发生率较低。在有问题血管损害的情况下，皮瓣的临床检查结果最终决定了是否需要返回手术室。当需要时，在显微镜下对静脉和动脉吻合进行仔细检查并修整。如果没有其他出血迹象，通常在吻合口翻修期间静脉推注全身性肝素。皮瓣回缩率和损失率分别小于5%和1%。一种常见的并发症是供区的外形畸形，可使用脂肪移植矫正这种畸形。如果发生血清肿，则进行经皮抽吸或超声引导下引流。脂肪坏死、供区猫耳畸形、臀部轮廓不规则、伤口裂开、伤口感染和乳房不对称也是潜在的并发症。任何遗留的问题都将在第二次翻修手术中得到解决，脂肪移植可以增加体积和纠正不对称区域，或修整局部皮瓣移位。极少数情况下，如果在取臀下皮瓣期间股后皮神经受到牵拉，患者可能会出现暂时性感觉异常。

二期手术

二期手术可以在一期手术后2~3个月依情况进行。大多数患者需要对重建的乳房或供体部位切口或两者同时进行二期翻修。对重建的乳房进行调整以改善对称性。可能需要用皮岛重建乳头。在我们的临床实践中，越来越多的患者受益于保留乳头的乳房切除术，因此根据乳头的活性，最早在术后第1周就可移除用于监测的臀肌皮瓣皮岛。也可以对供体部位进行调整，例如切除“猫耳”或进行抽脂以使外形光滑。在乳头重建后约6周进行乳头和乳晕文身，并且可能需要2~3个疗程，因为文身会随着时间的推移而褪色。

病例展示

病例 5.1

一位41岁的患者，行单侧乳房切除术后，有假体植入失败病史和腹部供区组织量不足。该患者有令人满意的臀下组织。

病例 5.1.1 患者的左侧臀下动脉穿支皮瓣供区的术前（A）和术后1周（B）照片。

病例 5.1（续）

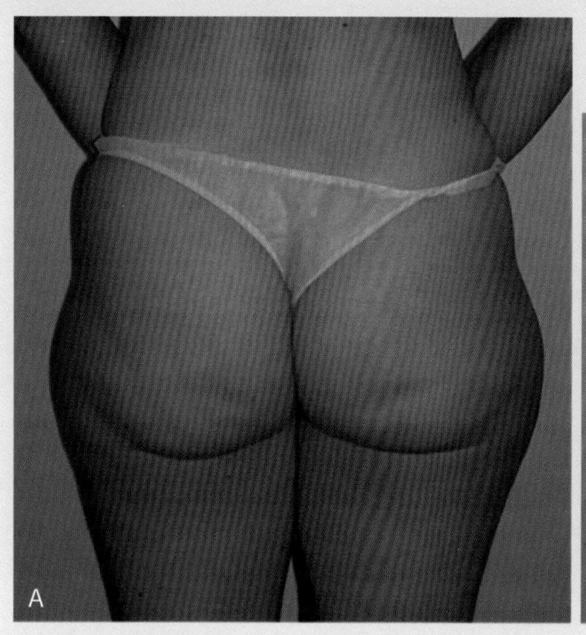
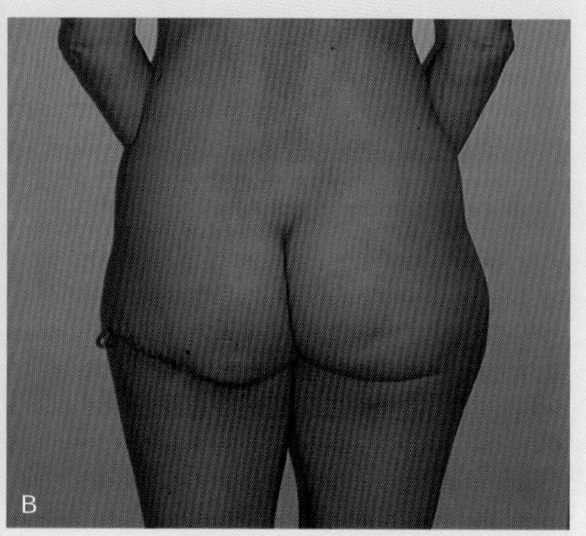

• 病例 5.1.1

病例 5.2

一位 47 岁的患者，行双侧乳房切除术后状态，有多次腹部手术史且上臀组织充足（病例 5.2.1）。双侧臀上动脉穿支皮瓣供区术后外观见病例 5.2.2。病例 5.2.3 和 5.2.4 显示了双侧 SGAP 乳房重建的术后正位和斜位外观。

病例 5.2.5 一位 42 岁的患者的术前（A）和术后（B）照片，*BRCA*1 阳性，进行了预防性双侧保留皮肤的乳房切除术并且获益于双侧臀下动脉穿支皮瓣。患者未进行放化疗，没有任何并发症。双侧臀下动脉穿支供区的术前（A）和术后（B）外观见病例 5.2.6。

病例 5.2（续）

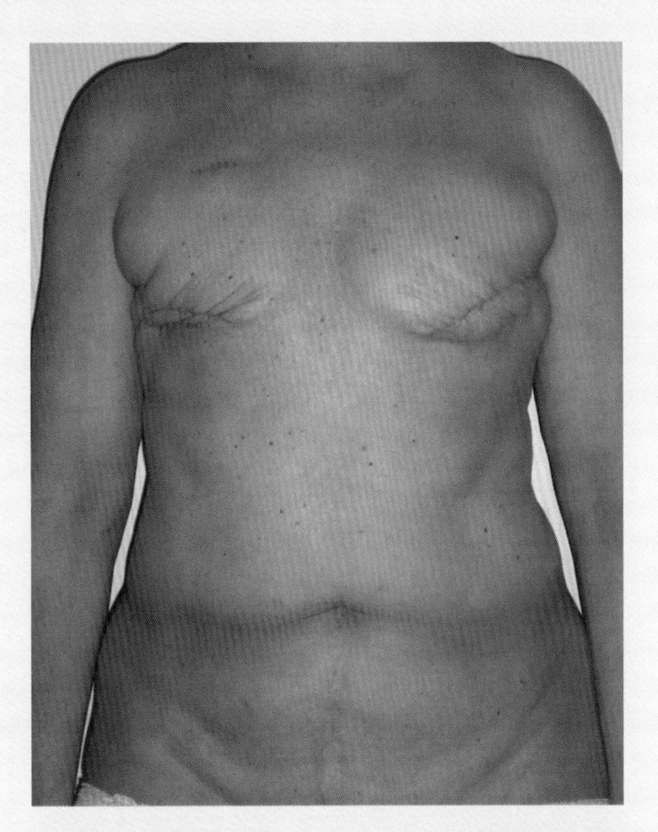

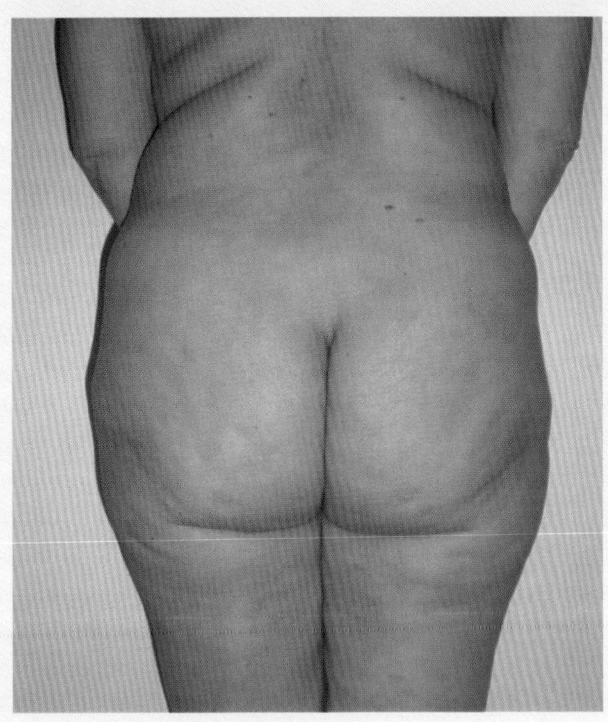

• 病例 5.2.1

病例 5.2（续）

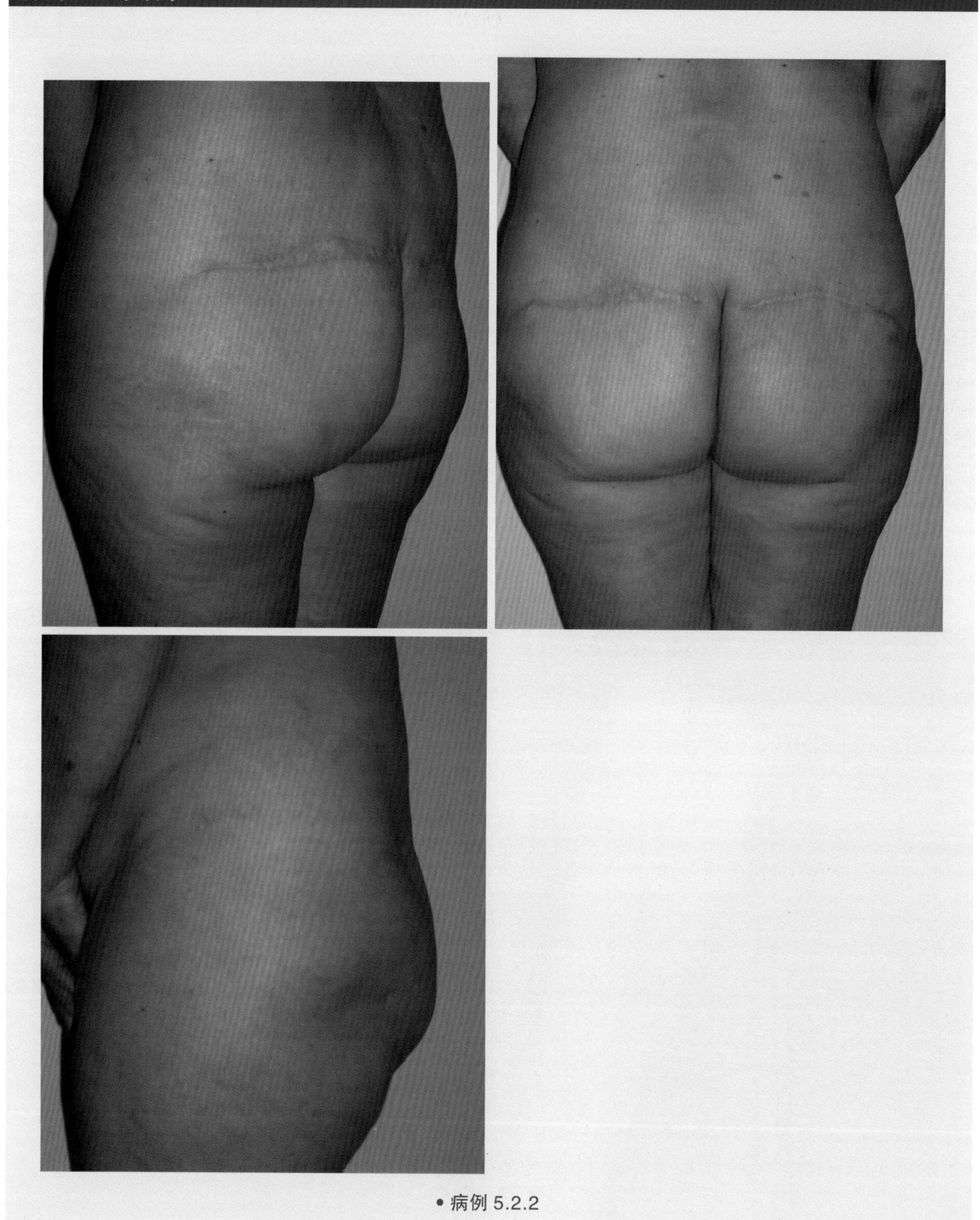

• 病例 5.2.2

病例 5.2（续）

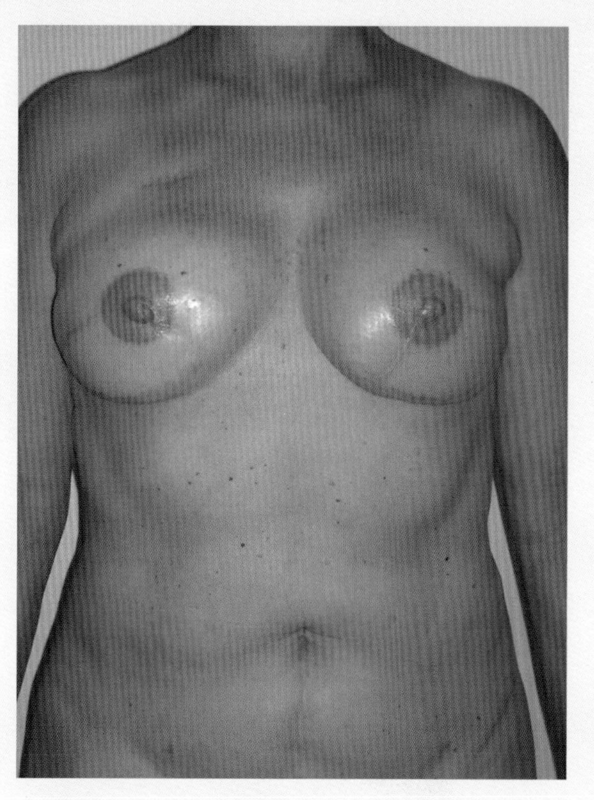

• 病例 5.2.3

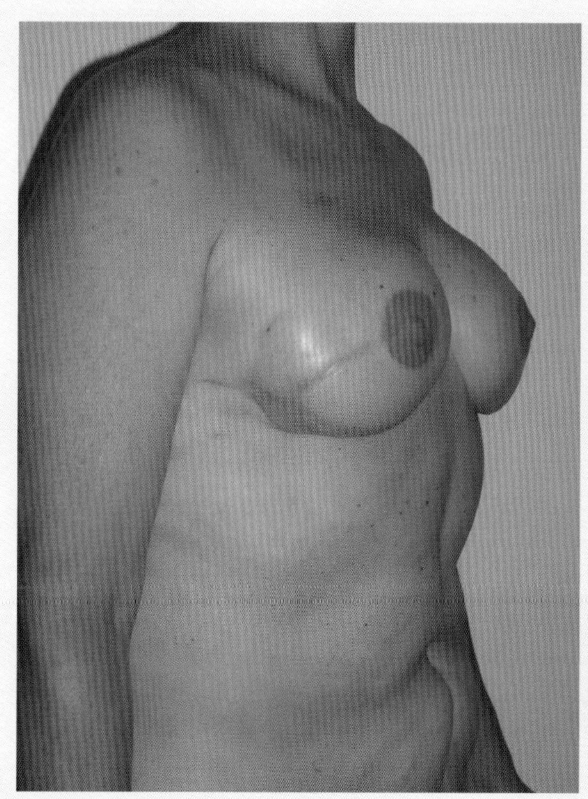

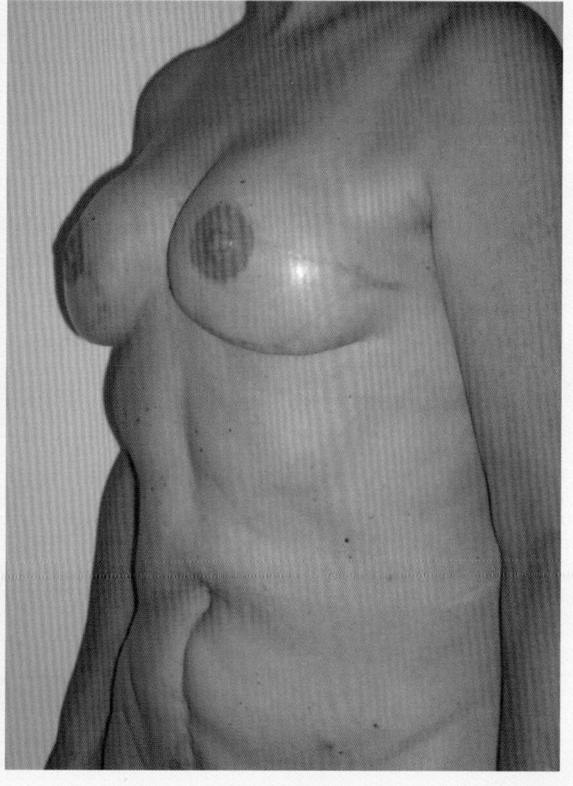

• 病例 5.2.4

病例 5.2（续）

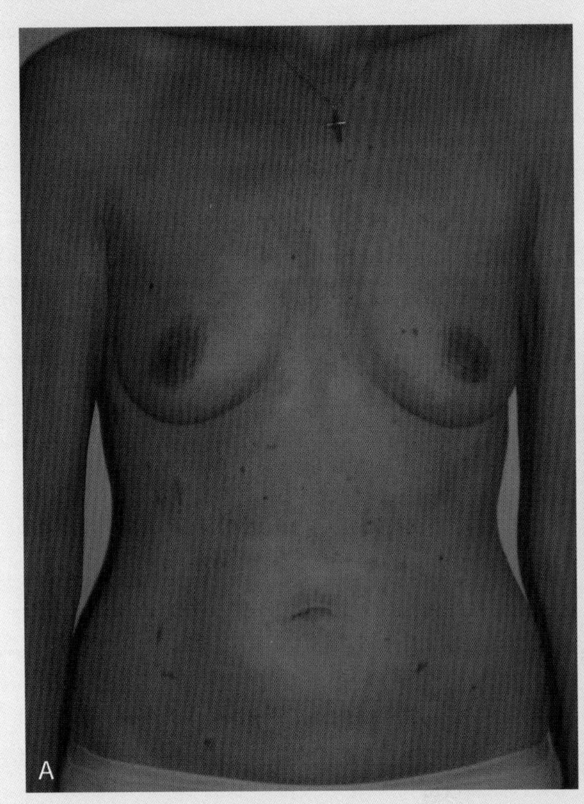

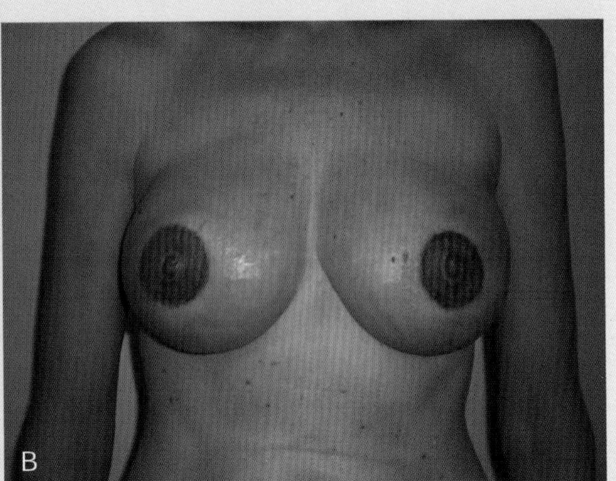

• 病例 5.2.5

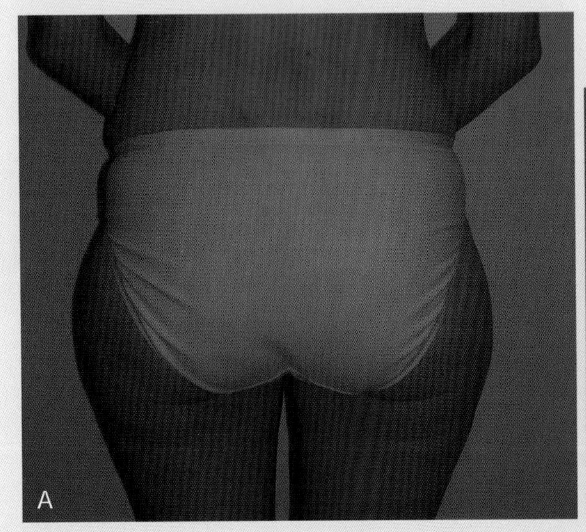

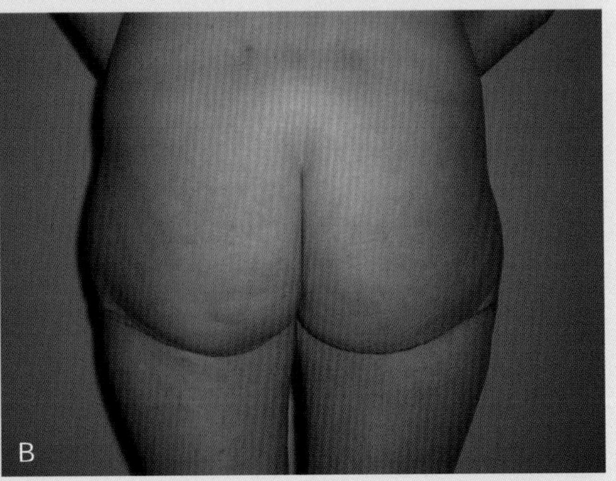

• 病例 5.2.6

病例 5.3

一位39岁的女性患者，BMI为23.5kg/m^2，有双侧乳房切除术史，未行放、化疗，最初用组织扩张器进行乳房重建（病例 5.3.1A），但由于出现不适，她选择了自体乳房重建。

由于该患者没有足够的腹部供区组织，我们建议她使用双侧游离臀上动脉穿支（SGAP）皮瓣。3年随访时拍摄的患者术后照片（病例 5.3.1B）。

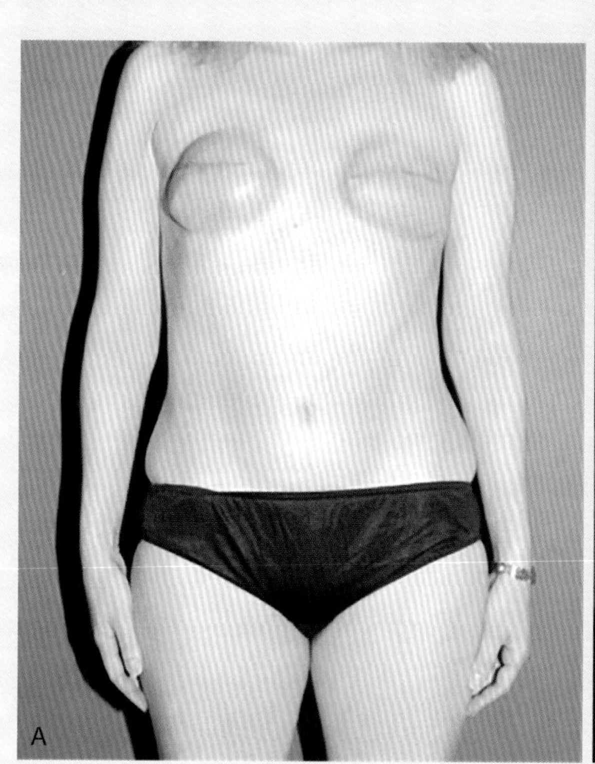

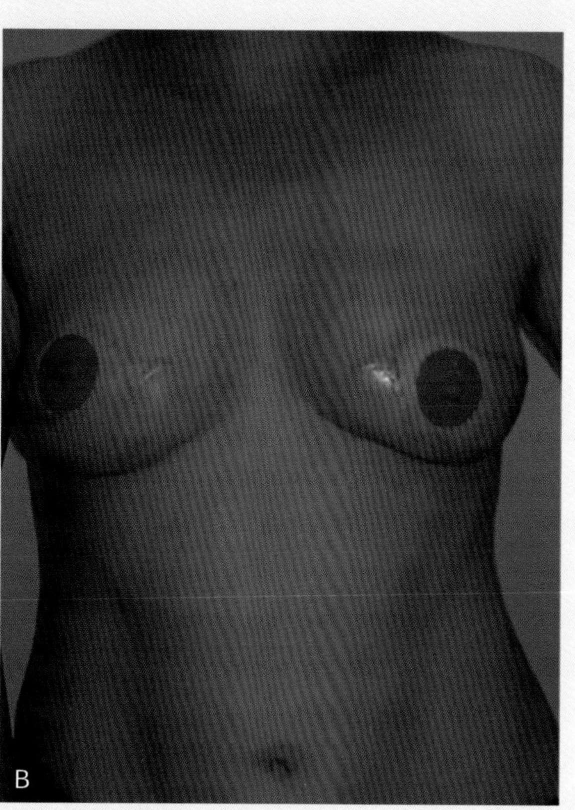

• 病例 5.3.1

总　结

对于腹部不是理想供区的患者，GAP皮瓣是一个很好的选择。随着大腿穿支皮瓣（深动脉穿支和大腿外侧穿支）的发展，我们发现大多数适合GAP皮瓣的女性也适合大腿穿支皮瓣。大腿穿支皮瓣可以在患者仰卧位的情况下获取，蒂长度通常要长得多。供区缺陷在外观上也往往不太成问题。由于这些原因，对于大多数患者，大腿穿支皮瓣在很大程度上取代了GAP皮瓣。然而，总会有一些患者是GAP皮瓣的理想候选者，他们更青睐于GAP的手术瘢痕，或者患者由于先前的手术而不能优先选择其他供区。基于这些原因，GAP皮瓣始终是乳腺外科医生进行乳房重建重要的选择。

成功技巧

- 术前 MRA 对于制订计划手术非常有用。
- 一次从一个肌肉束中取出臀筋膜，直至手术区域。
- 沿着蒂穿过臀深筋膜（必须切开）并越过“Medusa’s head（美杜莎的头）”，以获得足够的蒂以及动脉的长度和直径。
- 解剖至最深处时务必小心操作，以免损伤大的臀深静脉的其中一支。
- 如果在深度解剖过程中出现无法控制的出血，可能需要截断蒂以便于止血。
- 继续解剖直到动脉直径至少为 1.5mm 且蒂长度大于 7cm。
- 在采集蒂之前将动脉与静脉分开。
- 如果蒂长度太短而无法在没有张力的情况下复位，则移除肋软骨。

（王程仕　谢妍妍　周娇　译，
赵穆欣　宋达疆　审校）

参考文献

[1] Koshima I, Moriguchi T, Soeda S, et al. The gluteal perforator-based flap for repair of sacral pressure sores. Plast Reconstr Surg, 1993,91(4):678–683.

[2] Allen RJ, Tucker C Jr. Superior gluteal artery perforator free flap for breast reconstruction. Plast Reconstr Surg, 1995,95(7):1207–1212.

[3] Allen RJ, Levine JL, Granzow JW. The in-the-crease inferior gluteal artery perforator flap for breast reconstruction. Plast Reconstr Surg, 2006,118(2):333–339.

[4] LoTempio MM, Allen RJ. Breast reconstruction with SGAP and IGAP flaps. Plast Reconstr Surg, 2010,126(2):393–401.

[5] Yesilada AK, Sevim KZ, Sirvan SS, et al. Our surgical approach to treatment of congenital, developmental, and acquired breast asymmetries: a review of 30 cases. Aesthetic Plast Surg, 2013,37(1): 77–87.

[6] Bains RD, Riaz M, Stanley P. Superior gluteal artery perforator flap reconstruction for anterior thoracic hypoplasia. Plast Reconstr Surg, 2007,120(7):2125–2126.

[7] Agrawal MD, Thimmappa ND, Vasile JV, et al. Autologous breast reconstruction: preoperative magnetic resonance angiography for perforator flap vessel mapping. J Reconstr Microsurg, 2015,31:1–11.

第 6 章

游离股深动脉穿支皮瓣乳房重建

Juan Jose Gilbert Fernandez, Jennifer Lavie, Torunn E. Sivesind,
Hugo ST. Hilaire ,Robert J. Allen SR

引 言

乳房重建是许多外科医生在整形和重建领域面临的共同挑战。自体组织乳房重建的手术方式有多种选择，比较常见的是腹壁下深动脉穿支皮瓣（deep inferior epigastric perforator flap, DIEP）和臀上、臀下动脉穿支皮瓣（superior and inferior gluteal artery perforator flaps, SGAP、IGAP）。尽管后一种供区部位进行了改进，但特定的重建需求和身体习性有时需要寻求另一个供体部位，从而使大腿内侧皮瓣作为供区得到了发展，进一步来说，这种方法是基于股深动脉系统。

先驱作者在 2010 年第 13 届穿支皮瓣国际课程上首次介绍了使用股深动脉穿支（profunda artery perforator, PAP）皮瓣进行乳房重建。患者是一位 52 岁的女性，之前曾尝试使用植入物（假体）和横向腹直肌皮瓣进行乳房重建，但失败了。由于患者的大腿后部组织较多，Allen 医生决定进行第一例大腿后 PAP 皮瓣显微外科乳房重建。这一方案是基于先前一些外科医生以及解剖学家关于股深动脉系统对大腿后上部血液供应的解剖研究工作。PAP 皮瓣已成为乳房重建皮瓣创新的一种补充。

已证实 PAP 皮瓣有固定的解剖结构和血液供应，具有足够的穿支血管管径，与内乳血管、胸背部血管匹配、吻合。此外，因皮瓣不仅可以设计成椭圆形，还能以锥状塑形适应乳房的自然轮廓，或者以堆叠方式形成一个完整的乳房，从而塑造出极佳的美容结局。

供区的横向切口会隐藏于臀皱褶处，垂直切口会隐藏于大腿内后侧过渡处。和其他所有显微游离组织移植一样，PAP 皮瓣也有其缺点，但根据研究报告，与其他自体组织乳房重建相比，其并发症发生率总体偏低且在可接受的范围内。

本章我们将重点介绍 PAP 皮瓣的使用指南，讨论选择 PAP 皮瓣进行乳房重建的适应证和禁忌证，如何正确评估适合手术的患者、手术技术以及术后护理。此外，我们将提供 PAP 皮瓣应用案例，以及手术技术的变化，包括横向切口、垂直切口的选择，作为堆叠式皮瓣、包括在 DIEP 皮瓣和 PAP 皮瓣一并切取的“四瓣（four flap）”自体乳房重建术中的应用。最后，我们将讨论一些可能的并发症和如何避免这些问题，以及针对术后患者的短期和长期管理方案，包括为改善美学效果而进行二期手术的必要性。

适应证和禁忌证

尽管 DIEP 皮瓣一直是显微外科乳房重建的首要选择，但在某些情况下，PAP 皮瓣也会成为一个更有价值的选项。PAP 皮瓣的适应证包括有腹部手术史和（或）腹部组织少的体形偏瘦的患者[1]，不希望用腹部组织进行重建的患者，或者不想要前腹部出现瘢痕的患者[1]。所以 PAP 皮瓣成了理想的选择供区，尤其是因其不明显的供区瘢痕。PAP 皮瓣可在各种体重指数的患者身上获取；小到中等体积的乳房和腰部以下多余的身体脂肪是合适的手术患者[1]。同时，PAP 皮瓣现也已应用于不同的重建场景，如下肢和头颈部重建[2]。PAP 皮瓣无主要禁忌证，但是在有髋关节外展受限或有臀下皱褶区手术史的患者中应用有一定的局限性。

术前评估和特别注意事项

虽然已证明 PAP 皮瓣有固定的解剖结构，但是术前影像学检查对于制订手术计划依然至关重要。目前的影像学技术对识别切取皮瓣所需的穿支血管作用很大，例如 CT 血管造影（CTA）和核磁共振血管造影（MRA）[3-5]。Saad 等基于尸体解剖和 CT 扫描证明了 PAP 固定的解剖结构，显示穿支血管供应大腿内侧和后部皮肤以及臀部皱褶下方的皮下组织。识别这些穿支已经成为 PAP 皮瓣手术计划的标准（图 6.1）。

应使用薄层高分辨率扫描仪进行 CTA 检查。当患者处于俯卧位时，应在臀部皱褶处做一个标记，这将有助于为皮瓣设计提供穿支位置的准确测量。这些穿支在股薄肌后方经大收肌被确认为肌皮穿支或肌间隔穿支。

手术技术

解剖学

PAP 皮瓣具有非常固定的解剖结构。股深动脉分支在腹股沟韧带下 3.5cm 的股动脉外侧，再从总分支分成内分支和外分支进入大腿后室。第 1 穿支供应大收肌，第 2 和第 3 穿支供应半膜肌、股二头肌和股外侧肌。

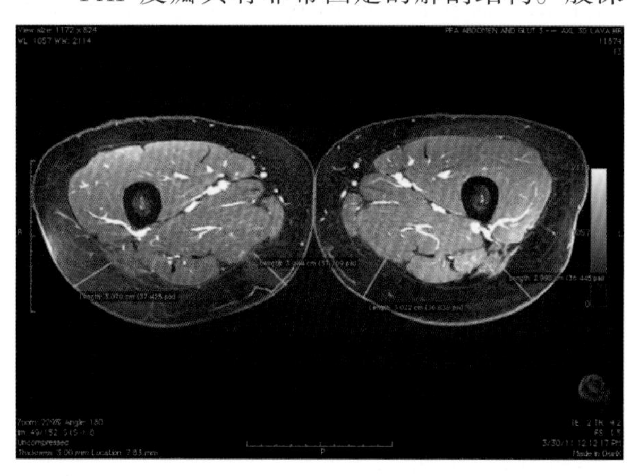

• 图 6.1 建议所有患者术前使用磁共振血管造影或 CT 血管造影进行穿支导航和解剖分析，从而减少手术时间，同时 MRA 还可以在术前测量脂肪垫厚度

许多固定的穿支再结合术前影像学检查结果，使皮瓣切取的设计具有多样性。因此，尽管普遍使用横向皮瓣设计，但也有纵向和斜形设计皮瓣的成功应用。

术前标记

横向皮瓣设计

影像学是正确设计皮瓣的关键。根据手持式超声多普勒标记穿支。典型的皮瓣上缘在臀皱褶下 1cm 处，下缘在上缘下方 7~8cm 处以保证皮瓣的宽度。一个椭圆形皮瓣横向通常约 27cm，向前延伸至长收肌（图 6.2）。

纵向皮瓣设计

通过术前影像确定纵向股深动脉穿支（vertical PAP, VPAP）皮瓣穿支，通常在患者截石位下用手持式超声多普勒进行定位、标记穿支。股薄肌的后缘设计为皮瓣的前部，这样可以在穿支不足的情况下保有最大限度的多样性，该皮瓣可转化为纵向股薄肌皮瓣。皮瓣宽度不应超过 8cm，但可根据患者特定的皮肤松弛度而变化（图 6.3）。

皮瓣解剖

进行皮瓣解剖时，患者以仰卧“蛙腿”位或截石位为佳。截石位是纵行皮瓣设计的首选。对于横向皮瓣游离，首先沿设计线切开皮瓣的前部，然后剥离至浅筋膜层。为了确保皮瓣组织最大化，在初始解剖时可以选择保守的斜切，但是应该限制在上斜面剥离，以避免破坏下臀部和臀部皱褶。从股薄肌上方进入筋膜层，向前侧牵引拉开股薄肌，再切开大收肌筋膜。优势穿支通常位于股薄肌后缘 2~3cm 处。经大收肌深处进行标准穿支分离技术继续分离，以获得所需的血管蒂长度和血管口径。血管蒂长约 10cm，血管口径为 2.3~2.7mm。

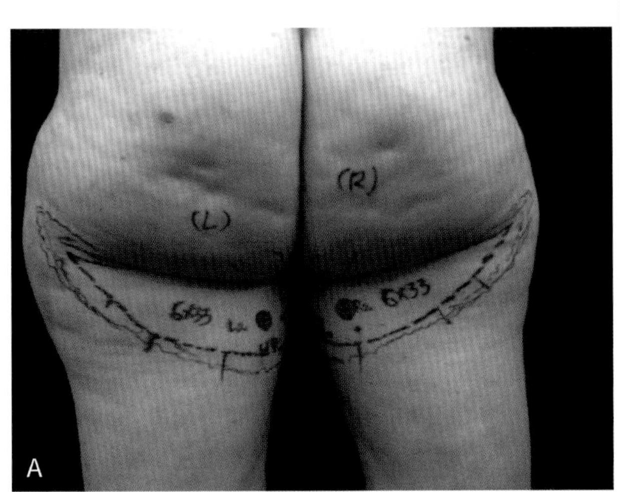

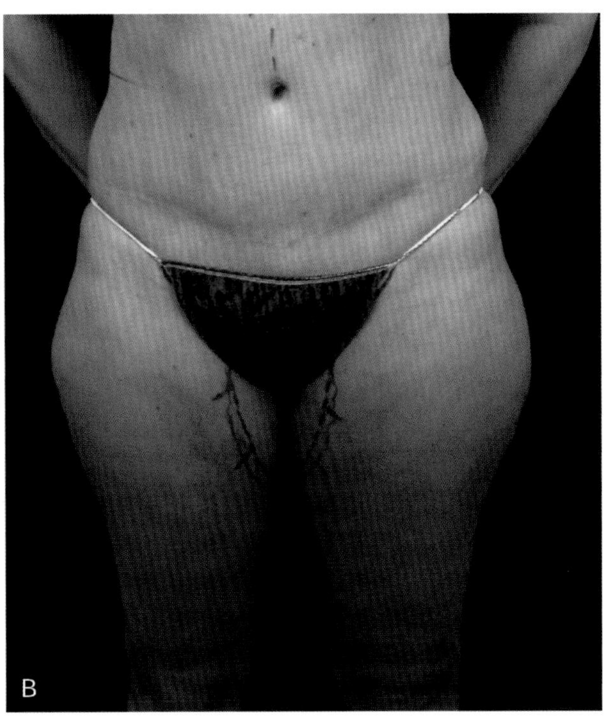

• **图 6.2** A、B. 一位 44 岁女性患者，因左侧低分化乳腺癌行双侧乳房切除术后，双侧横向股深动脉穿支皮瓣的术前标记

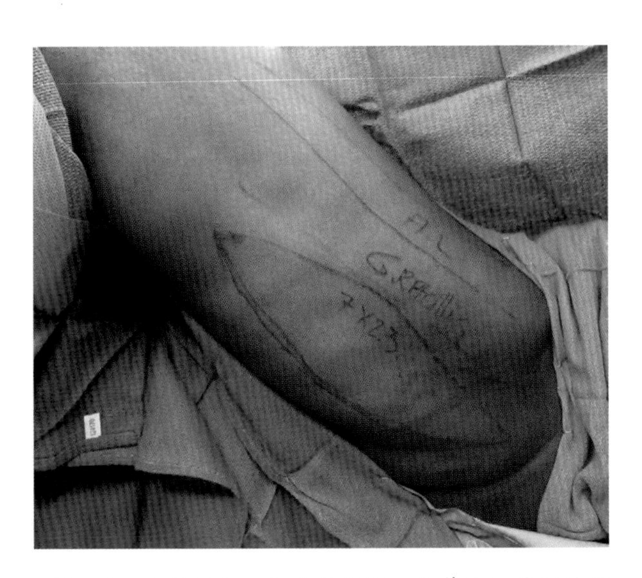

• **图 6.3** 术前标记，标出长收肌、股薄肌和要取的椭圆形纵向股深动脉穿支皮瓣

如上所述，纵向皮瓣切取时沿股薄肌后缘切开，不用通过斜切皮肤剥离肌肉筋膜，而是利用双极电灼术由前向后进行剥离、获取皮瓣。确定了主要的穿支血管后，继续以标准方式进行解剖，游离血管蒂直至股深血管发出分支处。纵向皮瓣与横向皮瓣的血管蒂长度相似，长约 10cm，血管口径为 2.3~2.7mm（图 6.4~ 图 6.6）。

显微血管吻合

根据手术医生的偏好以及血管解剖，微动脉血管吻合术采用 9–0 或 8–0 尼龙线间断或连续缝合。静脉通常用 2~3mm 的吻合器吻合。

皮瓣摆放

皮瓣以横向的方式摆放，锥形塑形成乳房。当与 DIEP 皮瓣组合成叠式时，其最佳摆放位置是乳房下皱襞处，以填充和形成乳房下极。随后根据需要和最后的放置方式进行皮瓣去表皮化。

供区关闭

采用多层缝合方式关闭供区，同时放置引流管并进行加压包扎。

术后护理和预期结果

PAP 皮瓣的术后护理与其他显微血管游离组织移植术类似，即术后需要监测皮瓣的颜色、质地、温度和毛细血管充盈的变化，平均住院时间为 2~4d[1]。鼓励患者在术后第 1 天下床活动，拔出 Foley 尿管，停止输液。建议日常使用带有

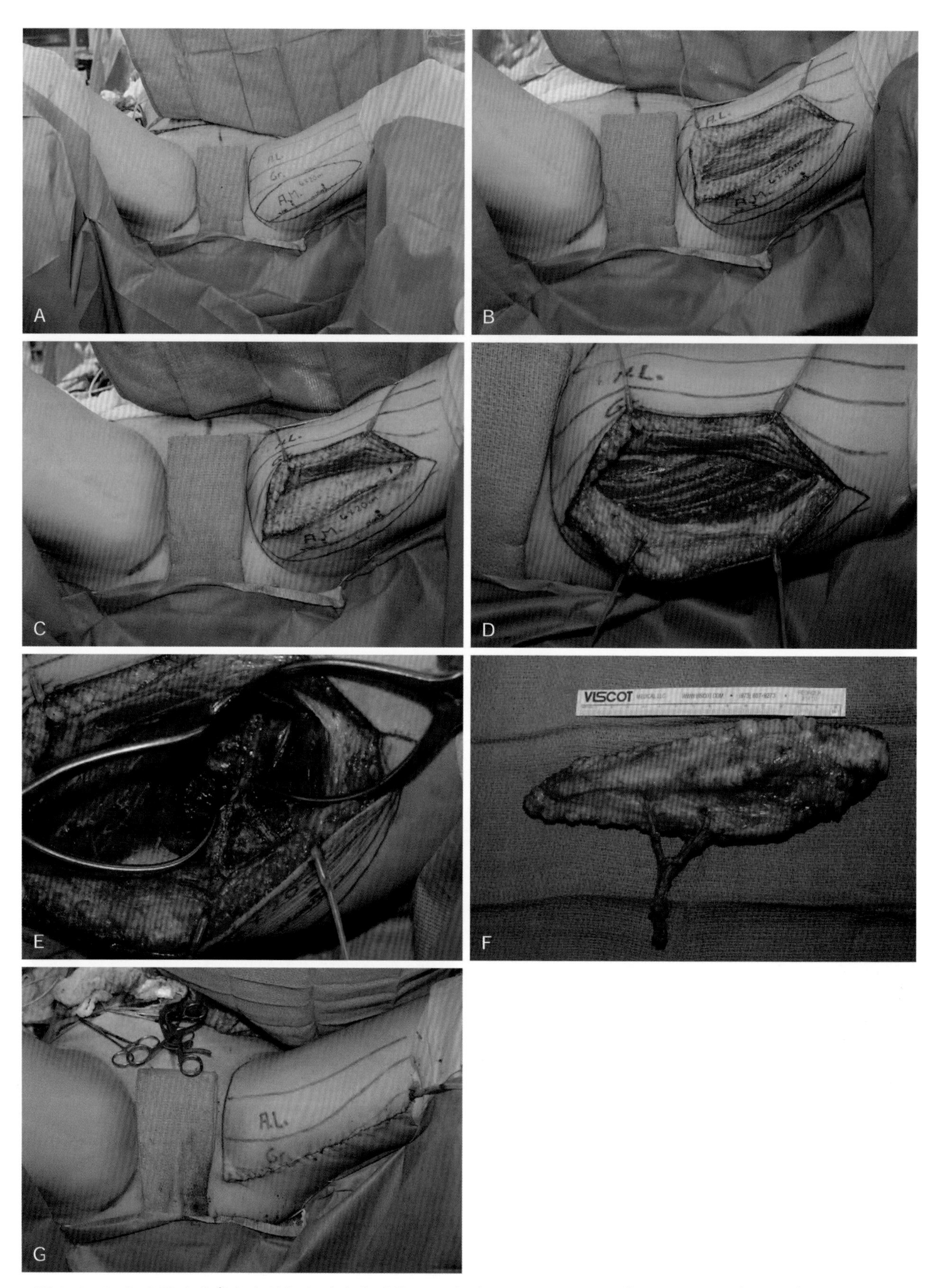

• **图 6.4** 纵向股深动脉穿支皮瓣切取的术中图像。A. 术前标记。B. 显露股薄肌。C. 向前牵开股薄肌，显露大收肌上方的筋膜。D. 切开大收肌上方的筋膜，显露穿支。E. 逆行解剖穿支直至股深血管主干。F. 切取皮瓣展示。G. 缝合关闭供区

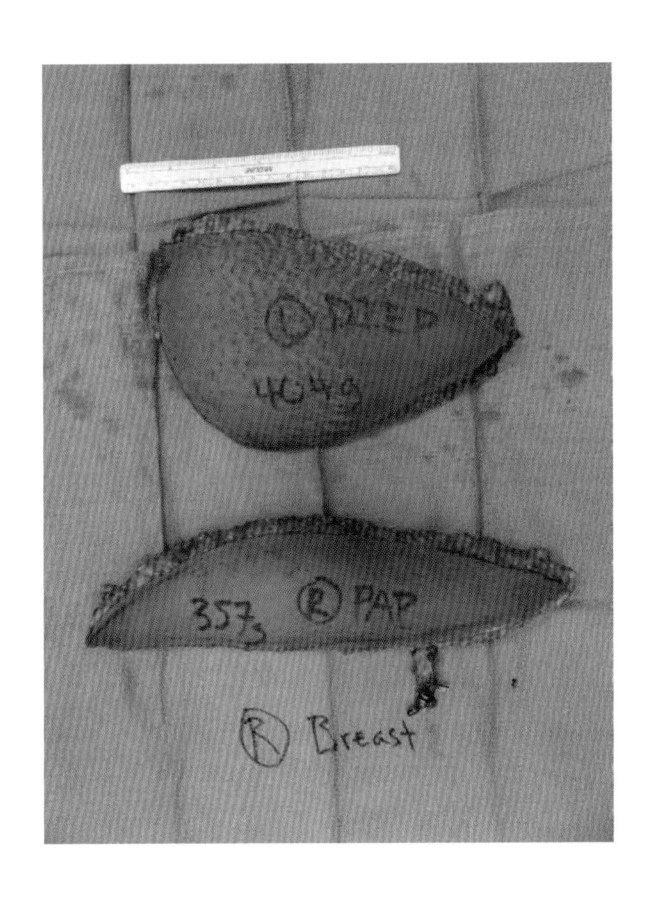

• 图 6.5 腹壁下深动脉穿支－纵向股深动脉穿支（DIEP-VPAP）组合皮瓣中堆叠皮瓣的方向。当使用股深动脉穿支皮瓣来补充腹壁下深动脉穿支（DIEP）皮瓣乳房重建的体积时，我们更喜欢以堆叠的方式使用它，将其置于DIEP皮瓣之下，充当乳丘的角色。APAP以顺行的方式将其与内乳血管系统近心端吻合，DIEP以逆行的方式与内乳血管系统远心端吻合。在乳房重建中的重要步骤是，在摆放皮瓣前，明确乳房下皱襞位置，使得堆叠皮瓣充盈体积和形成乳房轮廓

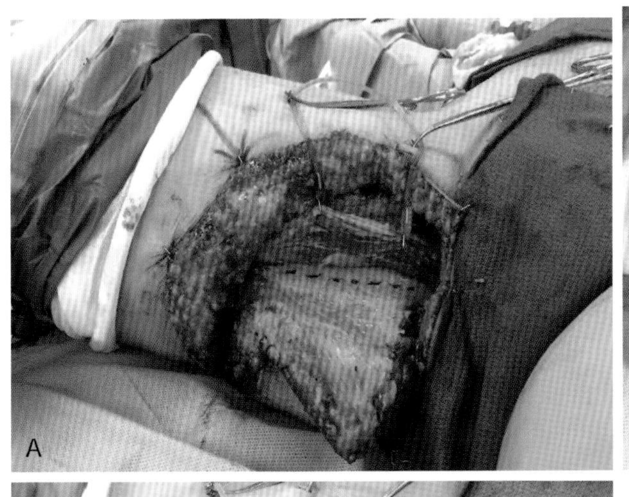

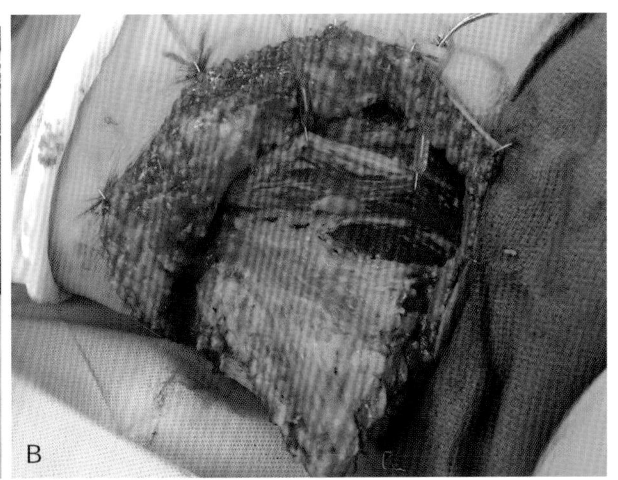

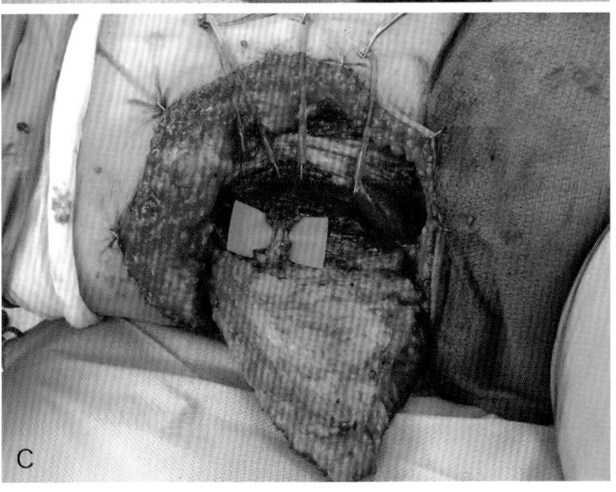

• 图 6.6 A~C. 切取横向股深动脉穿支皮瓣的术中图片

软垫的座椅和马桶 2~6 周，以减少大腿供区的不适[1]。预估恢复时间为 2~3 个月。还需要评估是否需要修整手术，包括乳房轮廓不规则和体积问题的矫正，以及皮瓣供区瘢痕不规则或轮廓异常，这些通常需要二期手术来达到最佳的美学效果。

并发症处理

报道的 PAP 皮瓣移植并发症很少，但与其他显微血管游离组织移植一样，其也会存在血管受损和脂肪坏死的风险[1]。报道的其他并发症还包括供区血清肿、血肿和伤口裂开[1]。在横向皮瓣设计中也会出现大腿后侧皮肤紧绷和神经麻痹。如果在剥离时注意保持在筋膜浅层，则可通过保留股后皮神经避免造成神经麻痹[1]。在这类手术中，还没有皮瓣完全丢失的情况出现。脂肪坏死的风险与先前描述的其他游离皮瓣乳房重建相似。

供区通常耐受性良好。最常见的供区并发症是伤口裂开。在这类手术中，我们还没有遇到大于 2cm 的伤口裂开。其他可能的并发症包括蜂窝织炎、血肿和血清肿。有报道横向设计的 PAP 皮瓣出现了特殊的并发症，为术后 4~6 周内坐下困难。患者可能出现大腿后侧偶发性感觉丧失，会随着时间的推移恢复。

二期手术

在游离皮瓣乳房重建中，常用二期手术来改善乳房的外形和供区的外观。将脂肪移植到皮瓣组织和受区乳房皮罩是最常见的二期手术，其他二期手术包括乳头修复、皮岛切除和供区的瘢痕修整。当皮瓣体积不足时，偶尔会用脂肪移植来增加皮瓣的体积[1]。

总　结

PAP 皮瓣是显微外科乳房重建的第 2 种选择，可以单独使用或作为堆叠皮瓣使用。它已被证明具有固定的解剖结构，术前影像评估的使用有助于其更好的游离。提前通过影像导航识别穿支血管可使皮瓣解剖更快并更可预测，还降低了这类显微外科手术的并发症发生率。PAP 血管可以很好地和受区内乳血管或胸背血管匹配。切取的组织很容易塑形，获得令人满意的乳房外形。供区的瘢痕通常隐蔽性好，患者可以在术后早期下床活动。PAP 皮瓣的另一个优点是，手术现在通常是在仰卧的“蛙腿（frog-legged）”位或马镫（stirrups）位进行，这允许两组医生同时开始手术，加快了手术进度，减少了麻醉时间。在显微外科乳房重建中 PAP 皮瓣是一个很好的选择，因为其血管蒂够长、血管口径良好，可以自然锥形塑形，并且供区瘢痕隐蔽。当腹部皮瓣不可用或需要堆叠皮瓣提供更多的组织量时，我们推荐将 PAP 皮瓣作为一个极好的显微外科乳房重建的皮瓣选择。

病例展示

病例 6.1

一位 44 岁的患者，先前因左侧乳房浸润性导管癌行左侧臀动脉穿支（GAP）皮瓣重建手术失败。同时患者接受了预防性保留乳头的右侧乳房全切术，移除剩余的左侧 GAP 皮瓣和双侧 PAP 皮瓣（病例 6.1.1，病例 6.1.2）。

病例 6.1（续）

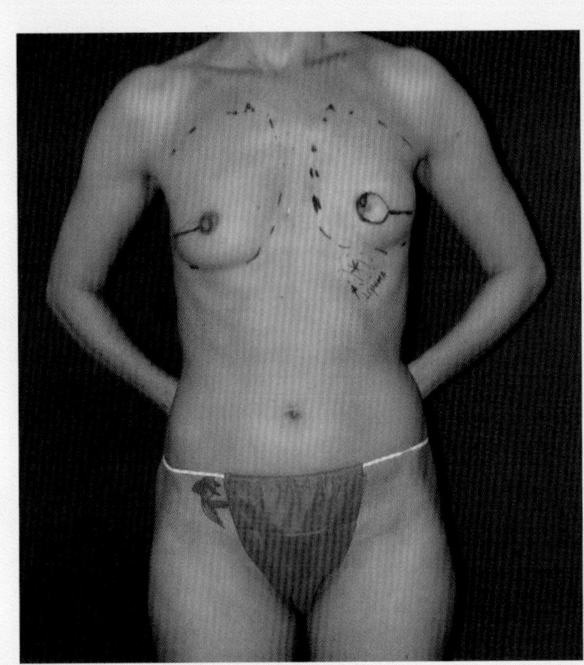

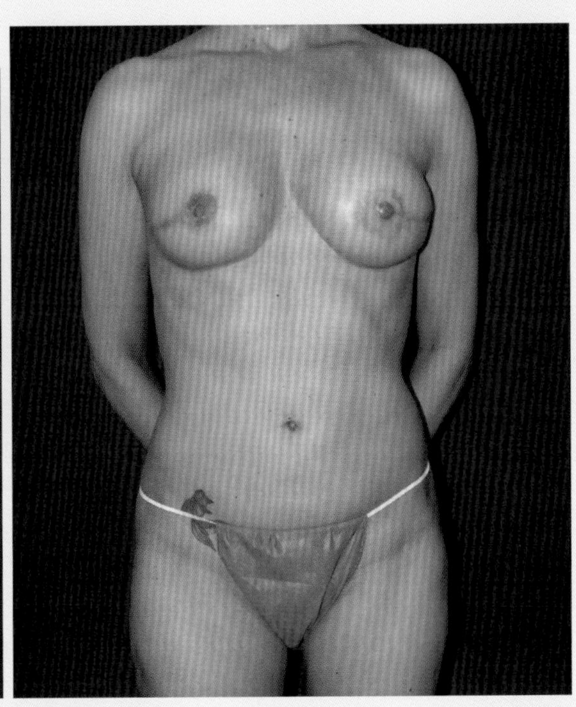

• 病例 6.1.1

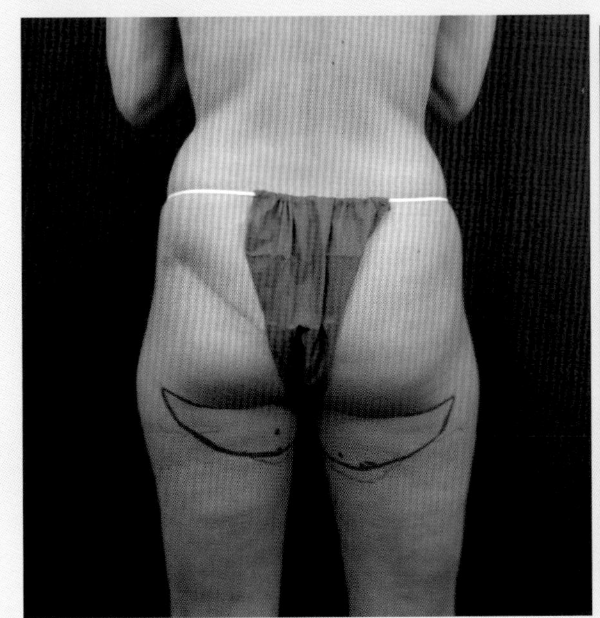

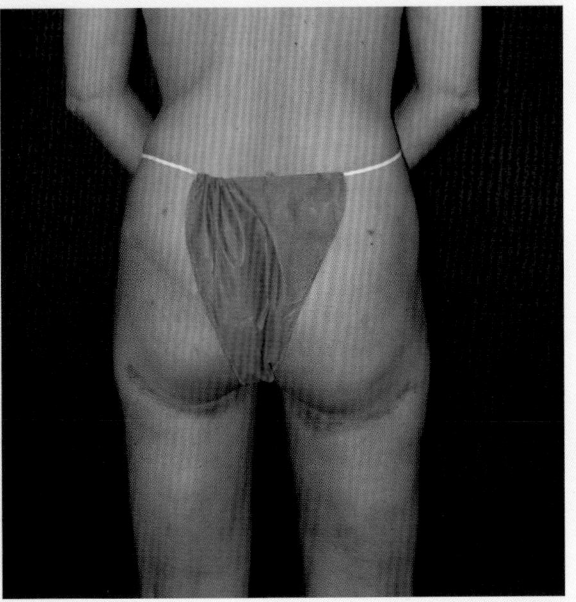

• 病例 6.1.2

病例 6.2

一名 49 岁的患者，既往有多次乳房手术史，包括双侧隆乳手术、隆乳修复手术和乳房上提固定术。在确诊左侧乳房伴导管和小叶特征的浸润癌后，她提出自体重建要求。行双侧保留皮肤的乳房切除术后采用双侧叠式 DIEP-VPAP 皮瓣乳房重建（病例 6.2.1，病例 6.2.2）。

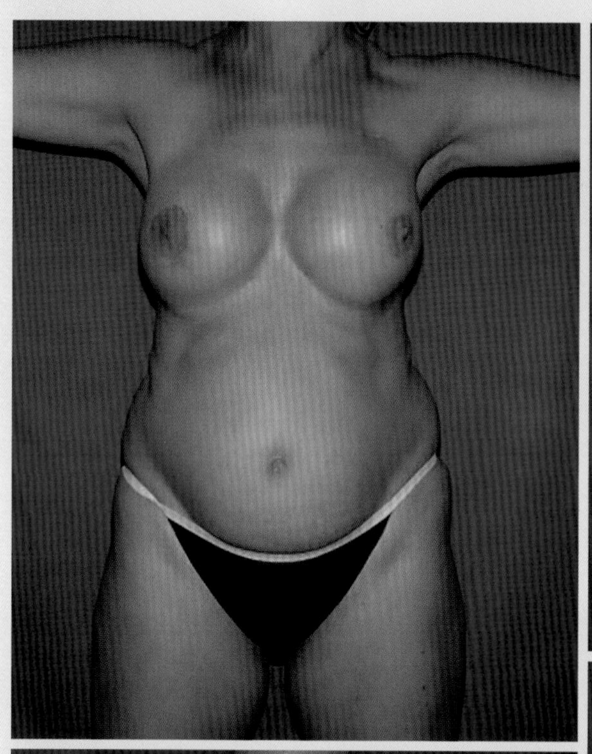

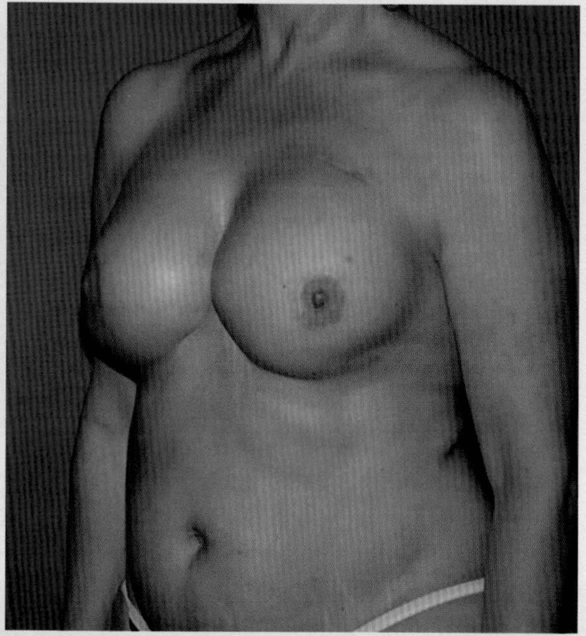

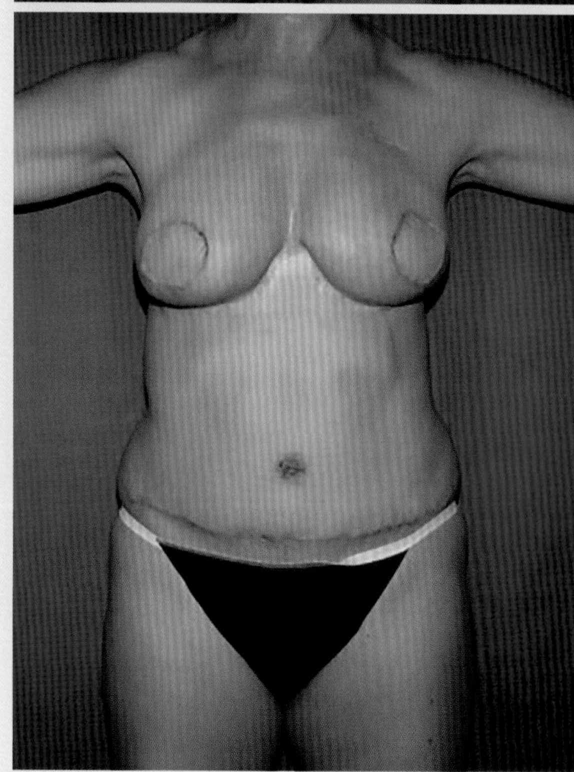

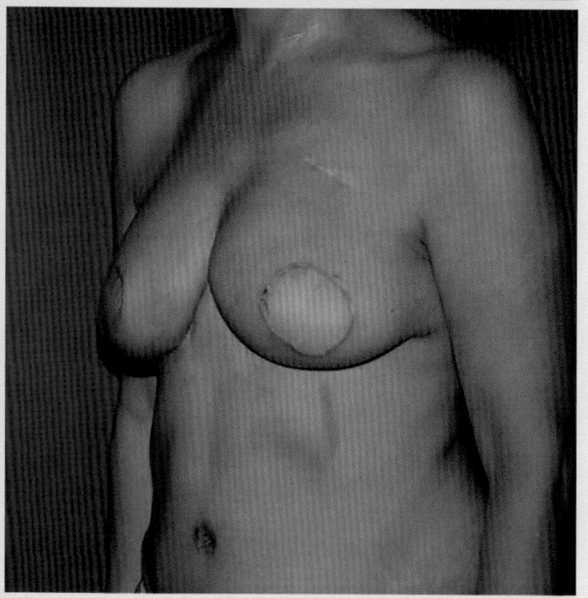

• 病例 6.2.1

病例 6.2（续）

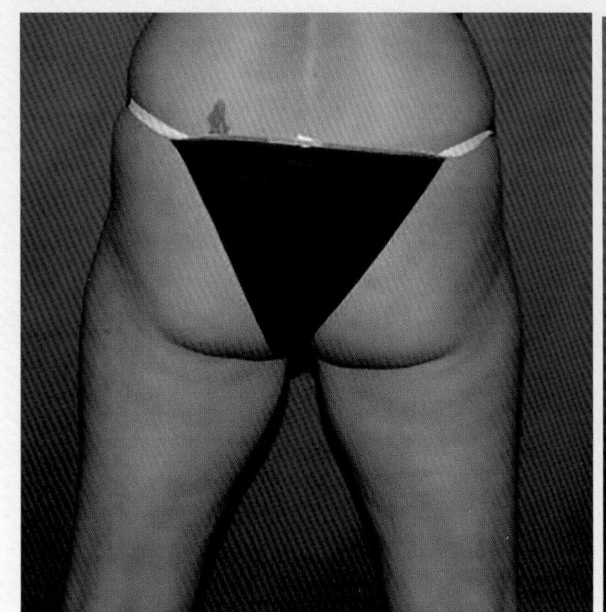
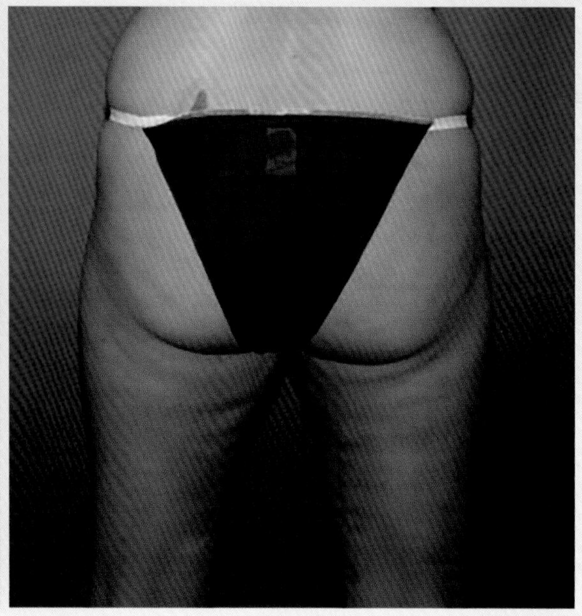

• 病例 6.2.2

成功技巧

- 合适的患者一般体形偏瘦，乳房较小，腹部不可作为供区。
- PAP 皮瓣包括纵向设计和横向设计。
- 术前影像对于皮瓣设计和游离解剖穿支非常重要。
- 截石位或“蛙腿位”允许在行乳房切除术时同时切取皮瓣。
- 在游离皮瓣时应限制斜切以避免供区轮廓畸形。
- 血管口径与内乳血管系统应非常匹配。
- 平均血管蒂长度为 10cm。
- PAP 皮瓣通常与其他皮瓣联合使用，以堆叠的方式增加乳房体积。

（钟家媛　谢妍妍　徐莉　译，
陈德波　宋达疆　审校）

参考文献

[1] Allen RJ Jr, Lee Z-H, Mayo JL, et al. The profunda artery perforator flap experience for breast reconstruction. Plast Reconstr Surg, 2016,138:968–975.

[2] Mayo JL, Canizares O, Torabi R, et al. Expanding the applications of the profunda artery perforator flap. Plast Reconstr Surg, 2016,137:663–669.

[3] Agrawal MD, Thimmappa ND, Vasile JV, et al. Autologous breast reconstruction: preoperative magnetic resonance angiography for perforator flap vessel mapping. J Reconstr Microsurg, 2015,31:1–11.

[4] Haddock NT, Greaney P, Otterburn D, et al. Predicting perforator location on preoperative imaging for the profunda artery per-forator flap. Microsurgery, 2012,32:507–511.

[5] Saad A, Sadeghi A, Allen RJ. The anatomic basis of the profunda femoris artery perforator flap: a new option for autologous breast reconstruction—a cadaveric and computer tomography angiogram study. J Reconstr Microsurg, 2012,28:381 386.

第 7 章

游离横行股薄肌皮瓣乳房重建

Rudolf F. Buntic

引 言

随着技术的改进和可供选择的皮瓣和植入物（假体）越来越多，整形外科医生和乳房重建患者的选择也越来越丰富，横行股薄肌（transverse upper gracilis，TUG）皮瓣就是其中一种。虽然腹壁下动脉穿支（DIEP）皮瓣通常是自体乳房重建的首选，但并非所有患者都适用该皮瓣，例如有的患者可能存在腹部供区组织量不足、腹部手术史或者患者希望选择不同供区以达到相应部位的减容。此时，非腹部供区，如臀上动脉穿支（superior gluteal artery perforator，SGAP）、臀下动脉穿支（inferior gluteal artery perforator，IGAP），TUG 和股深动脉穿支（profunda artery perforator，PAP）都可以作为选择。SGAP、IGAP 和 PAP，其中每一种穿支皮瓣的供区都有其特征和优势，术者可以充分利用其优势，同时也需要考虑它们的缺点。另一种可供选择的游离皮瓣——TUG 皮瓣，则能为合适的患者提供一种极佳的乳房重建方式，因为该皮瓣的血管蒂走形恒定且直接，体表投影清晰，解剖相对简单，且供区瘢痕不明显。

TUG 皮瓣的获取与其他烦琐的自体组织皮瓣解剖不同，该皮瓣完全基于股薄肌的解剖，且解剖与血供相一致。股薄肌并非功能性肌肉，它的损伤、丢失不会出现明显的功能影响。除此之外，不同于腹部供区组织，TUG 作为供区不会带来腹部膨出、疝等并发症。

虽然 DIEP 和腹壁下浅动脉（superficial inferior epigastric artery，SIEA）皮瓣像腹部整形术一样可以提供额外的美学效果，但 TUG 皮瓣的供区是大腿内侧的多余组织、脂肪以及皮肤，这类额外的获益可使患者和外科医生根据患者的身体情况来选择 TUG 作为供区。

TUG 皮瓣既可用于即刻重建，也可用于延迟重建，并可以选择性地使用皮岛，后期还可以结合假体植入或脂肪移植来增加乳房的容积。针对皮下组织较少的患者，行假体植入或脂肪填充可以扩大 TUG 皮瓣的适应证。此外，还可以通过堆叠两个皮瓣的方式来增加乳房容积，虽然在技术上更具挑战性，但该技术能为不愿意行假体植入或脂肪填充的单侧乳房重建患者提供额外的选择。

适应证和禁忌证

适合做游离皮瓣重建的患者，只要大腿内侧没有创伤或瘢痕就符合 TUG 皮瓣的适应证。TUG 皮瓣最常用于腹部组织不足或有腹部手术史的患者，如腹部整形术、吸脂术或腹部皮瓣重建失败的患者。当然患者的意愿也是适应证之一，选择 TUG 皮瓣的患者通常不希望留下腹部瘢痕。乳房大小适中的患者更适合该手术，适宜的尺寸是中小尺寸的 A 到 B 罩杯梨形乳房，同时要求患者的大腿内侧有足够的组织（图 7.1）。

乳房切除术后即刻和延迟重建均可选择 TUG 皮瓣。如果患者在游离皮瓣重建后发生皮瓣部分丢失导致乳房形状畸形，可以考虑选择

TUG 皮瓣进行修复。植入失败、有慢性乳房创面或放射性骨坏死的患者也可以考虑使用该皮瓣，将股薄肌直接放置在放射性骨坏死的任何部位都是有优势的。

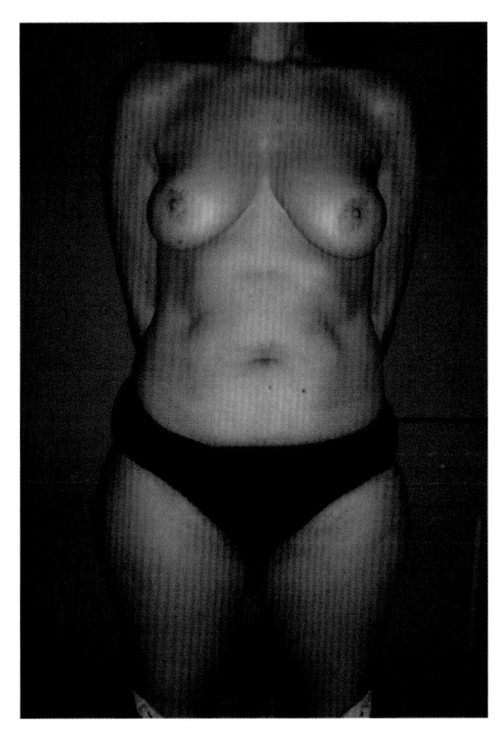

• 图 7.1 “典型”横行股薄肌皮瓣手术患者，其大腿内侧组织过多足以重建患者术前乳房大小或与之接近

此外，在进行任何显微外科手术前，我们都需要考虑患者的基础情况，高龄、营养不良或存在潜在合并症的患者都不适合使用该皮瓣。周围血管疾病和股薄肌蒂病变可能会使皮瓣的动脉钙化。病态肥胖的患者也不适合使用该皮瓣，因为此类患者通常难以通过截石位获取皮瓣。

高凝血障碍史或不能通过医疗手段解决的出血性疾病是此类手术的绝对禁忌证。若患者曾行大腿内侧手术且术中损伤了血管蒂，穿支或皮瓣的设计和选取时应警惕，应避免选择该皮瓣。大隐静脉剥脱的患者也应谨慎选择该皮瓣。有时需要一条次要的静脉辅助皮瓣的静脉回流（如乳腺内血管条件不佳时），有时医生可能会使用皮下隐静脉作为血管桥用于显微吻合。大隐静脉的后支可作为较好的次要引流静脉，类似于 DIEP 皮瓣中的腹壁浅静脉。膝关节和髋关节存在炎症或有关节置换术史的患者都可能存在此类手术问题的隐患。因为获取皮瓣最常用的体位是截石位，所以患者应能进行髋关节和膝关节的移位，而关节灵活性不足将难以完成手术所需的体位。

术前评估和特殊注意事项

TUG 重建患者应遵循其他显微外科手术患者一样的评估标准，即必须有完整的病史和完善的检查，还应注意下肢情况和下肢手术史。患者取直立位，评估其大腿内侧轮廓、脂肪分布和可作为皮岛的多余皮肤。评估大腿上方内侧组织时采用提捏试验，检查组织松弛度和皮下脂肪量。臀部皱褶处也应进行评估，因为皮瓣可向后延伸至此。检查下肢是否有异常，如瘢痕畸形、既往手术史、静脉曲张、不对称或水肿等，也是术前评估的重要内容。

对乳房和胸部的评估可用于了解其与大腿在体积上的匹配性，大腿内侧是否有足够的组织将乳房重建成目前大小，TUG 皮瓣能否提供足够的皮岛填补皮肤缺损，这些都需要进行充分的评估。此外，TUG 通常在所需体积≤500mL 时采用，但如上所述，也可以进行皮瓣下脂肪移植或后期假体植入，同时需要评估行保留皮肤或保留乳头的乳房全切术的可能性。如果整个 TUG 皮瓣不能去表皮，如患者的大腿内侧皮肤多毛，可能需要在后期进行激光脱毛。

尽管术后皮瓣完全丢失的概率很小，但在术前评估中应预先考虑患者在重建失败的情况下应选择何种挽救手术，术前应通过视诊和触诊评估其他游离皮瓣、带蒂背阔肌皮瓣或植入物重建。

应告知满足 TUG 皮瓣重建适应证的患者，TUG 重建后乳房外形仅在穿着衣物时保持正常，但裸体时照镜子仍可见瘢痕。如果计划取单侧供区行单侧乳房重建，术后会出现大腿不对称的情况。此外，大腿内侧组织减少可能会凸显大腿外侧的丰满，如果出现该情况，可以考虑在 TUG 重建后 6 个月（至少 3 个月）行大腿外侧脂肪抽吸术。还应告知患者，TUG 重建与其他重建一样，也可能需要在重建的乳房和供区进行翻修改型手术，以达到更好的美观度。

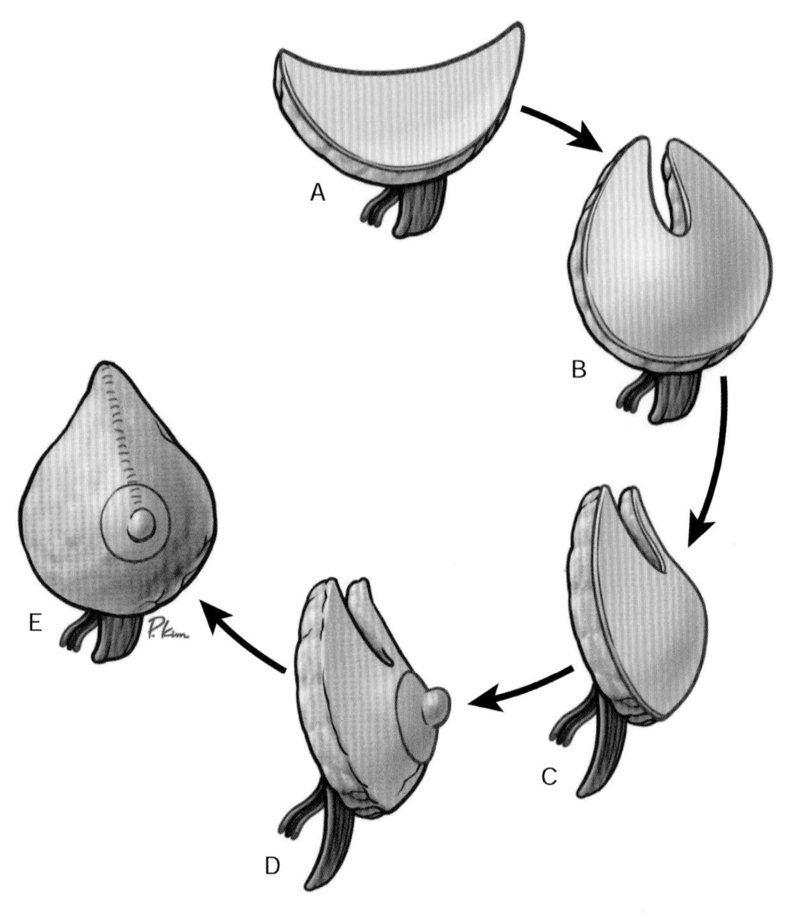

• 图 7.2 皮瓣的新月形是通过将上边缘折叠在一起而形成的。皮肤去表皮后即刻进行乳头乳晕重建（图片来源：microsurgeon.org）

TUG 皮瓣供区独特的设计为乳房提供了自然的皮瓣折叠和美观的外形（图 7.2）[1]。与 DIEP 或 SIEA 皮瓣相比，锥形 TUG 皮瓣提供了更好的轮廓，而非腹部皮瓣乳房重建的平坦轮廓。同样，大腿内侧供体皮肤颜色较深，有助于患者行乳头乳晕复合体（NAC）即刻重建，且利用 TUG 皮瓣皮肤重建的 NAC，其美学效果优于局部乳头皮瓣文身。

术前评估中应包含显微外科手术的风险如感染、出血、凝血和伤口延迟愈合。患者应了解术后的封闭式负压引流需进行 2~3 周。术后有可能形成血清肿，长时间的封闭式负压引流可减少血清肿的形成。

一般情况下，除非外科医生有特定的需求，否则无须行供区的术前影像学检查，因为 TUG 的血供恒定，可以免除术前影像学评估。

手术技术

解剖学

股薄肌位于大腿阔筋膜内侧深处，肌腹位于长收肌和缝匠肌的后面、腘绳肌的前面（图 7.3）。它起源于耻骨降支，插入胫骨内侧粗隆，构成鹅足（pes anserinus）的中间部分。

主血管蒂位于耻骨结节远端 8~10cm 处，穿过长收肌间，经大收肌表面到达股薄肌的深部（图 7.4）。单套血管蒂的动静脉与肌肉轴几乎成直角。次要血管蒂位于主血管的远端，但不足以供养整个皮瓣。肌皮穿支以位于股薄肌近端 1/3 为中心的横行穿支体区滋养覆盖的皮肤[2,3]。闭孔神经的一个分支支配股薄肌的运动功能，斜向传入血管蒂近端肌肉。

术前标记

手术当天或前一天晚上在术前等候区为患

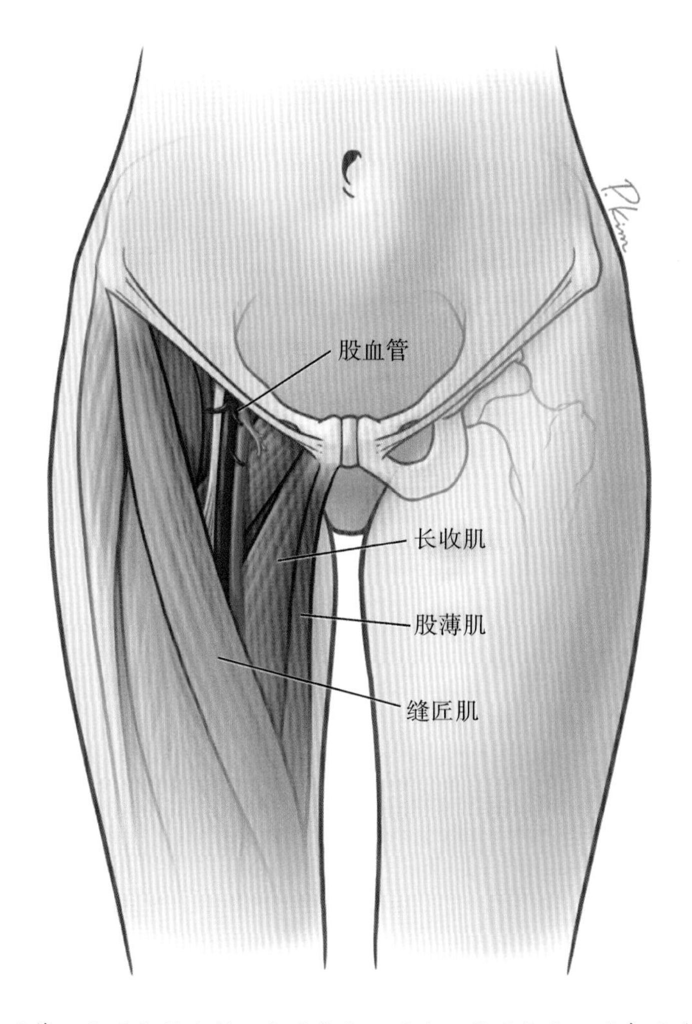

• **图 7.3**　股薄肌位于大腿内侧，位于长收肌后方。位于大收肌的表面（图片来源：microsurgeon.org）

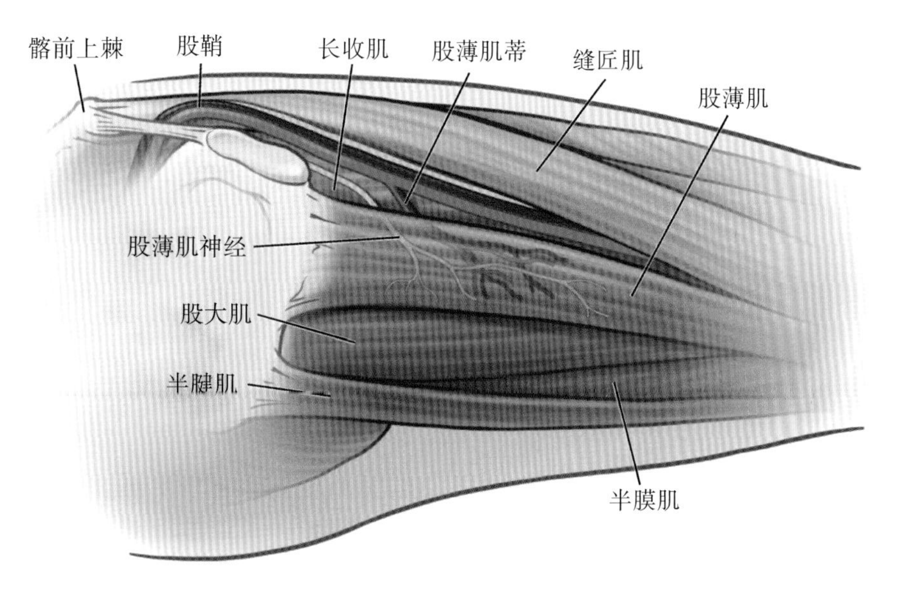

• **图 7.4**　患者仰卧，髋关节屈曲时，股薄肌的蒂静脉近乎 90° 角地进入其深部表面的肌肉中。它在距耻骨 8~10cm 的位置进入肌肉。蒂起源于股深动脉系统。神经从蒂的近侧进入。ASIS：髂前上棘（图片来源：microsurgeon.org）

者做体表标记，患者取站立位，用提捏试验评估切除范围。大腿标记是在手术室完成的，当大腿外展、膝盖前伸时，可触及长收肌，而当膝盖伸展时，可触及股薄肌。肌薄肌的轮廓被勾勒出来，同时在肌薄肌体表投影上通过血管多普勒标记动脉搏动的信号位置（图 7.5），可根据皮岛位置需要调整皮瓣的新月形以确定股薄肌穿支位置。

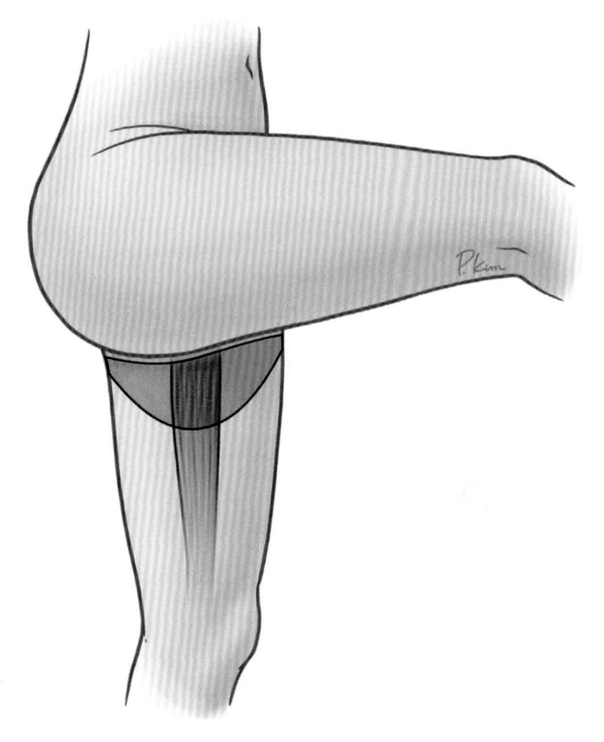

• 图 7.5　皮瓣的设计以股薄肌长轴为中心，横向于肌肉（图片来源：microsurgeon.org）

切口呈新月形，上方切口在股薄肌轴线上腹股沟折痕下方 1~2cm 处（图 7.6）。皮瓣内侧界限定位在大腿内侧的折痕处，位于腹股沟韧带下方，向后延伸到臀下褶皱。皮瓣皮岛的最宽点位于股薄肌中点。理想的皮岛宽度为 8~12cm，因为张力下的闭合会导致供区切口裂开、瘢痕扩大增生和嘴唇样扩张（labial spreading）。在麻醉下，以内收姿势捏住大腿内侧，有助于确认可切除皮肤的范围。切口的前方不应超过长收肌 2~3cm[4]，这样可以在臀下褶皱处隐藏供区瘢痕，避免过度明显的前面瘢痕，同时最大限度地减少对股三角的解剖，以降低淋巴管破裂的风险。

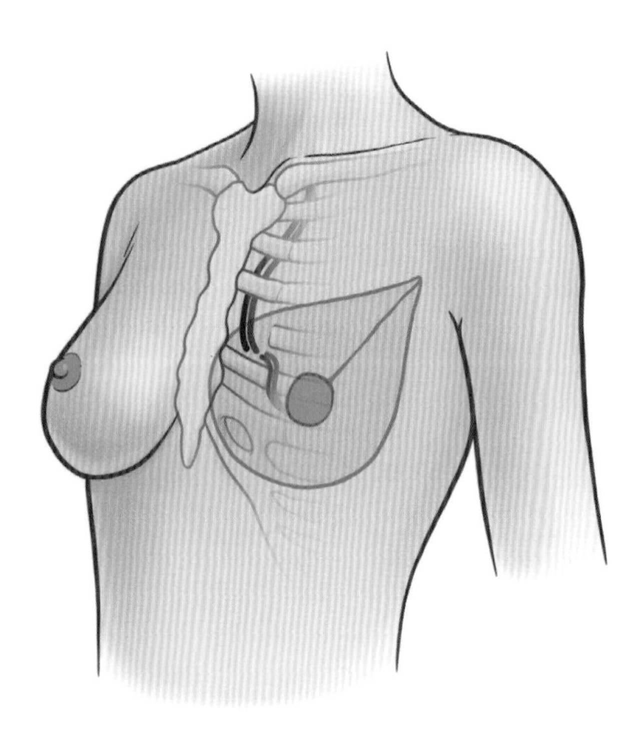

• 图 7.6　皮瓣的顶点朝向腋窝，蒂与第 3 或第 4 肋软骨下的内乳血管吻合（图片来源：microsurgeon.org）

获取皮瓣

获取皮瓣时患者应取截石位，以充分接近靠后的切口（图 7.7）。前侧皮瓣首先在长收肌筋膜的浅面掀起、获取，保留大隐静脉的前支，大隐静脉的后支穿过前侧皮瓣，可将其断扎。在长收肌的内侧面切开肌膜，在肌肉上进行解剖，通过侧向收缩长收肌来确定股薄肌血管蒂（图 7.8）。这一步骤通常在患者麻醉过程中，即肌肉放松的情况下进行。一旦确定了血管蒂的位置，就可以顺势看到股薄肌的前缘，但一定记住，不能将皮瓣与股薄肌分离。肌肉位于皮岛的远（下）端，确定股薄肌的后方中心线，随后可以安全地掀开，获取后侧皮瓣。

后侧皮瓣沿肌膜的浅层掀开，在股薄肌的后缘连接到股薄肌深处的组织，分离股薄肌的近端和远端。通过在长收肌和大收肌之间放置撑开器显露血管蒂走行的肌肉间隙，以便追溯到血管蒂的源头（根部）。追溯动脉和静脉时至其根部通常不超过 6cm。通常有两条静脉伴行动脉，其中一条的直径大于动脉。动脉直径范围为 1~3mm，通常小于内乳动脉。

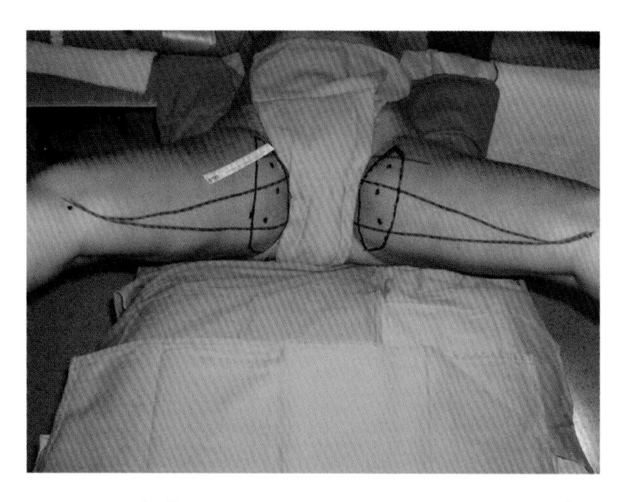

• **图 7.7** 术前标记的双侧 TUG 皮瓣。用铅笔多普勒（pencil Doppler）在股薄肌上标记穿支

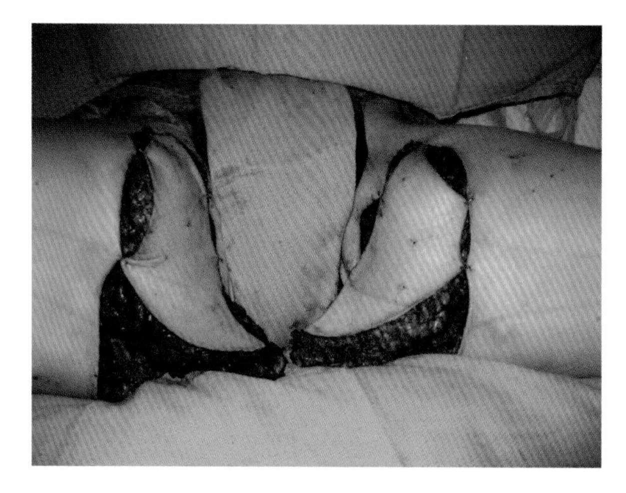

• **图 7.9** 获取双侧 TUG 皮瓣，并将其固定在大腿内侧

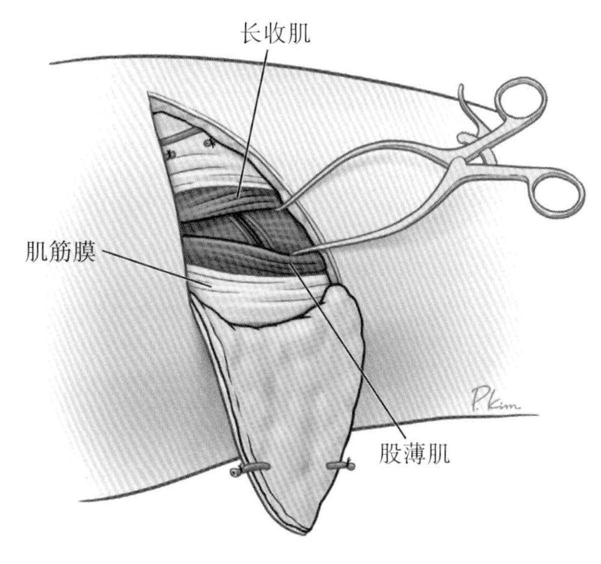

• **图 7.8** 前皮瓣抬高至肌筋膜浅层，筋膜从长收肌的后缘进入，用自固位牵开器牵拉长收肌和股薄肌之间的空间以暴露椎弓根（图片来源：microsurgeon.org）

在评估完皮瓣的血供后，可将皮瓣用缝线暂时固定在供区原位，以防止血管蒂受损。在制备完受区血管后，离断皮瓣的血管蒂（图 7.9），将皮瓣移至胸壁以待吻合塑形。

供区关闭

闭合供区皮肤时需将截石位调整至大腿内收状。将深层筋膜间断缝合，然后安置引流管，分层缝合皮肤。缝合时使用可吸收缝线，因为在此部位使用不可吸收缝线将很难拆除。

皮瓣塑形与植入

皮瓣的塑形（图 7.10）是通过将新月形尖端相互折叠，在深部缝合固定折面，最终形成一个类似于乳房形态的立锥体。随后去表皮化，可以使用褶皱顶点中心的皮肤重建 NAC。胸部肤色相对比较白皙，而大腿内侧深暗的肤色使 NAC 有了自然的颜色对比（图 7.11）。保留 NAC 的乳房切除术可将皮瓣完全去表皮化，保留皮肤的乳房切除术可将皮瓣部分去表皮化，必要时也可使用整个皮岛。

术后护理和预期结果

供区切口应贴紧压力敷料。术后患者需卧床休息，避免术侧腿部外展，此时切口部位的张力开始松弛。该手术患者的围手术期康复方式与其他显微外科手术相似。

术后需放置引流管直到每天引流量 < 30mL，引流管需放置至少 2 周，通常放置 3 周。如果要尽早拔除引流管，需观察大腿内侧是否有血清肿形成，并在患者随访期间通过针吸抽除所有血清肿。

术后可使用腿部弹力绑带，但我们发现这对避免血清肿并无益处。

术后大约 6 周患者可以开始活动，并在大约 3 个月时恢复所有的正常活动。

TUG 皮瓣重建的总失败率为 2%~6%，部分皮瓣的坏死丢失率也与其他手术相似。其供区并

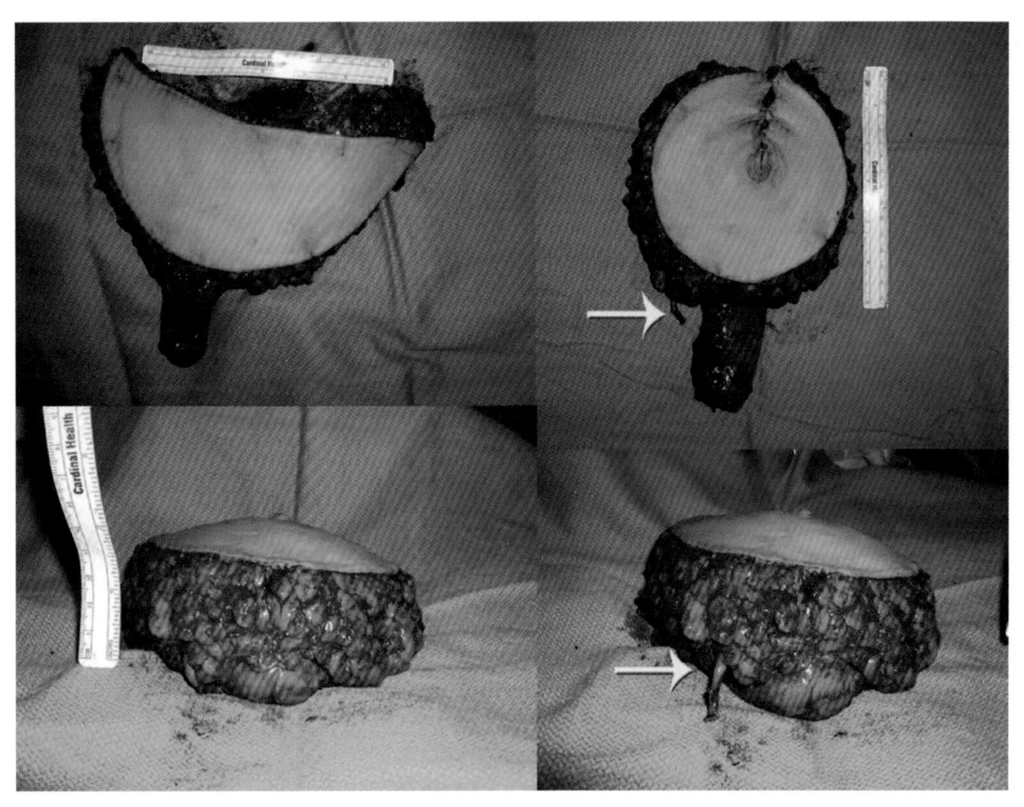

• **图 7.10** 皮瓣被获取并成形。注意后隐静脉分支（黄色箭头）

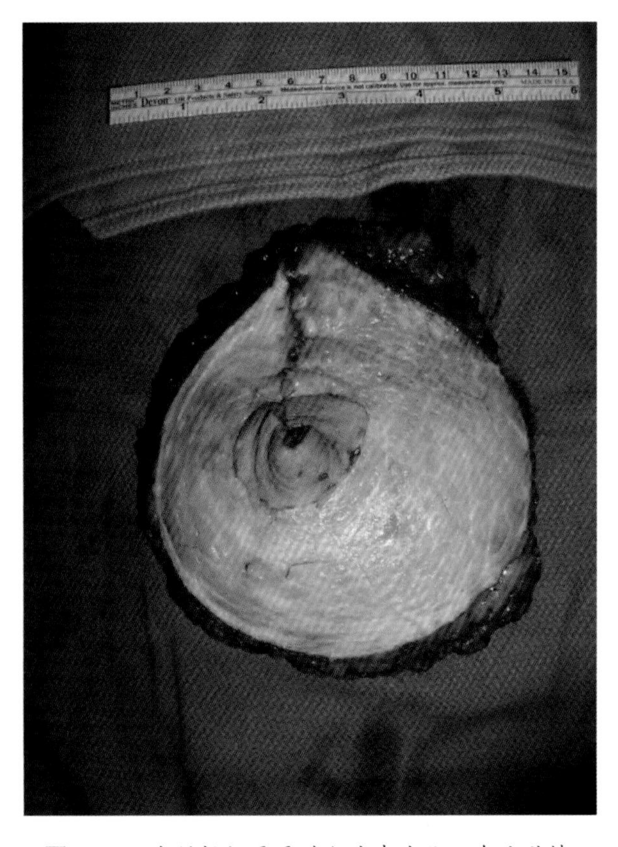

• **图 7.11** 皮瓣根据需要进行去表皮化。在这种情况下，立即形成乳头乳晕复合体（NAC），并且非常逼真地模拟了乳房

发症发生率相对较低，患者和显微外科医生易于接受。因此，TUG 皮瓣为拟求自体组织乳房重建的患者提供了一个很好的选择[5]。

并发症处理

对于显微外科手术后血栓形成，一般需要再次探查和吻合。静脉危象的问题有时可以通过皮瓣上的大隐静脉后支增加静脉回流来解决。

对于外形轮廓的缺损畸形，可以通过二次脂肪移植来解决。与术后的大腿内侧相比，供体外侧大腿相对饱满，所以可优先选择供体外侧大腿作为移植脂肪的来源。

供区并发症包括血清肿（7%）、伤口破裂 / 切口愈合不良（6%）和感觉障碍（4%）[6]。将皮岛宽度限制在 10cm 以下可减少切口裂开风险和感染率。如果供区伤口裂开，通常采用促进伤口再次愈合的方式和换药来处理。

二期手术

TUG 重建与其他乳房重建手术一样，经常需要进行二期手术修整。单侧重建患者可能需要行对称手术，如脂肪移植、皮瓣下隆乳手术或对侧乳房对称性手术。如果在最初的皮瓣手术中获得了大量的股薄肌，肌肉萎缩可能会导致乳房容量减小。在此类手术中，每个乳房重建患者（不包括 NAC 重建）的平均再次手术次数高达 3.9 次 [标准差（SD）为 2.9][7]。

修整手术通常在皮瓣重建 6 个月后进行，为皮瓣和供区外形的稳定留出了一定时间。当然，也许瘢痕还没有完全成熟，但患者通常希望在此时继续修整完善。

病例展示

病例 7.1

患者曾因行右侧横行腹直肌（TRAM）皮瓣失败、放疗及存在胸部慢性创面（病例 7.1.1 A）进行乳房重建。本次采用大皮岛行同侧 TUG 重建，随后进行乳头乳晕文身。术后 1 年的结果显示手术侧与对侧对称性良好（病例 7.1.1 B），大腿供区未见明显不对称。患者无修整手术需求。

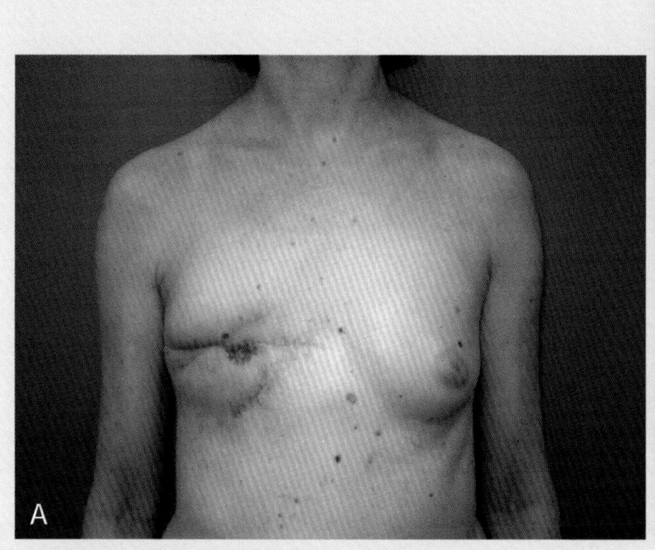

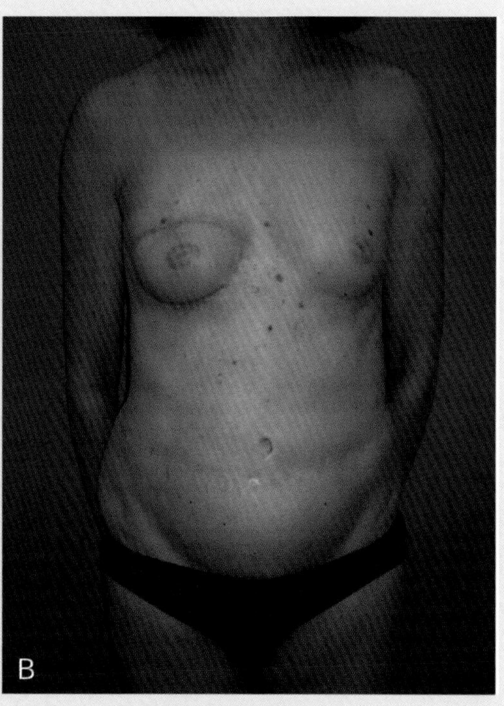

• 病例 7.1.1

病例 7.2

患者因乳腺癌行双侧乳房切除术（病例 7.2.1A）。相对于大腿，她的腹部组织较少。本次使用去表皮化 TUG 皮瓣的顶端进行双侧 TUG 重建和乳头乳晕重建。图 7.2.1B 显示了该患者术后约 6 个月情况，值得注意的是，TUG 的形态和颜色很好地重塑了术前乳房的形状。该患者此后未行修整手术。

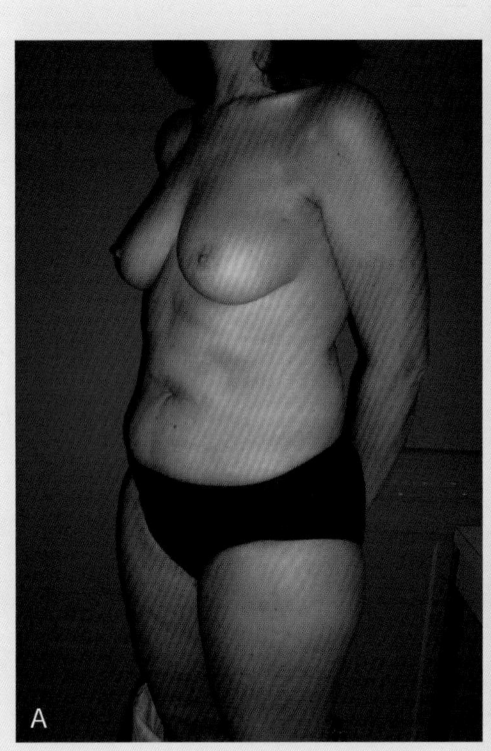

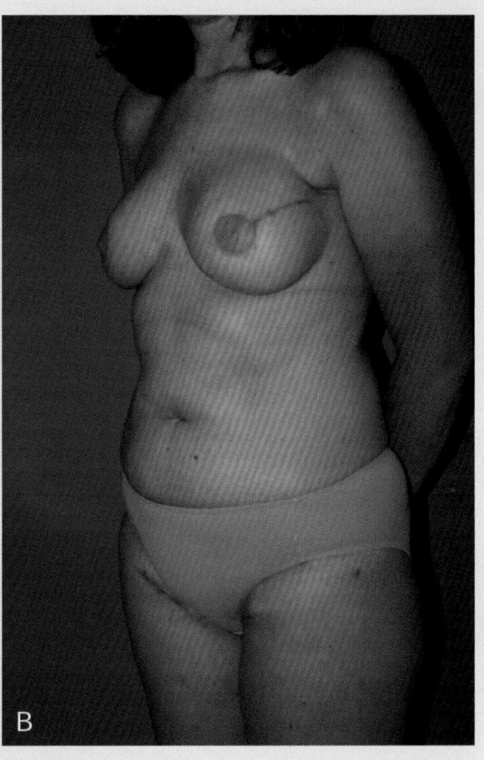

• 病例 7.2.1

病例 7.3

一位 65 岁的患者因乳腺癌行双侧乳房切除术（病例 7.3.1 A）。由于患者几乎没有腹部组织，本次采用双侧 TUG 皮瓣进行即刻重建。侧方照片显示了乳房和 NAC 的良好形态（病例 7.3.1 B）。乳房切除术采用 wise 型切口使皮肤包膜能重新覆盖，但良好的乳头形态不是由于选择了该切口，而是由于折叠的 TUG 皮瓣所形成的 NAC。

病例 7.3（续）

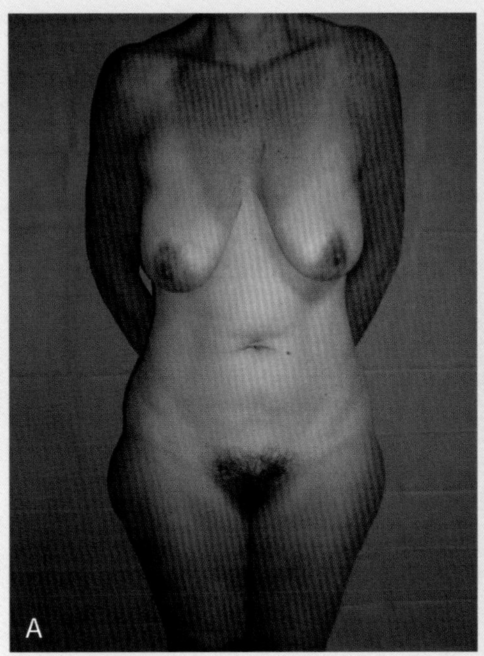

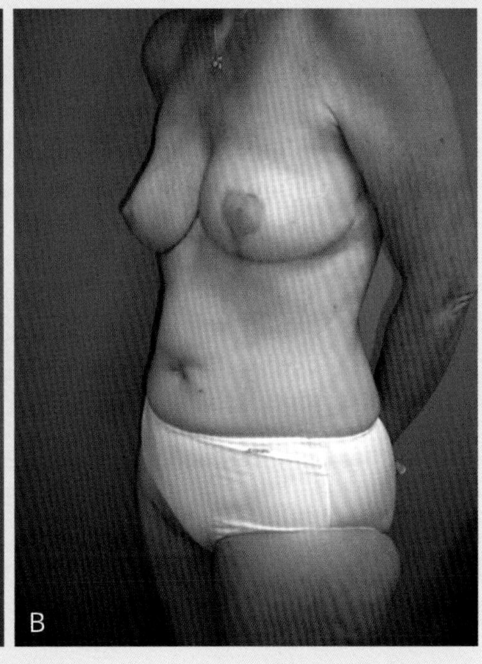

• 病例 7.3.1

病例 7.4

一位 58 岁的患者，曾行 DIEP 皮瓣乳房重建失败，后采用 SGAP 皮瓣进行双侧乳房重建，术后抱怨左侧乳房形状不佳，因为左侧 SGAP 皮瓣部分丢失（病例 7.4.1A）导致乳房下极形态畸形。由于该患者对穿着衣物时的乳房轮廓极为不满，此次要求行 TUG 皮瓣重建。重建中将皮瓣的静脉吻合于颈外静脉，同时将大隐静脉作为血管桥移植到 TUG 皮瓣的静脉上，手术效果良好（病例 7.4.1B）。该患者在之前的显微外科手术中曾使用过内乳血管和腋窝血管，本次重建再次使用内乳动脉，但无法再次使用内乳静脉。

病例 7.4（续）

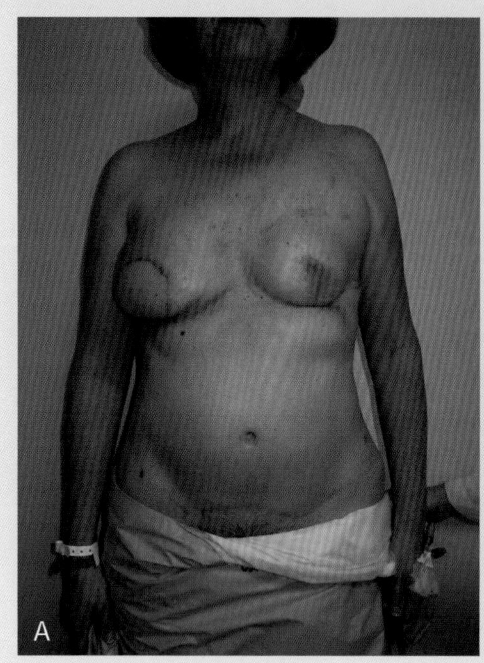
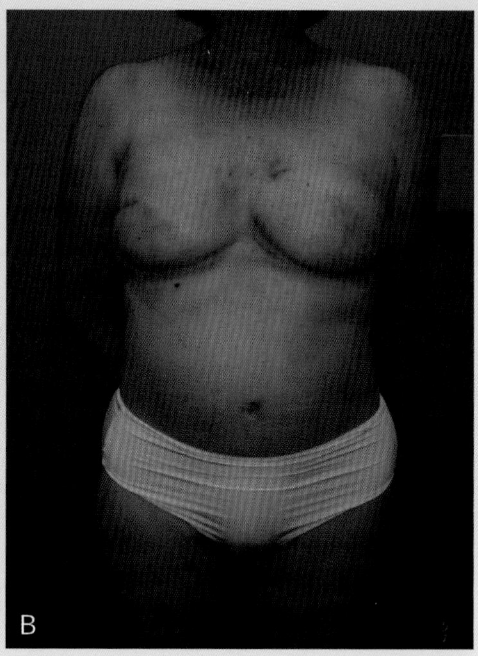

• 病例 7.4.1

总 结

TUG 皮瓣是游离皮瓣显微外科重建的一种极佳选择，其获取相对简单、直接，解剖较恒定，手术时间短。该皮瓣的外形特征能塑形成适宜的乳房形态，大腿内侧皮岛可以重塑一个美观的 NAC。任何满足乳房重建显微外科手术适应证的患者都可以考虑该皮瓣。当然，拥有中、小尺寸的乳房及足够的大腿内侧供区组织，是采用此皮瓣的最佳人群。

成功技巧

- TUG 皮瓣的血供来源于股薄肌动静脉，并依赖股薄肌到其上部皮肤的穿支。
- 该皮瓣最适用于：
  - 患者拥有中小尺寸的乳房；
  - 大腿内侧组织丰富的患者；
  - 满足显微外科手术适应证的患者。
- 获取皮瓣时患者应取仰卧截石位。
- 同侧和对侧皮瓣均可选择（我们通常选择对侧皮瓣）。
- 该皮瓣通常吻合于内乳血管。
- 经恢复期后，可通过脂肪移植或假体植入扩大乳房容积。

（谢妍妍　郭思琪　张晴　译，
郝爽　杨犇龙　审校）

参考文献

[1] Buntic RF, Horton KM, Brooks D, et al. Transverse upper gracilis flap as an alternative to abdominal tissue breast reconstruction: technique and modifications. Plast Reconstr Surg, 2011,128(6):607e–613e.

[2] Yousif NJ, Matloub HS, Kolachalam R, et al. The transverse gracilis musculocutaneous flap. Ann Plast Surg, 1992,29(6):482–490.

[3] Coquerel-Beghin D, Milliez PY, Auquit-Auckbur I, et al. The gracilis musculocutaneous flap: vascular supply of the muscle and skin components. Surg Radiol Anat, 2006,28(6):588–595.

[4] Craggs B, Vanmierlo B, Zeltzer A, et al. Donor-

site morbidity following harvest of the transverse myocutaneous gracilis flap for breast reconstruction. Plast Reconstr Surg, 2014,134(5):682e–691e.
[5] Lakhiani C, DeFazio MV, Han K, et al. Donor-site morbidity following free tissue harvest from the thigh: a systematic review and pooled analysis of complications. J Reconstr Microsurg, 2016,32(5):342–357.
[6] Hunter JE, Lardi AM, Dower DR, et al. Evolution from the TUG to PAP flap for breast reconstruction: comparison and refinements of technique. J Plast Reconstr Aesthet Surg, 2015,68(7):960–965.
[7] Locke MB, Zhong T, Mureau MA, et al. Tug 'O' war: challenges of transverse upper gracilis (TUG) myocutaneous free flap breast reconstruction. J Plast Reconstr Aesthet Surg, 2012,65(8): 1041–1050.

第8章

背阔肌皮瓣乳房重建

Jasson Abraham, Michel Saint-Cyr

引 言

背阔肌（latissimus dorsi，LD）皮瓣具有血供丰富、血管解剖结构清晰和供区瘢痕可隐藏等优点，是一期自体乳房重建和既往乳房重建失败修复时的可靠选择，然而，传统的背阔肌受其体积限制，重建时通常需要联合植入物（假体）、其他自体组织或脂肪移植以获得理想的形状和体积。

Hokin 等首次描述了扩大背阔肌（extended latissimus dorsi，ELD）皮瓣的应用，联合获取背阔肌及附近的腰部脂肪以增加皮瓣体积[1]。为了尽可能避免使用植入物，又出现了改良 ELD 乳房重建，即获取整个背阔肌皮瓣、腰大肌筋膜及更多的皮下组织。然而，这种手术方式增加了切口裂开、皮肤缺血坏死、皮下积液和背部轮廓明显畸形等并发症的发生率。

随着外科技术的进步（减张缝合与褥式缝合）和纤维蛋白黏合剂的应用，背阔肌和 ELD 皮瓣供体部位的潜在间隙得以被消除，从而降低了皮下积液的发生率[2]（▶视频 8.1 和▶视频 8.2 展示了减张缝合和褥式缝合技术，视频 8.2 展示了在供体部位使用缝线褥式缝合填塞空腔）。此外，术者通过对背部不同脂肪区域解剖部位的进一步了解，将脂肪切取范围限制在了胸腰段和腰段，从而优化了皮瓣获取后的背部轮廓。选择性切取脂肪区域为患者提供了理想的“沙漏”形身材（“hourglass” figure），同时避免了肩胛骨旁脂肪切取导致的畸形，以及髂前上棘远端脂肪切取导致的脂肪坏死[3]。脂肪填充与背阔肌皮瓣联合的乳房体积修复是乳房手术后最常用的术式[3]。脂肪移植可以与背阔肌乳房重建同时进行，也可以作为二次乳房重建修复的辅助手段（▶视频 8.3 展示了背阔肌皮瓣乳房重建同时进行术中脂肪移植填充）。其他用于背阔肌皮瓣乳房重建的改良方式包括腔镜下获取背阔肌、保留肌肉的背阔肌和胸背动脉穿支（thoracodorsal artery perforator flap，TDAP）皮瓣。

适应证和禁忌证

联合脂肪移植或植入物的背阔肌皮瓣是一期重建或既往重建失败修复的一个很好的选择。

使用背阔肌皮瓣进行乳房重建的适应证见表 8.1。对于具有以下特征的患者，我们更倾向于使用背阔肌皮瓣联合脂肪移植（不使用植入物）：

（1）患者不适用游离皮瓣的乳房重建。

（2）既往放疗史（XRT）。

（3）高体重指数（BMI）的患者 [BMI >（35~40）kg/m^2]。

（4）存在合并症不能耐受长时间手术。

（5）患者行植入物重建时需中转其他手术，且患者适用非游离皮瓣重建。

较大的乳房可以通过增加背阔肌皮瓣获取量或获取 ELD 来重建。在一期重建时进行脂肪移植可以避免使用植入物，保持全自体重建。

血供充足的皮瓣可以为既往放疗区域提供健康的软组织屏障，并为植入物提供良好的软组织覆盖。该皮瓣应用的禁忌证很少，包括：

（1）既往有背部手术史[4]。

（2）既往有胸背血管蒂和神经损伤史。

（3）供体部位（包括背阔肌供体部位和脂肪移植供体部位）软组织体积不足。

框表 8.1 基于背阔肌的乳房重建适应证

- 腹部软组织（皮肤和脂肪）不足。
- 既往腹部手术史，使得基于腹部取材的乳房重建成为禁忌证（腹壁整形术或既往行腹部重建术）。
- 存在不能耐受长时间手术的合并症，该手术会增加合并症的发生风险，包括肺栓塞或深静脉血栓形成的病史以及血栓形成倾向筛查阳性[8]。
- 小到中等体积的乳房，适用于标准的背阔肌乳房重建[8]。
- 乳房体积较大且 BMI 较高的患者，可采用 ELD 联合脂肪移植乳房重建。
- 患者倾向于接受基于背阔肌的乳房重建。
- 之前接受过保乳手术后放疗，但不适合行游离皮瓣重建。

术前评估

既往史

术前需要对患者的病史进行严格的评估，以确定其是否适合手术。病史包括手术史，吸烟史，心肺功能，个人和家族凝血功能状况，是否有抗血小板或抗凝药物治疗史，麻醉相关并发症，以及 BMI。应了解完整的乳腺病史，包括乳腺手术史（美容手术和重建手术），意向手术方式（保留乳头的乳房切除术、保留皮肤的乳房切除术或单纯乳房切除术），腋窝淋巴结清扫史及意向，以及辅助治疗计划。接受延迟乳房重建的女性为更好的手术候选者，因为她们已经完成了所有的辅助治疗，在一段时间内已处于无病生存状态，发生感染、出血和皮瓣坏死的风险较低[4]。

体格检查

全面的体格检查包括评估患侧乳房是否有手术瘢痕，乳头乳晕复合体（NAC），辐射相关因素导致的皮肤变化和周围组织状态，以及双侧乳房对称性。腹部、侧腹部和大腿应作为游离组织移植或脂肪移植的可选供体部位进行检查。通过提捏试验对背部软组织进行评估，以确定供区在无张力缝合的情况下可以安全获取的组织量（图 8.1）。通过让患者向同侧方向弯曲，形成自然的腰间皱褶，可以很容易地识别胸腰部和腰部脂肪（图 8.2）。提捏试验可以确定沿同侧背部最自然褶皱设计的皮瓣。皮瓣的方向根据受区来设计，以匹配乳房切除部位的软组织缺损为宜。在腰背部中线位置或稍下部位水平取皮会形成一个位置良好的瘢痕，可隐藏在胸罩内，是患者满意度最高的供区位置（图 8.3）[5]。沿着背部的自然组织折痕（皮瓣轴线通常为水平或水平稍倾斜）设计皮瓣，不仅可以获得较大的皮瓣量，还有助于缝合切口。

通过上臂内收对抗检查者手的肌力来识别背阔肌的功能和肌肉前缘。这个动作展示了背阔肌功能的完整性，并有助于识别肌肉的前缘。手指触诊可以识别背阔肌的前缘或边界，背阔

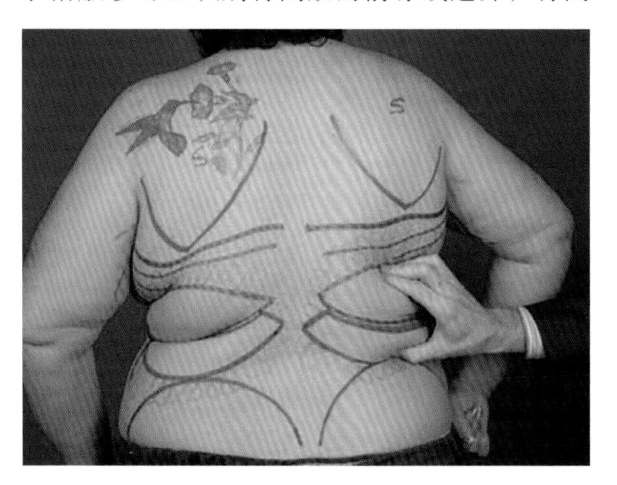

• **图 8.1** 提捏试验。该试验展示了皮瓣设计在胸腰部和腰部褶皱处（红色和紫色）的结合，两处的褶皱被捏在一起。在提捏试验中，可以估计获取脂肪垫的大小，以及是否可以缝合供区。大部分的解剖是在胸背动脉降支上方进行的，以保留尽可能多的穿支，并最大限度地滋养皮瓣。在获取最大的皮岛及两个脂肪区的同时，又避免了过度破坏，有助于限制无效腔和血肿形成。经允许引自 Saint-Cyr M, et al. The low transverse extended latissimus dorsi flap based on fat compartments of the back for breast reconstruction: anatomical study and clinical results. Plast Reconstr Surg,2011,128:382e, Figure 9.

肌前缘通常标记在触诊感知点前 1~2cm 处。术者应注意告知患者，切取背阔肌后会有一部分病例出现同侧上臂推拉及上抬动作无力，可能需要术后康复治疗，以帮助加强肩部肌肉功能并改善运动功能。

解剖学

背阔肌是一种 Mathes 和 Nahai V 型肌肉，主要由胸背动脉（thoracodorsal artery，TD）和腰椎动脉外侧穿支和肋间动脉内侧穿支的次级节段血供滋养。血管蒂长约 8cm，动脉直径为 2~3mm，约位于腋后线上距腋窝顶部 5cm 处，分为降支和横支 [6]。降支是胸背动脉的主要分支，其穿支比横支大，是保留背阔肌皮瓣的主要血管蒂（图 8.4）。

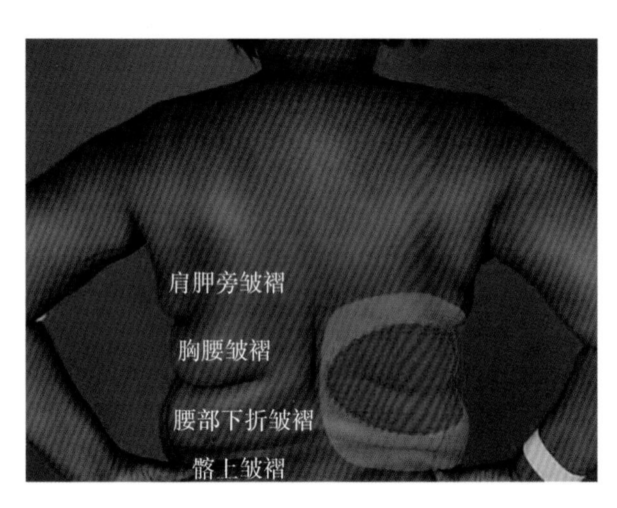

• 图 8.2 患者左侧背阔肌皮瓣相关脂肪区域。注意红色为扩大背阔肌皮瓣设计的皮肤获取区，黄色为脂肪获取区。通过将两个软组织量或脂肪间隔结合到皮瓣设计中，可以获得用于重建的最大体积量（经允许引自 Saint-Cyr M, et al. The low transverse extended latissimus dorsi flap based on fat compartments of the back for breast reconstruction: anatomical study and clinical results. Plast Reconstr Surg,2011,128:382e, Figure 8.）

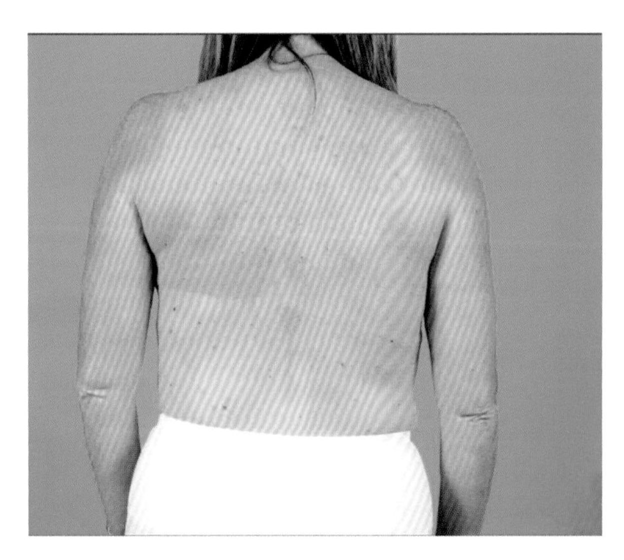

• 图 8.3 供体部位术后视图显示了一条愈合良好的瘢痕，可轻易隐藏在胸罩肩带下

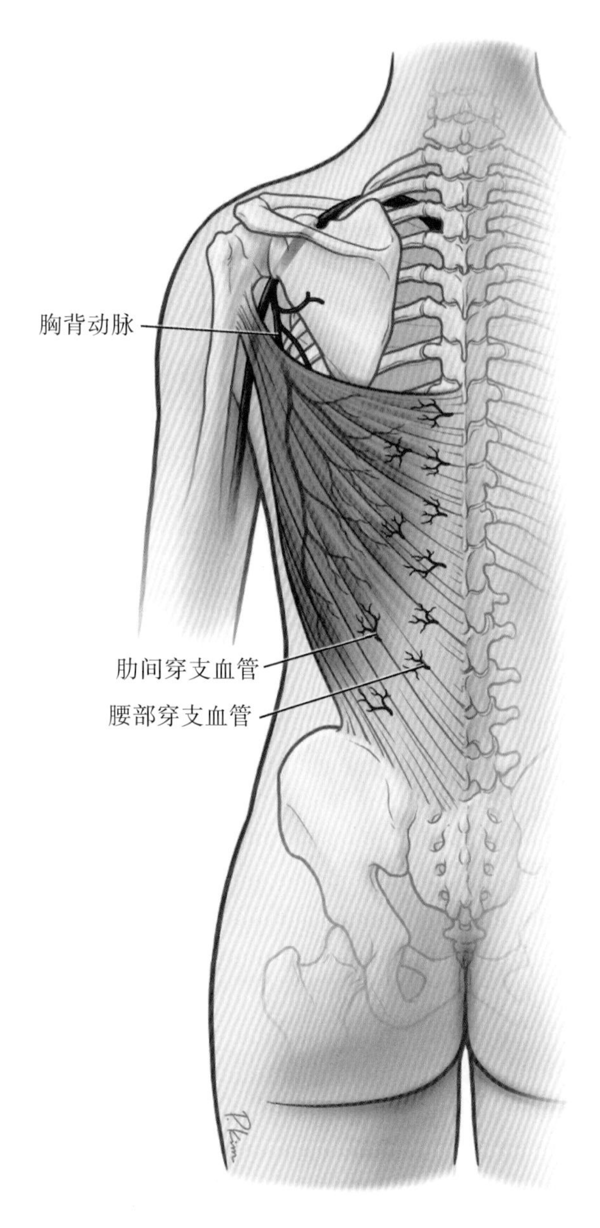

• 图 8.4 背阔肌的血管解剖结构。肌肉主要由胸背血管供应，并由腰动脉和肋间动脉的穿支进行二次灌注。经允许引自 Gart M, et al. Latissimus dorsi flap breast reconstruction//Nahabedian MY, Neligan PC, eds. Plastic Surgery. 4th ed. Elsevier Inc, 2018(5).

背部的 4 个主要脂肪区分别是肩胛旁区、胸腰段区、腰区和髂骨上脂肪区（图 8.5 中 2、3、4、5）。肩胛旁脂肪区位于肩胛骨表面，向下延伸至 T_5 水平。应保持该区域脂肪的完整性，以避免术后背部轮廓畸形。切取整个胸腰段和腰段的脂肪，可用于扩大背阔肌皮瓣乳房重建。胸腰段脂肪区紧邻肩胛旁脂肪区，位于 T_7 和 T_{10} 中间乳房下皱襞水平区。腰部脂肪区低于胸腰段脂肪区，位于 T_{11} 和 L_4 中间，高于髂嵴上缘。髂骨上脂肪区位于髂嵴表面，可延伸至臀部达 5cm，但由于可能存在远端皮瓣脂肪坏死的风险，应避免解剖该脂肪区（图 8.5 中的 5）。在本章中，除了靠近皮瓣及覆盖背阔肌降支的适量组织，背阔肌皮瓣的设计和获取不包括任何额外的脂肪区。这样做的目的是沿着胸背血管的降支保留尽可能多的穿支血管。即刻脂肪移植将有助于提供额外的体积，而不存在传统的扩大背阔肌皮瓣乳房重建中获取额外脂肪所带来的风险。

手术技术

术前标记

术前患者取站立位进行标记，分别标记胸骨切迹、前正中线、锁骨、乳房下皱襞、乳房轮廓、肩胛骨下缘、后正中线和髂后上棘。识别背阔肌前缘，并标记背阔肌边缘，然后根据前面讨论的解剖标志设计背阔肌获取起止点（病例 8.1、病例 8.2）。在常规背阔肌皮瓣乳房重建中，在胸罩后背带水平设计水平皮瓣，通过提捏试验确定皮瓣的尺寸。在 ELD 中，要求患者向同侧方向弯曲躯干，以突出脂肪区，在双向提捏试验中同时抓住胸腰部脂肪区，并在两个脂肪间隔折痕标记皮瓣（图 8.1）。为了优化对穿支血管的获取，可以使用手持式多普勒探头来识别和标记胸背动脉及其穿支血管，然后修整皮瓣范围，使其包含最多的穿支血管（图 8.6、图 8.7）。

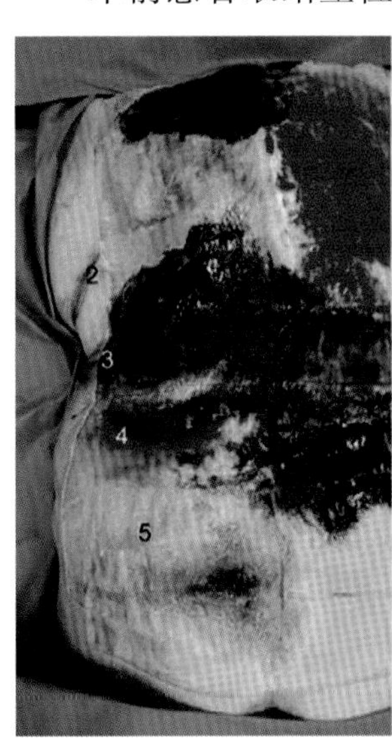

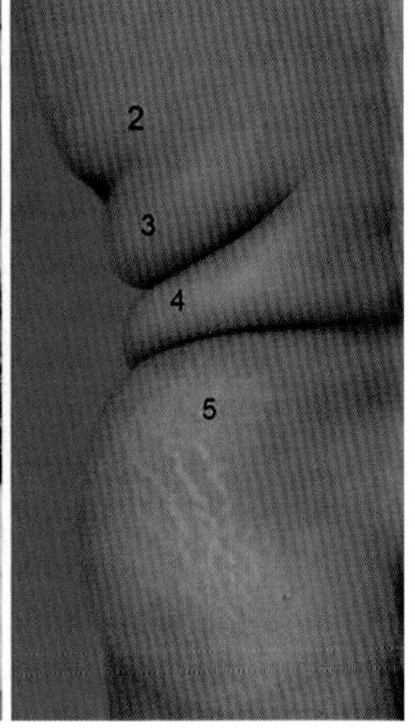

• 图 8.5　图中展示了染料在背部皮下脂肪隔室中的扩散情况。请注意，染料在边界处不混合，因为它们受到纤维隔膜的限制，这些隔膜分隔了脂肪隔室。经允许引自 Saint-Cyr M, et al. The low transverse extended latissimus dorsi flap based on fat compartments of the back for breast reconstruction: anatomical study and clinical results. Plast Reconstr Surg, 2011(128):382e, Figure 4.

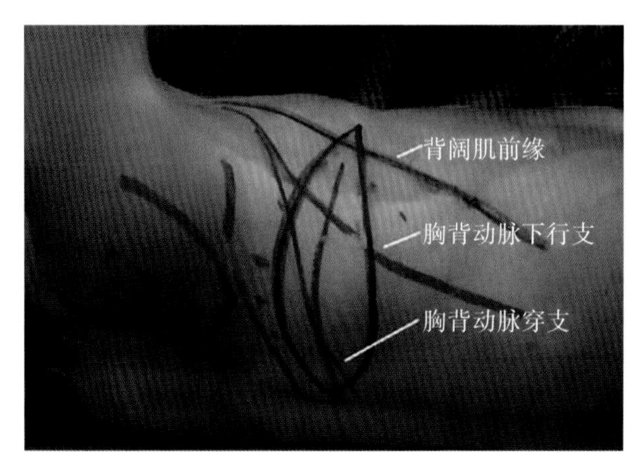

• 图 8.6　肌肉节省型背阔肌（MS-LD）术前皮瓣标记。皮瓣设计在胸背动脉下行支的轴线上，横向或稍微倾斜。经允许引自 Saint-Cyr M, et al. A simple approach to harvest of the pedicled descending branch muscle-sparing latissimus dorsi flap. J Plast Reconstr Aesthet Surg, 2015(68):e179–e181, Figure 1.

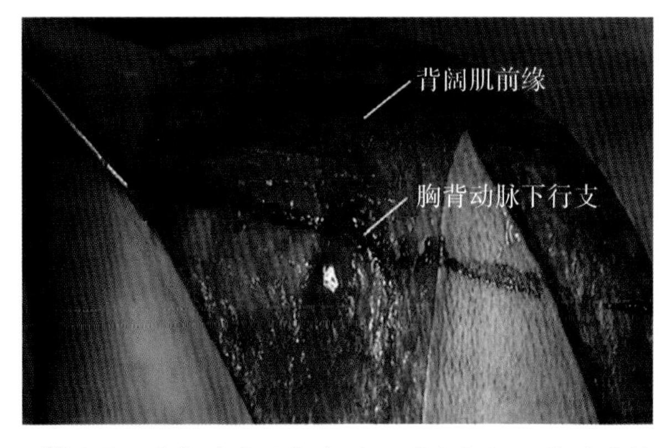

• 图 8.7　胸背动脉下行支的识别和标记。使用手持多普勒超声在皮瓣上方的表面上标记下行支的走向。经允许引自 Saint-Cyr M, et al. A simple approach to harvest of the pedicled descending branch muscle-sparing latissimus dorsi flap. J Plast Reconstr Aesthet Surg, 2015(68): e179–e181, Figure 2.

在接受脂肪移植的患者中，术前标记优选供体部位，通常包括腹部、侧腹部和大腿，患者的个人意愿也决定了最终可用的供体部位。

手术步骤

在单侧延迟背阔肌乳房重建中，患者取患区对侧侧卧位。腋下放置腋垫，对侧手臂被固定在有软垫保护的托手板上，肩部弯曲约 90°。将一个铺有软垫的托手架放在同侧手臂的自然高度位置，固定上肢并保持上臂肩部屈曲 90°（图 8.8）。

首先沿着皮瓣上缘的标记切开皮肤，然后垂直于皮肤切口切至肌肉，注意将浅筋膜层保留在供区，以便为供区切口闭合时提供额外的空间，减少伤口裂开的风险。首先解剖胸腰部脂肪区（或肩胛角区），注意需要在胸背动脉降支的标记走行区留下薄层皮下组织。遵循皮瓣血运和穿支间交通的原则，最大限度地保留皮瓣内穿支的数量。如前所述，应保留肩胛旁区脂肪，以避免出现明显的体表凹陷。沿着背阔肌的上缘寻找大圆肌，在背阔肌表面和内侧寻找斜方肌。识别这些肌肉至关重要，可以避免在皮瓣获取过程中因牵拉导致意外损伤。通过使用穿透式布巾钳将向上缩进的上层组织往下展开，并标记重叠区域，确认可以安全收获皮瓣。此时可以对皮瓣进行调整（图 8.9、图 8.10）。

皮瓣的下缘需要从皮下组织解剖至深层肌肉筋膜。通过在筋膜下（浅筋膜系统）平面解剖，暴露肌肉的下半部分至髂嵴上方 3~4cm 处，以最大限度地获取腰椎旁区脂肪。暴露整个背阔

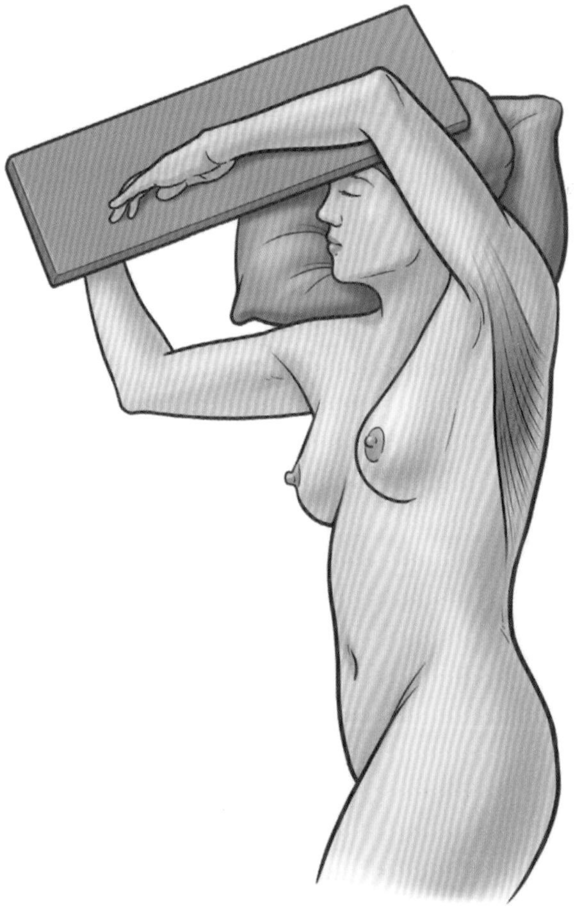

• **图 8.8** 术中患者体位。患者应在所有可能受压点处放置垫子。经允许引自 Gart M, et al. Latissimus dorsi flap breast reconstruction//Nahabedian MY, Neligan PC, eds. Plastic Surgery. 4th ed. Elsevier Inc, 2018(5).

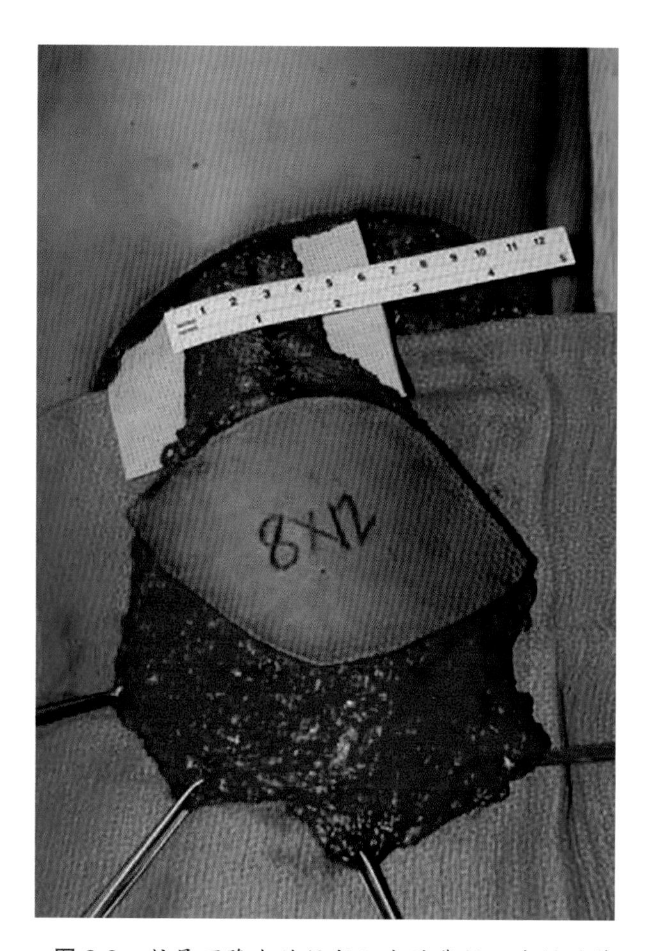

• **图 8.9** 扩展下降支的保留肌肉的背阔肌皮瓣的获取，包含一层脂肪组织，以获得额外的软组织容积和覆盖。经允许引自 Saint-Cyr M, et al. The pedicled descending branch muscle-sparing latissimus dorsi flap for breast reconstruction. Plast Reconstr Surg, 2009(123):13, Figure 5.

肌后，从其起点处（腰椎棘突、第12肋骨下缘、髂骨嵴、胸腰筋膜和肩胛下角）游离。当手术进行至腋窝方向时，一定要减慢速度，并提高警惕，以避免损伤神经血管束和腋窝淋巴系统。淋巴系统的损伤可能会产生严重后果，尤其是同侧上肢淋巴水肿。我们通常保留肌肉在肱骨上的附着，以及胸背神经支配的肌肉。朝乳房方向建立皮下隧道后，将皮瓣转移到乳房切除缺损处。在游离皮下隧道时，应确保没有任何限制性瘢痕或条带组织，尤其是既往接受过放疗的乳房。小心地松解、分离乳房切除后的瘢痕组织及皮下组织，通常可以重建原有的乳房切除缺损，从而将延迟重建的缺损转变为即刻重建的缺损。

在获取背阔肌皮瓣的同时，可以游离出乳房皮瓣。乳房囊袋的设计尺寸如下：距前正中线外侧2cm，上缘至锁骨水平，下缘至乳房下皱襞。然后向腋窝方向切开皮下隧道，与供体部位形成的皮下隧道相连。在背阔肌皮瓣的下侧和内侧放置定位针，以确保皮瓣的安全定位。松解皮下隧道的所有限制性筋膜和瘢痕带，通过旋转皮瓣的远端将皮瓣转移至乳房囊袋内，使其成为乳房组织的内侧部分。旋转方向由获取皮瓣的位置决定，左侧背阔肌以顺时针方向旋转，右侧背阔肌以逆时针方向旋转（图8.11）。在手术过程中常规检查皮瓣血管蒂是否存在扭曲、扭结或缠绕。

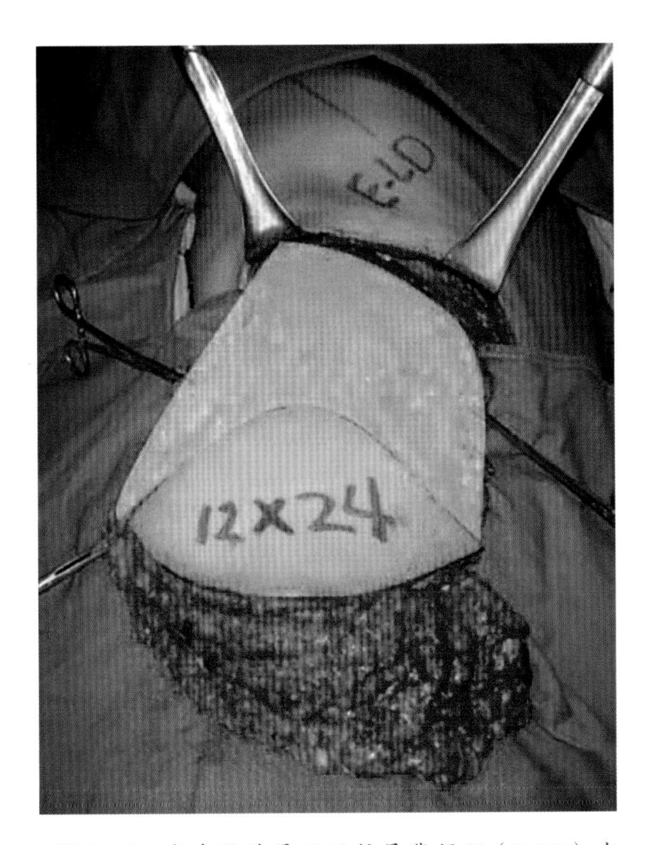

• 图 8.10 术中照片展示了扩展背阔肌（E-LD）皮瓣的采集过程。请注意，应一起采集腰胸部、腰部和部分髂上褶皱的脂肪隔室与皮瓣，以获得最大容积。经允许引自 Saint-Cyr M, et al. The low transverse extended latissimus dorsi flap based on fat compartments of the back for breast reconstruction: anatomical study and clinical results. Plast Reconstr Surg, 2011(128): 382e, Figure 3.

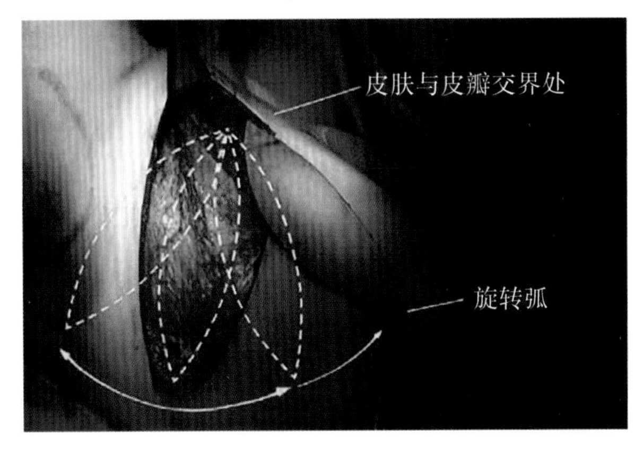

• 图 8.11 皮瓣与肌肉交界处的旋转轴。皮瓣可以顺时针或逆时针旋转多达90°，从而增加其覆盖范围。经允许引自 Saint-Cyr M, et al. A simple approach to harvest of the pedicled descending branch muscle-sparing latissimus dorsi flap. J Plast Reconstr Aesthet Surg, 2015(68): e179–e181, Figure 4.

用外科吻合器将背阔肌皮瓣固定在乳房切除术后皮瓣上，并在前胸覆盖浸有碘伏的切口巾（3M Ioban 2，St.Paul，MN）以保持无菌。将两个15号法国Jackson-Pratt外科引流管（CardinalHealth，Dublin，OH）放置在供区创腔内，一个位于皮瓣上缘下方，另一个位于皮瓣下缘下方。用0.25%丁哌卡因浸润手术部位（上、下侧腹壁和周围肌肉组织；图8.12）。使用减张缝合线[3-0 Stratafix倒刺缝合线（Ethicon US, LLC, Somerville, NJ）]或2-0 Vicryl线（Polyclactin，Ethicon.US）闭合创腔，这也有助于降低供区闭合的张力。在血管蒂根部及背阔肌前缘不使用褥式缝合或减张缝合，以避免血管蒂根部受压或静脉淤血（▶视频8.1

和视频 8.2 展示了减张缝合及褥式缝合技术，视频 8.2 展示了在供区使用褥式缝合闭合创腔）。供区采用多层缝合，用三点缝合浅筋膜来设计瘢痕位置 [2-0 PDS Ⅱ（polydioxanone，Ethicon US，LLC，Somerville，NJ）]，使用 2-0 Vicryl 线和 3-0 Monocryl 线（poliglecaprone，Ethicon US，LLC）进行深层缝合，并使用 4-0 Stratafix 倒刺缝合线、3-0 Monacryl 线进行连续皮内缝合或使用 3-0 或 4-0 Monoclyl 线进行皮下缝合。切口涂抹 Dermabond Prineo（Ethicon US，LLC）手术胶水，形成防水密封层，将 Jackson-Pratt 引流瓶连接引流管。

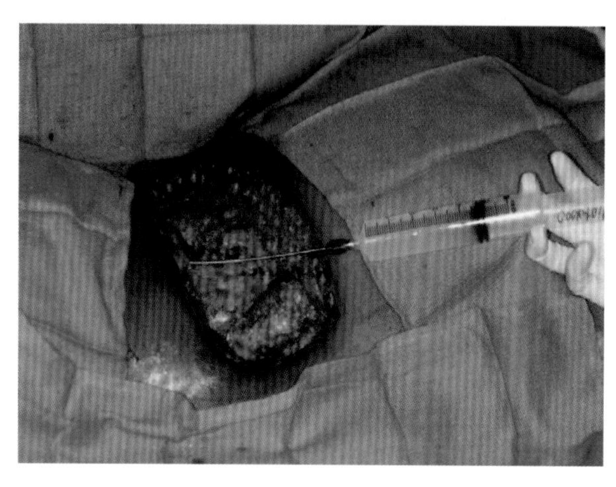

• **图 8.12** 使用圆头针管向供体部位注入局部镇痛药，以控制术后疼痛。经允许引自 Gart M, et al. Latissimus dorsi flap breast reconstruction. In: Nahabedian MY, Neligan PC, eds. Plastic Surgery. 4th ed. Elsevier Inc, 2018(5).

然后将患者置于仰卧位，所有手术暴露区域都要进行再次消毒、铺巾。对于行脂肪移植的患者，供区也进行类似准备。根据患者的体位，可以在获取皮瓣的同时或皮瓣转移之前进行脂肪抽取。

脂肪移植

用肿胀液 [1L 乳酸林格液或 0.9% 生理盐水、40~50mL 1% 利多卡因和 1 安瓿（25mL）肾上腺素] 浸润获取脂肪的供区部位。使用 3.7~4mm 套管进行脂肪抽吸，将抽吸的脂肪使用 Coleman 技术或其他脂肪收集系统（如 Revolve、LifeCell Co、Bridgewater、NJ）通过离心（3min）进行处理。然后用 10mL 注射器抽吸处理好的脂肪。基于背阔肌重建的即刻脂肪移植允许在多个受体部位进行移植，具体包括[6]：

（1）背阔肌皮瓣皮下层。

（2）背阔肌肌肉层内。

（3）胸大肌内及胸大肌后方。

（4）前锯肌内。

（5）乳房切除术后的皮肤（仅在延迟重建中）。

脂肪移植范围受到患者肿瘤状况的限制。在延迟乳房重建中，所有受区部位都可以进行脂肪移植。在预防性乳房切除即刻乳房重建中，应避免在乳房切除后的皮瓣中进行脂肪移植，以减少皮瓣坏死或受体部位并发症的风险。在乳腺癌患者的即刻乳房重建中，仅将脂肪移植至背阔肌皮瓣和背阔肌尾部肌肉中[3]（视频 8.3 展示了背阔肌皮瓣的术中脂肪移植）。通过使用迷你 Coleman 或 Khouri 套管将脂肪注入受体区域。必须遵守脂肪移植原则，仅以多层逆行方式注射少量脂肪，使之均匀分布，从而让“摄入”尽可能成功，并降低脂肪坏死或脂肪液化形成的风险。

将背阔肌皮瓣转移至乳房缺损部位并调整方向，以提供最佳的体表形态和最终形状。背阔肌的远端肌肉部分通常位于中间和上方，以促进皮肤的平滑过渡，并使乳沟线上和上侧轮廓更加丰满。当皮瓣垂直植入或沿着乳沟线水平植入时，皮瓣的内侧端也可以轻轻地折叠起来，沿轮廓下侧提供额外的组织。如果计划进行即刻或延迟植入物重建，则游离胸肌后平面，并将植入物或组织扩张器放入胸肌后，然后使用背阔肌皮瓣提供额外的前缘及下缘软组织覆盖。

使用 2-0 Vicryl 线将背阔肌皮瓣固定在胸大肌筋膜和 Scarpa 筋膜的内侧，以防止侧向移位。可以修整背阔肌皮瓣，以满足乳房切除部位的特殊需要。在某些情况下，可以将皮瓣修剪成圆形，以便将来进行乳头乳晕复合体重建（图 8.13）。在皮瓣植入过程中，乳房下皱襞、乳房外侧皱褶和乳房轮廓可以通过缝合和包膜修补重新构建，以重建美观的乳房，而不仅仅是一堆皮瓣组织。在缝合创腔前，将引流管放置在创腔内。皮瓣采用3-0 Monocryl和3-0 Tratafix间断皮内缝合。切口涂抹手术胶水（Dermabond Advanced T opical Skin Attribute，Ethicon US，LLC，Somerville，NJ），以形成防水屏障，帮助患者穿戴一个带衬垫的胸罩，以获得额外的支撑。

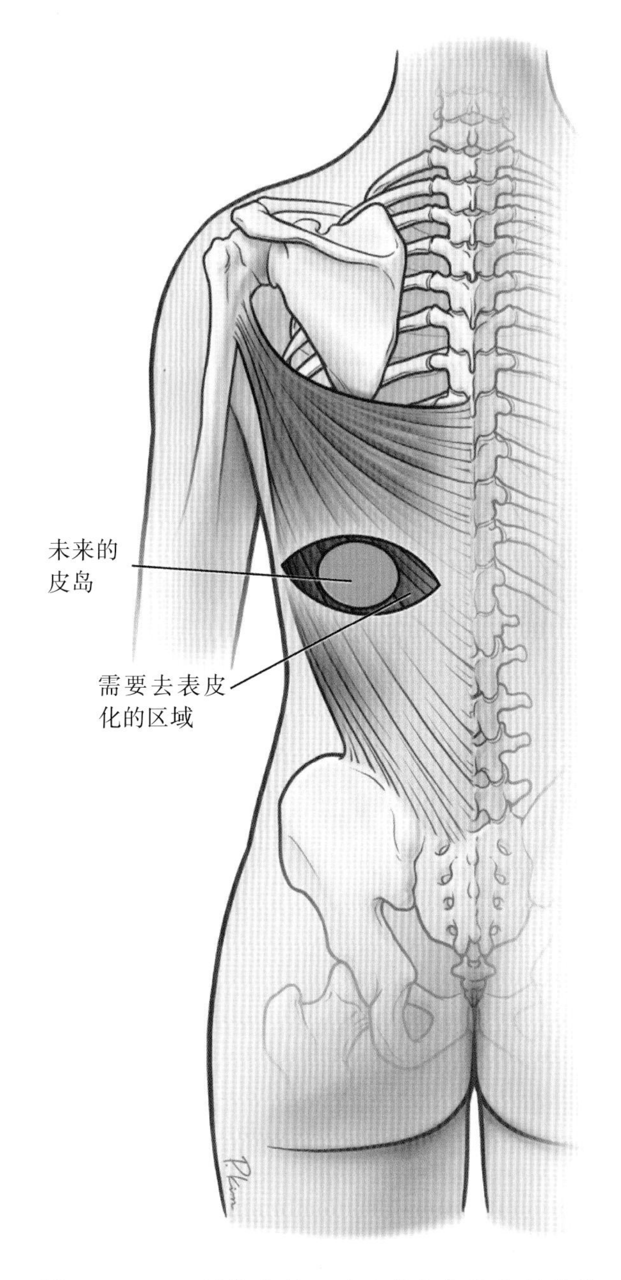

• 图8.13 可以调整皮瓣以满足供体部位缺损的要求。多余的皮肤可以从皮瓣上去除上皮，留下一个圆形皮瓣，与同侧原生乳头乳晕复合物相匹配。经允许引自Gart M, et al. Latissimus dorsi flap breast reconstruction. In: Nahabedian MY, Neligan PC, eds. Plastic Surgery. 4th ed. Elsevier Inc, 2018(5).

双侧乳房重建

在使用背阔肌皮瓣进行双侧乳房重建时，皮瓣设计、收获技术和转移的原理相似。患者可取俯卧位进行双侧背阔肌皮瓣的同时切取，也可以取侧卧位进行单侧皮瓣的切取。通过选择性抽吸脂肪在这个区域进行身体塑形，可以帮助某些患者重建“沙漏”形状。对于BMI非常大的患者，可能需要在侧卧位状态下获取皮瓣，以便术中能够临时将皮瓣植入乳房囊袋内。

术后护理和预期结果

术后患者穿戴手术塑形内衣，为重建后的乳房提供支撑和获得舒适感。对于同时进行脂肪移植的女性，用腹部绷带（腹部或侧腹部）或下肢加压带（大腿）为供区部位加压。患者接受住院监测，并按照常规方案进行护理，以优化疼痛管理，实现早期恢复活动和术后目标。在患者的手臂和同侧躯干之间放置一个枕头，指导患者以仰卧或略微倾斜的姿势睡眠，以降低带蒂皮瓣受压的风险。鼓励患者术后第1天在走廊走动（根据需要提供协助），并接受额外的物理治疗和专科治疗评估。大多数患者在术后2d内出院。如果连续2d（通常在前2周内）每天的引流量小于30mL，则拔除引流管[7]。术后前4周限制患者的体力活动，肩关节外展不能超过70°~90°，避免手臂上抬超过头部的活动。此后，允许患者缓慢进行需要肩部运动和力量的活动。

并发症处理

皮下积液是最常见的供体部位并发症，获取ELD和肥胖人群与皮下积液的风险增加有关[2]。较少见的供体部位并发症包括背部皮瓣坏死、伤口破裂、肩关节无力或活动范围受限、肩胛骨外翻和背部切口疝[4]。使用褥式缝合和纤维蛋白胶封闭供体部位腔隙可以降低皮下积液的发生率。术后大多数皮下积液可通过反复抽吸和应用加压敷料成功治疗。复发性皮下积液可以通过硬化疗法（如多西环素）、注射曲安奈德、包膜切除或放置引流管来治疗。伤口裂开（筋膜分离）可以通过伤口护理进行非手术治疗，获得二次愈合的机会。浅表皮肤感染用口服抗生素治疗，而深部间隙感染的患者则接受静脉输注抗生素和清创处理。不同患者的肩部功能结果差异显著，最常见的问题见于肩膀的运动耐力和上举高过头部的活动（如爬梯子、椅子俯卧撑和游泳）。尽管不常见，但上臂活动持续无力或活动范围受限的患者可以从物理治疗中受益。

与皮瓣相关的并发症很少见，通常是血管蒂损伤所致。如果在转移皮瓣后立刻出现静脉充血迹象（皮瓣发紫，按压后血管立刻再充盈）或者血管损伤（苍白，毛细血管充血不良），观察或应用手持式多普勒检查血管蒂，以确定血管损伤的位置。患者出现植入后皮瓣血管受损的任何征象都需要重新探查手术部位，以确保血管蒂没有受到皮瓣的过度张力牵拉，或清除可能存在的压迫血管蒂的潜在血肿。我们通常使用锚定缝合线将背阔肌固定在胸大肌筋膜上，以避免对血管蒂产生任何张力。

皮瓣远端的脂肪坏死可表现为可触及的、坚实的肿块，对于有乳腺癌病史的患者，这可能令人焦虑。放射影像学检查很容易区分脂肪坏死与乳腺恶性肿块，并且通常不需要额外的检查。坏死组织可以通过手术切除来缓解患者的担忧，也可以通过吸脂术使其软化。切除或吸脂后的轮廓畸形可以通过脂肪移植来改善。

植入物相关并发症，如破裂、暴露、错位、不对称和包膜挛缩，可能需要进行修整手术。在胸肌后放置植入物，使用背阔肌覆盖，有助于减少植入物相关并发症。

二期手术

常规对患者进行二次修整手术以优化乳房的体积和轮廓。对于想要更大乳房的女性，可以通过植入物、背阔肌皮瓣和乳房切除后额外脂肪移植或胸腹推进皮瓣（thoracoabdominal advancement flap，TAAF）来扩大乳房体积。对于接受植入物重建或将组织扩张器更换为永久植入物的女性，通过乳房切除术切口切开皮肤。胸大肌或背阔肌与肌纤维平行，并根据需要对植入物包囊进行修改。

想要较小乳房的女性可以接受多余皮瓣组织切除、吸脂术或乳房固定术。轻微的轮廓畸形可通过脂肪移植和吸脂治疗。乳头乳晕重建仅在乳房最终修整后进行，以确保乳头乳晕复合体的对称性和最佳位置。对背阔肌的皮肤可以进行去表皮化，乳房皮瓣可以向前推进，形成一个圆形的皮肤瓣，以获得近似自然乳晕的大小和形状。乳头乳晕复合体也可以通过三维文身来重建。

总 结

对于不适合较长时间手术的患者，或不适合腹部带蒂皮瓣或游离皮瓣重建的女性，背阔肌皮瓣是自体乳房重建的理想方式。对皮瓣可以进行修整以满足特殊需要，并可以在即刻或延迟的情况下通过植入物或脂肪移植来扩大容积。转移后，必须小心固定血管蒂和皮瓣，以防止血管蒂张力过大。ELD 是重建中、大乳房的一个很好的选择，但同时也增加了皮瓣相关并发症的风险。使用减张缝合线、褥式缝合和纤维蛋白密封剂可以降低皮下积液形成的风险。主要缺点包括术中需要改变患者的体位，以及有肩部功能缺陷的风险。应告知患者术侧肩部外展无力的罕见术后事件并就潜在的物理治疗需求向其提供建议。

病例 8.1

一位 BMI 值较高的患者计划接受双侧单纯乳房切除术，但不适合腹部游离皮瓣乳房重建。她有足够的背阔肌体积。设计斜向皮瓣，以最大限度地提高背阔肌获取量，术中应注意肩胛骨下方和髂嵴上方。皮瓣尺寸为 31cm × 17cm。短期术后结果显示了大体积背阔肌皮瓣重建的双侧乳房。

病例 8.2

一位患有左侧乳腺癌的中年女性计划接受双侧单纯乳房切除术，但她不愿意采用腹部皮瓣进行乳房重建。右侧乳房进行了植入物乳房重建，并在放疗结束后用背阔肌皮瓣进行了左侧乳房重建。她接受了一次翻修手术，对两个乳房进行脂肪移植，增加了上侧乳房体积并解决了轮廓畸形问题。供体部位的瘢痕位置可轻松隐藏在胸罩肩带下，患者接受度高。

病例 8.3

一位 BMI 值高的患者在双侧乳房切除术后接受了延迟乳房重建。她不合适行腹部皮瓣乳房重建，但有足够体积的背阔肌。在这例患者身上可以很容易地看到不同脂肪区的褶皱。为了避免远端皮瓣脂肪坏死和肩胛骨区域的轮廓畸形，获取皮瓣时仅联合了胸腰部和腰部脂肪。短期术后结果显示，由于皮瓣较大，乳丘及供区瘢痕是斜向的。

病例 8.4

一位女性患者因右侧乳腺癌在右侧乳腺肿瘤切除和放疗后接受乳房重建。她不希望接受腹部游离皮瓣乳房重建，并选择进行右侧背阔肌皮瓣重建。术前标记（图 8.6）肩胛下角（紫色 S）、背阔肌前缘和血管蒂位置（黑色）。在胸罩肩带的水平面上，水平标记皮瓣，在计划供体部位瘢痕的水平处标记一条紫色水平线。术后短期内对右侧乳房下方进行了充分的体积补充，供体部位愈合良好，位于胸罩肩带水平。

成功技巧

- 可以使用 ELD 皮瓣联合即刻或延迟脂肪移植进行较大乳房的全自体重建。
- 如果需要获取额外的脂肪，ELD 获取应局限于胸腰部和腰部脂肪区，以获得“沙漏”形身体轮廓，并避免上背部畸形或皮瓣内脂肪坏死。
- 在供区缝合过程中，使用褥式缝合、减张缝合和纤维蛋白密封剂可以降低皮下血肿形成的风险。
- 乳丘标志重建应使用缝合线，进行选择性乳房下壁和侧壁包膜成形术。
- 皮瓣可以折叠，为内侧乳房提供更多的组织量，并形成乳沟。垂直或垂直斜向缝合可提供极佳的美容效果和内侧丰满度。
- 应将皮瓣固定在胸大肌筋膜上，以防止皮瓣下移或侧移，避免压迫血管蒂造成皮瓣损伤。
- 术前应告知患者肩部无力的风险并提供咨询服务，对于长期存在明显活动受限的女性，需要立即转诊以进行物理治疗。

（冯玉　梁法清　钟家媛　译，
苏士成　杨犇龙　审校）

参考文献

[1] Hokin JAB. Mastectomy reconstruction without a prosthetic implant. Plast Reconstr Surg, 1983,72:810.

[2] Bailey SH, Oni G, Guevara F, et al. Latissimus dorsi donor-site morbidity: the combination of quilting and fibrin sealant reduce length of drain placement and seroma rate. Ann Plast Surg, 2012,68:555–558.

[3] Zhu L, Mohan A, Vijayasekaran A, et al. Maximizing the volume of latissimus dorsi flap in autologous breast reconstruction with simultaneous multisite fat grafting. Aesthet Surg J, 2016,36(2):169–178.

[4] Spear SL, Clemens MW. Latissimus dorsi flap breast reconstruction// Neligan PC, ed. Plastic Surgery. 3rd ed. Breast. New York: Elsevier Saunders, 2013(5):370–392.

[5] Bailey S, Saint-Cyr M, Zhang K, et al. Breast reconstruction with the latissimus dorsi flap: women's preference for scar location. Plast Reconstr Surg,

2010,126:358–365.

[6] Saint-Cyr M, Nagarkar P, Schaverien M, et al. The pedicled descending branch muscle-sparing latissimus dorsi flap for breast reconstruction. Plast Reconstr Surg, 2008,123:13–24.

[7] Di Pompeo FS, Laporta R, Sorotos M, et al. Latissimus dorsi flap for total autologous immediate breast reconstruction without implants. Plast Reconstr Surg, 2014,134:871e–879e.

[8] Yezhelyev M, Duggal CS, Carlson GW, et al. Complications of latissimus dorsi flap breast reconstruction in overweight and obese patients. Ann Plast Surg, 2013,70:557–562.

第 9 章

即刻植入物乳房重建——一步法

Jordan D. Frey , Mihye Choi

引　言

基于植入物（假体）的乳房重建或自体乳房重建是最常用的乳房重建方式[1]。在植入物乳房重建中，外科医生可以使用大量的技术和重建策略为每位患者提供成功的乳房重建。传统的即刻植入物乳房重建包含两个重要阶段，即在第一阶段手术中放置临时组织扩张器并产生可变扩张，之后在第二阶段手术过程中更换为永久性假体；或在乳房切除术后立即一次性置入永久性假体，后者免去了置入组织扩张器和之后的植入物置换手术。当将其与保留乳头的乳房切除术相结合时，也解决了乳头重建的需要，患者在一次手术中就能实现完整的乳房重建[2]。

与两步法乳房重建手术相比，即刻一步法置入永久性假体对假体腔的构建以及假体的选择和放置都有更高的技术要求。尽管大多数基于组织扩张器的重建是采用全胸肌后技术进行，然而考虑到即刻永久性假体重建一开始就要置入体积较大的植入物，所以它通常需要使用一个支撑材料对下外侧进行支持和覆盖。此外，永久性假体不能像组织扩张器那样调整初始装置的体积。因此，永久性假体会在表面的乳房皮肤包膜上施加更大的初始组织应力，而选择合适的患者和术中评估对于减少不良结果的风险至关重要。

植入物乳房重建技术在不断进步，并朝着一期乳房重建的方向发展。虽然已证实传统的、利用组织扩张的两步法重建的安全性和美观性，但是通过仔细的术前评估和患者选择以及细致的手术操作，以即刻一步法放置永久性假体为基础的一期乳房重建也可以获得同样良好的效果。

适应证和禁忌证

在我们的临床实践中，行即刻一步法植入物乳房重建的患者一般包含两类。第一类是符合保留乳头乳晕复合体的皮下单纯乳房切除术患者，这类患者的乳房小，几乎不下垂，期望术后重建乳房的大小与术前相似；第二类是接受保留皮肤的乳房切除术且乳房较大、期望术后重建的乳房尺寸变小的患者。

想要获得比术前乳房尺寸更大的患者就需要进行组织扩张的两阶段重建法。此外，老年患者或有明显合并症的患者可优先接受即刻植入物重建，避免进行二次手术和全身麻醉。

乳房松弛以及体积较大或下垂是即刻植入物重建的相对禁忌证，在这些患者中，通常很难将乳房表面皮肤与由胸肌和软组织支撑物（如脱细胞真皮基质）组成的植入物囊袋相匹配，这种差异会严重影响重建后的美学效果。在乳房较大或下垂的患者中，乳房全切的皮瓣会距离乳房表面边缘较远，因此局部灌注不足的风险会增加，从而增加了切口愈合过程中相关并发症的发生风险。必须对乳头到胸骨切迹的距离 > 25cm、有严重的Ⅱ级或Ⅲ级乳房下垂的患者进行谨慎处理。同时，植入物体积大于

400mL 与重建并发症发生率增加密切相关，这为乳房较大且希望术后乳房更大的患者不适合进行即刻植入物重建这一标准提供了证据[2]。

对于乳房较大且下垂的患者，采用缩减皮肤切口的乳房切除术的即刻重建或在进行分期乳房缩小成形术后延迟切除和重建是解决这些问题的重要策略，但是由此也会导致术后较大的瘢痕和伤口延迟愈合。重建也可以使用 Wise 型切口、即刻永久性假体联合下蒂真皮皮瓣移植物覆盖的方法。然而，这些方法会导致伤口愈合相关并发症发生率较高，约 25% 的患者会出现伤口愈合并发症[3]。

最后，要提及的是，永久性假体的体积不能像组织扩张器那样可以控制和调整。植入物放置后会对乳房的皮肤形成更大的直接张力，因此任何需要减少乳房皮肤的因素都会产生更大的组织张力。因此，不保留乳头的乳房切除术和乳房肿瘤靠近皮肤时需要切除乳房皮肤的乳房切除术被认为是即刻植入物乳房重建的相对禁忌证。在接受保留乳头的乳房切除术患者中，严重的乳头乳晕复合体错位以及胸壁不对称也是一期植入物乳房重建的禁忌证（表 9.1）。

术前评估

要求进行即刻一步法植入物乳房重建的患者应接受全面的术前检查以评估该患者是否适合。检查应从对患者乳房的评估开始，关于乳房的评估应注意以下 4 点：

第一，要仔细检查乳房的基底和胸壁的对称性。乳房基底窄或胸壁不对称是一期乳房重建的相对禁忌证。一旦发现任何不对称的地方，均应与患者进行沟通。

第二，评估乳房的皮瓣，包括皮肤质量、弹性和乳房的下垂度。应测量乳房的标准尺寸，包括乳头到胸骨切迹的距离，乳头到乳房下皱襞的距离，以及乳房基底宽度。在这方面的评估中，最合适的一期植入物重建对象应是乳房皮肤质量和弹性良好、皮肤紧致、Ⅰ级或轻度Ⅱ级乳房下垂、乳头到胸骨切迹的距离 < 25cm 的患者。这些患者的乳房腺体切除后的皮瓣活性是最佳的，而植入物囊袋可以与覆盖植入物的乳房皮肤包膜相匹配，以得到最佳的重建效果。综上所述，对乳头到胸骨切口的距离 > 25cm、有严重的Ⅱ级或Ⅲ级乳房下垂的患者必须谨慎进行手术，因为她们有较大的重建并发

表 9.1　即刻一步法乳房重建的适应证和禁忌证

适应证	绝对禁忌证
• 乳房体积小的患者	• 患者希望术后乳房更大
– 保留乳头的乳房切除术	• 严重巨乳症
– 轻度下垂（Ⅰ级至轻度Ⅱ级）	• 严重胸廓不对称
• 乳头到胸骨切口距离 < 25cm 的患者	• 乳房基底部严重狭窄（筒状乳房畸形）
– 术后乳房大小相近	• 严重的术前乳头乳晕复杂错位（保留乳头的乳房切除术）
• 乳房体积大的患者	• 严重下垂的（Ⅱ / Ⅲ级下垂）乳房并想要保留乳头的乳房切除术
– 保留皮肤的乳房切除术	
– 希望术后乳房尺寸更小	
相对适应证	**相对禁忌证**
• 老年或有合并症的患者	• 大而下垂的乳房（Ⅱ / Ⅲ级下垂）
	• 乳头至胸骨切口距离 > 25cm
	• 预测植入物体积 > 400mL
	• 不保留乳头的乳房切除术
	• 乳腺肿瘤靠近皮肤

症发生风险和不理想的美学结果。

第三，在接受保留乳头乳晕的乳房切除术患者中，必须仔细评估乳头乳晕复合体的位置。最佳位置为以乳房最突出点为中心，乳房有轻微下垂或无下垂。无乳头乳晕复合体下垂或轻度下垂的患者是一期植入物重建的最佳候选者，而中度下垂患者必须谨慎进行该手术。严重乳头乳晕复合体错位的患者最好接受二期重建，从而可以分期调整乳头位置。应对乳头位置不对称进行评估和讨论，应评估乳头间距以及乳头到腋前线的距离。乳头先天位置不正的患者术后发生乳头位置不正的风险较高。选择适合的患者进行重建手术时，优化乳头乳晕复合体位置的方法包括将其缝合到下层肌肉或软组织支撑物上，在切口闭合后调整乳头的位置，以及在闭合的切口内立即放置引流管进行吸引[4]。如果乳头乳晕复合体错位一直持续或术后出现错位，可采用新月形切除和乳房固定术等方法成功地改善[4]。

最后，应对乳房体积与患者期望的乳房尺寸进行评估和讨论。如果患者希望自己的乳房至少增大一个罩杯，则不应进行即刻一步法植入物重建，首选两阶段重建法，因为在保留乳头乳晕的技术中，即刻一步法植入物乳房重建只可以实现重建出略丰满的乳房上极。如果患者的乳房过大或下垂，且计划进行预防性乳房切除术，我们倾向于先进行缩乳术或乳房固定术，再进行保留乳头乳晕的乳房切除术，然后进行第二阶段的植入物乳房重建。对于接受治疗性乳房切除术的大而下垂的患者，不建议进行分期缩乳术或二期重建，可以使用Wise型切口联合下蒂脂肪皮瓣进行即刻一步法植入物重建，以增加覆盖植入物的皮瓣面积。

在选择植入物时，需要考虑很多重要的因素，尤其是乳房的基底宽度。一旦测量并确定了基底宽度，根据乳房切除重量和患者偏好的植入物尺寸进行估测，就可以选择合适的植入物。也需要平衡植入物尺寸和乳房切除皮瓣张力的关系，从而使张力最小化。必须与患者一起确定植入物类型。光滑、圆形的植入物比较具有优势，有自然的触感和更低的并发症发生风险[5]，相比之下，毛面植入物有发生感染的风险。解剖型假体可以为重建提供优越的视觉上的乳房外形，特别是在单侧重建和拥有较宽的乳房基底的患者中[5]。然而，必须告知患者使用毛面植入物可能发生植入物旋转和乳房植入物相关性大细胞淋巴瘤的潜在风险[6]。在我们的临床实践中，大约90%的即刻（一期）植入物重建患者都使用了光滑的圆形假体。

在术前讨论时应该强调二次手术修整的可能性。因为患者可能会认为，一旦实施了重建手术，便再也不需要手术了。需要强调的是，即刻植入物乳房重建后可能需要二次隆乳修复手术，对初次手术效果进行美化或微调，包括脂肪移植、更换植入物、瘢痕修复、乳头乳晕复合体位置调整、乳头重建以及其他手术。

手术技术

患者取站立位进行手术划线标记。以胸骨切迹和剑突作为中线进行标记，将乳房下皱襞与乳房上缘一起标记出来。与肿瘤外科医生一起设计乳房切口。在不保留乳头的乳房切除术中，通常选择环乳头乳晕复合体的椭圆形切口，保留乳头乳晕的乳房切除术的切口则包括乳房外侧切口和垂直切口以及乳房下皱襞切口。放射状切口是从乳头乳晕复合体边缘进行标记，例如，对于垂直放射状切口，标记从乳头乳晕复合体的6点钟边缘延伸到乳房下皱襞的中点，而在横向放射状切口中，标记从乳头乳晕复合体的3点钟或9点钟位置延伸到乳房外侧的中点。放射状切口的优点是该手术入路利于乳房切除，但是术后乳房表面会有可见性瘢痕。乳房下皱襞切口可沿整个乳房下皱襞或其外侧部分进行标记，如从乳房中点延伸至外侧。乳房下皱襞切口的优点是瘢痕隐匿，但乳房切除术时的操作范围比较局限，特别是对乳房上部进行切除时。

在我们的临床实践中，这三种切口类型最常用于保留乳头乳晕的乳房切除术，分别为乳房下皱襞切口（58.3%）、乳房外侧切口（18.6%）和垂直切口（13.3%）。小乳房或中等大小乳房的患者采用乳房下皱襞切口；乳房较大的患者则采用放射状切口，可以为乳房切除术提供更好的手术入路。放射状切口在显微外科重建中也很受欢迎，此入路能够更好地进入乳房内部受区血管。一般来说，应避免使用乳晕周围环状切口，即使是延伸的放射状切口，从而减少对乳头乳晕复合体的缺血损伤（图 9.1）。在保留乳头的乳房切除术中，垂直切口联合乳房下皱襞切口虽然不常使用，但在曾经接受缩乳手术的患者中应用可以增加手术的暴露，便于手术操作。

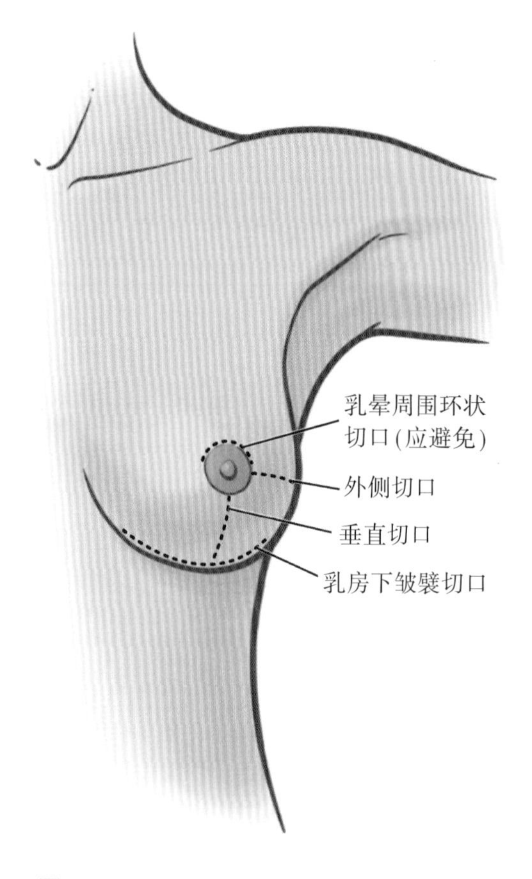

• **图 9.1** 可用于保留乳头的乳房切除术的各类切口

如果选择缩减乳房皮肤的皮下单纯切除术，手术标记与 Wise 型切口缩乳术相似。两条分开的垂直臂起始于乳头乳晕复合体上方的一个点，沿乳头乳晕复合体的外侧边界延伸约 6cm。夹角的确定是通过向内侧和外侧移动乳房，使内侧和外侧垂直臂与乳房中线对齐。然后绘制水平臂，将垂直臂标记线远端与之前标记的乳房下皱襞画一条水平线连接起来。另一条水平线用于连接两条垂直线的下端。这就形成了一个三角形，乳房切除术将通过这个三角形进行。一旦完成乳房切除术后，就对下蒂脂肪皮瓣（图 9.2A）去表皮化，水平臂标记线也就被切开了。剩下的手术程序与下面要讨论的用于植入物覆盖的脂肪带蒂皮瓣相同（图 9.2）。

患者平卧于手术台上，双上肢外展 90° 并固定。在乳房的浅筋膜浅层注射稀释的利多卡因和肾上腺素溶液（这有助于正确平面的剥离和止血），肿瘤外科医生将在乳房浅筋膜水平进行乳房切除术，以最大限度地切除肿瘤，同时保留皮下组织，减少乳房切除术对皮瓣的损伤[7]。特别是在一期植入物乳房重建的情况下，最终的重建有赖于乳房切除时皮瓣的质量，建议整形外科医生和乳腺肿瘤外科医生共同参与手术。

完成乳房切除术后，重建外科医生应评估术区乳房切除后皮瓣的质量和胸壁下肌肉组织。如果术中皮瓣受损或皮瓣过薄，就需要调整手术计划，使用组织扩张器代替一期重建，术前应与所有患者讨论这种可能性。术中组织血管造影可作为临床评估方法的补充，以确定乳房切除术后皮瓣的安全性及可行性，并协助医生进行手术决策。当胸大肌或前锯肌有损伤时可能需要使用组织补片材料。

当乳房切除后皮瓣评估结果为健康和正常时，可以立即进行永久性假体重建。胸大肌从胸壁下方向上延伸至乳房覆盖区并附着于胸骨内侧，在少数小乳房患者中，胸大肌是可以完全覆盖植入物的，在这种情况下，将胸大肌在乳房下皱襞下方离断，同时游离部分腹直肌筋膜。将前锯肌或筋膜游离到腋前线水平，然后放置植入物并缝合两个肌肉边缘以覆盖植入物。只游离前锯肌筋膜而不游离肌肉有助于减少术后肌肉痉挛和紧绷感。

然而，在超过 90% 的病例中，需要使用辅助组织支撑物（补片）来覆盖外下侧植入物，这样有助于扩大植入物囊袋，从而匹配被覆的乳房皮肤。然后将辅助组织支撑材料（补片）缝合于乳房下皱襞下方和腋前线胸壁外侧组织。我们机构的支架材料（补片）选择包括现成成型的带孔脱细胞真皮基质 AlloDerm（Allergan,

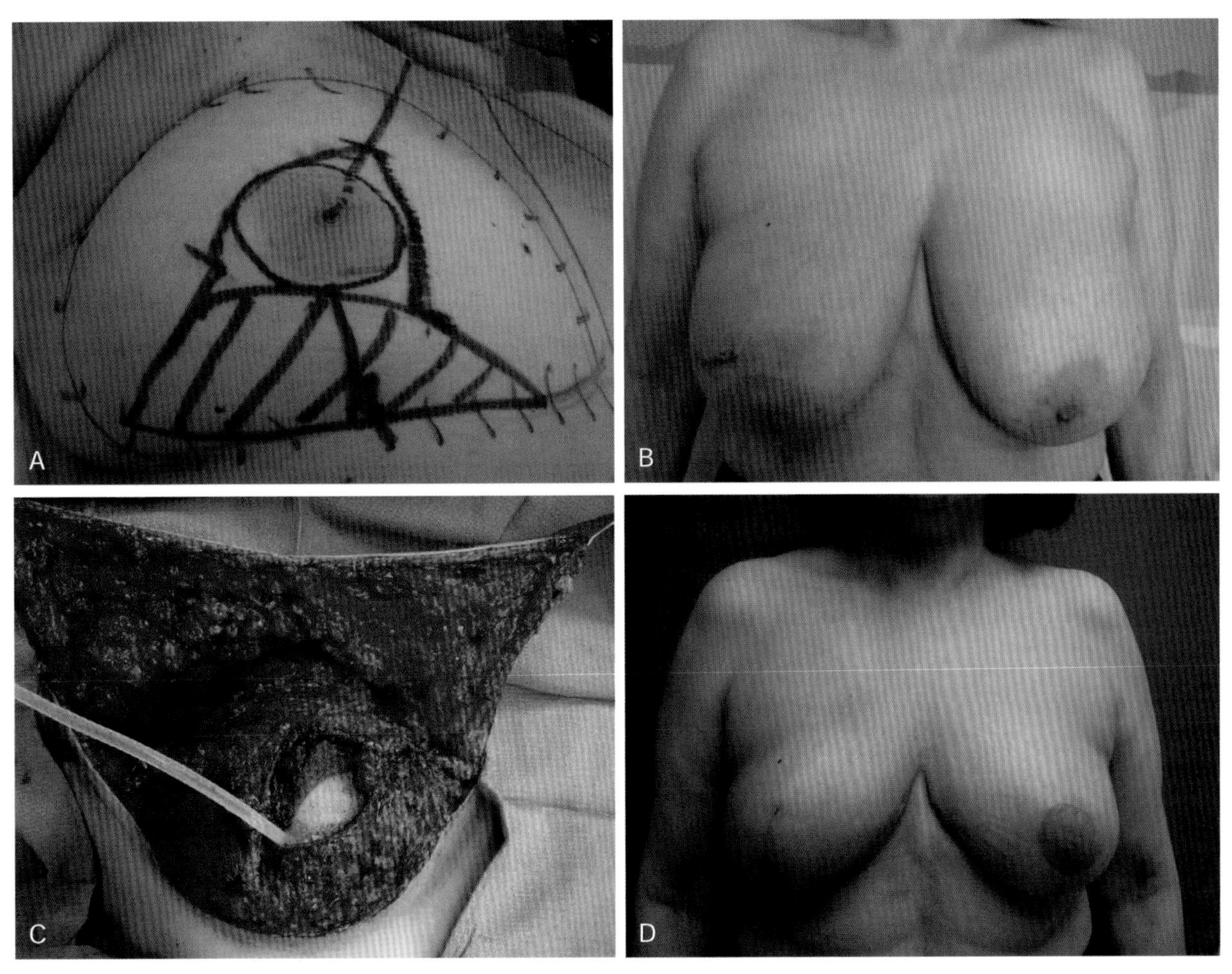

• 图 9.2 术前（A、B）、术中（C）和术后（D）的患者照片，患者使用 Wise 型切口行右侧即刻一步法乳房重建，使用部分肌肉覆盖，外下侧覆盖下蒂脂肪真皮皮瓣的皮肤以缩小乳房切除术切口。采用有质感的圆形生理盐水永久性假体。通过乳头乳晕复合体周围的上三角形标记进行乳房切除术。下蒂脂肪真皮皮瓣以阴影部分标记。在乳房切除术后、假体腔形成之前，沿水平方向切开下蒂脂肪真皮并将皮瓣去表皮化。该患者还接受了对侧乳房缩小成形术

Dublin,ireland） 和 Galaflex（Galatea Surgical, Lexington, MA），见图 9.3 和图 9.4。我们更倾向于使用不可吸收编织线缝合，如 Ethibond（Ethicon, Somerville, NJ），将补片缝合在乳房下皱襞和腋前线处。

此时，用抗生素溶液冲洗假体腔后，将盐水试模放入假体腔内，随后将切除术后的皮肤缝合。然后，患者取坐位，将适当的生理盐水注入试模中，使其根据患者的自然解剖结构产生美观的乳房外形，而不会对皮瓣产生过多的张力，以避免使血管受损。任何不规则的轮廓都可以在患者恢复仰卧位后进行标记和调整。通常情况下，可能需要适当松解胸肌内侧下角来增强乳沟区域，或通过调整腋窝前或乳房下的缝合线来形成令人满意的乳房轮廓。

之后根据试模中的生理盐水量来选择合适的植入物，并使用无接触技术将其放入胸肌后方。再将肌肉边缘和补片边缘缝合后，在假体腔内放置引流管，切除失活的皮肤切缘后，分层缝合乳房切除术的切口。可通过引流管注入长效局麻药，用于术后镇痛（视频 9.1）。

术后护理和预期结果

用伤口闭合条和无黏性纱布包扎伤口，在其上覆盖封闭敷料。引流管口也同样覆盖无菌敷料。对于保留乳头的乳房切除术患者，应在乳头乳晕复合体上涂抹抗生素软膏，使用无黏性纱布和闭塞性敷料包扎。住院患者出院的参

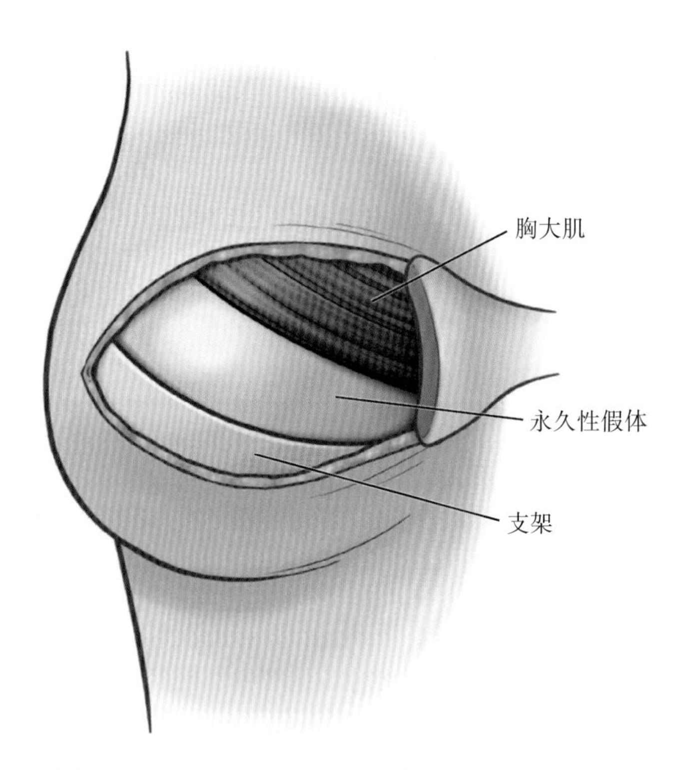

• 图 9.3 部分胸肌后重建，游离胸大肌后方，离断胸大肌下缘，并放置脱细胞真皮基质覆盖外下侧假体

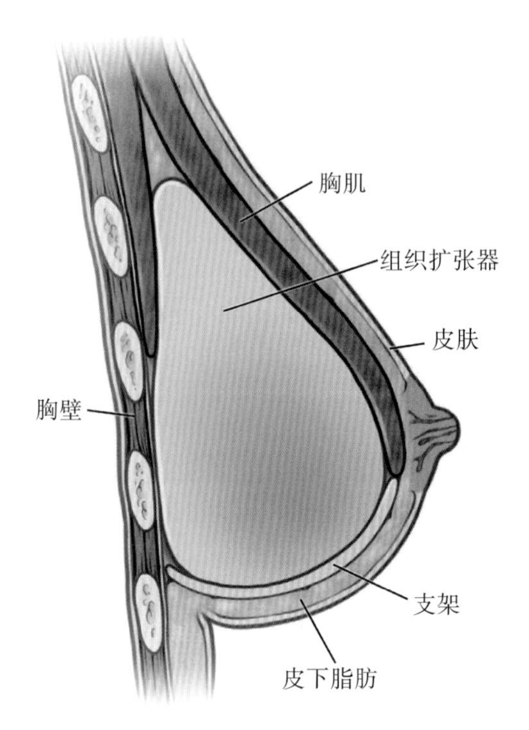

• 图 9.4 矢状位图显示部分胸肌下假体使用补片以覆盖外下侧假体

考标准是口服镇痛药能控制疼痛、能下床活动和正常进食，手术当天鼓励患者下床活动，上述目标在术后前 2d 内均可实现。因此单侧乳房重建患者一般可在术后第 1 天出院，双侧乳房重建患者可在术后第 1 天或第 2 天出院。如果使用胸肌后重建，患者可以带止痛药和肌肉松弛剂出院。鉴于一期植入物重建具有较大的组织张力和感染的风险，患者需口服抗生素 1 周。

使用敷料覆盖手术部位 7d，并在术后第一次就诊时移除，此时患者可以佩戴无钢圈的柔软胸罩。当连续 2d 引流液少于 30mL 时可以拔除引流管，在拔除引流管之前，患者可以用碘伏棉布擦拭手术区域。患者不能举起重量超过 1lb（约 0.45kg）的物体，避免剧烈运动，并在 4~6 周内将手臂举至锁骨上方。如果没有出现伤口愈合问题，患者可以在术后 6 周后开始佩戴无钢圈胸罩并进行瘢痕管理，包括轻柔地按摩。

并发症管理

即刻一步法植入物乳房重建后最常见的并发症包括皮瓣坏死、乳头乳晕复合坏死和感染（表 9.2）。重建失败并不常见，保留乳头和不保留乳头的乳房切除术的失败率范围均为 2%~4%[8-10]。不常见的并发症包括血肿和血清肿形成。有研究报道一步法和两步法植入物乳房重建的风险对比存在差异，某些研究表明一期手术的风险更高，而另一些研究则表明两者发生率相似[8,9,11,12]。但总的来说，主要并发症在可以接受的范围内，最近的一项研究也证实了这一点。研究表明，在特定的患者中，就成本效用而言，一步法植入物乳房重建是首选的重建策略[12]。值得注意的是，年龄较大和植入物容积 > 400mL 已被确定为一步法植入物乳房重建并发症发生的独立危险因素[2]。

对所有行一步法植入物乳房重建的病例，应积极地诊断和处理缺血和感染并发症，以最大限度地降低植入物失败的风险。无论乳房切除术后皮瓣坏死，还是部分或全部乳头乳晕复合体坏死，都应尽早诊断。局部缺血性损伤可采用局部伤口护理保守治疗，深度的局部或全层缺血区域应及早切除并缝合，特别是当该区域覆盖补片而非肌肉时。在局部麻醉的前提下，可在换药室进行简单的清创和缝合。然而，较

表 9.2 在纽约大学朗格尼医疗中心进行的保留乳头的乳房切除术联合一步法植入物乳房重建与保留乳头的乳房切除术联合两步法植入物乳房重建患者的结果比较

一步法植入物乳房重建	两步法植入物乳房重建
乳头部分坏死发生率 :7.8%	乳头部分坏死发生率 :5.8%
乳头完全坏死发生率 :3.9%	乳头完全坏死发生率 :1.3%
严重感染（静脉注射抗生素）发生率 :1.7%	严重感染（静脉注射抗生素）发生率 :1.1%
轻微感染（口服抗生素）发生率 :3.0%	轻微感染（口服抗生素）发生率 :7.1%
重度皮瓣坏死发生率：6.5%	重度皮瓣坏死发生率：1.9%
轻度皮瓣坏死发生率：12.9%	轻度皮瓣坏死发生率：7.7%
移植物取出发生率：3.4%	移植物取出发生率：2.3%
重建失败发生率：3.9%	重建失败发生率：2.4%
血清肿发生率：0.4%	血清肿发生率：1.1%
血肿发生率：1.7%	血肿发生率：1.9%

经允许引自 Frey JD, Choi M, Salibian AA, et al. Comparison of outcomes with tissue expander, immediate implant, and autologous breast reconstruction in greater than 1000 nipple-sparing mastectomies. Plast Reconstr Surg, 2017,139(6):1300–1310

大的坏死区域可能需要取出植入物并放置较小的植入物或组织扩张器来完成。如果需要更换植入物，则需要对患者进行全身麻醉。对乳头乳晕复合体清创并在伤口完全愈合后再进行二次乳头重建。

轻微的浅表感染可以采用口服抗生素治疗。然而，严重或持续性感染则需要静脉注射抗生素，更严重的情况可能需要手术清创和冲洗，并需要取出或更换植入物。在发生血肿的病例中，有1%~2%的患者需要手术清除[9]。血清肿通常为亚急性，表现为单侧乳房肿胀，可通过经皮引流和抗生素治疗，以防止潜在的细菌在植入物周围生长。

二次手术

在很多情况下，术前讨论手术预期结果可能比实际手术结果更重要。在初次术前讨论时应清楚地告知患者二次手术的可能性，使患者了解一期植入物重建并不意味着将来不再需要手术。在我们的实践中，二次调整手术率为20%~30%[2]。一期即刻植入物乳房重建的二次手术技术与二期手术相似。患者可以对乳房体积不足的区域进行轮廓矫正，最常见的是在重建乳房上进行自体脂肪移植，这是一种强有力的辅助方法（图 9.5）。在发生包膜挛缩、植入物不对称或植入物错位的情况下，也可能需要进行包膜修整。在第一次手术中，通过仔细地构建植入物腔可以将这种二次调整手术的可能降至最低。四周或定向包膜切开术在全范围或局部 Baker 分级Ⅰ~Ⅲ级包膜挛缩的情况下是有必要的。当遇到 Baker Ⅲ~Ⅳ级包膜挛缩时，可采用完全或部分包膜切除术。

当患者出现继发于包膜异常的植入物移位时，可采用包膜缝合术和包膜切开术或包膜切除术联合治疗。重力和胸大肌的作用通常会导致植入物向外侧移位和向下方移位。因此，经常需要在外侧进行囊体强化缝合，并进行上、内侧囊体切开，以解剖复位植入物。如果出现植入物下移，类似的囊体强化缝合也可用于乳房下皱襞的重塑，可使用粗的、不可吸收缝线进行缝合。值得注意的是，在缝合之前，应先剔除原植入物包膜，以提供愈合面，这将会形成一个新的、位置更好的植入物腔。此类患者在包膜修补术后2个月内应避免上肢的活动（图 9.6）。

患者术后可能会希望改变植入物大小。如果需要缩小尺寸，可以简单地将其换为体积更小的植入物，并进行所需的修整手术。如果患

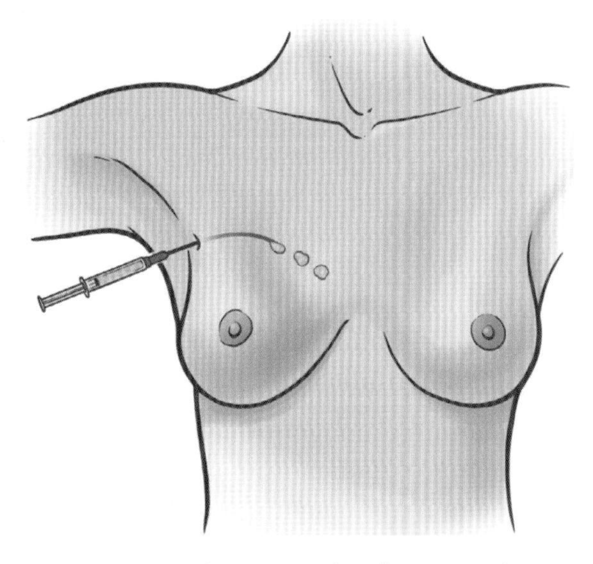

• 图 9.5　脂肪注射可用于乳房轮廓矫正，最常见的注射部位是乳房的上侧象限，在即刻植入物乳房重建后进行

者希望乳房体积显著缩小，这会导致乳房皮肤组织与新的植入物范围大小不一致，这时则可以使用类似于乳房固定术的技术行乳房缩小术。对于即刻（一期）乳房重建后要求更大尺寸乳房的患者，必须谨慎对待。希望重建后乳房尺寸比原切除乳房更大的患者最好在基于组织扩张器的重建后再进行植入物重建，这样可以安全地扩张皮肤包膜以适应更大的植入物。但在放置植入物后，乳房皮肤包膜可能会轻微扩张。因此，只有当这些患者的皮肤包膜在检查中显示出足够的弹性和厚度时，才可以更换尺寸较大的植入物（图 9.7）。对于皮肤质量良好的患者，如果在没有过度张力的情况下不能放置较大的植入物时，可以放入组织扩张器，然后再进行扩张和行二期扩张器植入物置换。因放疗等原因导致皮肤质量较差但需要较大植入物尺寸的患者更适合联合背阔肌皮瓣重建和扩张器植入物更换，这些方法可以为植入物覆盖提供健康的皮肤。

如前所述，在保留乳头的乳房切除术

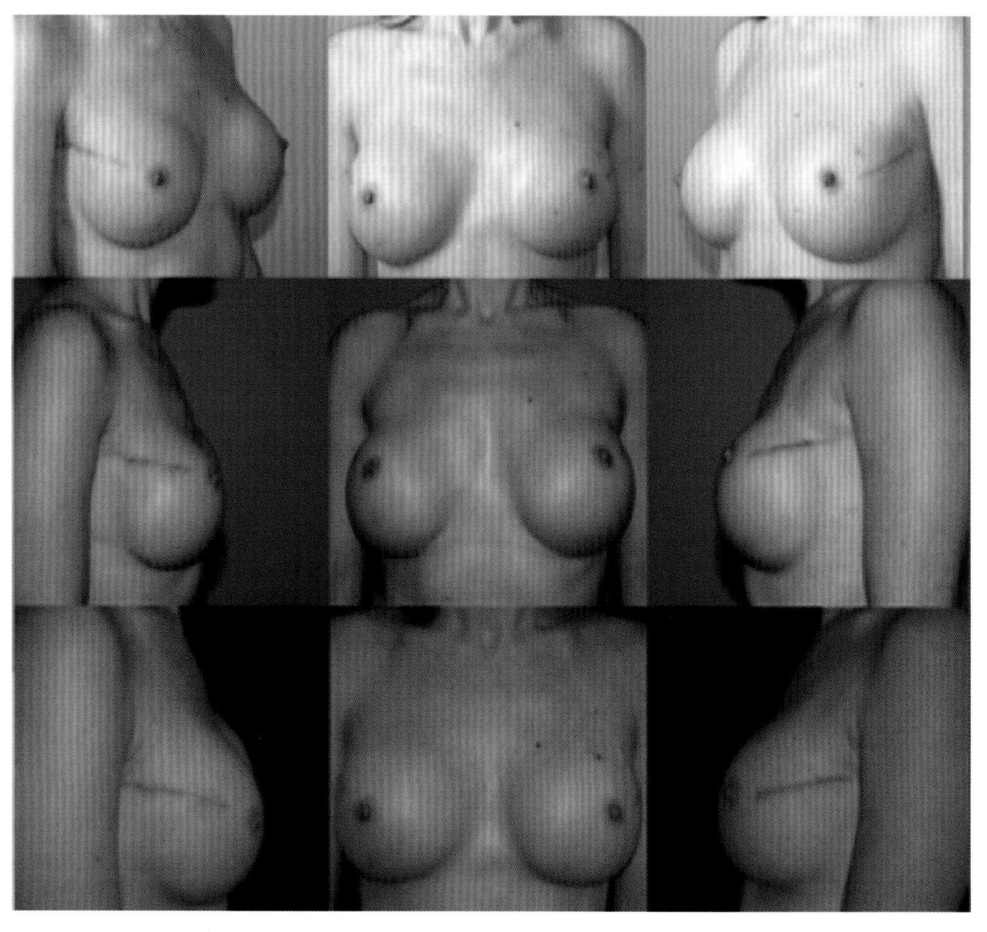

• 图 9.6　取双乳外侧切口行双侧保留乳头的乳房切除术后即刻植入物乳房重建的患者（上排）。术后 1 年，患者的乳房下皱襞消失（中排）。患者接受了包膜切除及缝合术来重塑乳房下皱襞。脱细胞真皮基质在修复手术时也用于加强乳房下皱襞

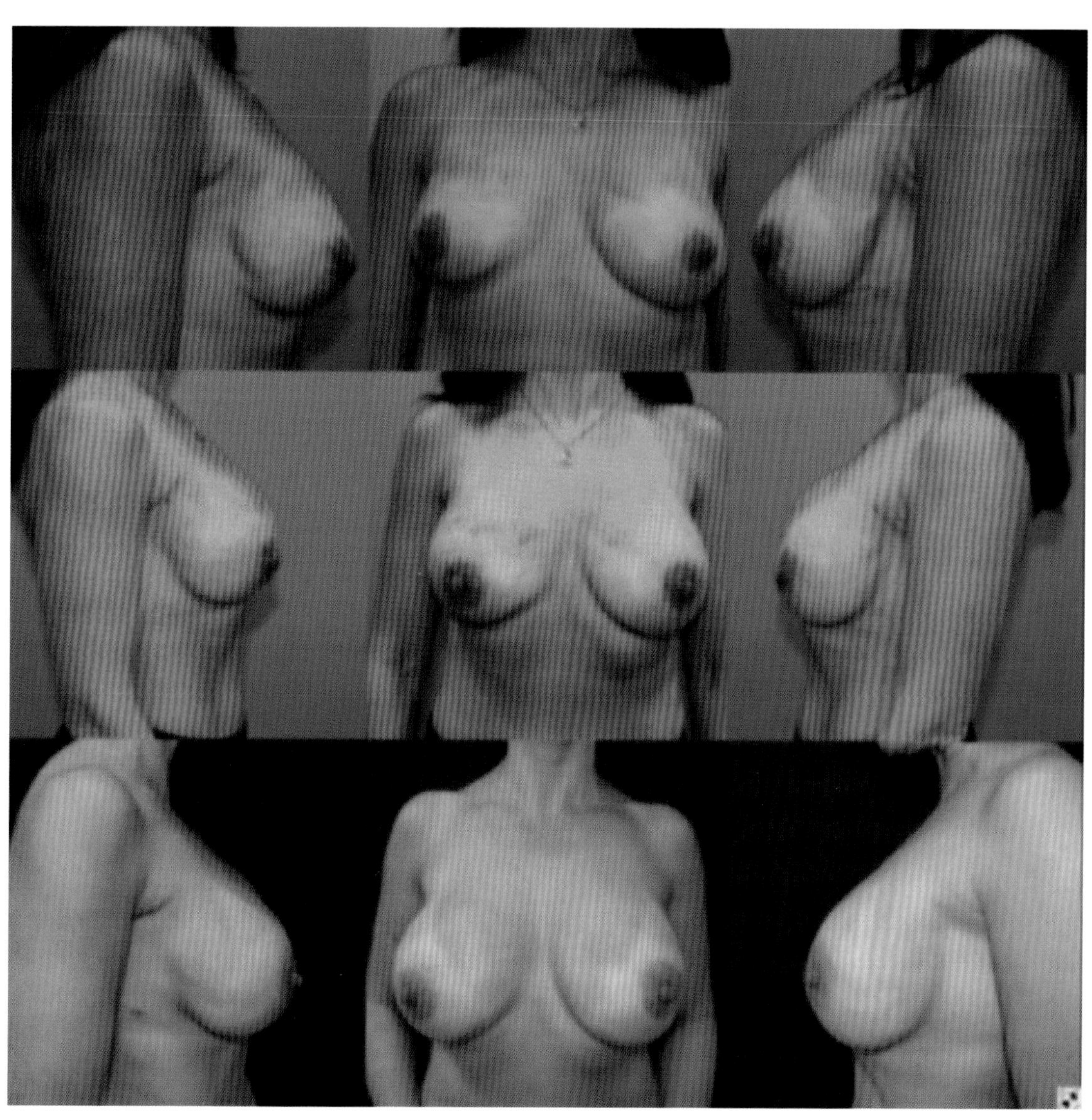

• 图 9.7 经乳房下皱襞切口行双侧保留乳头的乳房切除术及两步法植入物乳房重建的患者。她的组织扩张器之后被置换成 425mL 的 Allergan 型 410FF 带纹理的解剖型永久性假体（上排）。术后，她要求对乳头乳晕复合体进行整形治疗，并希望更换为光滑、圆形的植入物，因此置换为 600mL Allergan 型 20 植入物（中排）。在第一次植入物更换后，她希望乳房尺寸稍大一些，并在提捏试验中表现出足够的皮肤质量和厚度，因此接受了将双侧植入物更换为 700mL Allergan Inspira SRX 的手术，术后效果良好（下排）

中，当乳头乳晕位置不正时，可以使用月牙（crescentic）或定向切除术或者乳房固定术进行矫正。对于不保留乳头的乳房切除术后重建患者，乳头重建可在初次乳房重建后 3~4 个月进行。如果使用局部皮瓣，乳房包膜会根据皮瓣的设计而不同程度地收紧。因此，乳头重建术前应评估患者的皮肤质量和弹性。皮瓣的设计应该满足以下两点，既要能重建出足够的乳头突度，又能减少皮下植入物的皮肤张力。

最后，在接受单侧即刻（一期）植入物乳房重建的患者中，可能需要进行对侧对称性手术。采用这种技术进行乳房重建患者的乳房通常较小且不下垂，所以需要进行对侧隆乳手术。但在某些患者中，乳房固定术或缩乳术也可实现双侧乳房的对称性。虽然对侧对称性手术可以在即刻重建时进行，但也可以单独进行或与二期乳房重建手术一起进行，这样效果更为精确。

病例展示

病例 9.1

病例 9.1.1 一位 32 岁的女性患者的术前和术后照片。她的双侧乳房轻度Ⅰ级下垂，乳头乳晕复合体位置良好，位于乳房隆起最突出部分的中心。患者的皮肤质量好，很有弹性。该患者希望术后乳房尺寸相似或略大，这使她成为一期即刻植入物乳房重建的最佳人选。为了预防乳腺癌，她接受了双侧保留乳头的预防性乳房切除术，并立即植入解剖型、有质感的 Natrelle Style 410 MF（Allergan, Dublin, Ireland）375mL 永久性假体。利用有型且有孔的脱细胞真皮基质将植入物放置在部分胸肌后平面，将乳头下区域与下方肌肉缝合，使其位置略微升高。术后，乳头乳晕复合体位置保持在重建乳房的最突出部分，下垂度最小。

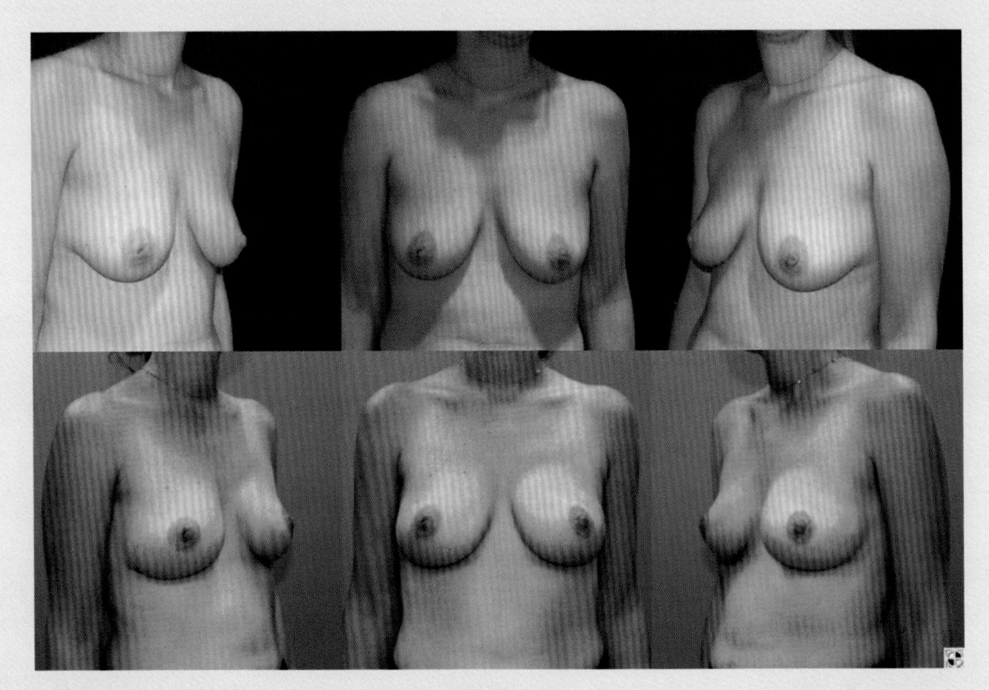

• **病例 9.1.1**

病例 9.2

病例 9.2.1 一位 28 岁的女性患者的术前和术后照片。她使用 Wise 型切口进行了缩乳术。患者要求行基于植入物的乳房重建，并计划行双侧保留乳头的预防性乳房切除术。既往乳房瘢痕愈合良好，皮肤质量及弹性好，无乳头乳晕复合体下垂及轻度腺体下垂。她接受了通过乳房下皱襞切口的双侧保留乳头的乳房切除术，然后放置了光滑、圆形的 Natrelle inspira SRX（Allergan, Dublin, Ireland）525mL 永久性假体，将植入物放置在部分胸肌后平面，下方使用有孔脱细胞真皮基质覆盖。术后乳房形状美观，完美过渡到腋前线。乳房下皱襞对称、无下垂。乳头乳晕复合体轻微偏外侧一点，但仍然位于重建乳房最突出的位置。

病例 9.2（续）

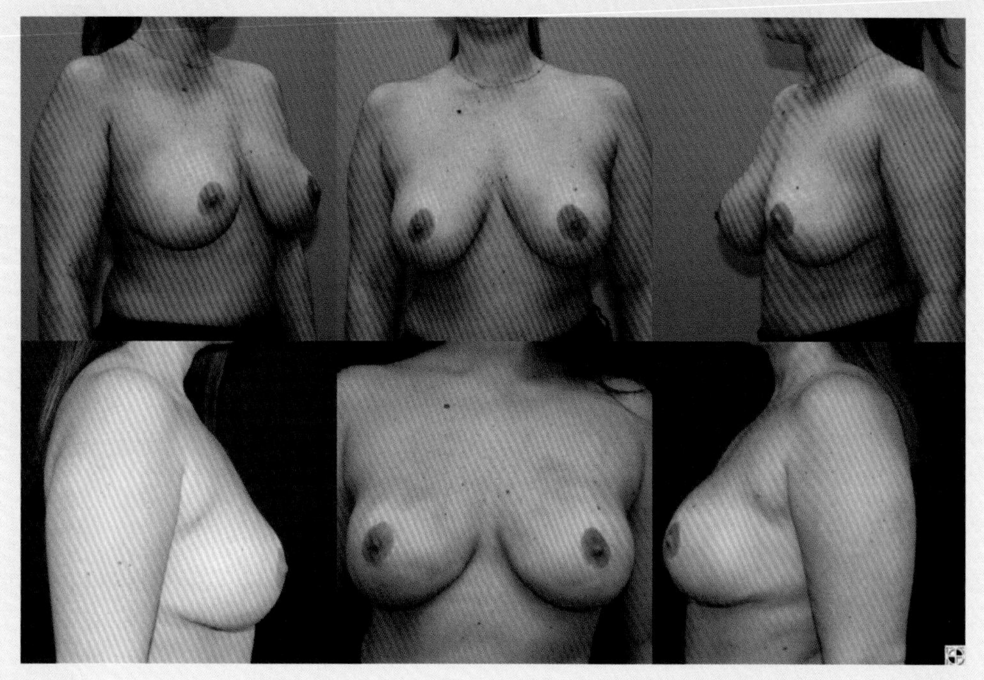

• 病例 9.2.1

病例 9.3

图 9.2 中的右侧乳腺癌患者咨询即刻单侧乳房重建。她接受过右侧乳房肿瘤切除术，在乳房的外上侧有一个瘢痕，乳房Ⅲ级下垂，乳房皮肤松弛。患者强烈要求行一期植入物重建。考虑到她的乳房较大，乳房下垂，乳房皮肤松弛，必须采用减少皮肤的手术方法。患者接受了右侧保留皮肤的乳房切除术，同时行对侧缩乳术。在保留皮肤的乳房切除术中使用 Wise 型切口，并保留下蒂脂肪真皮皮瓣。通过游离胸大肌形成部分胸大肌后平面。在胸大肌后方植入有质感的圆形生理盐水永久性假体，并用下蒂脂肪真皮皮瓣覆盖，不需要补片辅助覆盖。患者获得了一个可接受的术后结果——一个美观的重建乳房，与对侧乳房非常匹配。需要注意的是，重建乳房略小于对侧乳房，因为需要减少乳房切除术后皮瓣的张力，放置的永久植入物体积因此受到限制。如有需要，患者可在初次重建后 3~4 个月进行乳头乳晕复合体重建。

总 结

一期即刻植入物乳房重建可以在一次手术中为患者完成乳房重建，而不需要组织扩张。必须仔细选择乳房轻度下垂、皮肤松弛、皮瓣健康、希望术后乳房尺寸略小或略大的患者。首选技术包括部分肌肉覆盖植入物，或外下侧用补片覆盖并沿乳房下皱襞下方和沿腋前线胸壁外侧进行固定。总之，如果患者选择恰当、手术计划合理，一期即刻植入物乳房重建可为患者提供可靠和美观的术后结果。

成功技巧

- 一期即刻植入物乳房重建为患者提供了一次手术就可以完成完整乳房重建的机会。
- 当与保留乳头乳晕的乳房切除术相结合时，一期即刻植入物重建提供了完全重建的“日间乳腺手术”。
- 为了优化覆盖植入物的皮瓣活性，应注意确保在乳房浅筋膜水平进行乳房切除术，以最大限度地切除肿瘤并保留皮下血管。
- 在即刻永久性假体重建之前，应仔细评估切除乳房的皮瓣活性。
- 使用补片时，补片应在乳房下皱襞下方和腋前线沿胸壁外侧缝合，为外下侧植入物提供覆盖，并建立重建乳房的基底。
- 植入物的选择应基于解剖因素和患者的偏好，重点是使乳房皮肤囊袋的张力最小化。
- 应积极处理任何术后缺血性改变，尽可能采用清创和初次闭合方法，以最大限度地降低植入物丢失的风险。
- 年龄较大和植入物体积＞400mL 是一期植入物乳房重建后并发症的危险因素。
- 二期手术时可进行脂肪移植和包膜修饰，以增强和优化手术结果。

（杨焕佐　梁法清　戴慧　译，
于洋　杜正贵　审校）

参考文献

[1] Albornoz CR, Bach PB, Mehrara BJ, et al. A paradigm shift in U.S. Breast reconstruction: increasing implant rates. Plast Reconstr Surg, 2013,131(1):15–23.
[2] Choi M, Frey JD, Alperovich M, et al. “Breast in a day”: examining single-stage immediate, permanent implant reconstruction in nipple-sparing mastectomy. Plast Reconstr Surg, 2016,138(2): 184e–191e.
[3] Derderian CA, Karp NS, Choi M. Wise-pattern breast reconstruction: modification using AlloDerm and a vascularized dermal-subcutaneous pedicle. Ann Plast Surg, 2009,62(5):528–532.
[4] Choi M, Frey JD, Salibian AA, et al. Nipple-areola complex malposition in nipple-sparing mastectomy: a review of risk factors and corrective techniques from greater than 1000 reconstructions. Plast Reconstr Surg, 2017,140(2):247e–257e.
[5] Khavanin N, Clemens MW, Pusic AL, et al. Shaped versus round implants in breast reconstruction: a multi-institutional comparison of surgical and patient-reported outcomes. Plast Reconstr Surg, 2017,139(5):1063–1070.
[6] Doren EL, Miranda RN, Selber JC, et al. U.S. epidemiology of breast implant-associated anaplastic large cell lymphoma. Plast Reconstr Surg, 2017,139(5):1042–1050.
[7] Frey JD, Salibian AA, Choi M, et al. Mastectomy flap thickness and complications in nipple-sparing mastectomy: objective evaluation using magnetic resonance imaging. Plast Reconstr Surg Glob Open, 2017,5(8):e1439.
[8] Roostaeian J, Sanchez I, Vardanian A, et al. Comparison of immediate implant placement versus the staged tissue expander technique in breast reconstruction. Plast Reconstr Surg, 2012,129(6): 909e–918e.
[9] Frey JD, Choi M, Salibian AA, et al. Comparison of outcomes with tissue expander, immediate implant, and autologous breast reconstruction in greater than 1000 nipple-sparing mastectomies. Plast Reconstr Surg, 2017,139(6):1300–1310.
[10] Wink JD, Fischer JP, Nelson JA, et al. Direct-to-implant breast reconstruction: an analysis of 1612 cases from the ACS-NSQIP surgical outcomes database. J Plast Surg Hand Surg, 2014,48(6): 375–381.
[11] Davila AA, Mioton LM, Chow G, et al. Immediate two-stage tissue expander breast reconstruction compared with one-stage permanent implant breast reconstruction: a multi-institutional comparison of short-term complications. J Plast Surg Hand Surg, 2013,47(5):344–349.
[12] Krishnan NM, Fischer JP, Basta MN, et al. Is single-stage prosthetic reconstruction cost effective? A cost-utility analysis for the use of direct-to-implant breast reconstruction relative to expander-implant reconstruction in postmastectomy patients. Plast Reconstr Surg, 2016,138(3):537–547.

第10章

即刻植入物联合脱细胞真皮基质乳房重建——两步法

Ping Song, Lee L.Q. Pu

引　言

在美国，乳房重建手术的数量每年都以稳定的速度增长，2016年该类手术超过10万例，比2000年增加了39%[1, 2]。

因为即刻两步法植入物（假体）乳房重建对乳房切除术后患者的身体形象和生活质量的影响小，且安全性和患者满意度高，在乳腺癌术后重建中被较好地接受[3-5]。在2010年，一项全国性调查发现，美国一半的整形外科医生使用脱细胞真皮基质（acellular dermal matrix，ADM）进行基于植入物的乳房重建[6]。随着植入物乳房重建数量的持续增加，所有整形外科医生应该精通这种重建方式以为患者提供安全、一致和美观的重建效果。

在本章中，作者阐述了基于组织扩张器和ADM的即刻两步法植入物乳房重建，重点阐述了外科技术和基于组织扩张器或ADM重建的关键概念。

适应证和禁忌证

乳房切除术后乳房重建的治疗计划取决于几个问题。即刻乳房重建的关键指征包括患者的肿瘤疾病负担以及是否需要辅助治疗。当不需要辅助放疗时，即刻两步法植入物乳房重建是最好的选择。理想的候选者包括体形较瘦的患者和需要双侧重建的患者（图10.1）。然而，即刻植入物重建的成功和结果在很大程度上取决于耐用的原生软组织包膜，这可以通过肿瘤外科专家和重建医生的共同努力来实现。这种两步法重建还可以根据乳房下皱襞（IMF）的位置、自然形状和最终的对称性来实现乳房外形的精确重建，并且比一步法植入物重建更灵活，并发症更少。

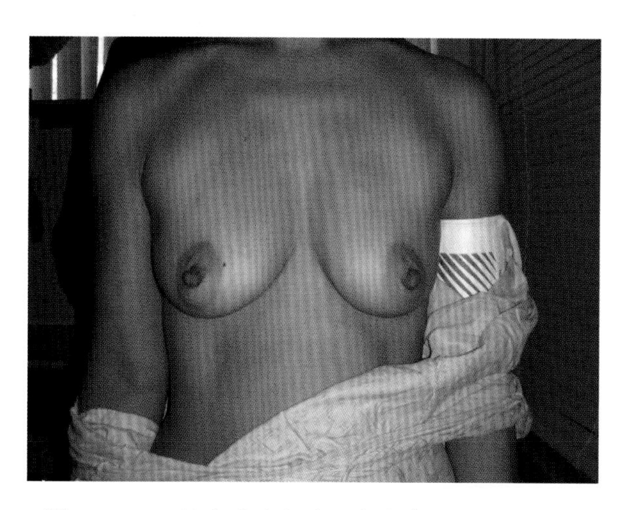

• 图10.1　一例典型的即刻乳房重建的合适候选人。一般来说，患者应该身体健康，不肥胖，乳房大小适中，乳房皮肤状况好

两步法乳房重建的一个绝对禁忌证是乳房切除术后皮瓣缺血或损伤。在这种情况下，可以考虑延迟重建。其他禁忌证包括胸大肌质量差、肥胖和吸烟。

声明：本章作者与文中涉及的药物、设备和产品之间不存在任何利益冲突。

ADM 的优势

脱细胞真皮基质（ADM）已普遍应用于乳房重建中。ADM 的优点包括改善乳房下皱襞的控制，更好地支持和控制囊袋，更大的术中扩充，更少的后续就诊，以及降低包膜挛缩的风险[7]。也有证据表明，ADM 对接受后续放疗的患者有临床益处[8]，但这一点仍不确定，需要进一步的研究证实。

此外，利用 ADM 作为乳房下极上方的组织补充，可以避免肌肉进一步剥离，从而减少术后疼痛，并可以获得一个解剖学上更精确的囊袋（图 10.2）。更高的术中填充体积也解决了保留皮肤的乳房切除术中被保留皮肤的问题。这些优点最终使得外科医生增加了对重建和患者最终美学效果的控制[9]。

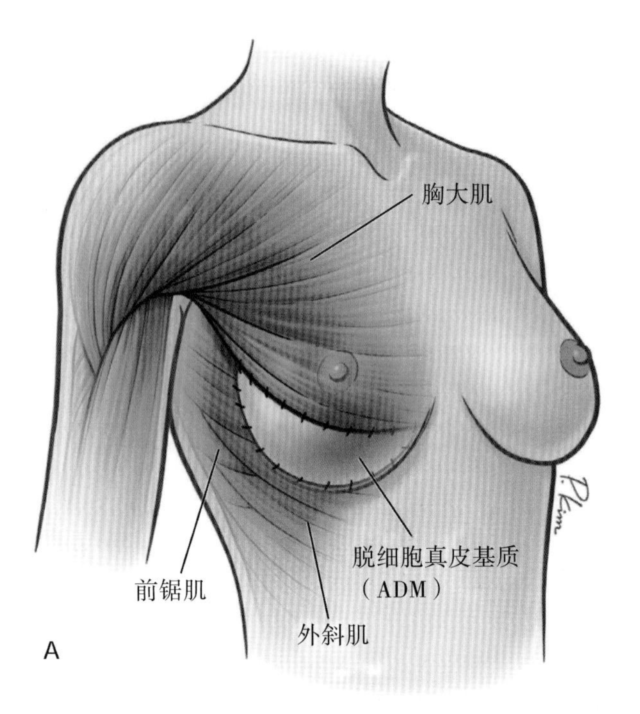

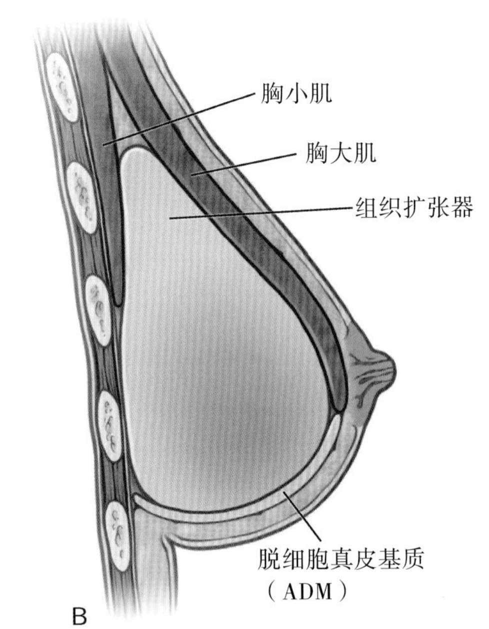

• 图 10.2 即刻乳房重建中脱细胞真皮基质（ADM）的位置和创建的胸肌 /ADM 囊袋

术前评估和特殊注意事项

术前访视期间应该仔细评估每个患者的乳房皮肤整体质量，以及是否存在乳房下垂。术前应向肿瘤外科专家强调乳房切除术中皮瓣的厚度，这一点非常重要。在切除过程中坚持良好的肿瘤学原则很重要。然而，要强调的一点是，为了获得最佳的重建效果，即刻植入物重建需要依赖健康、能存活的组织皮瓣，这一点务必要遵守。

保留皮肤或保留乳头的乳房切除术通常可以由乳腺外科医生决定。如果整形科医生认为皮瓣受损，应告知患者可能需要延迟重建。另外还要考虑可能的辅助化疗和放疗的影响。

手术技术

解剖学

乳房切除术的缺点会因到达软组织包膜的方式不同而不同，最重要的考虑因素是剩余皮瓣的存活能力（图 10.3）。由于皮肤的灌注依赖于真皮和真皮下血管丛，所以在乳房切除术中，任何组织处理不当或热灼造成的损伤都能导致后续伤口延迟愈合，甚至重建失败。

一旦切除乳房实质，必须将胸大肌从其下附着处剥离。胸大肌这一扇形肌肉起源于锁骨内侧、胸骨、第 1~6 肋软骨以及外斜肌腱膜。肌肉纤维形成两个头，朝向插入肱骨肱二头肌沟的方向，它由胸外侧神经和胸内侧神经支配，血供来自胸肩峰动脉的胸支。胸大肌的深部是其血管蒂，以及胸小肌、胸壁和外斜肌的纤维。解剖胸大肌下方时必须小心，避免损伤上述结构和内乳动脉的主要穿支。最后要注意，应避免直接在肋骨顶部进行烧灼解剖，因为这将导致术后疼痛增加。

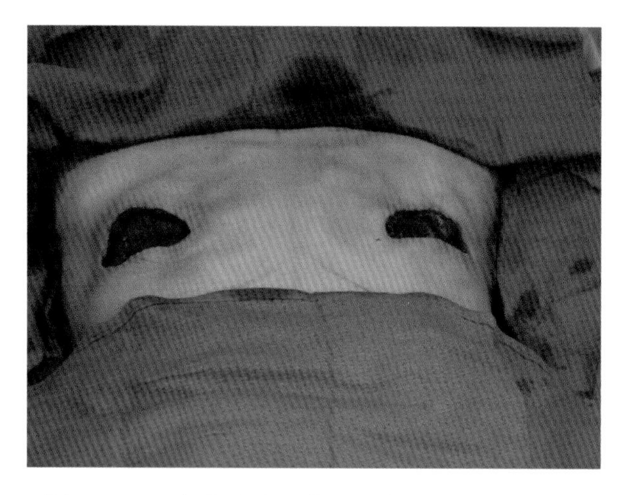

• 图 10.3 保留皮肤的乳房切除术后皮瓣较好的典型案例

术前标记

患者取站立位进行术前标记，解剖标志包括胸骨切迹、中线、锁骨、乳房下皱襞和腋前线。必须特别注意乳房下皱襞是乳房切除术的下缘。标记乳房下皱襞、乳房内侧、外侧和上边缘，还要标记保留皮肤的皮肤图案（图 10.4）。有多种扩张器和 ADM 尺寸可供选择，但最终由整形外科医生完成乳房切除后在术中决定，这确保了每个患者都能得到符合其需求的重建乳房。

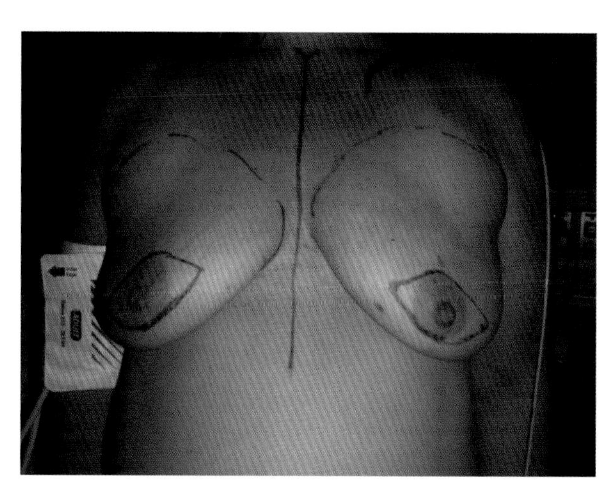

• 图 10.4 保留皮肤的乳房切除术患者的标准术前标记

术中标记

乳房切除术完成后开始重建是我们机构的惯例。整个胸部和腋窝都用碘伏重新消毒。应检查乳房切除皮瓣是否有热损伤或全层损伤的迹象（图 10.5），通常情况下，直接切除可以减轻这种情况，但此时必须做出是否继续手术的决定，因为受损的皮瓣可能会严重影响重建。皮肤灌注成像可作为临床检查皮瓣活性的辅助方法，此外还应检查胸大肌的质量（图 10.6）。

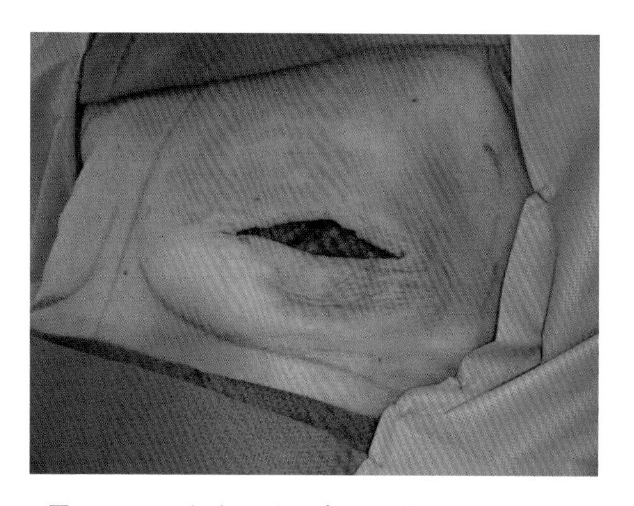

• 图 10.5 保留皮肤的乳房切除术后的术中视图，乳房切除术后皮瓣未受损

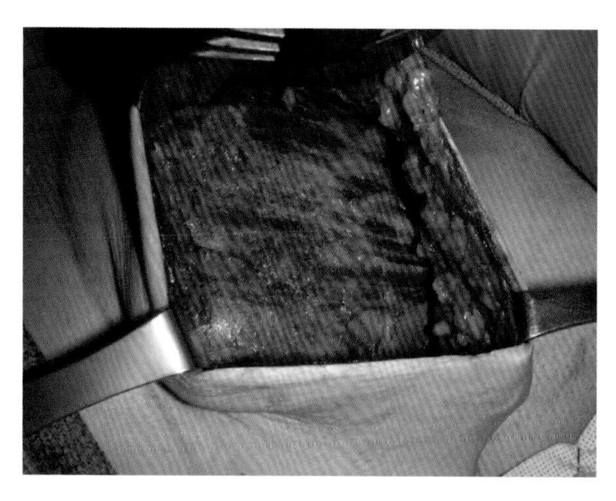

• 图 10.6 保留皮肤的乳房切除术后的皮瓣和胸大肌质量的术中视图

接下来将外部乳房边界标记转移到胸壁顶部的内部，以帮助整修植入物囊袋。两个关键区域是乳房下皱襞和腋前线，因为这将定义真

皮基质带和新乳房的边界。换位标记也可用于指导缝合线的放置，以固定 ADM。

手术步骤

一旦初始术中标记完成，就可以识别出胸大肌外侧缘。使用电刀从侧面开始解剖。在胸大肌和下胸壁之间确定平面后，可以用手指继续钝性分离并抬高肌肉。在解剖过程中经常会遇到几个血管的穿支，应对其进行烧灼。

充分抬高胸大肌后（图 10.7），就可以估计 ADM 的大小。有经验的术者使用 16cm × 8cm 的超厚长方形 ADM，并将基质平行于胸大肌纤维放置，然后根据术前沿乳房下皱襞和乳房侧缘的标记剪除皮肤基质多余的角（图 10.8）。

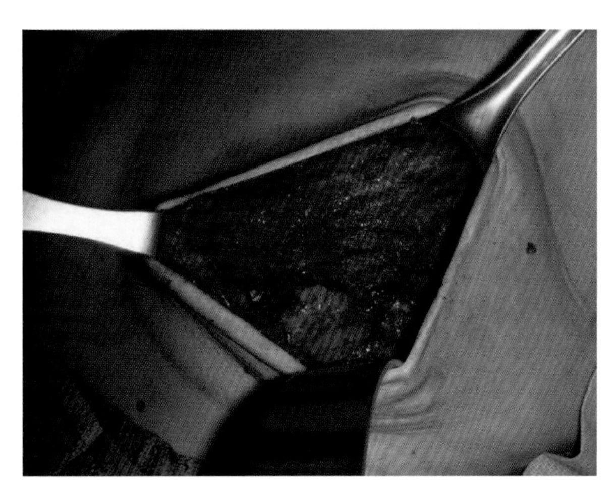

• 图 10.7 为了形成胸肌 / 脱细胞真皮基质（ADM）囊袋，抬高胸大肌及分离其下附着部的术中视图

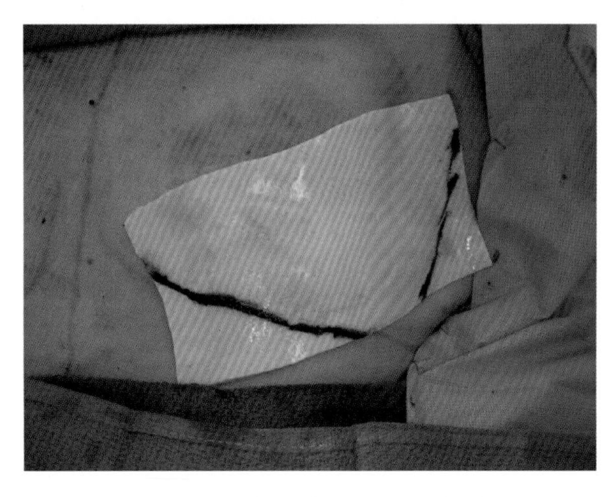

• 图 10.8 脱细胞真皮基质（ADM）作为胸肌 / ADM 囊袋下极和侧极吊索的放置计划的术中视图

接下来使用两根 2-0 PDS 缝线将 ADM（真皮侧朝上）缝合到位。缝合的位置和步骤是精确的囊袋设计的关键，如下所示：第 1 次连续缝合从内下方开始，将 ADM 固定在 Scarpa 筋膜上，以重建皱褶和胸肌。如转位标记所示，缝合以简单的间断方式横向进行，然后将缝线固定在上外侧，从 ADM 植入胸肌筋膜深处和前锯肌筋膜实质。这 3 部分缝合有助于从腋窝闭合植入物囊袋。一旦组织扩张器到位，最后一步用第 2 条缝线闭合囊袋。继续用第一条缝线缝合，以重建囊袋的侧边界，在第 2 条缝线固定的地方结束。

然后用三联抗生素溶液彻底冲洗胸肌和 ADM 囊袋。接下来是去除空气，并在三联抗生素溶液中浸泡。准备一个适当大小的扩张器，用无接触技术将其放入囊袋中（图 10.9）。

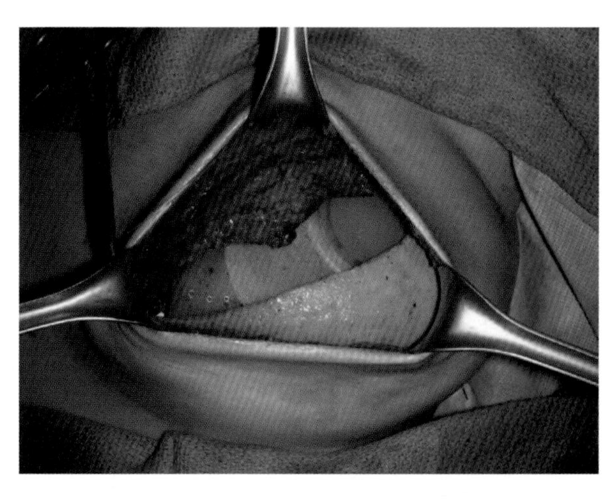

• 图 10.9 即刻乳房重建中胸肌 / 脱细胞真皮基质（ADM）囊袋的完成和放置组织扩张器的术中视图

有经验的术者在进行一步法植入物乳房重建时，通常选择中高度交联的扩张器。通常用亚甲蓝注射盐水将扩张器填充至约 120mL。然后将第 2 条 2-0 PDS 缝线沿着 ADM/ 胸肌界面向下缝合以闭合囊袋。此时，在不影响肌肉灌注或覆盖皮肤灌注的情况下进行额外的扩张器填充，以在胸大肌 /ADM 囊袋内舒适贴合（图 10.10）。一般来说，只要乳房切除术的皮瓣灌注不受影响，可以将扩张器填充至其体积的 50%~80%（图 10.11）。

将两个引流管留在乳房皮肤下面，但在每

侧胸大肌/ADM囊袋的上方，分别引流下面和侧面。上方的皮肤切口用3-0和4-0缝线分两层缝合（图10.12）。术后用纱布覆盖切口并让患者佩戴手术胸罩，以提供温和的压力。框表10.1总结了即刻乳房重建的特别注意事项。

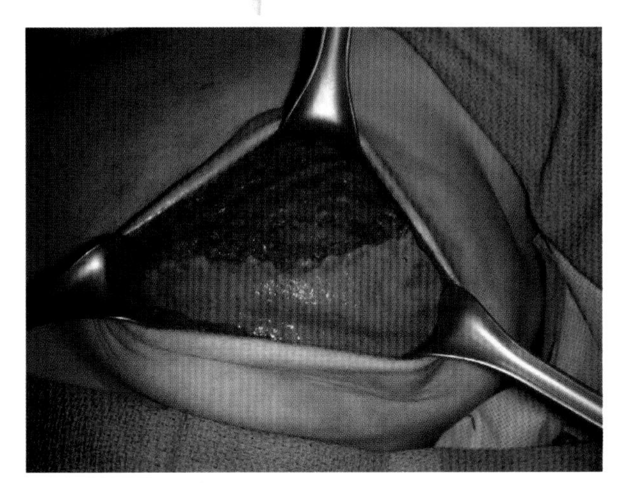

• **图10.10** 为行即刻乳房重建而放置组织扩张器并初始填充后胸肌/ADM囊袋闭合的术中视图

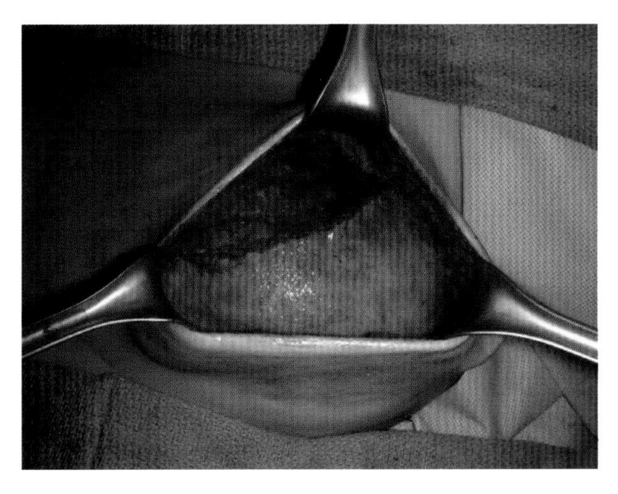

• **图10.11** 为即刻乳房重建行额外填充后组织扩张器放置完成的术中视图

框表10.1 即刻植入物乳房重建的特殊注意事项

- 正确判断乳房切除术后皮瓣的存活率。
- 乳房皮肤囊袋内的乳房下皱襞重建。
- 乳房切除术后相同胸肌囊袋大小的恢复。
- 创建足够大且位置合适的胸肌/ADM囊袋。
- 只要乳房皮肤未受损，就要充分填充组织扩张器。

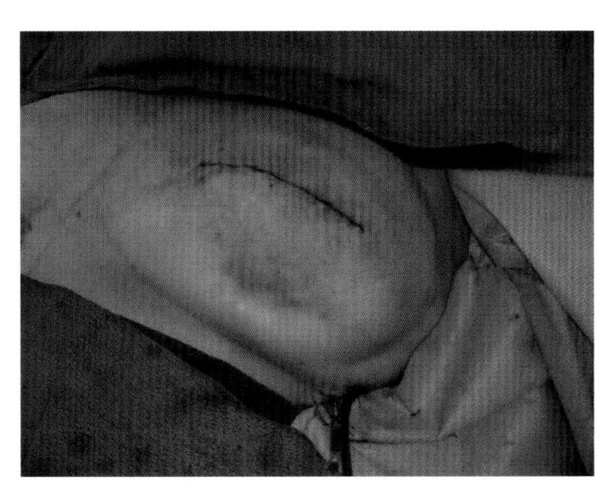

• **图10.12** 即刻乳房重建组织扩张器放置完成的术中视图

术后护理和组织扩张器置换

所有患者出院时都穿戴柔软的手术胸罩并口服抗生素治疗。单日引流量小于30mL时即可拔除引流管。

如果没有皮瓣缺血并发症导致伤口延迟愈合，我们通常在切口愈合后3周开始扩张，这允许伤口愈合以及真皮基质的初始合并和血管化。患者平均每3周就诊一次及补充120mL的注射量，直到过度扩张20%~25%。患者可以在即刻第一阶段乳房重建后的2~3个月内准备进行第二阶段手术，包括永久性乳房植入物和组织扩张器置换。

第二阶段重建

即刻重建后2~3个月进行随后的组织扩张器和植入物置换。通过最初的切口进行，但长度受限，通过ADM/肌肉层进行仔细的解剖。扩张器通过穿刺和抽吸来放气。取出扩张器后，通常需要在内侧或上方切开被膜，以进一步调整胸大肌/ADM囊袋。可以使用2-0 PDS缝线行囊袋缝合术，以防止植入物侧向移位。用三联抗生素彻底冲洗囊袋，通过凯勒漏斗（Keller funnel）放置新的永久性假体。有经验的医生在第二阶段植入物乳房重建手术中通常选择高凸、光面、圆形硅胶假体来代替组织扩张器。切口分3层缝合：肌肉/ADM用3-0 Vicryl线缝合，皮肤用3-0和4-0聚丙烯腈缝线缝合。

并发症处理

资深作者的经验显示，大多数术后并发症都与皮肤灌注受损有关。部分皮瓣坏死和其他威胁伤口愈合的问题通常是乳房皮瓣过薄和热损伤导致的感染或扩张器挤压引起的。如果发生皮肤边缘坏死（图 10.13A），可以进一步对组织扩张器放气，或者切除皮肤坏死部分（图 10.13B），也可以闭合开放区域（图 10.13C）[10]。

使用 ADM 行即刻两步法植入物乳房重建的另一个相对常见的并发症是血清肿，可以通过针吸治疗。感染不太常见，通常发生在皮瓣坏死或血清肿之后。感染的治疗包括静脉给予抗生素或取出组织扩张器。此外，文献中描述了红乳房综合征（red breast syndrome），其治疗包括观察或口服抗生素[11]。值得注意的是，已证明使用 ADM 会增加某些并发症（如血清肿）的发生率。关于 ADM 是否会增加乳房重建后的总体并发症发生率的证据尚不充足[12, 13]，然而，我们的经验表明，通过对皮瓣存活率、术中填充和术后扩张的明智处理，许多并发症都可以得到有效的控制。

第二阶段手术

在第二阶段植入物乳房重建后，患者可能会出现一些与重建乳房的形状、大小、轮廓甚至对称性有关的问题。在调整胸肌 /ADM 囊袋和乳房下皱襞的位置后，可以通过重新定位"旧"植入物来处理植入物错位。较小尺寸的重建乳房可以通过更换更大尺寸或不同形状的植入物来改善。重建乳房上极的轮廓凹陷可以通过一系列脂肪移植手术来治疗。重建乳房上方或周围多余的皮肤或组织可以通过直接切除或抽脂术进行治疗。复合乳房重建可以采用与复合隆乳手术相同的概念，通过向基于植入物的重建乳房中添加脂肪，从而对选定的患者显著改善其基于植入物的乳房重建后的整体美容效果[14]。

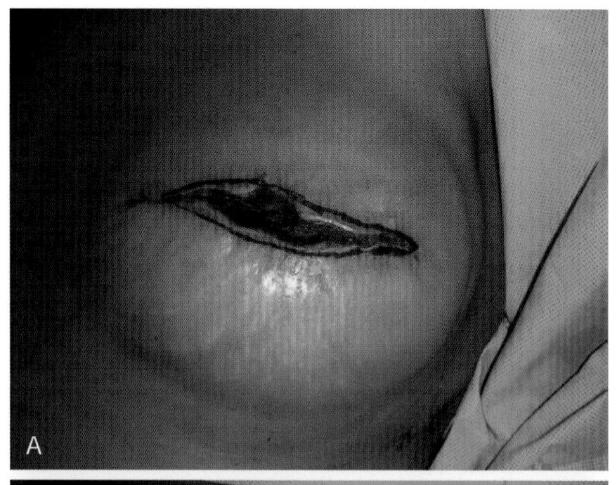

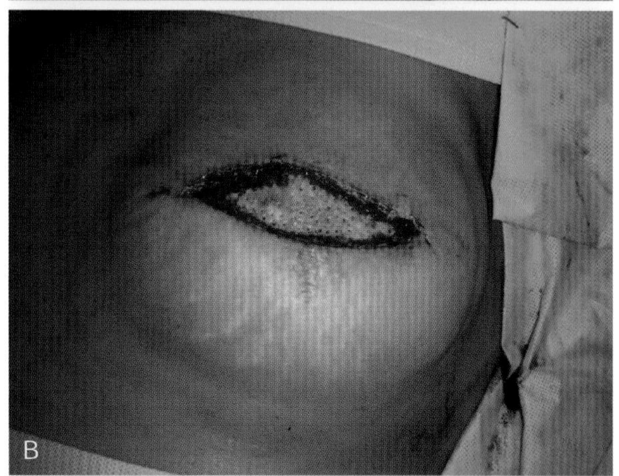

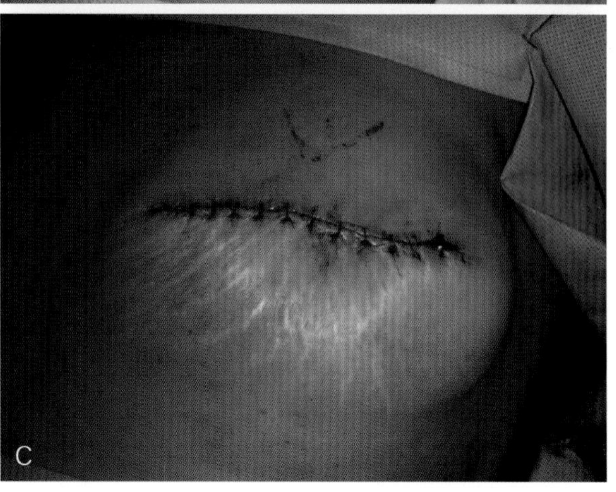

• **图 10.13** 术中视图：A. 需要切除的坏死皮肤边缘轮廓。B. 切除坏死皮肤边缘后的外观。C. 切除坏死皮肤边缘后缝合伤口

总　结

基于植入物的即刻两步法乳房重建是每位整形外科医生都应该掌握的技术。结合 ADM 的优势使重建效果更精确和一致。本章重点介绍了即刻两步法乳房重建的原则，并描述了在选择的合适的患者中获得可靠和成功结果的方法。

病例展示

病例 10.1

一位 45 岁的白人女性患者，因早期右侧乳腺癌（病例 10.1.1）接受双侧保留皮肤的乳房切除术及即刻组织扩张器乳房重建（病例 10.1.2）。乳房切除术后，在其两侧胸肌 / ADM 囊袋内置入了组织扩张器。组织扩张器（450mL）最初填充了 300mL，在术后 2 个月内完全扩张，患者接受了第二阶段重建手术，包括组织扩张器 / 植入物置换和内侧囊袋切开术（病例 10.1.3）。在成功植入永久性硅胶假体（550mL；病例 10.1.4）后，患者进行了双侧乳头乳晕复合体重建。整个手术和术后过程顺利。图中显示了初次乳房重建后 17 个月（病例 10.1.5）和 58 个月（病例 10.1.6）的结果。

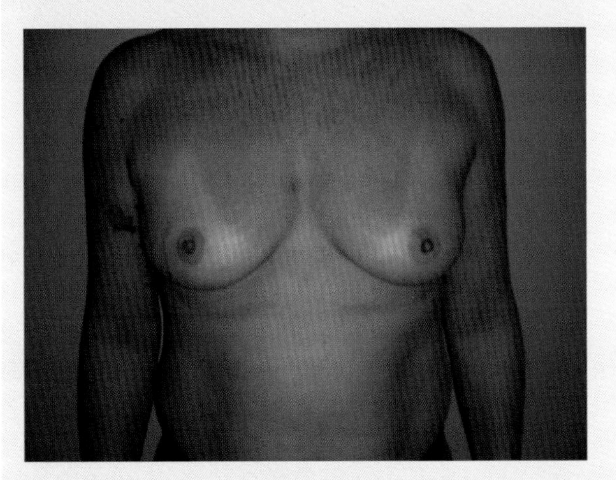

• 病例 10.1.1

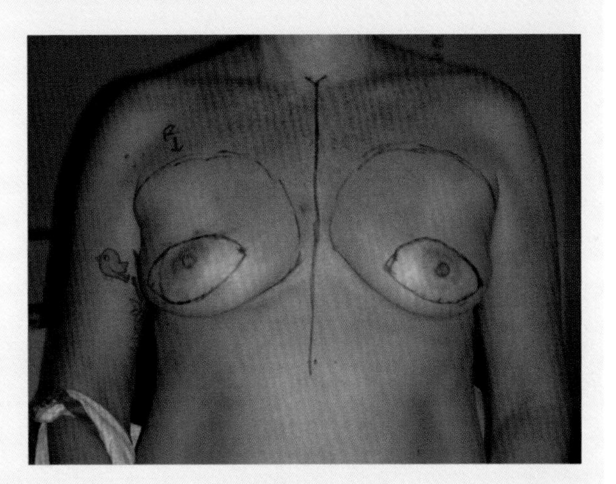

• 病例 10.1.2

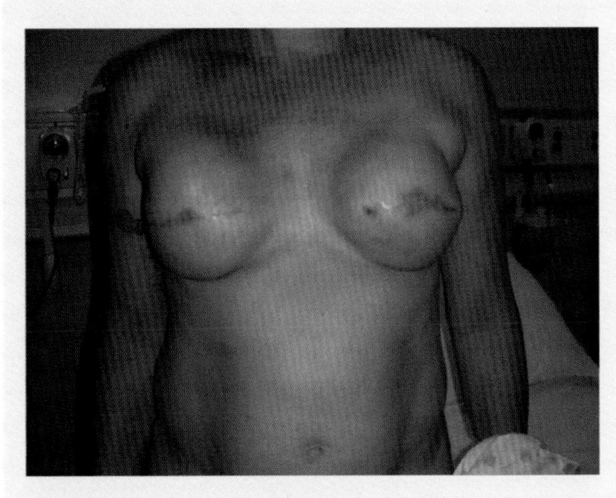

• 病例 10.1.3

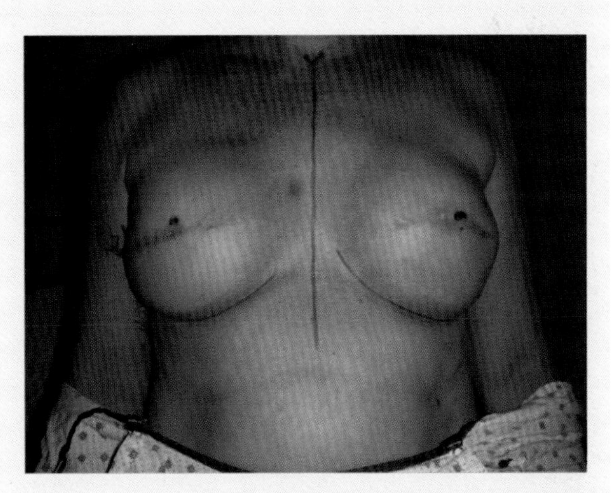

• 病例 10.1.4

病例 10.1（续）

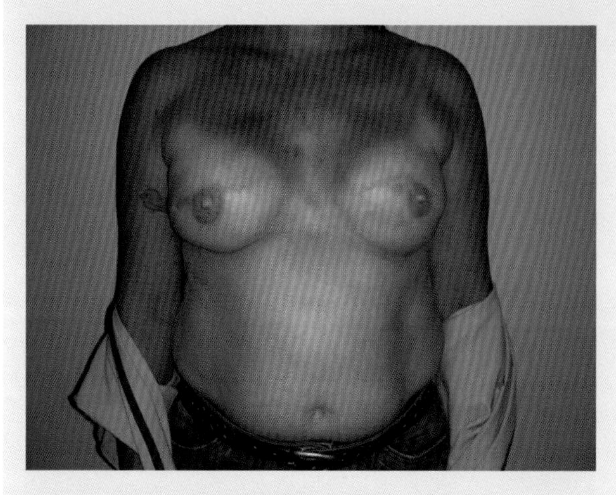

• 病例 10.1.5

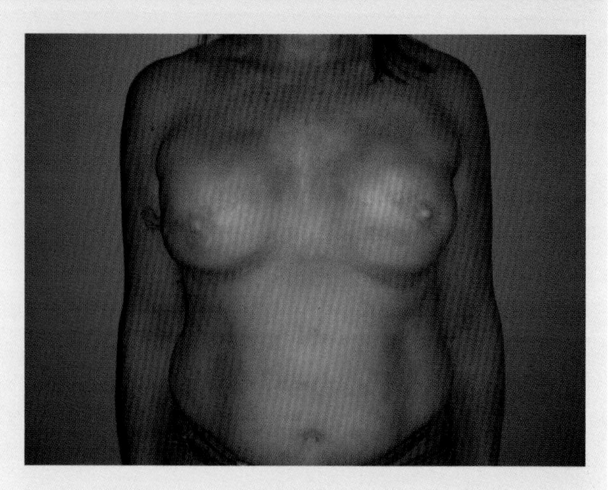

• 病例 10.1.6

病例 10.2

一位 39 岁的女性患者，因早期左侧乳腺癌（病例 10.2.1）接受双侧保留皮肤的乳房切除术及即刻组织扩张器乳房重建（病例 10.2.2）。乳房切除术后，在其两侧胸肌 / ADM 囊袋内置入了组织扩张器。组织扩张器（300mL）最初填充到 180mL，在术后 3 个月内完全扩张，患者接受了第二阶段重建手术，包括组织扩张器 / 植入物置换、内侧和上方囊袋切开术以及侧方囊外修补术（病例 10.2.3）。成功植入永久性硅胶假体（375mL；病例 10.2.4）后，对患者进行了双侧乳头乳晕复合体重建，整个手术和术后过程顺利。图中显示了乳头重建后 10 周和首次乳房重建后 10 个月（病例 10.2.5），以及乳头重建 10 个月和初次乳房重建后 16 个月（案例 10.2.6）的结果。

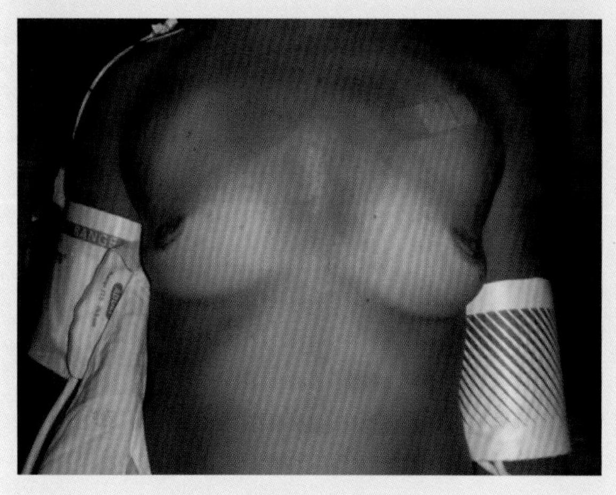

• 病例 10.2.1

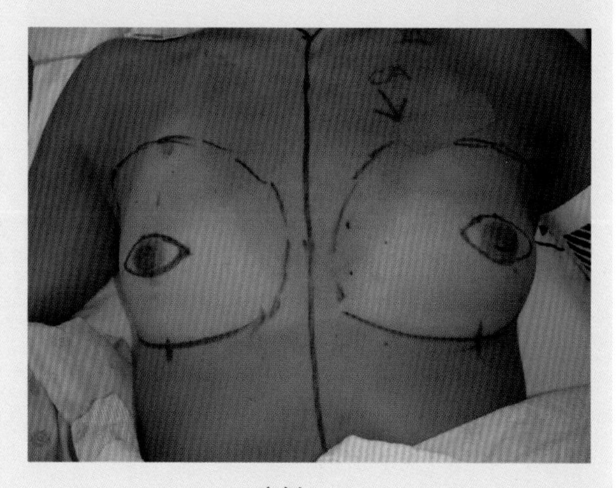

• 病例 10.2.2

病例 10.2（续）

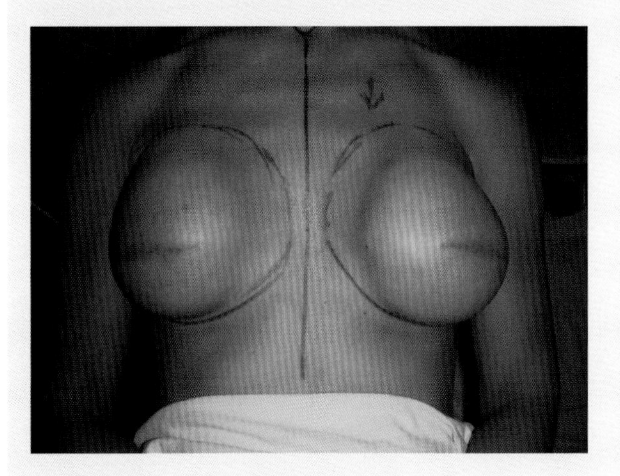

• 病例 10.2.3

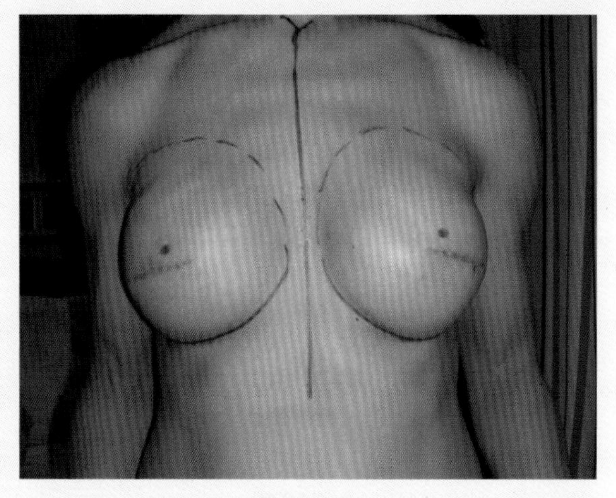

• 病例 10.2.4

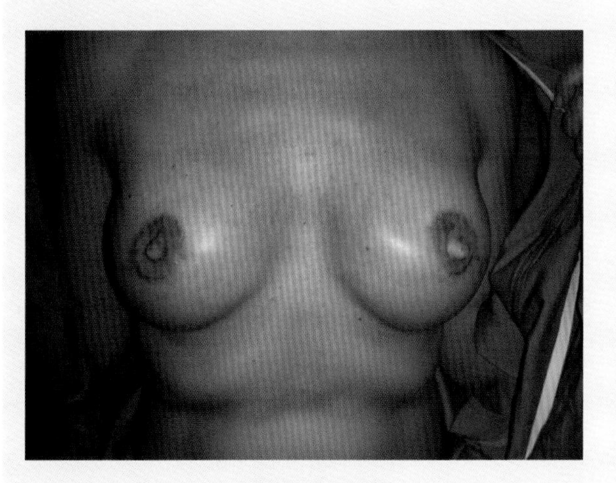

• 病例 10.2.5

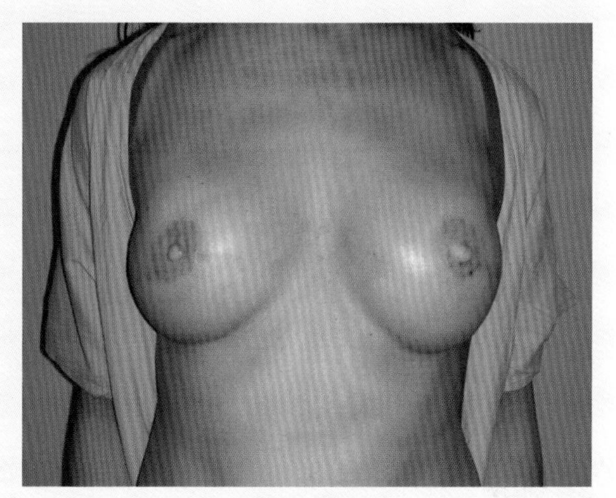

• 病例 10.2.6

病例 10.3

一位 48 岁的白人女性患者，因早期左侧乳腺癌（病例 10.3.1）接受双侧保留乳头的乳房切除术及即刻组织扩张器乳房重建（病例 10.3.2）。在通过乳房下入路进行乳房切除术后，在其两侧胸肌 /ADM 囊袋内放置了组织扩张器。组织扩张器（550mL）最初填充至 450mL，在术后 2 个月内完全扩张，患者接受了第二阶段重建手术，包括组织扩张器 / 植入物置换和内侧囊袋切开术（病例 10.3.3）。在成功植入永久性硅胶假体（600mL）后，患者进行了两次自体脂肪移植手术以改善重建乳房左上方的轮廓。整个手术和术后过程顺利。图中显示了第 1 次脂肪移植后 5 个月和初次重建后 12 个月（病例 10.3.4），以及第 2 次脂肪移植术后 2 个月和首次乳房重建后 17 个月（案例 10.3.5）的结果。病例 10.3.6 显示了初次乳房重建 24 个月后的结果（病例 10.3.6）。

病例 10.3（续）

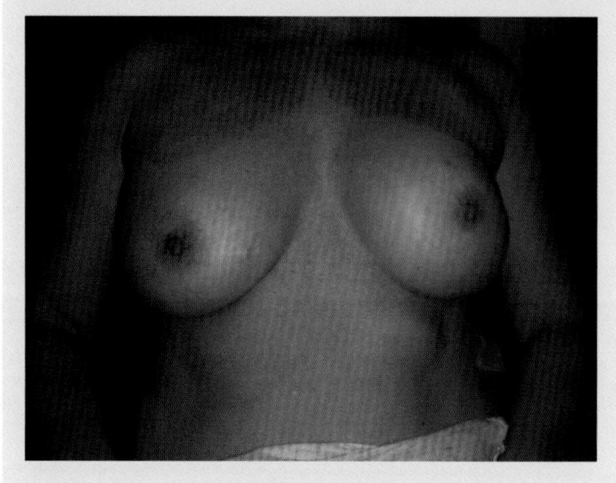

• 病例 10.3.1

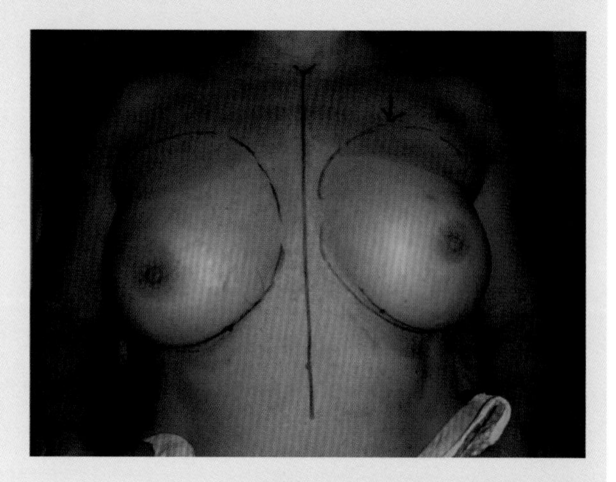

• 病例 10.3.2

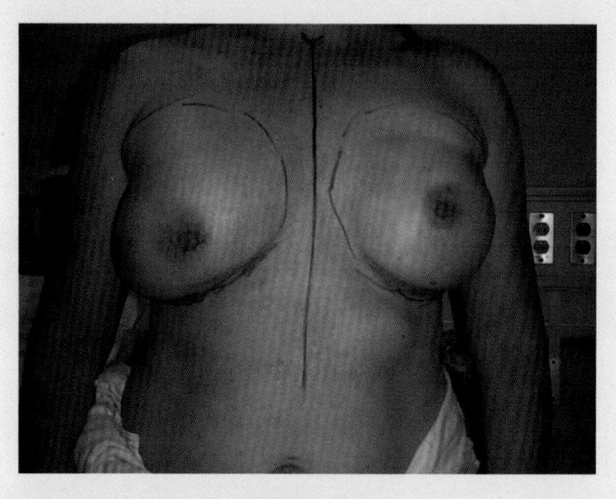

• 病例 10.3.3

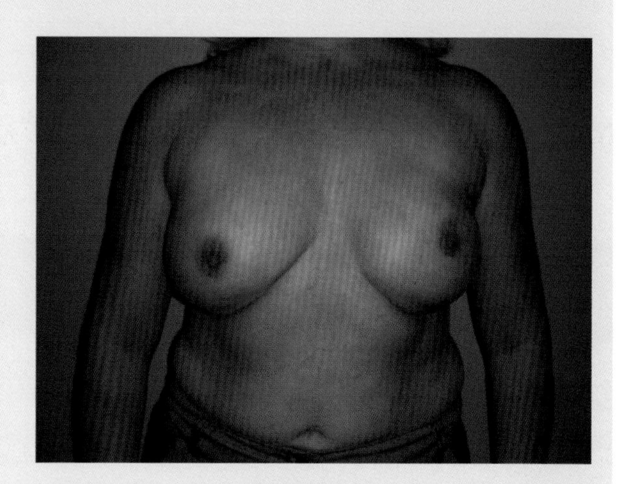

• 病例 10.3.4

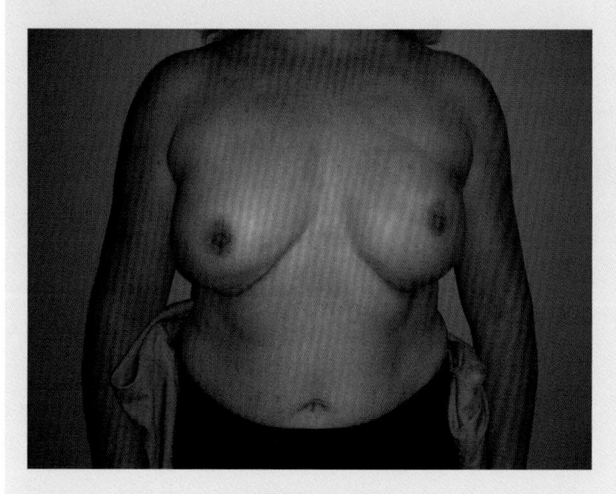

• 病例 10.3.5

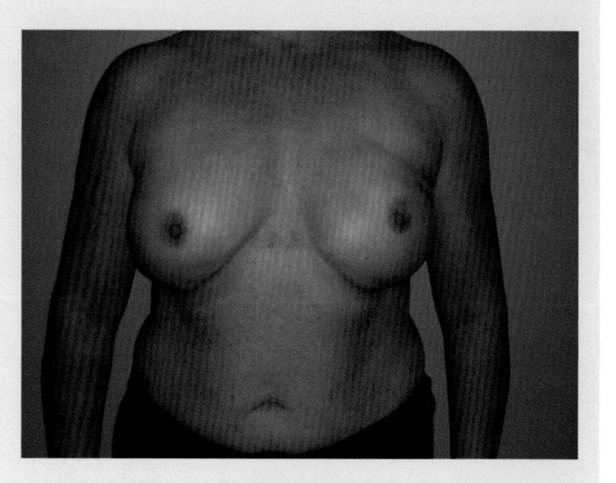

• 病例 10.3.6

病例 10.4

一位43岁的白人女性患者，因早期左侧乳腺癌（病例10.4.1）接受双侧保留皮肤的乳房切除术及即刻组织扩张器乳房重建（病例10.4.2）。乳房切除术后，在其两侧胸肌/ADM囊袋内进行了组织扩张器置入。组织扩张器（650mL）最初填充至480mL，在术后2个月内完全扩张（病例10.4.3），患者接受了第二阶段重建手术，包括组织扩张器/植入物置换和内侧及上方囊袋切开术。在成功植入永久性硅胶假体（700cc）后，对患者进行了第一次脂肪移植手术，以改善两侧的上方乳房轮廓。图中显示了第一次脂肪植入后17个月（病例10.4.4）的结果。然后，患者接受了双侧乳头乳晕复合体重建和额外的脂肪移植，以改善其上方乳房轮廓（病例10.4.5）。整个手术和术后过程顺利。图中显示了第二次脂肪移植手术后5个月和首次乳房重建手术后60个月（病例10.4.6）的结果。

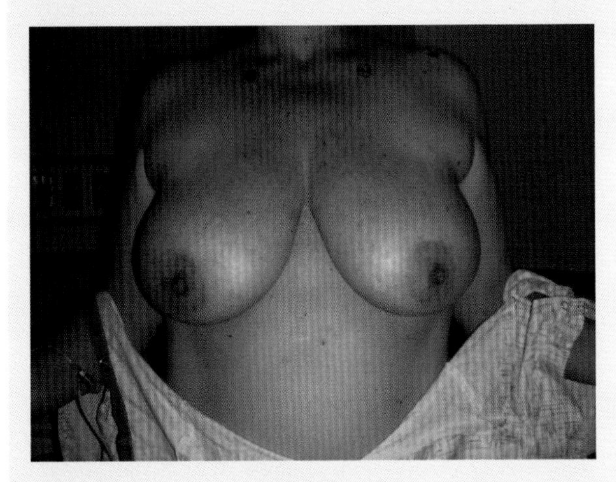

• 病例 10.4.1

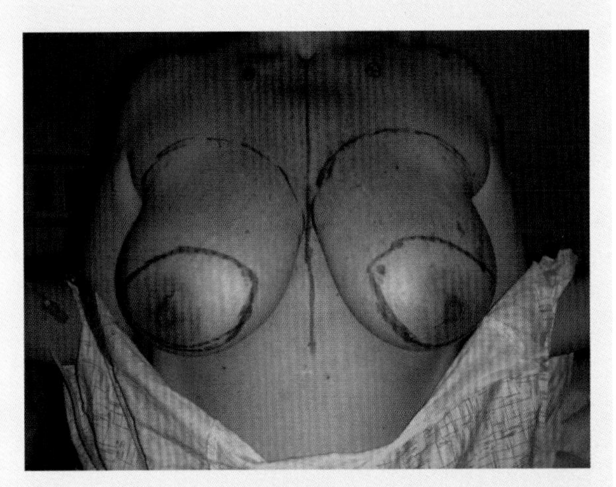

• 病例 10.4.2

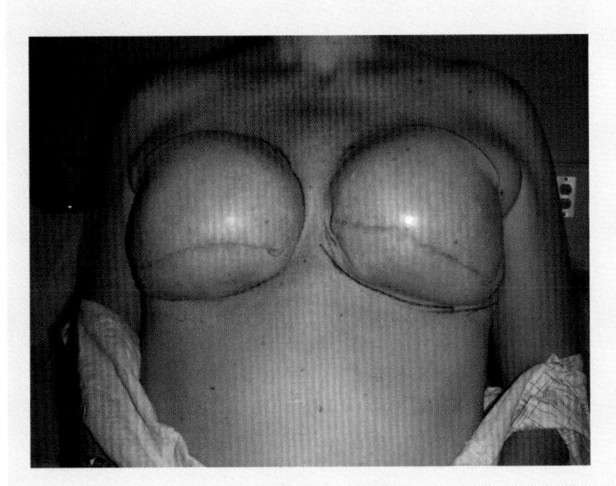

• 病例 10.4.3

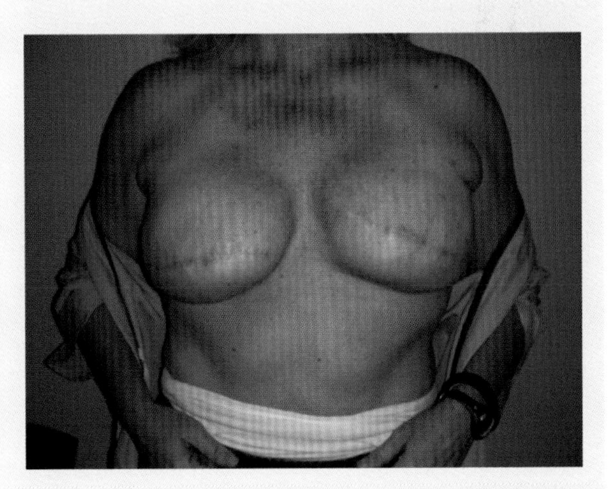

• 病例 10.4.4

病例 10.4（续）

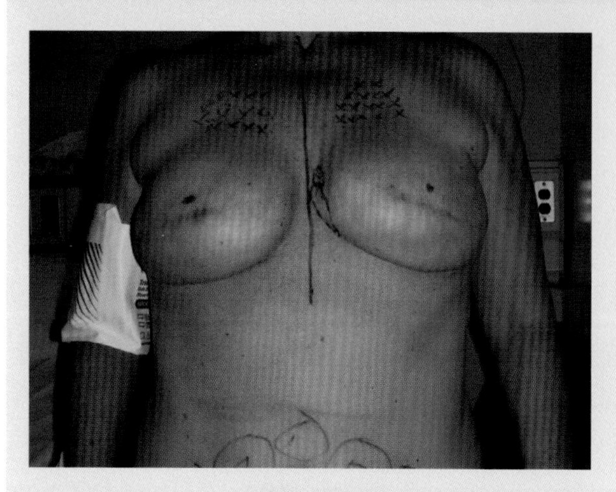

• 病例 10.4.5

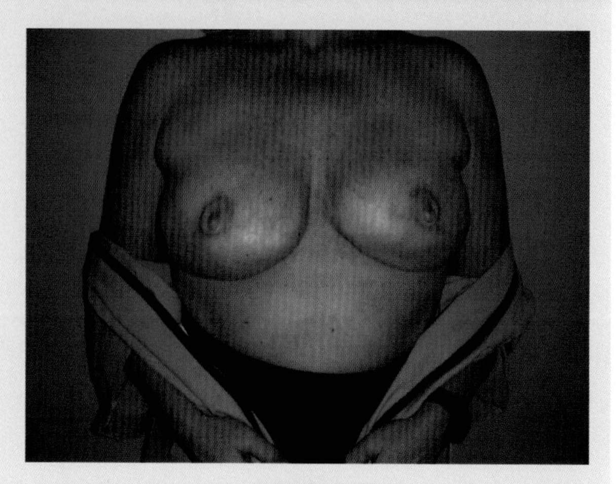

• 病例 10.4.6

成功技巧

- 选择合适的患者进行基于植入物的乳房重建。
- 对患者进行包括组织扩张和任何潜在辅助治疗在内的术后过程的术前咨询。
- 注意乳房切除术后皮瓣和健康皮瓣的重要性。
- 根据患者的术前尺寸正确设计胸肌下囊袋或 ADM 囊袋。
- 术中适当填充组织扩张器，达到"手戴手套（"hand-in-glove）"样合适的新的乳房囊袋和皮肤包膜。
- 应根据皮瓣的存活情况调整组织扩张器填充，不要为了扩张而损害皮瓣的灌注。
- 对于修复病例，需要解决的常见问题包括不充分的内侧囊袋切开术和过多的外侧囊袋整形术。

（梁法清　刘馨然　曹晓蔓　译，
王子函　杜正贵　审校）

参考文献

[1] Lennox PA, Bovill ES, Macadam SA. Evidence-Based Medicine: Alloplastic Breast Reconstruction. Plast Reconstr Surg, 2017, 140: 94e–108e.

[2] Panchal H, Matros E. Current Trends in Postmastectomy Breast Reconstruction. Plast Reconstr Surg ,2017, 140: 7s–13s.

[3] Elder EE, Brandberg Y, Björklund T, et al. Quality of life and patient satisfaction in breast cancer patients after immediate breast reconstruction: a prospective study. Breast ,2005, 14: 201–208.

[4] Zhong T, Hu J, Bagher S, et al. A Comparison of Psychological Response, Body Image, Sexuality, and Quality of Life between Immediate and Delayed Autologous Tissue Breast Reconstruction: A Prospective Long-Term Outcome Study. Plast Reconstr Surg, 2016, 138: 772–780.

[5] Valença-Filipe R C-FA, Costa J. A retrospective analysis of patient satisfaction after immediate breast reconstruction. Plast Reconstr Surg, 2011, 128: 94–95.

[6] Gurunluoglu R, Gurunluoglu A, Williams SA, et al. Current trends in breast reconstruction: survey of American Society of Plastic Surgeons 2010. Ann Plast Surg, 2013, 70: 103–110.

[7] Kim JYS, Connor CM. Focus on technique: two-stage implant-based breast reconstruction. Plast Reconstr Surg ,2012, 130: 104s–115s.

[8] Clemens MW, Kronowitz SJ. Acellular dermal matrix in irradiated tissue expander/implant-based breast reconstruction: evidence-based review. Plast Reconstr Surg ,2012, 130: 27s–34s.

[9] Breuing KH, Colwell AS. Inferolateral AlloDerm hammock for implant coverage in breast reconstruction. Ann Plast Surg ,2007, 59: 250–255.

[10] Sue GR, Long C, Lee GK. Management of Mastectomy Skin Necrosis in Implant Based Breast Reconstruction. Ann Plast Surg ,2017, 78: S208–s211.

[11] Nahabedian MY. AlloDerm performance in the setting of prosthetic breast surgery, infection, and irradiation. Plast Reconstr Surg ,2009, 124: 1743–1753.

[12] Kim JYS, Davila AA, Persing S, et al. A meta-analysis of human acellular dermis and submuscular tissue expander breast reconstruction. Plast Reconstr Surg,2012, 129: 28–41.

[13] Israeli R. Complications of acellular dermal matrices in breast surgery. Plast Reconstr Surg ,2012, 130: 159s–172s.

[14] Auclair E, Blondeel P, Del Vecchio DA. Composite breast augmentation: soft-tissue planning using implants and fat. Plast Reconstr Surg ,2013, 132: 558–568.

第 11 章

即刻全肌肉覆盖植入物乳房重建——两步法

Jonas A. Nelson, Peter G. Cordeiro

引　言

根据一些基于人口的大型数据集报道，乳房切除和即刻乳房重建的比例在过去 20 年有所增加。乳腺肿瘤治疗方式的改变导致双侧乳房切除率增加[1,2]。更仔细地观察即刻重建的发展现状，我们可以发现，目前的趋势是植入物（假体）重建比例在增加，而自体组织重建比例则相对稳定。在这段时间内，乳房假体植入技术的进步大大提高了手术的安全性。

假体乳房重建中最常用的技术是两步法和在胸大肌后方平面放入组织扩张器，将其完全覆盖于肌肉下。对于这种重建模式本章的资深作者（P.G.C）有着丰富的经验，并且见证了其在过去 20 年的实践演变[3]。本章的目的是讨论经验教训，如何最终实现安全、可靠和美观的两步法乳房重建，并强调了其关键点和需要避免的错误做法。

适应证和禁忌证

两步法植入物乳房重建几乎没有绝对禁忌证。限制重建的主要因素包括既往放疗史、吸烟和病态肥胖，所有这些都被一些人认为是相对禁忌证[4,5]。

对有放疗史的患者（无论是保乳治疗后需要补救性乳房切除术或斗篷式放疗）必须进行仔细的检查，以确定放射线对软组织的影响。如果皮肤及其下面的软组织相对柔软，纤维化程度较小，可以使用全肌肉覆盖的胸肌后重建。如果皮肤和乳房组织已经受到先前放疗的严重影响，而患者仍然希望进行基于植入物的重建，则最初使用来自供体部位的自体组织在组织扩张器上提供非放疗覆盖可能是最佳选择，多数情况下，背阔肌是提供这种覆盖的最佳供体部位。最重要的是，必须在考虑到术后并发症风险的情况下仔细讨论放疗史，因为这肯定会增加并发症的发生风险[6]。考虑到风险增加，管理预期就变得非常重要。

吸烟和肥胖都有可能影响植入物乳房重建的最终结果和安全性。吸烟可影响乳房切除术后皮瓣的血流灌注，而皮瓣可能已经很脆弱了。由于受植入物大小的限制，肥胖可能会阻碍使用同种异体整形材料获得满意的美学效果。此类患者的并发症发生风险会非常高。我们机构的做法是对这些患者进行评估，并与他们讨论重建手术风险。如果他们了解了其中的风险后仍强烈希望进行乳房重建，我们通常会为其进行手术。如果患者有吸烟史，那么实现完全血管化组织覆盖更为关键，因为这在皮肤（脆弱）和扩张器或植入物之间增加了一层血管化组织。

除了上述相对禁忌证外，重要的合并症可能是重建主要的相对禁忌证。然而，这不仅是针对即刻重建环境下的胸肌后重建，而是一个更普遍地针对所有手术方式风险的决策点。

术前评估

在纪念斯隆・凯特琳癌症中心的整形重建

外科接受乳房切除术的女性，几乎都会被安排接受关于重建方式的讨论，以及不重建的选择。讨论内容包括患者的详细病史，重点是当前的诊断，既往乳房手术，以及乳房或胸壁的放疗史。对患者进行全面的体格检查，重点是乳房相关检查。术前还会与患者讨论其乳房对称性以及下垂度。如果患者之前接受过放疗，还需要评估组织的柔软性。对患者进行标准乳房测量，包括胸骨切迹至乳头距离，乳头至乳房下皱襞距离，乳房基底宽度，以及乳头乳晕复合体直径。还需要评估供体部位，包括背部、小腹和大腿内侧。在完成上述检查后，还会重点讨论理想的重建方式。

通常情况下，在术前咨询后，根据美国心脏协会（American Heart Association, AHA）和美国麻醉医师协会（American Society of Anesthesiologists，ASA）的建议，以及患者的年龄和合并症对其进行术前检查。有严重合并症的患者应由其初级保健医生或心脏病专家进行适当的术前风险评估，确定能否进行手术。

手术技术

手术当天，在术前等候区对患者进行标记。在每个乳房上标出胸骨中线和乳房下皱襞，以帮助乳腺外科医生进行乳房下段切除。如果进行保留皮肤的乳房切除术，那么包括乳头乳晕复合体在内的椭圆皮肤区域也会被标记出来。保留乳头的乳房切除术（NSM）最常采用乳晕下缘弧形切口和胸外侧切口。

乳房切除术切口

在过去的20年中，保留皮肤的乳房切除术的切口位置已经从斜切口发生了显著的变化，目的是避免任何可见的沿内侧乳沟的瘢痕（图11.1）[3]。斜切口使内侧形成的猫耳畸形难以矫正，并阻碍了乳房下极的充分扩张，这是两步法入路的重要组成部分。目前斜切口已演变为水平切口，内侧延伸最小。这种切口允许外科医生调整乳房切除的皮瓣，通常向外侧扩展切口以去除多余的组织，特别是在既往下垂的乳房中。这可以最大限度地扩大乳房下极的皮肤量，而没有增加需要覆盖的瘢痕。

保留乳头的乳房切除术的首选切口是乳晕周围环状切口与乳房外侧切口。我们机构的经验证明了这两种切口具有良好的暴露以及较低的乳头和乳房切除术后皮瓣坏死发生率。这种切口还可以在进行置换手术时提供更好的入路。

乳房切除后缺损

在保留皮肤的乳房切除术后，行乳头乳晕复合体及周围皮肤的椭圆形切除，皮肤缺损呈现在垂直方向上（图11.2），因此，大多数扩张，最好是全高度扩张，都集中在这个垂直缺损上。全高度扩张最大限度地提高了整体体积和皮肤在垂直维度的扩张。扩张器的基底宽度是根据患者的乳房基底宽度选择的，在乳房切除术中可以在切除的囊袋中进行测量。

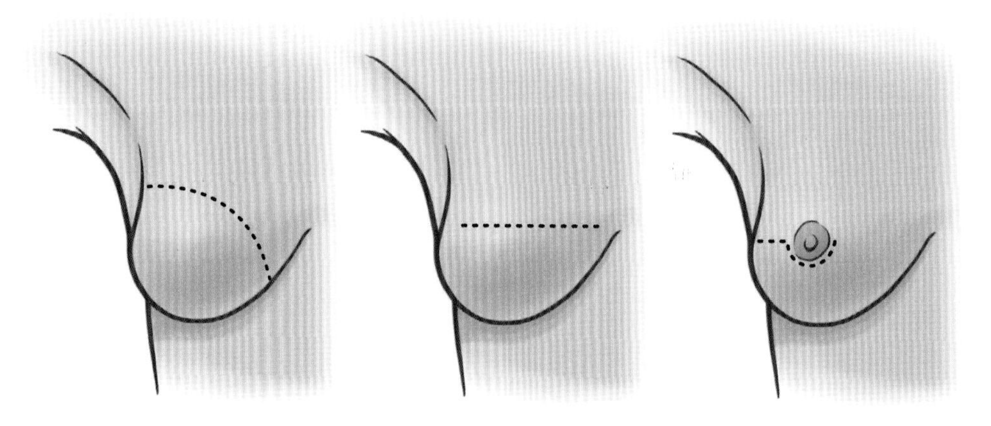

• 图 11.1 乳房切除术切口。最初采用上斜切口（左图），但逐渐发展为水平切口（中）或乳晕周围环状切口（右图；需要时可向外侧延伸）。© 2017, Memorial Sloan Kettering Cancer Center

组织扩张器放置：概念和手术步骤

最大扩张点

重建乳房植入物囊袋的最大扩张点必须在乳房的下1/3处（图11.3），在过去的20年中，本章的资深作者见证了实现这种理想扩展点的技术演变。理想的扩张器本应是一个解剖型的扩张器，它将被放置在乳房下皱襞处，然后在重建乳房的下1/3处扩张。然而，在实践中，这种放置会导致乳房在略高于这一点的位置扩张（过高），在更换植入物时，重建的乳房在下1/3处出现收缩。造成这种情况的一个原因可能是，随着扩张器体积的增加，胸部组织在扩张器周围收紧，并且随着内部压力的增加，扩张器呈现出更圆的形状。为了解决这个问题，现在将扩张器放置在更低的位置，以最大限度地减少上极扩张和最大限度地提高下极精确扩张。将全高度扩张器放置在乳房下皱襞下方1~2cm处，内侧边界距中线1~2cm，外侧边界为腋前线[3]。

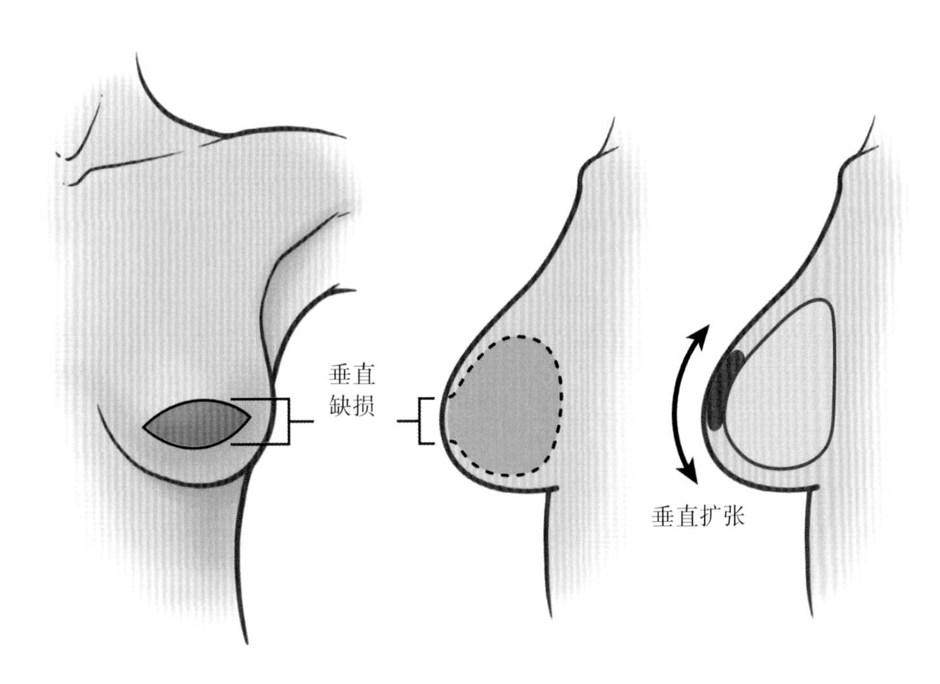

• 图11.2 乳房切除术后缺损导致的垂直皮肤缺损。这种垂直缺损必须通过扩张来解决。© 2017, Memorial Sloan Kettering Cancer Center

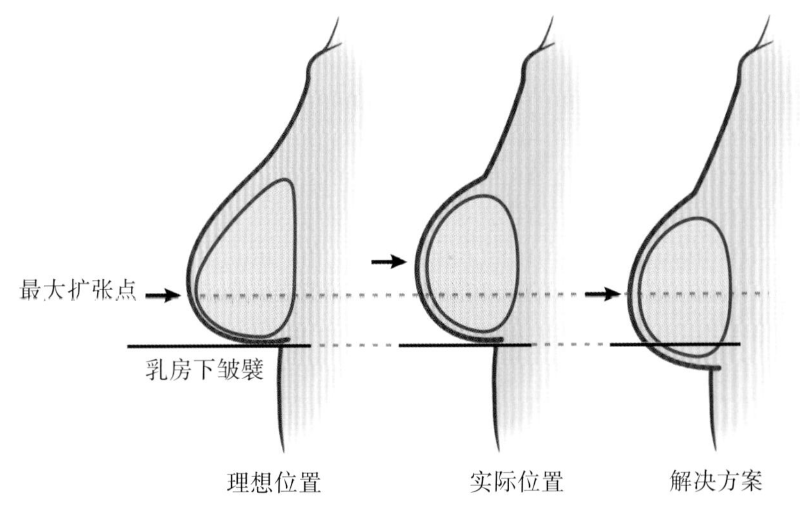

• 图11.3 理想的扩张点是乳房的下1/3（左图）。理想情况下，解剖型扩张器应该达到这个扩张点，但在实践中，它们进行的扩张比这个点（中间）更高。现在随着技术的发展，我们将扩张器放置在乳房下皱襞以下1~2cm处可以解决这个问题（右图）。© 2017, Memorial Sloan Kettering Cancer Center

肌肉筋膜袋

既往实现完全血管化组织覆盖的方法包括向内侧分离胸大肌和向外侧分离整个前锯肌。前锯肌的分离常常导致患者肋骨外露，表面疼痛，不适合缝合。该技术现在已经从全肌肉覆盖发展到肌肉筋膜覆盖（图 11.4）。在肌肉筋膜覆盖中，植入物囊袋的上部由整个胸大肌组成，横向只有一部分前锯肌及其所有筋膜抬起。胸大肌下植入物放置位置通常变化很大，有时在胸壁上太高，无法将植入物放置在胸肌及前锯肌后方。为了解决这个问题，可以一并抬起下方肌筋膜袋，包括腹直肌筋膜和前锯肌筋膜。这种方法有两个优点：①植入物囊袋为长期重建提供结构支持；②血管化层为扩张器和植入物提供保护层，以防止乳房切除术后皮瓣坏死或切口裂开。

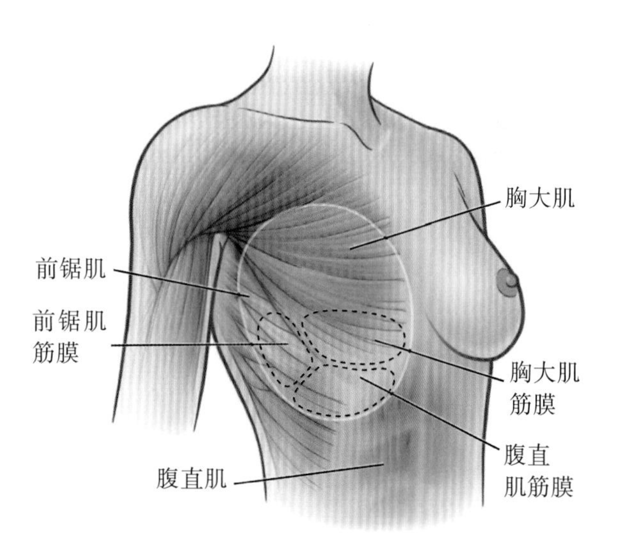

• 图 11.4　将肌筋膜袋和扩张器置于胸大肌后方、外侧前锯肌部分肌肉 / 总筋膜平面，下方筋膜腹直肌下方（然后进入皮下平面）。© 2017, Memorial Sloan Kettering Cancer Center

下筋膜切开术

在乳房下皱襞下方 1~2cm 处进行下侧分离，使下极充分扩张（图 11.5）。然而，一开始我们就注意到这可能受到横过下极的筋膜带的限制。这种压缩阻碍了乳房下极的充分扩张，并可以将扩张器推向上部。为了解决这一限制，解剖调整为在乳房下皱襞或下方进行曲线筋膜切开术，这时是将扩张器置于胸大肌后平面和筋膜切开术下方的皮下平面。一旦完成筋膜切开术，就应进行手工评估，这一点很重要，以确保没有剩余的韧带限制。

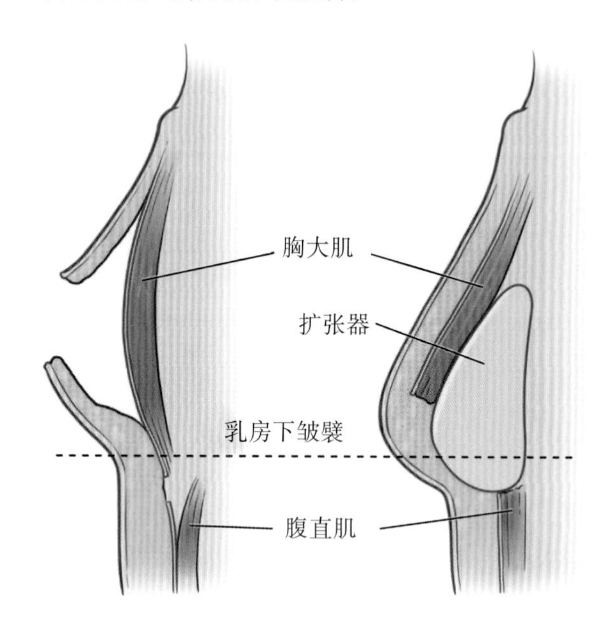

• 图 11.5　采用下筋膜切开术将植入物放置在乳房下皱襞下方的皮下平面。© 2017, Memorial Sloan Kettering Cancer Center

这种采用肌筋膜袋和下筋膜切开术的整体方法是该手术技术的重大演变，并在两步法重建中最大限度地提高了美学效果。放置扩张器后，将胸大肌外侧缘与前锯肌缝合，保持两者的解剖位置并防止任何窗户阴影（window shading）。

术中扩张

在放置扩张器后，我们在术中预充大约 50% 的扩张器容积，以减少术后扩张时间以及减少血肿或血清肿的发生风险，在过去的 20 年中，这种情况发生了显著的变化。扩张总量是通过评估肌筋膜袋的承受能力和乳房切除术后皮瓣的质量来确定的。放置闭式负压引流以防止血肿或血清肿形成。

术后扩张

在过去的 20 年中，术后扩张的间隔时间越来越短。现在我们在术后第 10~14 天开始术后扩张，大约在此时拔除引流管。我们通常每周扩张60~120cc，这个总量是根据乳房切除术后皮瓣的质量和患者的耐受力来确定的。虽然我们曾经将扩展器过度扩张50%~100%，但现在我们将其过度扩张10%~20%。这种过度充盈的减少是因为我们观察到过度扩张与皮肤的波纹和过度变薄有关，特别是在乳房的上极。

组织扩张器与永久性假体的置换

置换时间

用组织扩张器置换永久性假体的确切时间取决于乳房切除术后的癌症治疗情况。一般在最后一次扩张后至少6周和放射治疗前4周进行。纪念斯隆·凯特琳癌症中心制定了详细的方案，以帮助指导外科医生完成这一过程（图11.6）。尽管这些指南也有例外，但一般适用于大多数患者[7]。

我们小组最近对这个课题进行了为期9年的研究[7]。分析比较了94例对组织扩张器进行放疗的乳房重建和210例对永久性假体进行放疗的乳房重建患者，组织扩张器组的重建失败发生率为18%，植入物组的重建失败发生率为12.4%（差异无统计学意义）。组织扩张器组的6年预测失败率高于植入物组（分别为32% *vs*.16.4%，$P < 0.01$）。虽然Breast-Q评分没有差异，但高风险组的美学结果明显更好。

植入物选择

在扩张过程接近结束时，外科医生应与患者讨论其最终的乳房体积偏好、对侧对称性手术和植入物类型。作者倾向于使用解剖型假体，因为其能提供乳房重建的最佳美学效果，直到2006年，作者主要使用解剖型盐水假体。当硅胶假体的禁令被取消，并且形状稳定、有黏性的硅凝胶假体被开发出来后，作者选择植入物时开始向这个方向转变，因为这些形状稳定的植入物提供了更多样的尺寸、轮廓和形状。此外，内聚凝胶更有可能保持乳房的形状和轮廓，较少出现波纹征。

解剖型假体因为具有适当的基础尺寸（高度和宽度）和适当的凸度而被选择。基底宽度的选择标准是保持患者在乳房切除术时测量的基底宽度，并指导初始组织扩张器的大小。最终扩张器的体积被用作最终植入物体积的指导指标。置换时的主要问题是植入物的高度和凸度。术中使用试模或在经验指导下有助于优化选择，并最终优化美学效果。

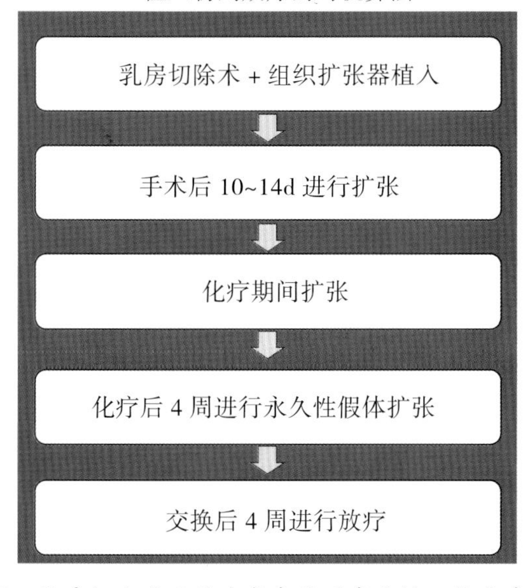

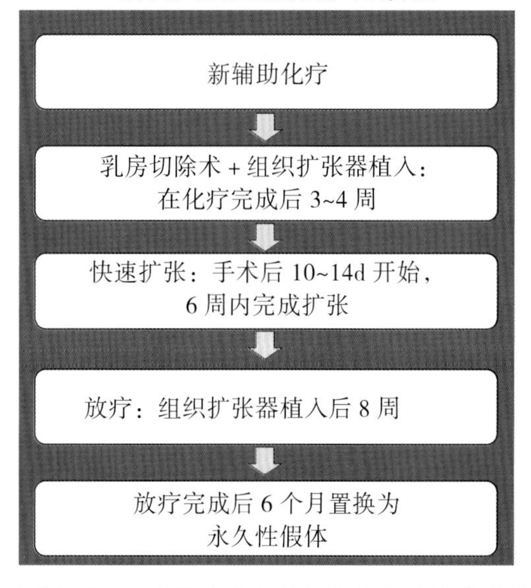

• 图11.6 乳房切除术后放疗患者的两步法植入物重建的时机算法。左图为永久性假体手术后接受放疗（XRT）的患者，右图为组织扩张器（TE）植入后和永久性假体放置前接受放疗的患者。© 2017, Memorial Sloan Kettering Cancer Center

乳房下皱襞设计

最终的植入物置换手术是在患者坐位进行的，以使外科医生能够看到患者，就像患者在镜子中看到自己一样（图 11.7）。患者仰卧于手术台，经全身麻醉后，用胶带绑住其手臂和头部，这样就可以安全地将其调整为坐位。乳房下皱襞设置是手术的关键，因为重建的整个过程都是基于这一标记进行的。作为置换过程的第一个主要步骤，乳房下皱襞最先被重建，同时重建乳房的下外侧基底，以防止植入物向腋窝移动。取出扩张器，用 0 号丝线缝合乳房下皱襞，将真皮深层固定在前胸壁上。通常使用胸壁针缝合包膜和软组织，不包括骨膜。将几条缝合线预先固定以确定乳房下皱襞的形状和乳房的下外侧曲线。

环周包膜切开术是置换技术发展过程中最重要的进步。最初包膜手术开展很少，仅用于出现明显狭窄的区域进行松解。由于包膜的其余部分会继续变得更加狭窄和紧绷，限制性包膜切除术通常会导致植入物疝入包膜切开区域。基于这一经验，现在我们采用环周包膜切开术，允许乳房向前松解和最大限度地前突。这种技术与横向松解不同（图 11.8）。

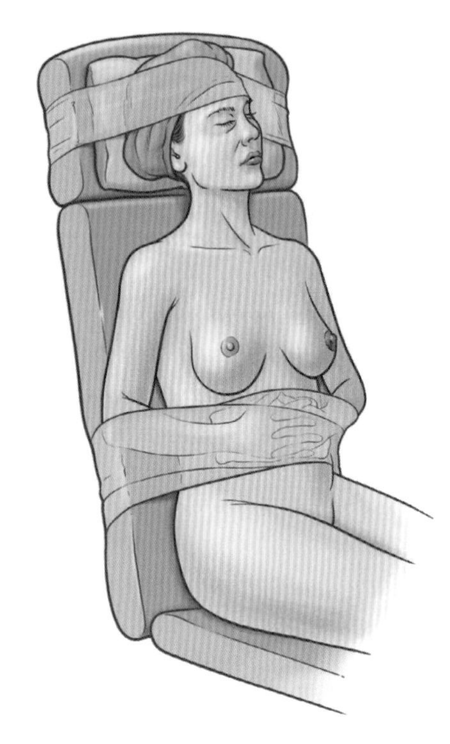

• **图 11.7** 患者的体位和手术包扎。© 2017, Memorial Sloan Kettering Cancer Center

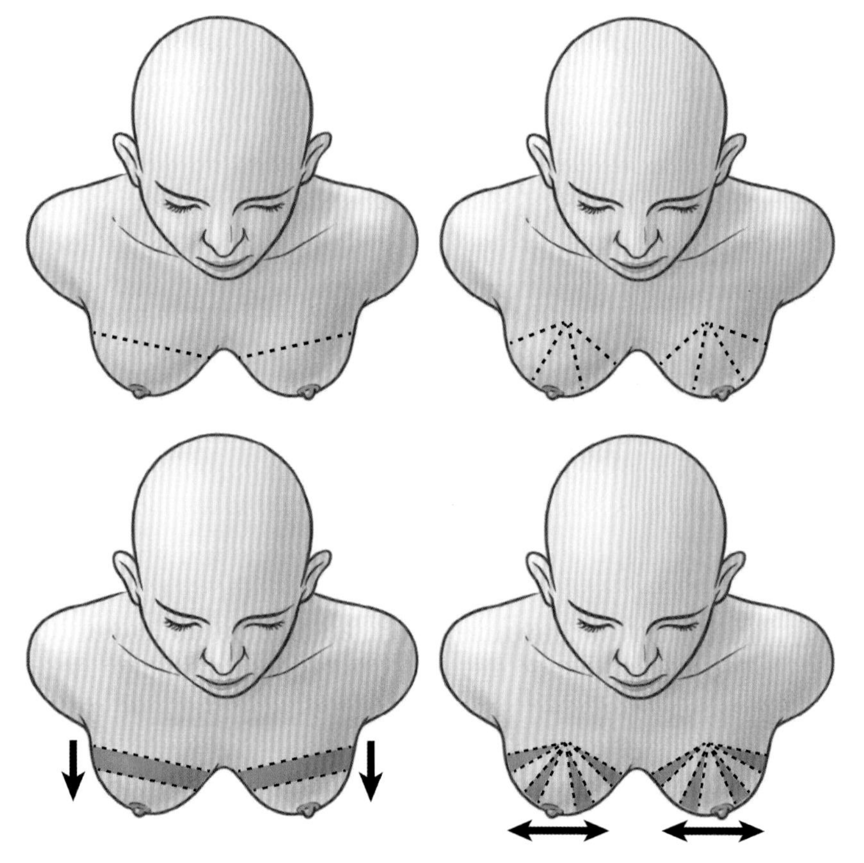

• **图 11.8** 冠状面环周包膜切开术（左、上、下）与放射状包膜切开术（右、上、下）比较。© 2017, Memorial Sloan Kettering Cancer Center

环周包膜切开术

包膜切开术是在包膜最紧的部位进行，通常在距离胸壁 1~2cm 处，但因患者而异。同一胸肌袋内最紧的部分可能因距离胸壁的距离不同而不同。应特别注意腋窝外侧区域和胸肌内侧下方。如果这块肌肉太紧，可能需要向内侧松解。松解的程度取决于对乳房内侧轮廓的美学评价。必须松解腋窝瘢痕，这对于放疗和既往行腋窝手术的患者尤为重要。然后注意应向前牵拉覆盖的肌筋膜和皮肤包膜，以确保周向释放，以更好地容纳和覆盖植入物。

试模和引流

假体试模主要帮助评估假体囊袋所能容纳的假体大小，它还提供对乳房下皱襞、环周包膜切开术和乳房下外侧边界的评估。在使用解剖型假体时，一旦放置假体，假体囊袋就能紧贴假体，这一点至关重要。试模是根据基底宽度的测量和预期假体的体积来选择的。在完成包膜切开术后，通常在乳房下皱襞和外侧固定额外的丝线，以确保与最终假体紧密相连。然后根据上述特征选择假体，并在安置闭式负压引流后关闭假体腔。

术后护理和预期结果

在两步法重建手术后，尽量减少使用敷料。在完成皮下缝合、清理干净手术通道后，使用无胶带的干敷料覆盖切口。患者在第一阶段乳房切除术和放置组织扩张器后过夜 < 23h。不要对组织扩张器施加压力，以防止位置发生变化。在门诊进行更换手术。在切口愈合和引流管拔除之前，患者不能洗澡。

并发症

自从作者开始开展组织扩张器 / 假体乳房重建手术以来，将最初 12 年的并发症分为早期（ < 12 个月）和晚期（ > 12 个月）两种，并于 2006 年发表了研究结果 [8,9]。早期并发症发生于第一阶段重建手术者占 8.5%，其中最常见的是皮瓣坏死（3.6%）和感染（3.1%），见表 11.1。扩张器丢失或移除的发生率为 1.8%。假体置换后 2.7% 的患者出现并发症，其中最常见的是感染。并发症风险在即刻乳房重建中明显高于置换手术。有放疗史的患者的总并发症发生率高于未接受放疗的患者（分别为 11.7% *vs.* 5.6%，P =0.006）。

作者还评估了长期并发症，包括包膜挛缩、波纹征和假体丢失 [9]。在未接受放疗的患者中，10% 出现 Ⅲ / Ⅳ 级包膜挛缩。既往放疗后假体重建的患者中，70% 发生了 Ⅲ / Ⅳ 级包膜挛缩，而置换后放疗并重建的患者中，50% 发生了 Ⅲ / Ⅳ 级包膜挛缩。在使用稳定型解剖型假

表 11.1 两步法植入物乳房重建的围手术期并发症

并发症	扩张器放置	置换手术	初次手术总计
皮瓣坏死	44（3.6%）	1（ < 0.1%）	45（2.0%）
感染	38（3.1%）	20（1.9%）	58（2.5%）
血肿	7（0.6%）	3（0.3%）	10（0.4%）
伤口延迟愈合	6（0.5%）	2（0.2%）	8（0.4%）
血清肿	3（0.2%）	2（0.2%）	5（0.2%）
扩张失败	2（0.2%）	n/a	2（0.1%）
扩张器收缩	2（0.2%）	n/a	2（0.1%）
全身并发症	2（0.2%）	1（ < 0.1%）	3（0.1%）
总并发症	104（8.5%）	29（2.7%）	133（5.8%）

扩张器放置后总并发症与置换手术总并发症的比较，P = 0.000, McNemar 检验

经允许引自 Cordeiro PG, McCarthy CM. A single surgeon's 12-year experience with tissue expander/implant breast reconstruction: Part I. A prospective analysis of early complications.Plast Reconstr Surg, 2006, 118: 825

体的患者中，有 6.6% 出现中度至重度波纹征，45.9% 的患者未出现波纹征。研究证实了包膜挛缩和波纹征呈负相关。在长期随访中，4% 使用永久性假体的患者第二次更换了假体。作者对患者也进行了满意度评估，91.4% 的患者表示他们会再次选择相同的重建方法。

一项更深入、更长期的研究放疗影响的结果显示，在接受放疗的假体重建患者中，假体丢失的发生率为 9.1%，而在未接受放疗的假体重建患者中，这一比例仅为 0.5%（$P < 0.01$）。Ⅳ级包膜挛缩在接受放疗的假体重建患者中也比未接受放疗的假体重建患者更常见（分别为 6.9% *vs.* 0.5%，$P < 0.01$）[10]。

并发症处理

通常尽可能采用保守方法治疗早期并发症。蜂窝织炎患者应住院治疗并静脉注射抗生素（头孢唑林 2g）约 48h，直到症状改善。如果症状没有改善，则可以静脉注射万古霉素。观察到症状改善后，患者就可改用等效的口服抗生素，并在接受 1~2 剂后出院。皮瓣坏死的治疗方法是更换敷料以保持该区域干燥。

二期手术

在完成两步法植入物乳房重建后，许多患者选择接受乳头乳晕重建。我们的首选方法是使用一个改进的冰刀皮瓣（skate flap）和全层植皮，必要时再文身[11]，该方法的并发症发生率低。其他二期手术包括脂肪移植、猫耳畸形切除和对侧乳房对称性手术。

长期并发症可能需要在手术室进行修整，包括植入物置换，包膜切除术，植入物囊袋翻修，脂肪移植，或在极少数情况下转换为自体重建。

总　结

全肌筋膜覆盖的两步法植入物乳房重建是一种安全、可靠的乳房重建方法，大多数患者早期并发症少，长期美学效果良好。放疗会显著增加并发症的发生风险，但是，如果进行适当的术前咨询和患者选择，放疗可能就不再是绝对禁忌证了。对于已经发生的并发症，大多数可以在不取出植入物的情况下进行治疗。

病例展示

病例 11.1

单侧乳房切除术与组织扩张器 / 植入物重建

一位 52 岁的女性患者，因左侧乳腺癌接受了单侧乳房切除术并立即放置了组织扩张器。该患者无须在乳房切除术后进行放疗。在乳房切除术后 4 个月，将扩张器置换为永久性假体，同时放置了一个 470mL 的解剖型、内聚性硅胶假体。随后进行了乳头乳晕重建，之后又进行了文身。

病例 11.2

双侧乳房切除术与组织扩张器 / 植入物重建

一位 46 岁的女性患者，因右侧乳腺癌接受了双侧乳房切除术，并立即放置了组织扩张器。该患者无须在乳房切除术后进行放疗。在乳房切除术后 5 个月，将扩张器置换为永久性假体，同时放置了 410mL 解剖型、内聚性硅胶假体。随后进行了乳头乳晕重建，之后又进行了文身。

成功技巧

- 水平乳房切除术切口允许裁剪乳房切除术皮瓣和在可接受的位置去除猫耳畸形。
- 扩张器的肌筋膜覆盖给植入物提供了结构支撑，并形成了一个保护层，允许良好的扩张和防止植入物丢失。
- 最大的扩张点应该位于乳房的下 1/3 处。将扩张器放置在乳房下皱襞略下方，这需要通过肌筋膜袋进行环周筋膜切开术，分离乳房下皱襞处或略下方的皮下脂肪层。
- 全高扩张器可以提供最佳的乳房扩张体积和张力分布。

- 术中将扩张器预扩张至体积的 50%，可加快扩张过程，降低血清肿和血肿的形成风险。
- 乳房下皱襞设计是置换手术的关键组成部分，然后行环周包膜切开术，以最大限度地提高乳房凸度。
- 试模允许在植入永久性假体之前对重建效果进行评估。

（杨焕佐　梁法清　李田园　译，
任敏　杜正贵　审校）

参考文献

[1] Albornoz CR, Bach PB, Mehrara BJ, et al. A paradigm shift in U.S. Breast reconstruction: increasing implant rates. Plastic and Reconstructive Surgery, 2013, 131: 15–23.

[2] Cemal Y, Albornoz CR, Disa JJ ,et al. A paradigm shift in U.S. breast reconstruction: Part 2. The influence of changing mastectomy patterns on reconstructive rate and method. Plastic and Reconstructive Surgery ,2013, 131: 320e–326e.

[3] Cordeiro PG, Jazayeri L. Two-Stage Implant-Based Breast Reconstruction: An Evolution of the Conceptual and Technical Approach over a Two-Decade Period. Plastic and Reconstructive Surgery ,2016, 138.

[4] Kronowitz SJ, Robb GL. Breast reconstruction with postmastectomy radiation therapy: current issues. Plastic and Reconstructive Surgery ,2004, 114: 950–960.

[5] Nahabedian MY. Implant-based breast reconstruction following conservative mastectomy: one-stage vs. two-stage approach. Gland Surgery ,2016, 5: 47–54.

[6] Lee K-T, Mun G-H. Prosthetic breast reconstruction in previously irradiated breasts: A meta-analysis. Journal of Surgical Oncology ,2015, 112: 468–475.

[7] Cordeiro PG, Albornoz CR, McCormick B, et al. What Is the Optimum Timing of Postmastectomy Radiotherapy in Two-Stage Prosthetic Reconstruction: Radiation to the Tissue Expander or Permanent Implant? Plastic and Reconstructive Surgery ,2015, 135: 1509–1517.

[8] Cordeiro PG, McCarthy CM. A single surgeon's 12-year experience with tissue expander/implant breast reconstruction: part I. A prospective analysis of early complications. Plastic and Reconstructive Surgery ,2006, 118: 825–831.

[9] Cordeiro PG, McCarthy CM. A single surgeon's 12-year experience with tissue expander/implant breast reconstruction: part II. An analysis of long-term complications, aesthetic outcomes, and patient satisfaction. Plastic and Reconstructive Surgery,2006, 118: 832–839.

[10] Cordeiro PG, Albornoz CR, McCormick B, et al. The impact of postmastectomy radiotherapy on two-stage implant breast reconstruction: an analysis of long-term surgical outcomes, aesthetic results, and satisfaction over 13 years. Plastic and Reconstructive Surgery, 2014, 134: 588–595.

[11] Zhong T, Antony A, Cordeiro P. Surgical outcomes and nipple projection using the modified skate flap for nipple-areolar reconstruction in a series of 422 implant reconstructions. Annals of Plastic Surgery,2009, 62: 591–595.

第 12 章

即刻胸肌前植入物乳房重建

Allen Gabriel, G. Patrick Maxwell

引 言

胸肌前植入物（假体）乳房重建是乳房重建术的最新补充，因其操作简单和已报道的潜在益处而被迅速采用[1-17]。与目前公认的将植入物放置在肌肉（胸大肌）下的操作相反，该技术将植入物放置在胸大肌前的皮下。胸肌前重建通过将植入物放置在胸大肌上，使胸大肌不再像胸肌下重建那样被解剖和掀起，从而保留肌肉的完整性。通过保留肌肉，胸肌前重建消除了通常在胸肌后重建中因掀起肌肉而导致的术后运动畸形、疼痛和肌肉痉挛等问题[18,19]。此外，胸肌前重建可以形成解剖上与原生乳房类似的自然乳房[1,11]。

然而，胸肌前重建并不是一个新的概念。半个多世纪前，当硅胶假体首次进入市场时，人们就尝试了皮下放置植入物。然而，这项技术很快就被摒弃，因为很明显，仅靠乳房皮瓣提供的软组织覆盖不足以支撑和维持肌肉上方的植入物。植入物底部触及、植入物移位、植入物轮廓显现、波纹征和包膜挛缩及皮肤裂开等是该手术的常见并发症。

多年来，一批先进的技术和设备被引入乳房重建手术中，重新引起了人们对胸肌前或皮下植入假体的兴趣。乳房切除术也变得不那么激进了，从根治性乳房切除术转向乳房皮下腺体切除术，以保留乳房切除后皮瓣的灌注和存活力，这一点对胸肌前重建至关重要。组织灌流设备可以实时评估皮瓣的灌流，为评估皮瓣的存活状态提供了一种客观的手段。双平面法中使用脱细胞真皮基质（ADM）覆盖下极软组织，让人们最终产生了可以使用ADM来覆盖整个植入物的想法，从而不必再抬高胸大肌。植入物设计方面的改进，例如高度黏合的凝胶假体，与波纹征发生率下降相关，意味着可以减少与胸肌前植入物重建相关并发症的发生率。最后，自体脂肪移植技术的进展使得自体脂肪组织可以作为额外的软组织覆盖来使用，胸肌前重建中经常采用这种方法来减少植入物轮廓显现和波纹征的发生。所有这些进展加在一起使胸肌前重建成为现实。

作者和其他研究者已经证明，胸肌前重建是一种有效的乳房重建方法[1-17]，但对患者的严格筛选和细致的操作是手术成功的保证。本文就胸肌前重建相关的适应证、禁忌证和技术原则进行综述。

适应证和禁忌证

一般来说，体重指数（BMI）正常、小到中等大小乳房、合并症少、乳房切除术后皮瓣灌注良好的患者是即刻胸肌前植入物乳房重建的理想候选者。许多患者没有这种“理想”的候选特性，因为她们可能存在体型纤瘦或肥胖，或者乳房肥大，但是这并不意味着这些患者是胸肌前重建的禁忌证，而是在对这些患者实施胸肌前重建时可能具有挑战性。

乳房切除术后皮瓣具有良好的灌注和

活力是即刻胸肌前植入物乳房重建的绝对要求。由于植入物距离皮瓣很近，皮瓣受损可以导致皮肤坏死，进而可能导致感染、植入物外露和重建失败。因此，任何影响患者皮瓣灌注或质量的特征或要素都被认为是即刻胸肌前植入物重建的禁忌证。因此，BMI > 40kg/m^2（病态肥胖）、未得到控制的糖尿病（HbA1c > 7.5%）和自主吸烟的患者都是胸肌前重建的禁忌证。此外，免疫功能低下的患者也不是合适的候选者，因为这些患者通常面临更高的并发症风险，特别是感染性并发症。然而，对糖尿病患者进行适当的治疗并控制血糖后，可以进行延迟胸肌前重建。同样，未接受过放疗的肥胖患者（BMI > 40kg/m^2）也可以考虑进行延迟胸肌前重建。

对于既往接受过乳房放疗，特别是乳房肿瘤切除术瘢痕位于下极的患者，通常不建议进行即刻胸肌前重建[20]，因为辐射会破坏皮肤包膜并导致真皮增厚，从而增加皮肤在组织扩张阶段破裂的风险。对这些患者一般选择自体重建方法，当然可以考虑即刻胸肌前背阔肌重建。背阔肌重建通常分两个阶段进行（扩张器/植入物），根据是否需要补充软组织来决定是否需要放置自体组织。扩张器阶段对皮肤和皮下组织的扩张至关重要。

另一方面，乳房切除术后放疗（post-mastectomy radiation therapy，PMRT）并不是即刻胸肌前重建的禁忌证。PMRT可以像胸肌下重建那样放置扩张器或植入物。总体而言，PMRT增加了短期和长期并发症的发生风险，包括伤口裂开、感染、延迟愈合、血清肿、血肿、包膜挛缩、植入物错位/不对称以及重建失败。重要的是，要认识到PMRT的潜在并发症，因为积极的治疗可以提高患者获得良好结果的机会。

脂肪组织缺乏是即刻胸肌前重建的另一个禁忌证，尤其是体形消瘦的患者。这些患者的皮瓣较薄，可能不足以掩盖植入物显现和波纹征，需要自体脂肪移植来改善美容效果。然而，对于那些缺乏脂肪供区的患者，可以考虑联合自体皮瓣进行即刻胸肌前植入物乳房重建。此外，高内聚性凝胶假体与较少的波纹征发生有关，将其应用于纤瘦患者可能有助于减少植入物相关的并发症。

除了重建的适应证和禁忌证外，在考虑进行即刻胸肌前重建时，还需要考虑一些肿瘤学因素。大的肿瘤（> 5cm）、位于胸大肌附近的后方肿瘤、胸壁受累、腋窝受累、晚期乳腺癌和高复发风险的患者不适合行胸肌前重建。这些病例行胸肌前重建的肿瘤学安全性尚不清楚，因此对其应坚持用保守、谨慎的方法进行乳房重建。对于腋窝受累或者晚期乳腺癌（Ⅳ期）患者，需要采取强化辅助治疗，这就排除了即刻胸肌前重建的选择。

应当指出的是，上文讨论的即刻重建的禁忌证不适用于延迟胸肌前重建，特别是皮瓣活力和灌注良好不是延迟重建的必要条件。当考虑让患者采用延迟胸肌前重建时，要评估患者的整体健康状况。

术前评估

进行即刻胸肌前重建的患者选择取决于术前患者的特征、合并症、新辅助治疗、肿瘤分期、肿瘤位置以及术中乳房切除后皮瓣的灌注和存活情况。评估患者的BMI、糖化血红蛋白和吸烟史，并从患者的病历中获得有关癌症分期、肿瘤位置和新辅助治疗的信息。在没有上述禁忌证的情况下，暂时确定候选者。切除乳房后，术中应进行皮瓣存活评估，只有当患者具有充分灌注的皮瓣时，才能进行胸肌前重建。正如上所述，充分灌注的皮瓣是胸肌前重建的绝对要求。

评估皮瓣的血运和存活情况的理想“选择”是使用组织灌注仪。目前有几种可以选择的设备，其中大多数使用吲哚青绿血管造影术实时显示动脉和静脉血流。这些设备不仅可以评估组织的活性，还可以帮助识别灌注受损的区域，从而可以立即切除这些区域，将组织损伤降至最低。

当没有或不易获得灌注评估设备时，可通过临床评估确定皮瓣存活情况。临床上可以根据切缘是否出血和皮下是否存在一层皮下组织来识别皮瓣血流是否良好，后者表明真皮下血管丛被保存，说明覆盖的皮瓣很可能灌注良好且存活。皮瓣下可见真皮，说明皮瓣太薄，不太可能有良好的血流灌注和存活能力。不应该用皮瓣厚度来评估皮瓣的存活性，因为皮肤厚度不一定与组织存活率相关。

为了确保乳房切除术后皮瓣血流的完整性，术前应与普通外科和肿瘤外科医生密切合作，术前向普通外科医生简要介绍所要采用的重建方法，以尽可能避免在乳房切除手术中操作不当影响皮瓣血管。

手术技术

总体来说，因为没有掀起胸壁肌肉，胸肌前重建比胸肌后重建更容易操作。此外，还要注意植入物与囊袋大小应相匹配，妥善固定ADM，植入物动力学和无菌术等技术原则，这些也是手术成功的关键。

在切除乳房和确定皮瓣的血流灌注和存活后，应评估患者乳房的基底径，以确定最终植入物的大小和直径。最终的植入物应该能合适地放入乳房腔隙或胸肌前间隙。比囊袋小的植入物会产生无效腔，这会增加血清肿形成的风险。此外，松弛的覆盖皮瓣增加了植入物波纹征形成的风险。另一方面，比囊袋大的植入物会对覆盖的皮瓣施加不必要的压力，增加皮肤坏死的风险，以及随之而来的感染、植入物挤压和重建失败。根据患者的偏好、合并症（或BMI）和皮瓣厚度，重建可以分一步法或两步法进行。两步法的优点是可以在第二阶段手术时进行囊袋调整，以确保植入物合适。一步法手术后若要调整囊袋，还需要行额外的手术。

在确定植入物大小后，通过标记乳房囊袋内外的内侧和外侧边界和乳房下皱襞的位置来构建新乳房的轮廓，以帮助指导植入物的放置。然后将注意力集中在调整囊袋以适应未来的植入物。将皮下组织移位以填充腔隙，并根据需要折叠囊袋，以消除无效腔。无效腔的形成在肥胖患者中是一个更令人担忧的问题，而且在乳房切除术后普遍存在。肥胖患者切除乳房组织会导致大量外侧皮下组织下降到腋后线，并导致头侧皮下组织回缩。将外侧皮下组织移位并固定在腋前线上，可以使囊袋向外折叠，降低了皮下组织较厚的患者可能形成凹陷的风险，还降低了侧方血清肿形成的风险。将头侧－皮下组织移位并向尾部固定，可以进一步收拢囊袋。

ADM是胸肌前重建所必需的材料。ADM被放置并固定在整个植入物表面上。当以这种功能使用时，ADM就取代了胸大肌在胸肌下重建中被掀起以覆盖植入物的作用。ADM为植入物提供了一层额外的组织保护，并有助于降低植入物脱垂、植入物挤压、乳房下皱襞移位、波纹征及植入物显现的风险，从长远来看，它还可以降低包膜挛缩和植入物错位的风险。通常情况下，每个乳房使用一张16cm×20cm的单层（2~3mm）穿孔ADM。如果使用其他尺寸的ADM，可能需要两张，在包裹之前将其用可吸收缝线缝合在一起形成一张大片再使用。ADM在使用前通常都是根据制造商的规格制备的。

ADM的放置技术因切口位置的不同而有差异。在行乳房下皱襞切口或外侧切口的情况下，ADM被放置在植入物腔后，通过缝合，将上方固定在胸大肌上，外侧固定在前锯肌筋膜上，内侧固定在胸大肌上，植入物通过乳房下皱襞切口置入ADM下的囊袋，将覆盖在植入物下部的ADM反折到植入物后方形成3~4cm的袖带。将反折处的ADM的皱褶缝合固定在胸壁上，形成乳房下皱襞。在行横向切口的情况下，ADM沿着乳房下皱襞与胸壁缝合，向胸大肌留出3~4cm的袖带。将植入物置入囊袋，并通过缝合将补片固定在胸大肌上。ADM覆盖在植入物上，其内侧和上方固定在胸大肌上，外侧固定在前锯肌筋膜上。在这两种技术中，3~4cm的折叠/皱褶用于加强、稳定和限定乳房下皱襞，还可以用于支撑和稳定植入物，防止植入物底部脱垂。除了这两种ADM放置技术外，还有其他利用预制假体-ADM结构的技术。在这些结构中，将植入物置入乳房囊袋之前，植入物表面被ADM完全覆盖，其底部则被不同程度地包裹（wrapped）。目前，美国食品和药品监督管理局（FDA）还没有批准这些“包裹”的结构的使用。

如果使用组织扩张器，则在其置入之后并在完成 ADM 固定之前将其部分膨胀。通常将扩张器用盐水或空气充气至最大容量的50%~70%。空气充气虽然是一种超适应证的技术，却是作者的首选技术。因为空气比生理盐水轻，有助于减轻乳房对下份皮瓣（inferior mastectomy flap）的压力，并最大限度地减少缝线的牵拉。充盈不足也有助于减轻对覆盖皮瓣的压力，降低缺血的风险，与较厚的皮瓣相比，薄皮瓣缺血的风险更令人担忧，因为一般情况下薄皮瓣对压迫更敏感。实时皮瓣血管灌注成像可用于指导术中扩张并确保不影响灌注。然而，充填不足不会造成无效腔或影响 ADM 与上份皮瓣（overlying skin flap）的贴合。ADM 和皮瓣之间的充分接触对于 ADM 血管再生、细胞再生和与宿主组织的融合至关重要。然而，不应该在植入物上将 ADM 拉得太紧，而应该保持一定的松弛度，以适应随后的组织扩张。通常使用比最终植入物的底部宽度小 0.5~2cm 的组织扩张器，以确保最终植入物的贴合。在一步法重建中，使用符合未来乳房轮廓的确切尺寸植入物并将 ADM 无张力缝合在植入物上方。

在选择胸肌前重建的最终植入物时，植入物的黏附性和(或)充填能力是重要的考虑因素。使用形态稳定、高度黏合的凝胶假体和高填充植入物形成波纹征的概率通常比较小，因此是胸肌前重建的首选植入物。植入物的选择由外科医生和患者共同决定。因为重建乳房的形状和轮廓是由植入物决定的，因此患者应该对预期结果感到满意。外科医生应该与患者讨论可用的植入物的凝合力，以及与使用每种植入物类型相关的权衡过程。

与胸肌后重建一样，引流在胸肌前重建中也是必要的，可以降低血清肿形成的风险。当使用大块的 ADM 时，尤其应关注血清肿形成的问题。通常在 ADM 和皮瓣之间放置两个引流管。使用打孔 ADM 可进一步促进引流和降低血清肿形成的风险。

在两步法重建中，对于不需要辅助治疗的患者，大约在 3 个月后将扩张器更换为永久性假体，最好通过乳房下切口取出扩张器。更换植入物后，如同一步法放置两根引流管。在两步法中，皮肤闭合都是使用可吸收缝线按标准方式层层缝合。

在胸肌前重建期间，应始终保持严格的无菌条件，以减少感染性并发症的发生风险。乳房切除术后，对胸肌前间隙用三联抗生素（1g 头孢唑林、80mg 庆大霉素、50 000 U 杆菌肽，加入 500mL 生理盐水）“鸡尾酒式（cocktail）”冲洗，然后在假体植入前再次冲洗。植入物在植入前也要在相同的抗生素溶液中冲洗。应最大限度地减少对植入物的接触，并且在接触植入物之前更换手套。根据标准方案，术前、术中和术后均应给予患者抗生素，以进一步降低感染风险。

术后护理和预期结果

术后即刻对切口进行闭合负压治疗以保护伤口免受污染。对于接受保留乳头的乳房切除术的患者，负压治疗也应用于乳头乳晕复合体。如果不能进行负压治疗，可以先使用 Tegaderm（3M，St Paul，MN），然后再使用 Dermabond（ethcon US，LLC，Somerville，NJ）。给重建的乳房配备柔软的压力胸衣，以支持和保持乳房的形状，防止植入物移位，并最大限度地减少剪切的风险和使 ADM 粘连和整合。术后患者使用 4~6 周的压力胸衣，然后过渡到舒适型胸衣或运动型胸衣。

患者通常在手术后 1~2d 出院，应每周随访，评估血清肿、组织坏死和感染的体征及症状。保留引流管至引流量少于 30mL/24h，1~2 周后拔除引流管。在两步法重建中，拔除引流管后开始连续扩张，每周持续进行，直至达到所需的扩张程度，这通常需要 1~2 个月。如果使用充气扩张器，在最后一次扩张时，通常是在扩张的第 3 周或第 4 周，用生理盐水取代空气。

考虑到植入物靠近皮瓣，应该避免任何对皮肤的损伤，尽管较厚的皮瓣对创伤的敏感性低于较薄的皮瓣，也要建议患者在术后早期阶段要谨慎。建议患者在手术后立即走动和活动上肢。推荐患者进行物理治疗，可以在拔除引流管之后开始，但在手术后 6 周内不应进行剧烈活动。需要注意的是，这些都是一般性的指导原则，参与体力活动的能力可能取决于愈合过程或肿瘤切除（如腋窝清扫）范围。

并发症处理

在术后早期阶段，整形外科医生需要警惕并发症的发生，特别是乳房红肿和皮肤坏死。作者主张在出现这些并发症的最初征兆时就积极处理，因为处理不当或延迟可能会导致植入物丢失和重建失败。与胸肌后重建相比，胸肌前重建的植入物因皮肤坏死导致植入物外露的风险较高，因为胸肌前重建的植入物的软组织覆盖相对较少。因此，相比于胸肌后重建，我们要更严格地把握胸肌前重建的指征。

乳房发红（发红、红斑和皮温升高；图12.1）可能提示潜在的血清肿或感染的发生，应进行超声检查（图12.2）。如果血清肿的超声检查呈阳性，应立即引流，并给予患者口服抗生素治疗。48h后对患者进行随访，以评估其症状改善情况，如果症状有改善（图12.2），则继续口服抗生素；如果症状没有改善（图12.3），则进行手术干预，包括取出植入物（图12.4），用碱液冲洗囊袋，放置新的扩张器，同时给予广谱抗生素静脉注射，直到获得可供参考的初步培养结果。在植入物移除过程中，也要完全切除最初的ADM，因为它可能是生物膜的形成来源。新的扩张器被放置在没有ADM覆盖的胸肌前间隙（“裸露的”扩张器；图12.5）。患者康复后接受了第二阶段重建手术（图12.5~图12.7）。如果保乳治疗成功，则在第二阶段手术中使用ADM。如果血清肿的超声检查结果为阴性，则给予口服抗生素，并在48h后对患者进行随访。如果症状或体征得到改善，则继续口服抗生素治疗；如果没有得到改善，则在术中应用抗生素的情况下进行手术干预。

所有程度的皮肤坏死都会得到积极的处理。轻微和中度皮肤坏死可在诊室处理。在闭合之前，清除和（或）切除坏死灶，然后进行三联抗生素冲洗。严重的坏死通过在手术室摘除植入物、切除坏死组织、抗生素溶液冲洗囊袋和放置新植入物来处理。严重的坏死一般很少见，因为即使是轻微的坏死，医生也会进行积极的处理。

第二阶段手术

脂肪移植是胸肌前重建中最常见的第二阶段手术。事实上，脂肪移植是胸肌前重建成功

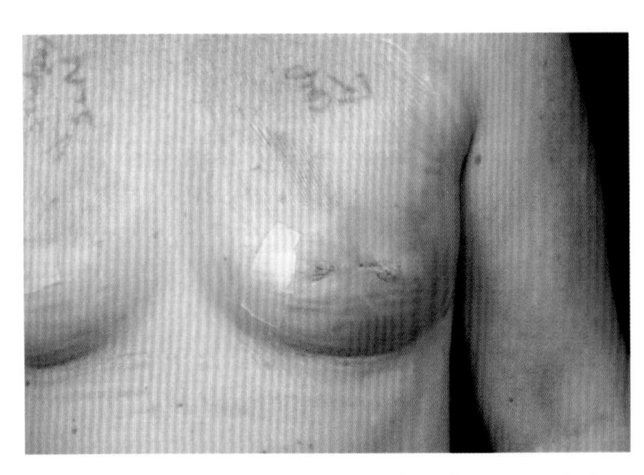

• **图 12.1** 一位52岁的女性患者，患右侧乳腺癌，经双侧保留皮肤的乳腺切除术和即刻扩张器/ADM胸肌前重建，术后第18天乳房出现红斑

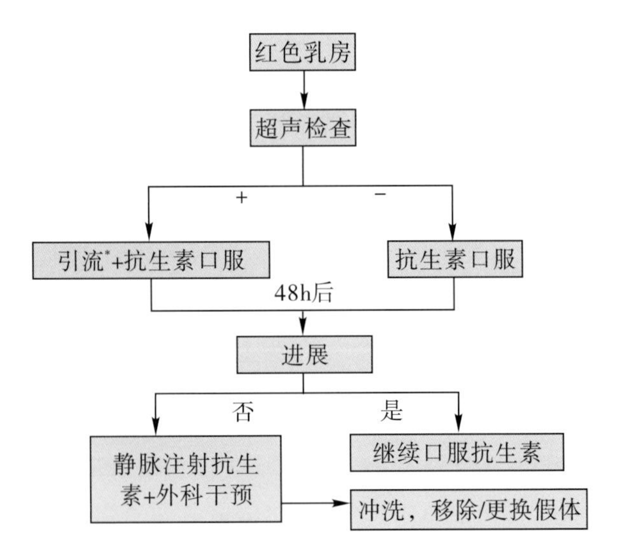

• **图 12.2** 红色乳房（red breast）的处理流程。*，介入放射学引导下置入引流管。经允许引自 Sigalove S, Maxwell GP, Sigalove NM, et al. Prepectoral implant-based breast reconstruction: rationale, indications, and preliminary results. Plast Reconstr Surg. 2017;139(2):287–294.

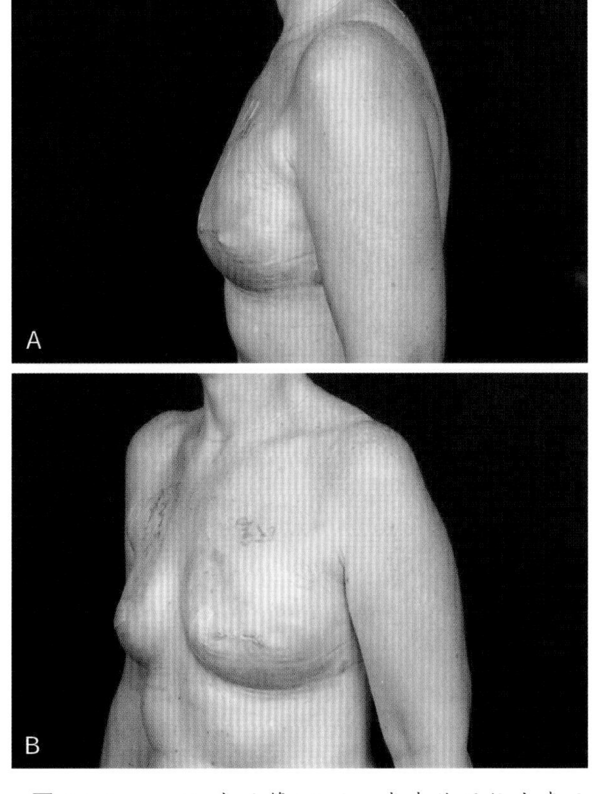

• **图 12.3** A、B. 术后第 20 天，患者使用抗生素无改善，超声引导下抽取了少量液体

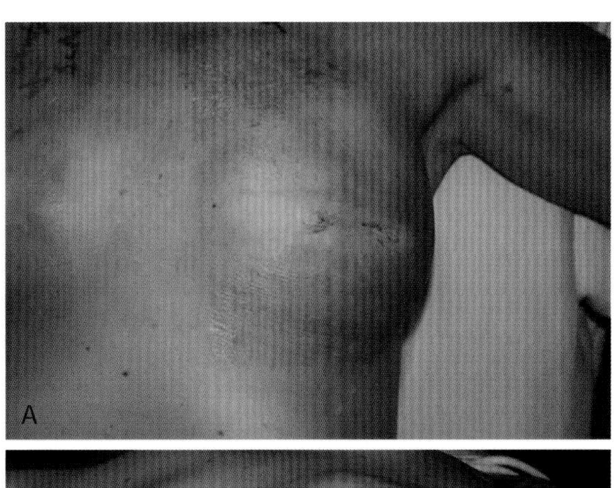

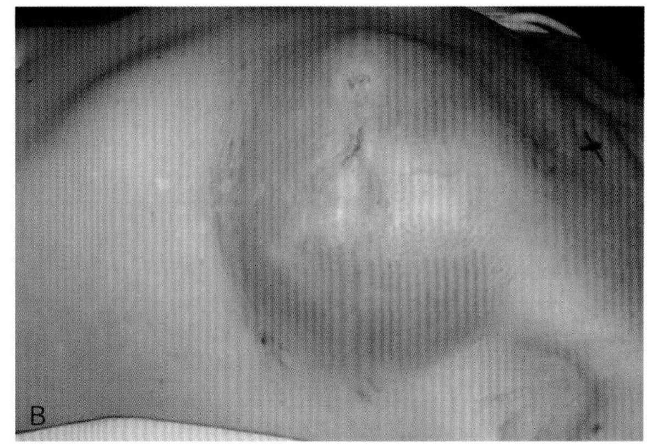

• **图 12.4** A、B. 术后第 21 天，患者在手术室接受冲洗，红斑更明显

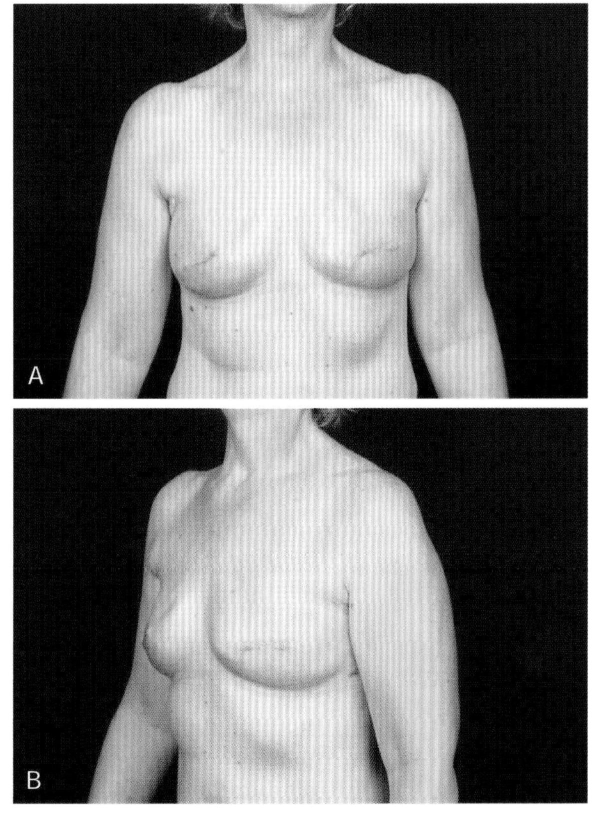

• **图 12.5** A、B. 术后第 30 天，左侧扩张器和所有 ADM 已被拆除，放置了“裸”扩张器（无 ADM），并已扩张

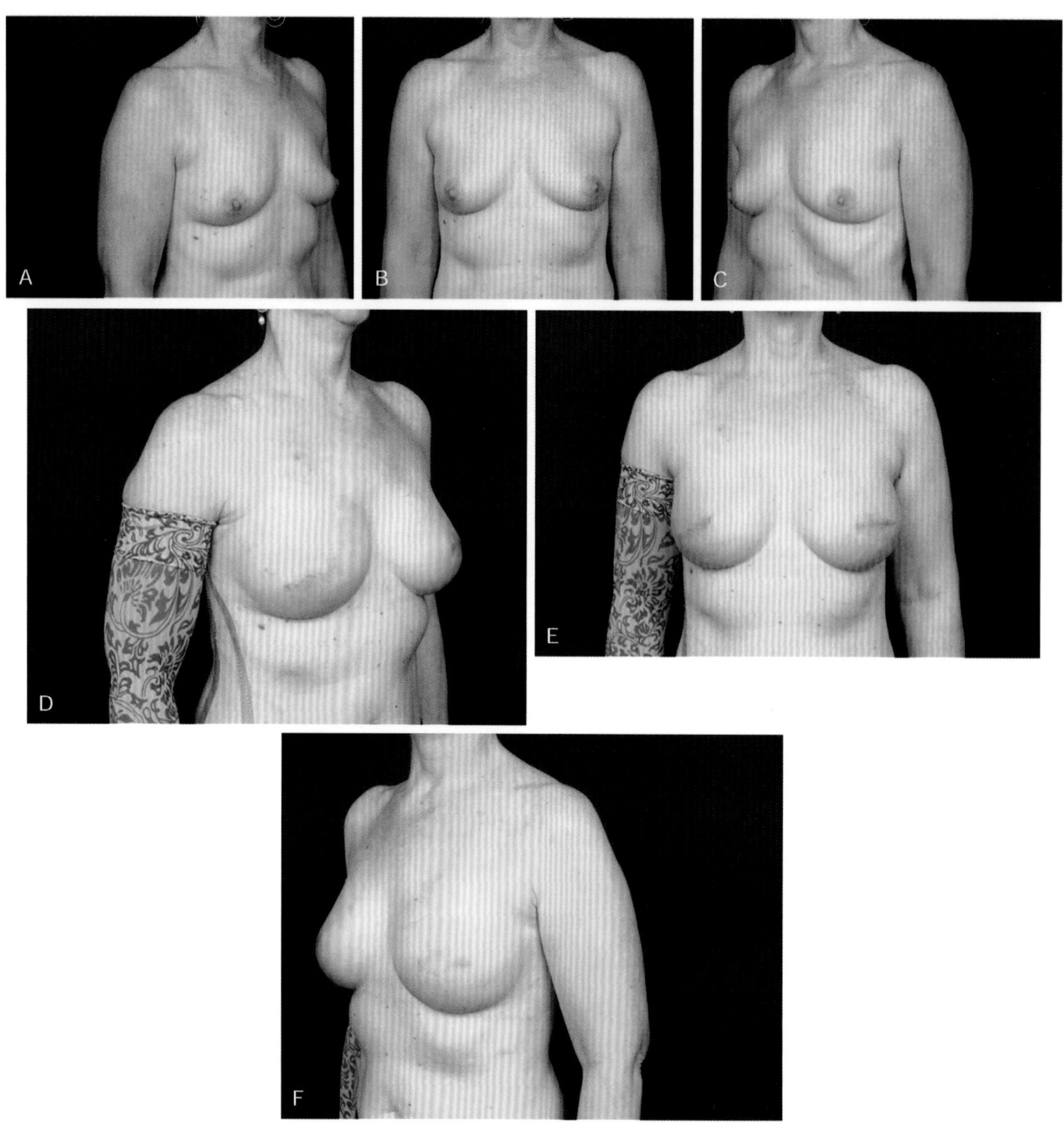

• **图 12.6** 术前视图（A~C）和第二阶段手术后 8 个月（D~F），使用 410MX 520mL 假体

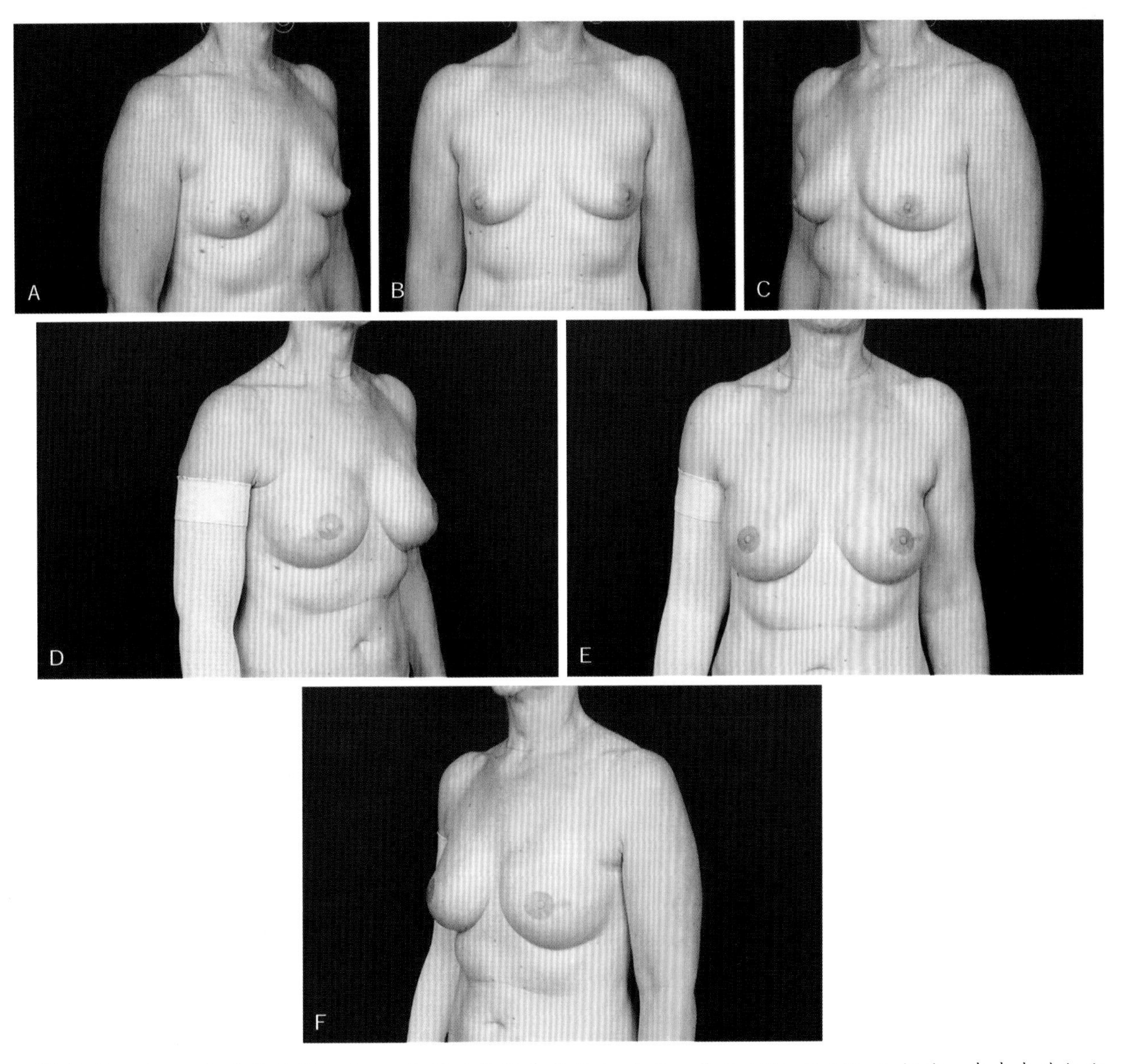

• 图 12.7 （A~C）术前视图和（D~F）第二阶段手术后 16 个月，使用 410MX 520mL 假体，患者未进行脂肪移植

的关键辅助技术。大多数接受胸肌前重建的患者都需要脂肪移植来增加乳房的体积、改善轮廓和（或）形状，以及掩盖乳房上极的植入物显现、波纹征和皱褶。即使是皮下脂肪较厚的肥胖患者，也可能需要在上极进行脂肪移植，以防止出现台阶痕（step-off）。脂肪移植还有助于皮下囊袋的滑动，并改善重建乳房的功能。

脂肪移植通常作为两步法重建的第三阶段手术。在第二阶段，如果进行囊袋调整和包膜切除，在脂肪移植之前应确保愈合和稳定的环境，一个治愈和稳定的环境有利于脂肪更好地保留和存活。第二阶段手术中如果没有对囊袋进行调整，也可以进行脂肪移植。在一步法重建中，脂肪移植通常作为第二阶段手术。

总 结

即刻胸肌前植入物乳房重建省去了解剖和掀起胸大肌的操作，从而简化了乳房重建程序。该技术通过将植入物放置在肌肉上，保留了胸大肌的完整性，消除了因肌肉掀起导致的包括疼痛、肌肉痉挛、运动畸形和肌肉功能障碍等问题。

已发表的文献证明了这一技术的可行性和有效性。然而，严格的患者选择和精细的手术操作是手术成功的关键。

病例展示

病例 12.1

一位 36 岁的女性患者，*BRCA* 阳性，不吸烟，BMI 为 20kg/m^2，无即刻胸肌前重建的禁忌证（无高血压、糖尿病或乳房放疗史）。尽管患者身材纤瘦，但被评估为有足够的脂肪组织。在双侧保留乳头的乳房切除术后，术中对皮瓣血流灌注的评估显示乳房切除术后的皮瓣很薄，但血管良好，因此进行了即刻胸肌前两步法乳房重建。由于该患者存在皮肤坏死的风险，因此采取了额外的预防措施，以避免损伤其皮瓣。首先，术中放置的扩张器无充气，以避免对皮瓣施加不必要的压力；其次，采取了保守方法进行连续扩张，即每 2 周而不是每周进行一次扩张，扩张间期较长保证了皮瓣在下一次扩张之前得到恢复和稳定。初始手术后完成系列扩张术，将扩张器换成永久性假体（410LX 455cc 硅胶假体）。虽然通常在消瘦患者中进行自体脂肪移植，但在该病例中，应患者的要求并没有进行自体脂肪移植。病例 12.1.1 显示了患者手术前（A~C）和第二阶段重建后 18 个月（D~F）的照片。

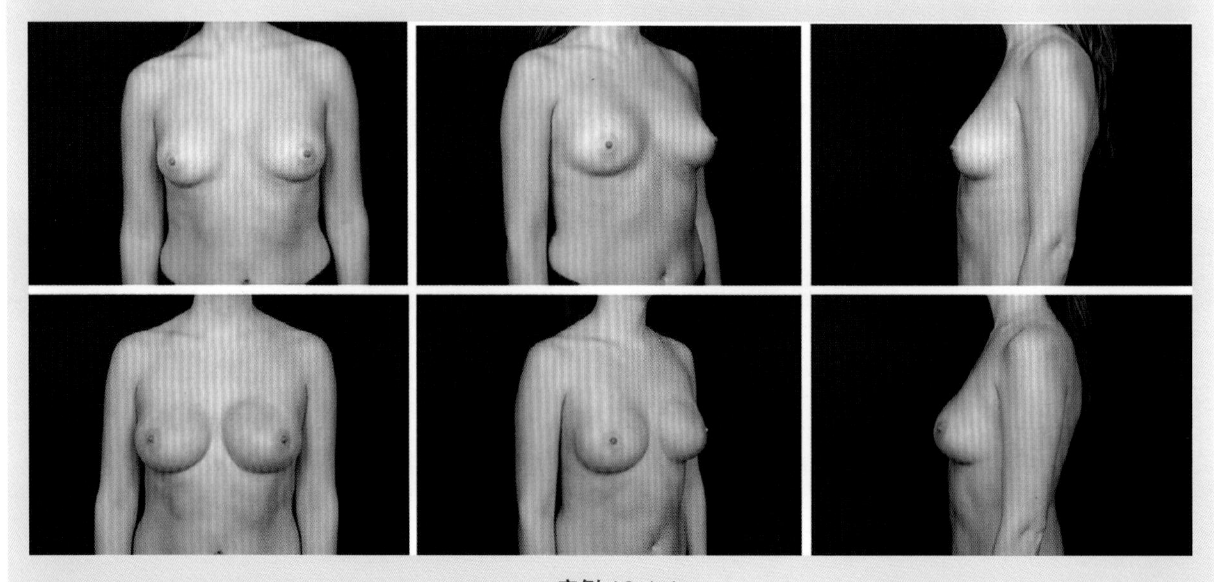

• 病例 12.1.1

病例 12.1.1 经允许引自 Gabriel A, Maxwell GP. Prepectoral breast reconstruction in challenging patients. Plast Reconstr Surg, 2017, 140(6S):14S–21S.

病例 12.2

一位 39 岁的女性患者，*BRCA* 阳性，不吸烟，BMI 为 48kg/m^2，血压正常，无 2 型糖尿病（HbA1c 为 5.6%）或乳房放射史。虽然 BMI ＞ 40kg/m^2 通常被认为是即刻胸肌前重建的禁忌证，但这位患者还是接受了即刻胸肌前重建。

重度肥胖患者需要解决的最重要的两个技术问题是广泛的无效腔形成和皮瓣冗余，这两者都是可控的，但需要精细的操作技术和时间（病例 12.2.1）。在肥胖患者中，随着乳房组织的切除，大量的外侧皮下组织会向后移位到腋后线。需要将这些皮下组织重新

病例 12.2（续）

移到腋前线。同样地，需要在腋尾部重新定位乳房切除术后回缩的乳头侧皮下组织（病例 12.2.2）。皮下组织在胸肌前间隙的重新分布有助于收拢囊袋从而减少无效腔。乳房切除术后肥胖患者通常有多余的内侧和外侧皮瓣。皮瓣冗余可以通过切除皮肤和利用冗余皮瓣的组合方法重建新乳房来解决。术前以中下 1/3 的肱骨为标志（病例 12.2.3），标记好将来垂直切口的顶端。在完成保留皮肤的乳房切除术（病例 12.2.4）后，放置用 ADM 包裹的扩张器，并量身定制囊袋，垂直切口的长度设置为在皮肤拉伸状态下 9~10cm，并延长水平切口（病例 12.2.5）。皮瓣被去表皮化，将暴露的真皮和皮下脂肪层排列在 ADM 上，为植入物提供额外的软组织覆盖（病例 12.2.6）。

仅使用血运良好的冗余皮瓣，切除血运不良的区域，然后将垂直和水平部分组织缝合在带血管的皮瓣上（病例 12.2.7）。

该患者接受了双侧去皮肤乳房切除术，然后用 SRX 800cc 硅胶假体进行即刻胸肌前两步法乳房重建。第三步为脂肪移植 + 双侧乳头重建术。病例 12.2.8 显示了患者手术前（上排）和第二阶段重建后 20 个月 （下排）的照片。

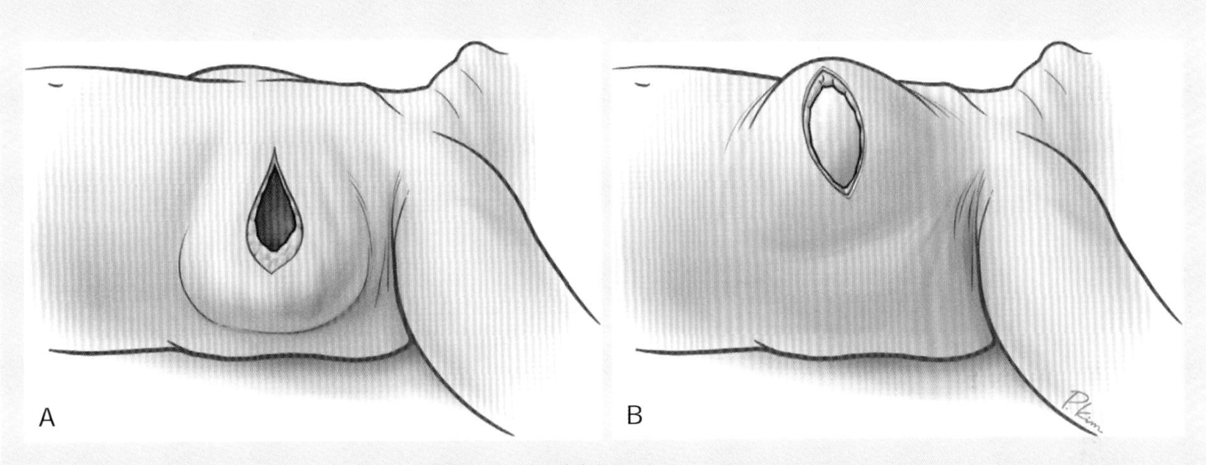

• 病例 12.2.1

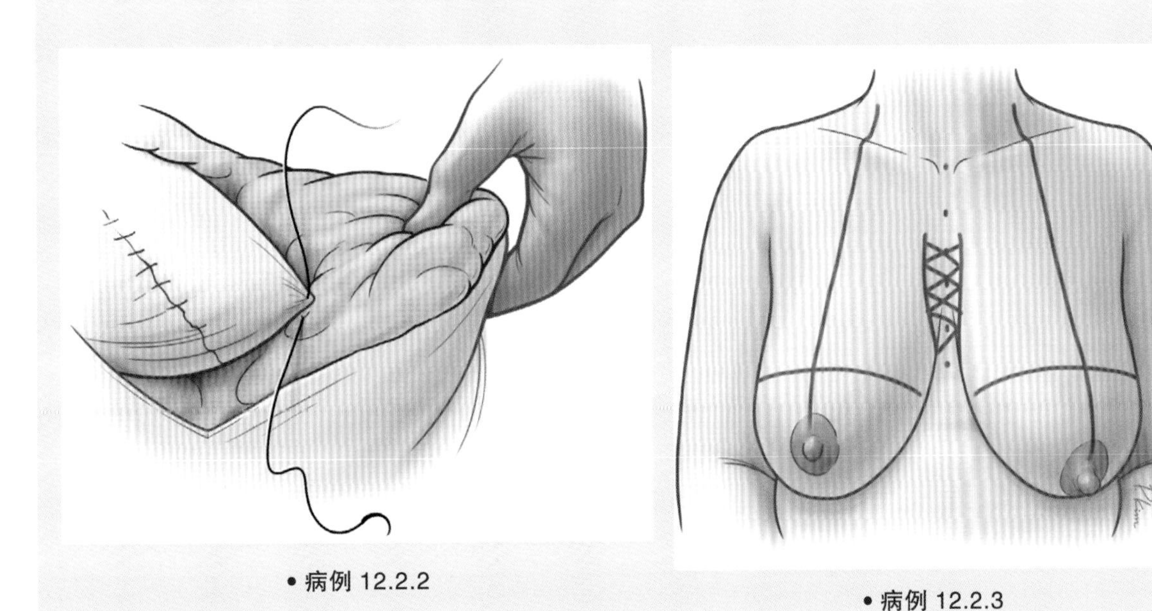

• 病例 12.2.2

• 病例 12.2.3

病例 12.2（续）

A

B

• 病例 12.2.4

A

B

C

D

9–10 cm

• 病例 12.2.5

病例 12.2（续）

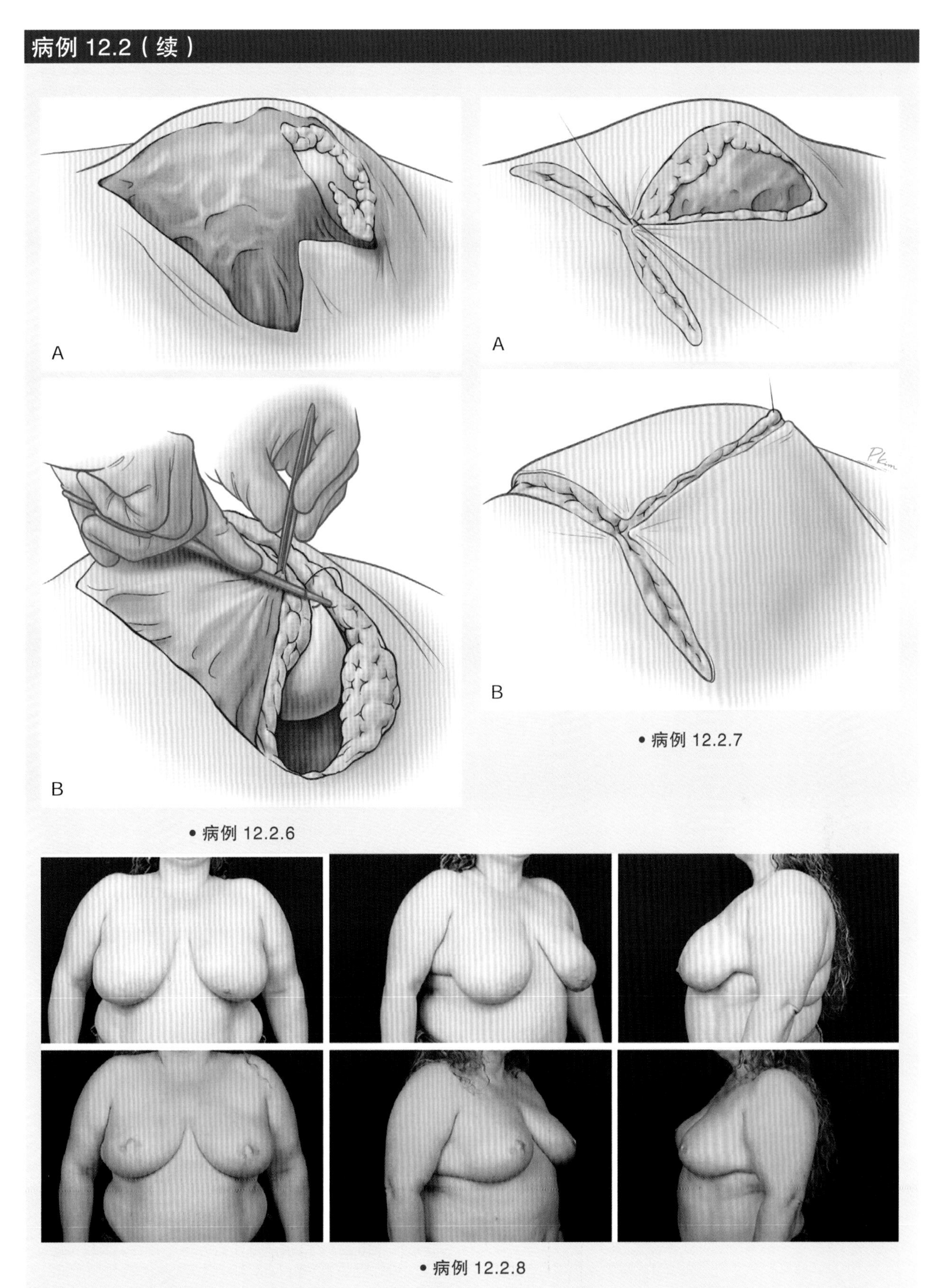

• 病例 12.2.6

• 病例 12.2.7

• 病例 12.2.8

病例 12.2.8 经允许引自 Gabriel A, Maxwell GP. Prepectoral breast reconstruction in challenging patients. Plast Reconstr Surg, 2017, 140(6S): 14S–21S.

病例 12.3

一位 53 岁的女性患者，不吸烟，患右侧乳腺浸润性导管癌，BMI 为 37kg/m^2，无高血压、糖尿病或乳房放疗史。患者在术前完成新辅助化疗后进行双侧保留皮肤的乳房切除术。在评估术中皮瓣的活性和血管后，进行即刻胸肌前两步法重建。在第一阶段重建后行计划内的辅助放疗。在照射扩张器（右侧乳房）之前完成组织扩张。放疗结束 6 个月后，用 SRF 695cc 硅胶假体进行第二阶段重建，3 个月后进行了一次脂肪移植。病例 12.3.1 显示了患者手术前（A~C）和第二阶段重建后 18 个月（D~F）的照片。

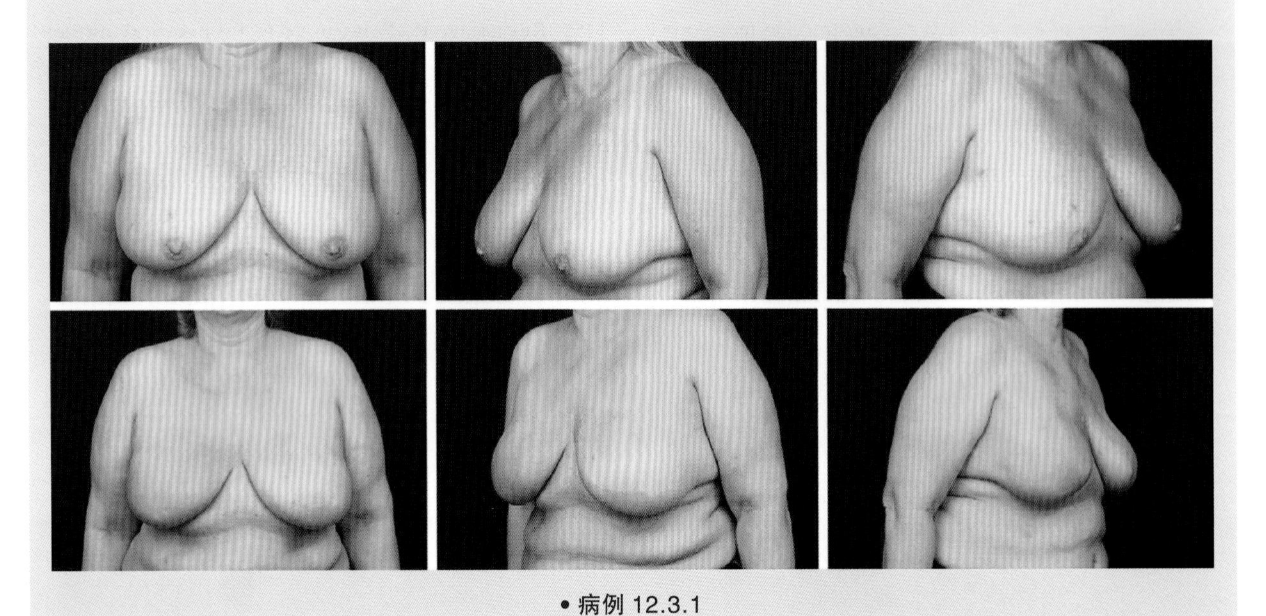

• 病例 12.3.1

病例 12.3.1 经允许引自 Gabriel A, Maxwell GP. Prepectoral breast reconstruction in challenging patients. Plast Reconstr Surg, 2017, 140(6S): 14S−21S.

成功技巧

- 合适的患者选择是胸肌前重建成功的关键，同时应重视肿瘤学安全性和重建的禁忌证。
- 乳房切除术后，灌注良好、有活力的皮瓣是胸肌前重建的绝对要求。
- 应在术中评估乳房切除后的皮瓣灌注，如果皮瓣灌注不良，需延迟重建。
- 在构建胸肌前囊袋时，将侧方皮下组织向乳房外侧边界推进，有助于消灭无效腔，这在每一次重建中都非常重要。
- 术后患者穿戴合适的胸衣进行压迫，可以确保皮瓣与脱细胞真皮基质（ADM）的贴合。
- 对皮肤坏死和顽固性血清肿应积极进行手术干预。
- 脂肪移植是一种关键的乳房重建辅助手术，可以增强乳房的美观度，帮助掩盖植入物的可见性、波纹或皱褶。

（张晴　王华　张旖航　译，
刘坚　杜正贵　审校）

参考文献

[1] Sigalove S, Maxwell GP, Sigalove NM, et al. Prepectoral implant based breast reconstruction: rationale, indications, and preliminary results. Plast Reconstr Surg, 2017,139(2):287–294.

[2] Woo A, Harless C, Jacobson SR. Revisiting an old place: single surgeon experience on post-mastectomy

subcutaneous implant based breast reconstruction. Breast J, 2017,23(5):545–553.
[3] Vidya R, Masià J, Cawthorn S, et al. Evaluation of the effectiveness of the prepectoral breast reconstruction with Braxon dermal matrix: first multicenter European report on 100 cases. Breast J, 2017,23(6):670–676.
[4] Sbitany H, Piper M, Lentz R. Prepectoral breast reconstruction: a safe alternative to submuscular prosthetic reconstruction following nipple sparing mastectomy. Plast Reconstr Surg, 2017,140(3):432–443.
[5] Berna G, Cawthorn SJ, Papaccio G, Balestrieri N. Evaluation of a novel breast reconstruction technique using the Braxon® acellular dermal matrix: a new muscle-sparing breast reconstruction.ANZ J Surg, 2017,87(6):493–498.
[6] Highton L, Johnson R, Kirwan C, et al. Prepectoral implant-based breast reconstruction.Plast Reconstr Surg Glob Open, 2017,5(9):e1488.
[7] Jones G, Yoo A, King V, et al. Prepectoral immediate direct-to implant breast reconstruction with anterior alloderm coverage.Plast Reconstr Surg, 2017,140(6S):31S
[8] Nahabedian MY, Cocilovo C. Two-stage prosthetic breast reconstruction: a comparison between prepectoral and partial subpectoral techniques. Plast Reconstr Surg, 2017,140(6S):22S–30S.
[9] Downs RK, Hedges K. An alternative technique for immediate direct-to-implant breast reconstruction-a case series. Plast Reconstr Surg Glob Open, 2016,4(7):e821.
[10] Kobraei EM, Cauley R, Gadd M, et al. Avoiding breast animation deformity with pectoralis-sparing subcutaneous direct-to-implant breast reconstruction. Plast Reconstr Surg Glob Open, 2016,4(5):e708.
[11] Bernini M, Calabrese C, Cecconi L, et al. Subcutaneous direct -to-implant breast reconstruction: surgical, functional, and aesthetic results after long-term follow-up. Plast Reconstr Surg Glob Open, 2016,3(12):e574.
[12] Casella D, Calabrese C, Bianchi S, et al. Subcutaneous tissue expander placement with synthetic titanium-coated mesh in breast reconstruction: long-term results. Plast Reconstr Surg Glob Open, 2016,3(12):e577.
[13] Caputo GG, Marchetti A, Dalla Pozza E, et al. Skin-reduction breast reconstructions with prepectoral implant. Plast Reconstr Surg,2016,137(6):1702–1705.
[14] Zhu L, Mohan AT, Abdelsattar JM, et al. Comparison of subcutaneous versus submuscular expander placement in the first stage of immediate breast reconstruction. J Plast Reconstr Aesthet Surg, 2016,69(4):e77–e86.
[15] Reitsamer R, Peintinger F. Prepectoral implant placement and complete coverage with porcine acellular dermal matrix: a new technique for direct-to-implant breast reconstruction after nipple-sparing mastectomy. J Plast Reconstr Aesthet Surg, 2015,68(2):162–167.
[16] Becker H, Lind JG 2nd, Hopkins EG. Immediate implant-based prepectoral breast reconstruction using a vertical incision. Plast Reconstr Surg Glob Open, 2015,3(6):e412.
[17] Casella D, Bernini M, Bencini L, et al. TiLoop® Bra mesh used for immediate breast reconstruction: comparison of retropectoral and subcutaneous implant placement in a prospective single-institution series. Eur J Plast Surg, 2014,37(11):599–604.
[18] Nigro LC, Blanchet NP. Animation deformity in postmastectomy implant-based reconstruction. Plast Reconstr Surg Glob Open, 2017,5(7):e1407.
[19] Becker H, Fregosi N. The impact of animation deformity on quality of life in postmastectomy reconstruction patients. Aesthet Surg J, 2017, 37(5):531–536.
[20] Gabriel A, Maxwell GP. Prepectoral breast reconstruction in challenging patients. Plast Reconstr Surg, 2017,140(6S):14S–21S.

第 13 章

延迟植入物乳房重建——两步法

Ping Song, Lee L.Q. Pu

引 言

植入物（假体）乳房重建可以在初次乳房切除术后采用延迟两步法进行。如果使用传统重建方法，延迟乳房重建通常选择自体组织，因为这与术后辅助放疗和随后重建需要远距离的健康组织有关[1]。采用两步法时，组织扩张器可以安全地应用于合适的患者，尤其是不需要术后放疗的患者[2–5]。

一些女性在肿瘤手术前可能选择放弃任何乳房重建，也可能在肿瘤手术后重新选择乳房重建，对于这类患者，可以先接受基于植入物的两步法全肌肉覆盖乳房重建。

在本章中，作者将描述基于组织扩张器的延迟乳房重建，在首次手术中使用全肌肉覆盖，重点描述了手术技术，并强调了延迟植入物乳房重建的核心理念。

适应证和禁忌证

延迟两步法植入物乳房重建一般适用于拟行植入物乳房重建的患者[6]，包括体型偏瘦需要双侧重建的患者（图 13.1）。延迟植入物乳房重建的成功很少依赖天然软组织包膜，因为是延迟重建，乳房剩余的皮瓣因延迟变得更加坚固和可靠。更重要的是，作为重建的一部分，完整的肌肉覆盖往往依赖于胸大肌和前锯肌。

此外，如果即刻乳房重建术后皮瓣受损，延迟重建可以发挥其潜在的作用，因为受损的皮瓣有植入物暴露或被挤压变形的风险。如果不能选择自体组织重建，患者想要采用植入物重建，则可以选择延迟两步法植入物重建。

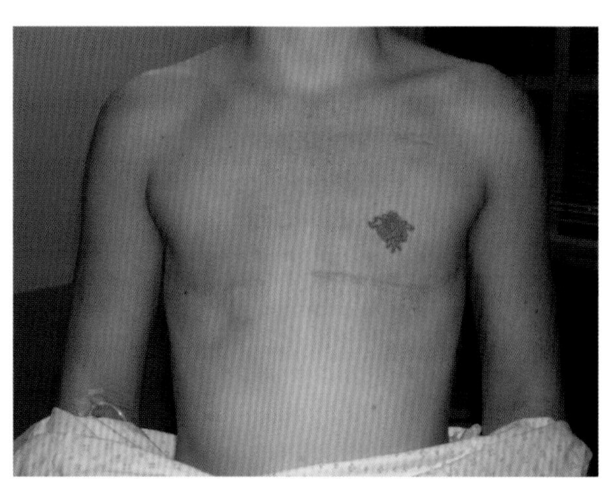

• 图 13.1　前胸壁有完整的胸大肌和前锯肌，乳腺癌根治术后乳房皮肤没有受到明显的辐射损伤的患者是延迟两步法植入物乳房重建的优质候选者

相反，植入物重建的相对禁忌证包括重度放疗或覆盖植入物表面的天然皮瓣较差。其他相对禁忌证包括肥胖、吸烟和糖尿病等控制不佳的内科合并症。此外，如果胸大肌已被切除或严重受损，经验丰富的医生不会选择延迟植入物乳房重建。在放疗或胸肌受损的情况下，他们更倾向于选择带蒂背阔肌皮瓣 + 组织扩张器的两步法乳房重建。

声明：本章作者与文中涉及的药物、设备和产品之间不存在任何利益冲突。

术前评估和特殊注意事项

在接受延迟植入物乳房重建前，医生应与患者进行充分的沟通和讨论。术前应对患者进行仔细检查，并有重点地检查，如胸大肌或前锯肌的缺失，覆盖皮瓣的质量，以及潜在覆盖区域的选择，如背阔肌（图 13.2）。尽量满足患者的期望，包括初始或最终的乳房形状和大小。应该提前告知患者，在皮瓣弹性有限的情况下延迟重建可能会导致扩张过程较慢或困难以及重建的乳房形状不自然，特别是乳房下皱襞不够清晰。

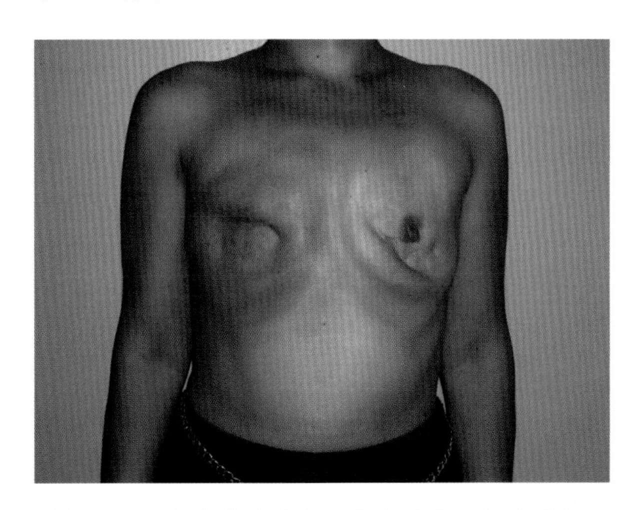

• **图 13.2** 右前胸壁胸大肌部分缺失，乳腺癌根治术后乳房皮肤表面有明显放疗损伤的典型患者。使用背阔肌皮瓣替代放射性乳房皮肤和缺失的部分胸大肌，联合假体植入对该患者进行乳房重建

关于扩张过程，我们应关注的是下极。具体来说，选择一种能够优先扩张下极的组织扩张器很重要。术前手术设计还将有助于重新定位新的乳房下皱襞的最佳位置。当使用传统的组织扩张器时，其放置位置必须低于对侧乳房下皱襞的实际水平，以便更优化下极的扩张。

同样重要的是，要强调植入物表面全肌肉覆盖。在这种情况下，胸大肌、前锯肌及腹直肌的筋膜都应充分利用到，这将确保在皮肤裂开的情况下，不会直接暴露植入物。然而，这也给覆盖在植入物表面的肌肉施加了额外的压力，带来植入物“上骑（high-riding）”的风险。必须告知患者这些风险以及上述解剖结构将导致术后不适和疼痛。

手术技术

解剖学

全肌肉覆盖需要掀起胸大肌及其邻近的前锯肌和腹直肌筋膜（图 13.3）。胸大肌起源于锁骨内侧半、胸骨、第 1~6 肋软骨和腹外斜肌腱膜。这些肌肉纤维延续插入到肱骨的肱二头肌沟，血供来自位于肌肉深面的胸肩峰动脉。前锯肌起源于第 1~8 肋，有多个肌齿插入内侧的肩胛骨边缘。腹直肌筋膜位于胸肌下方，可以将筋膜从腹直肌中游离出来，给植入物提供额外的覆盖。

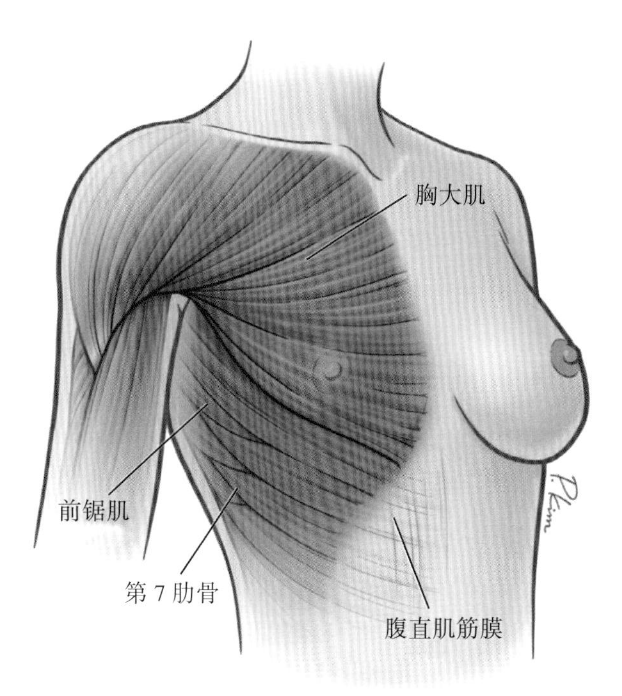

• **图 13.3** 制备胸大肌和前锯肌的全肌肉囊袋覆盖组织扩张器的解剖学图示，无论是否有腹直肌前筋膜部分参与

术前标记

手术当天，患者取站立位进行手术标记，解剖标志包括胸骨切迹、中线、新的乳房下皱襞、乳房侧边缘及“轮廓（footprint）”（图 13.4）。必须特别注意新的乳房下皱襞位置，因为术中解剖和随后的扩张都依赖于合适的乳房下皱襞进行重建。有多种扩张器可供选择，但最终由整形外科医生在创建新的乳房全肌肉

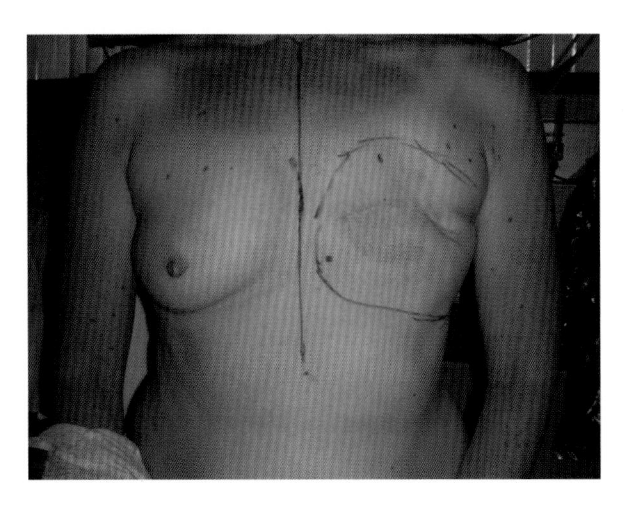

• 图 13.4　左侧乳房延迟两步法假体植入乳房重建的术前标准划线

囊袋后术中植入完成重建，这确保每位患者都能得到最好的“私人定制”乳房重建。

术中标记

乳房边界及其“轮廓（footprint）”将被内映射(transposed inside)至胸壁和胸大肌的上方，以协助设计重建的植入物囊袋。乳房下皱襞和腋前线是两个关键区域，因为手术需要解剖前锯肌和腹直肌筋膜以确定新的乳房下皱襞和外侧游离的范围。映射范围的标记还将有助于指导掀起胸大肌及游离其下方囊袋的范围。

手术步骤

通过游离先前愈合良好的乳房切口瘢痕进行延迟植入物乳房重建的手术显露，然而，往往只有原切口的一部分组织在重建过程中可以使用（图 13.5）。在切开前，用 1% 利多卡因和肾上腺素浸润原切口。首先通过皮肤和皮下组织向下切开至胸前筋膜，使用锐性解剖和光源拉钩将皮瓣抬起游离到预先标记好的乳房边界，形成软组织囊袋（图 13.6）。紧接着确定胸大肌的外侧缘并开始离断和掀起肌肉组织。同样地，在解剖过程中，一定要对所有穿支血管进行充分的游离止血，但必须注意胸大肌下方的解剖，以避免损伤胸肩峰动脉。直接在肋骨表面进行烧灼剥离也是不明智的，因为这将导致患者术后疼痛加剧。然后转向游离腹直肌前鞘筋膜表面。建议使用预标记的乳房下皱襞作为参考，尽可能沿低平面进行解剖。需要注意的是，扩张器的理想位置是在原乳房下皱襞下方 1~2cm 处，以使乳房下极能得到最大限度的扩张。紧接着辨识前锯肌，沿胸壁从前向后解剖前锯肌，此解剖能确定胸大肌下外侧囊袋的游离范围。

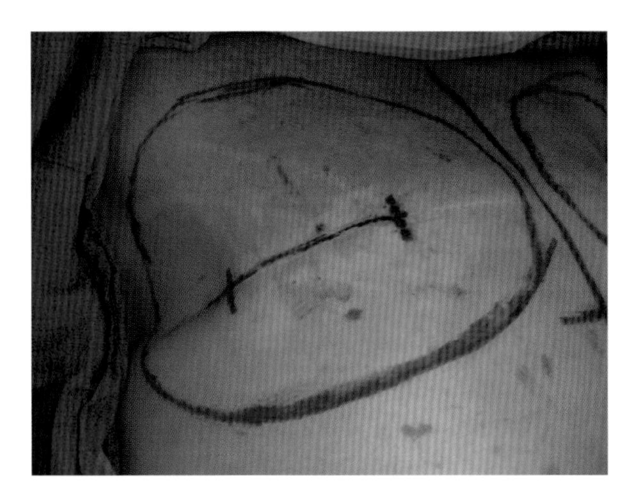

• 图 13.5　重建新乳房囊袋轮廓，包括组织扩张器植入的位置和皮肤切口设计

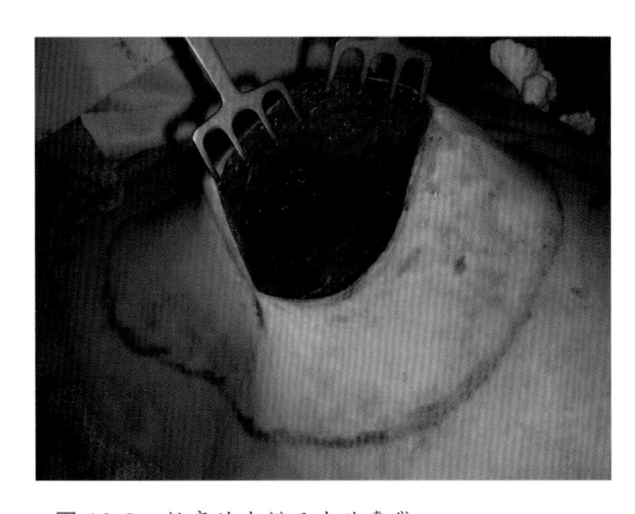

• 图 13.6　抬高的皮瓣及皮肤囊袋

然后使用三联抗生素溶液彻底冲洗囊袋。选择大小合适的中高凸组织扩张器，采用非接触技术将其植入胸大肌下方的囊袋内。应尽可能将扩张器平整地放置在中央区（图 13.7）。使用 3-0 Vicryl 线以间断 8 字缝合胸大肌外侧缘及前锯肌前缘完成囊袋的闭合（图 13.8）。术中注射亚甲蓝生理盐水，扩充量取决于对覆盖组织肌皮瓣的评估，建议初始量为

60~180mL。值得注意的是，在即刻乳房重建中因软组织囊袋张力大导致的扩张受限很少见，其目的是减少无效腔的同时保持皮瓣良好的血运以避免坏死。

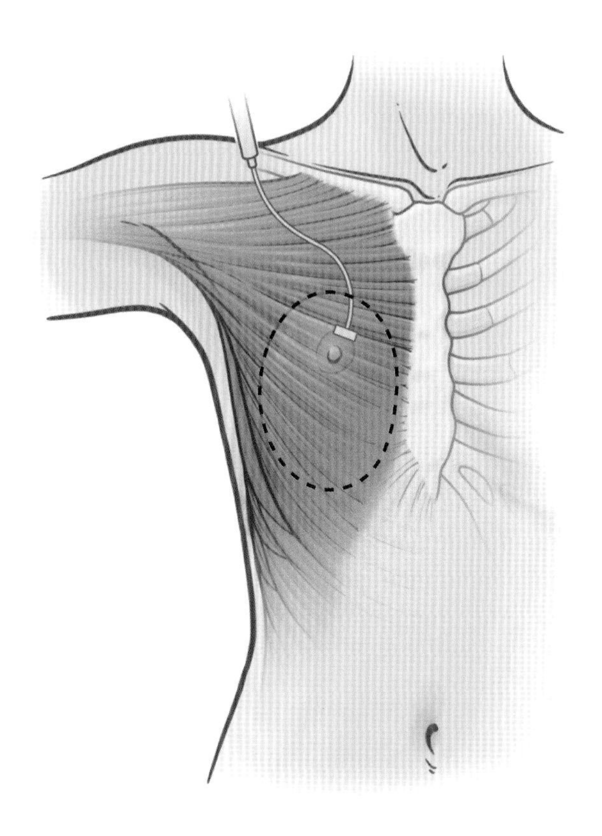

• 图 13.7　由胸大肌和前锯肌构成的全肌肉覆盖组织扩张器初期最小的扩张示意图

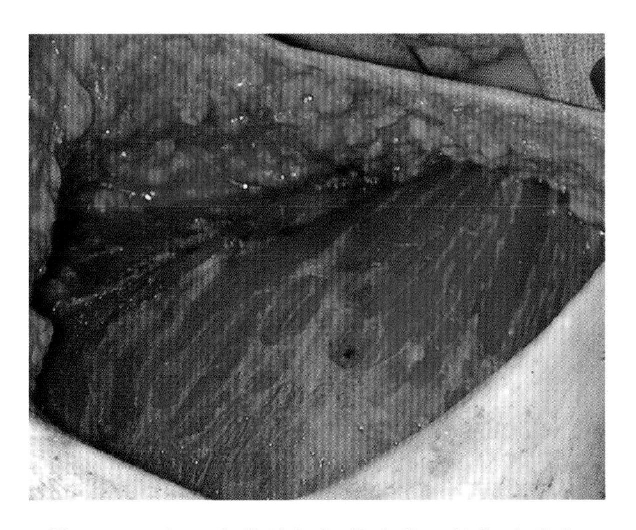

• 图 13.8　全肌肉覆盖组织扩张器，掀起的胸大肌和前锯肌被缝合

如果囊袋不能完全闭合，可以加用一小片 ADM 覆盖植入物（图 13.9）。最后，经切口于乳房皮下囊袋植入一根引流管并固定，切口分两层缝合关闭。对所有的乳房重建患者使用无菌纱布覆盖切口并用柔软的重建胸罩承托固定。

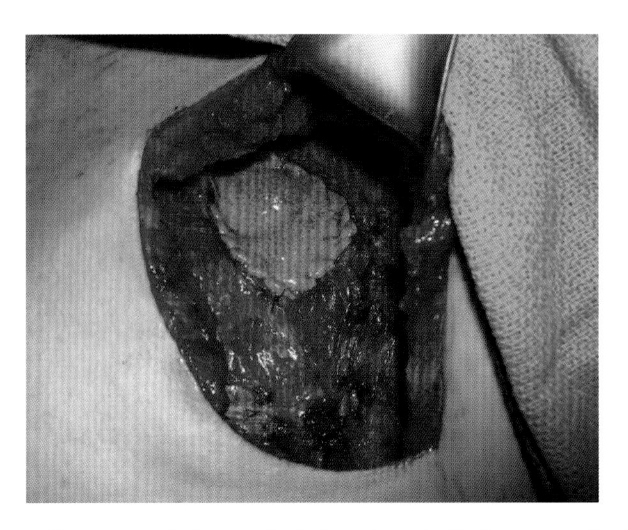

• 图 13.9　胸大肌下部缺乏肌肉组织覆盖，可以联合脱细胞真皮基质（ADM）制备植入物囊袋

术后护理和预期结果

所有患者出院时都应佩戴柔软的重建胸罩并短期口服抗生素，一旦每天的引流量 < 30mL，就可以拔除引流管。

在切口愈合没有延迟的情况下，我们通常每隔 3 周注入生理盐水约 120mL 进行扩张，最终的扩张容量超过扩张器最大容量的 20%~25%，由于是延迟重建，患者并不需要其他的辅助治疗。

患者行组织扩张器全肌肉覆盖乳房重建后，最初可能会出现“上骑”表现，这是比较常见的。这种情况可以在两步法乳房重建时通过进一步降低新的乳房下皱襞得到一定程度的纠正后再进行重建。随后应根据皮瓣的张力及其下方肋骨受到的压缩度，对组织扩张进行适当的调整，以避免更大的盲目扩张。

第二阶段重建

在第一次手术 2~3 个月后，就可以考虑实施将组织扩张器置换为植入物的二次乳房重建。沿原切口切开，仔细解剖各层组织，对扩张器采用穿刺抽吸法进行排液。取出扩张器后，通

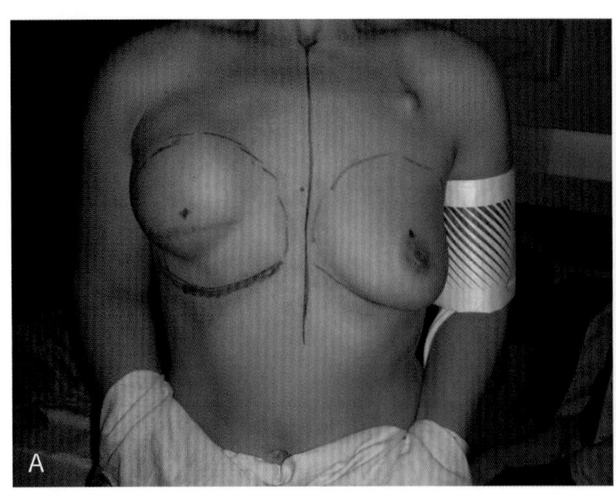

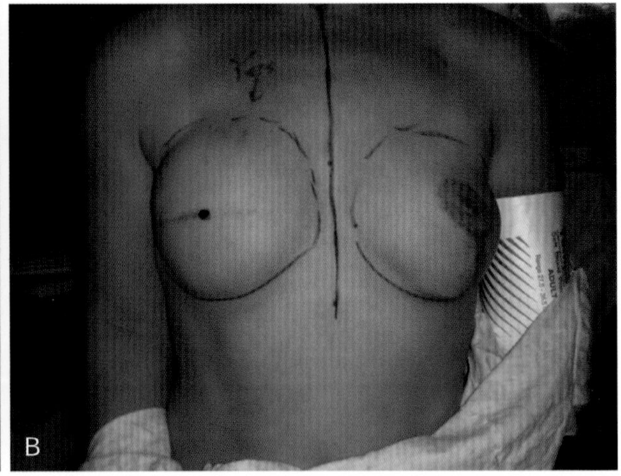

• 图 13.10　A. 在延迟乳房重建第一阶段组织扩张器置入后的典型“上骑”表现。B. 这种情况可以通过切开包膜囊以及重建新的乳房下皱襞以降低植入物位置进行调整

常需要在植入物腔的内侧及下方切开包膜囊，以进一步调整囊袋的大小。在二期手术中，积极使用2-0或3-0 PDS线重建新的乳房下皱襞，降低囊袋的位置以纠正高位的植入物。此外，还可以通过划破包膜囊的下部改善植入物的位置（图 13.10）。使用三联抗生素溶液彻底冲洗包膜囊，通过 Keller 漏斗植入新的永久性假体。在第二阶段乳房重建中，经验丰富的医生通常会选择高凸、光滑、圆形的硅胶假体来置换组织扩张器完成重建，切口分 3 层逐层缝合。

并发症处理

重建手术经验丰富的外科医生认为，延迟乳房重建后的并发症多发生于接受辅助放疗的患者。乳房放射性皮肤损伤的患者往往愈合较慢或出现切口裂开，甚至切口愈合后包膜囊会产生更大的张力限制扩张（图 13.11）。

第二阶段植入物乳房重建的其他并发症包括血肿、血清肿、感染和植入物外露，这些并发症均可对症处理。如果出现植入物外露，应积极取出，改用背阔肌皮瓣重建乳房[7]。组织扩张器或植入物可以同期或二期手术植入。

二期手术

在两步法植入物乳房重建后，患者可能会出现与重建乳房的形状、大小、轮廓甚至对称性相关的常见并发症。与即刻乳房重建相比，植入物错位相对较为常见，可通过二期调整囊袋和乳房下皱襞的位置后，重新定位“原”乳房进行相应的处理。通过植入较大或不同形状

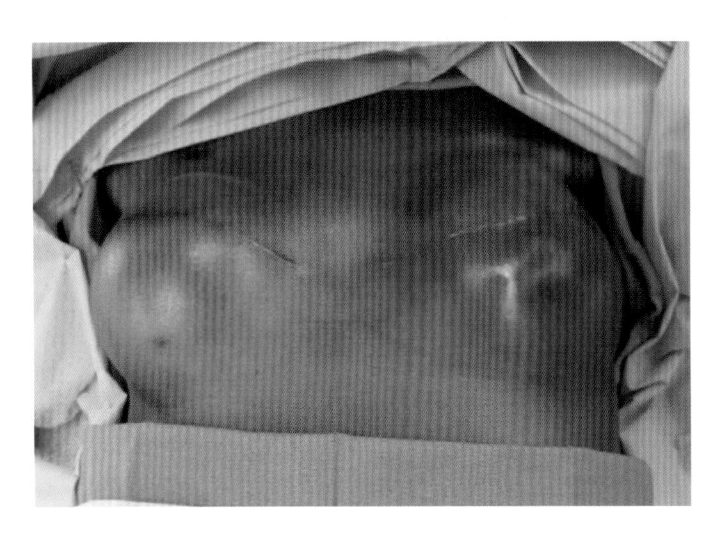

• 图 13.11　患者的左侧乳房由于之前的放疗形成了非常紧张的肌肉袋。该患者即使最初放置了组织扩张器，但随后的扩张也可能不会成功。最终使用背阔肌皮瓣进行后续乳房重建，以替换该侧受放疗影响的皮肤

的植入物可以改善较小的重建乳房。借助多次脂肪移植术可以改善重建的乳房上极轮廓凹陷。重建的乳房上方或周围多余的皮肤或组织可以通过直接切除或抽脂法来改善外形。在特定的患者中，假体植入乳房重建后联合脂肪移植能显著改善重建乳房的效果[8]。

病例展示

病例 13.1

一位32岁的白人女性患者，大约2年前因乳腺癌接受左侧乳房切除术，希望行假体植入乳房重建（病例13.1.1）。成功植入组织扩张器（450mL），术中初始扩张量为60mL，顺利完成了组织扩张（病例13.1.2）。在第二阶段组织扩张器/假体置换的乳房重建中，先切开包膜囊下方，重建新的乳房下皱襞，植入永久性硅胶假体（300mL）并行包膜囊修补术。调整双侧乳房的对称性，同期行右侧乳房垂直缩乳上提术。随后对患者行左侧乳头乳晕复合体重建。患者术后恢复顺利。病例13.1.3展示了患者乳头重建12个月后和初次乳房重建18个月后的照片。

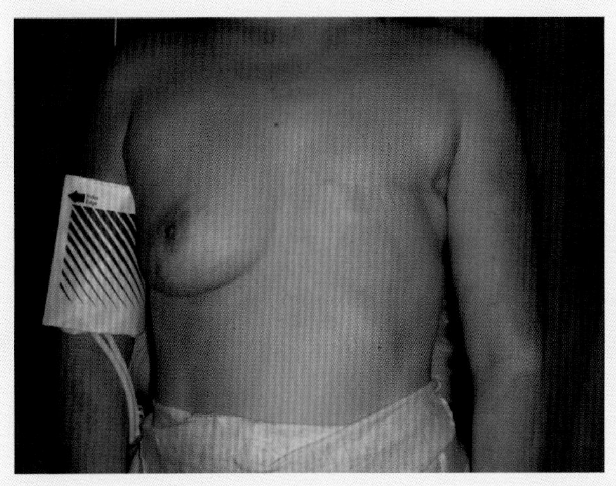

• 病例 13.1.1

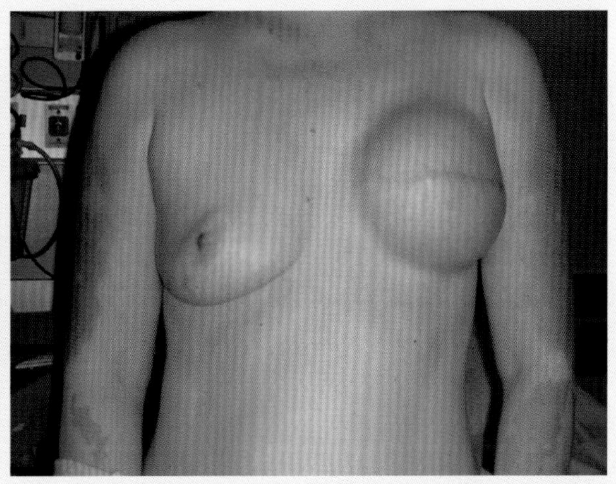

• 病例 13.1.2

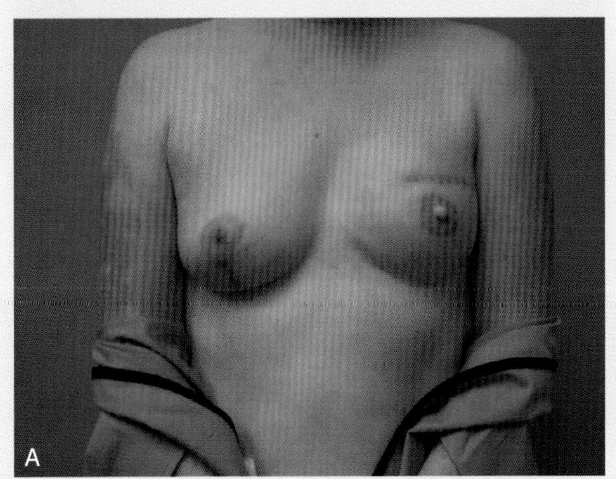

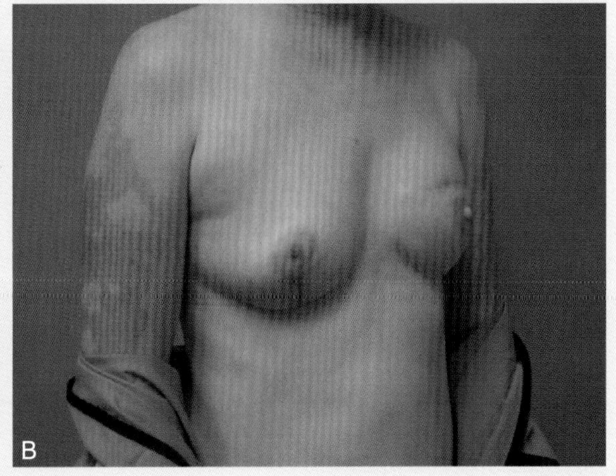

• 病例 13.1.3

病例 13.1（续）

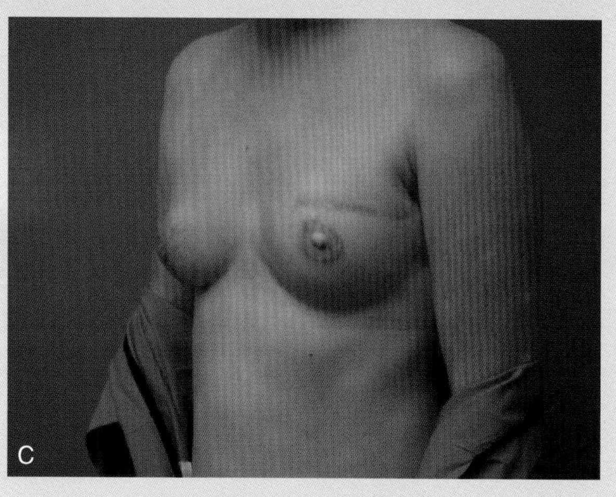

• 病例 13.1.3（续）

病例 13.2

一位 69 岁的白人女性患者，10 多年前因乳腺癌接受了左侧乳房切除术，选择行假体植入乳房重建（病例 13.2.1）。成功植入组织扩张器（400mL），术中最初的组织扩张量为 60mL，顺利完成组织扩张（病例 13.2.2）。在第二阶段组织扩张器 / 假体置换重建手术过程中，先切开包膜囊下方，重建新的乳房下皱襞，植入永久性硅胶假体（500mL）。调整双侧乳房的对称性，同期进行右侧乳房缩乳术。随后对患者行左侧乳头乳晕复合体重建。患者术后无并发症，恢复过程顺利。病例 13.2.3 展示了患者乳头重建 8 个月后和初次乳房重建 17 个月后的照片，病例 13.2.4 展示了乳头重建 13 个月后和初次乳房重建 24 个月后的随访结果。

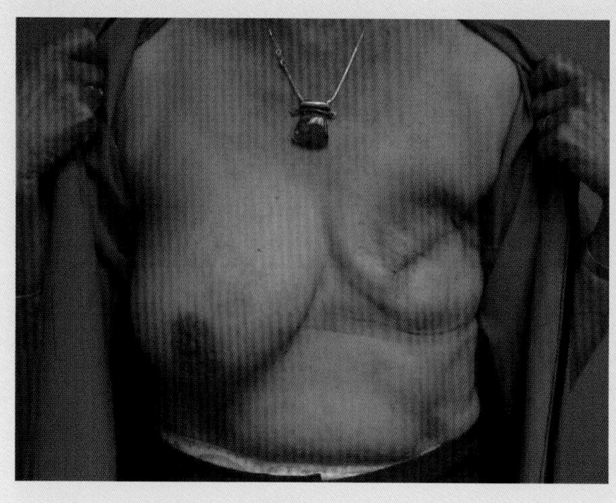

• 病例 13.2.1

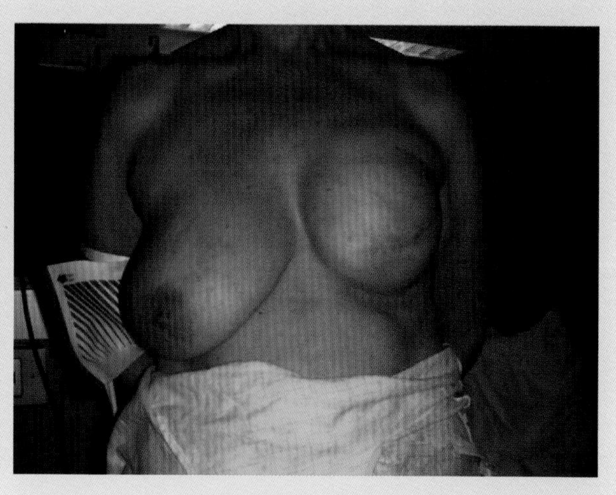

• 病例 13.2.2

病例 13.2（续）

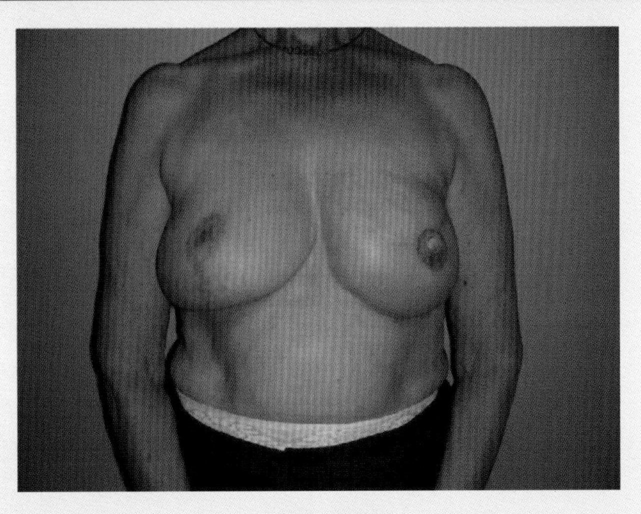

• 病例 13.2.3

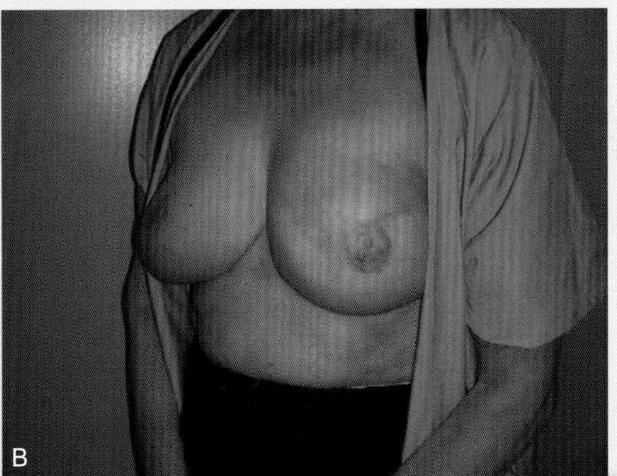

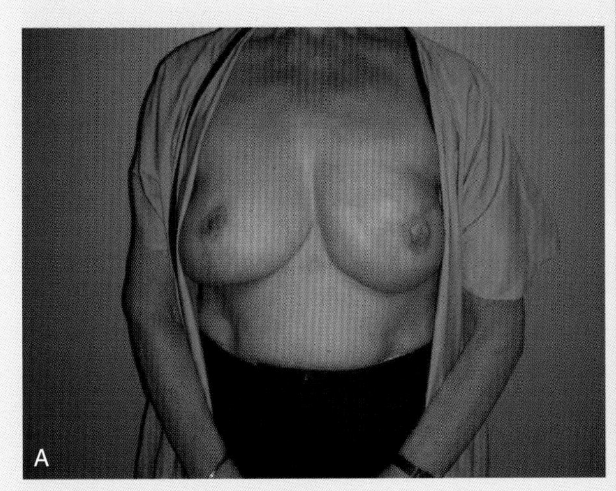

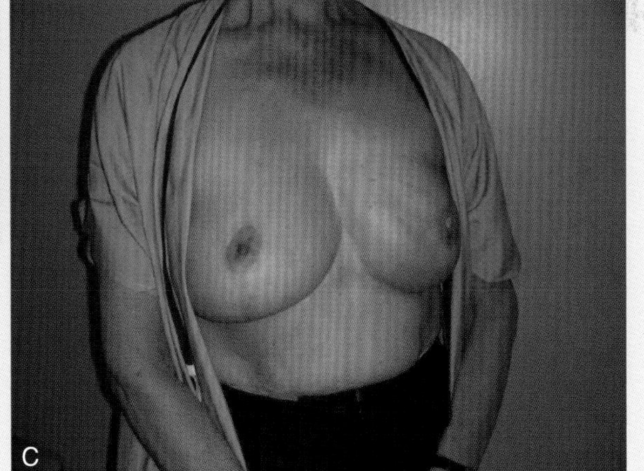

• 病例 13.2.4

病例 13.3

一位 59 岁的白人女性患者，5 年前因乳腺癌接受了左侧乳房切除术，并决定接受假体植入乳房重建（病例 13.3.1）。成功植入组织扩张器（450mL），术中初始扩张量为 120mL，完成了组织扩张。在第二阶段组织扩张器 / 假体置换的乳房重建手术过程中，先切开包膜囊下方，重建新的乳房下皱襞，植入永久性硅胶假体（425mL）并行包膜囊修补术。同期还进行了右侧乳房“倒 T”型固定作为对称性手术。随后对患者行左侧乳头乳晕复合体重建。患者术后恢复顺利。病例 13.3.2 展示了患者乳头重建 4 周后和初次乳房重建 12 个月后的照片，病例 13.3.2 展示了乳头重建 3 个月后和初次乳房重建 15 个月后的随访结果。

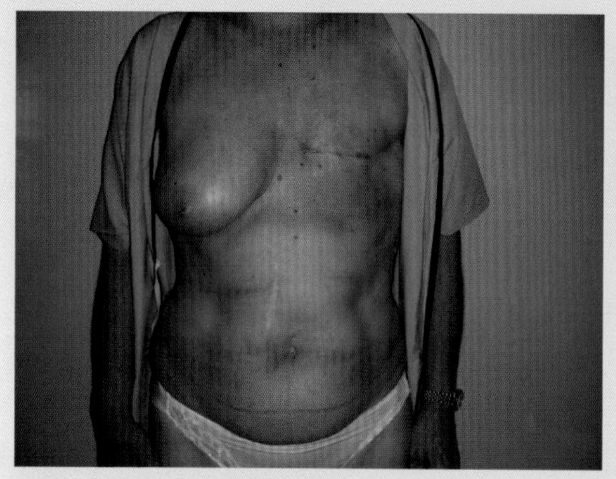

• 病例 13.3.1

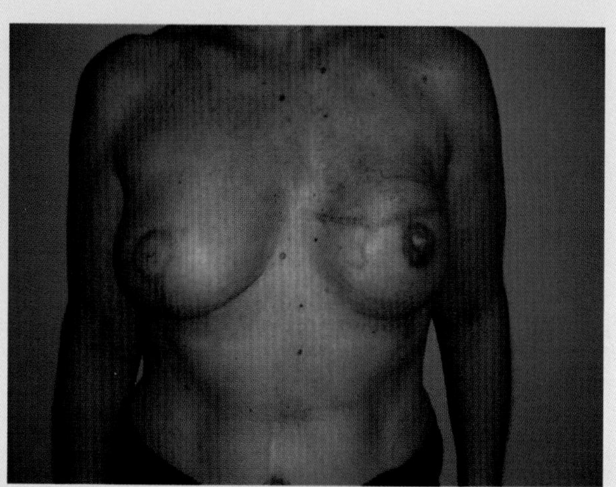

• 病例 13.3.2

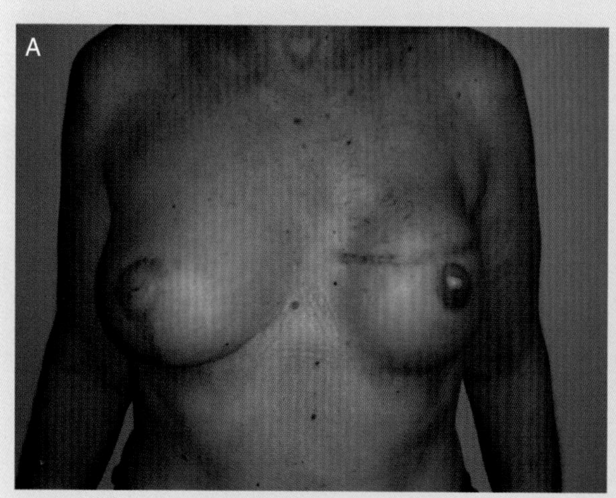

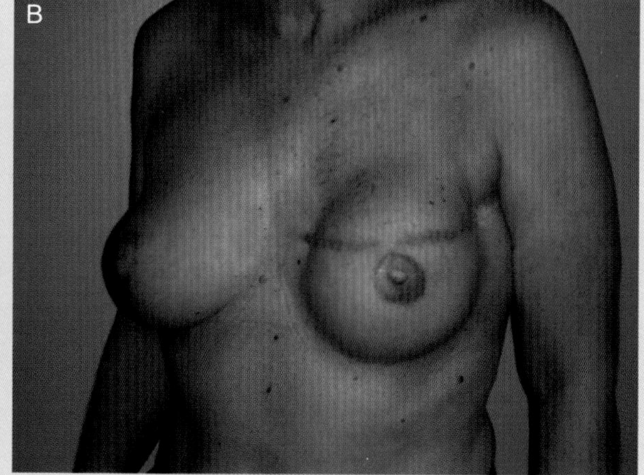

• 病例 13.3.3

病例 13.3（续）

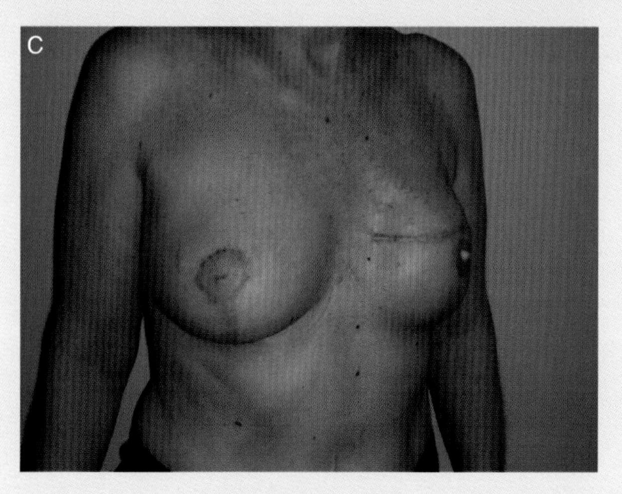

• 病例 13.3.3（续）

病例 13.4

一位 45 岁的白人女性患者，在约 9 个月前因左侧乳腺癌接受双侧乳房切除术，决定选择双侧假体植入乳房重建（病例 13.4.1）。术中成功植入组织扩张器（400mL），初始扩张量为 60mL，完成组织扩张（病例 13.4.2）。在第二阶段组织扩张器 / 假体置换的重建手术过程中，先切开包膜囊下方和重建新的乳房下皱襞，再植入永久性硅胶假体（375mL；病例 13.4.3）。随后对患者行双侧乳头乳晕复合体重建，因患者有较高的美容要求，同期还进行了腹部吸脂手术（病例 13.4.4），术后恢复顺利。病例 13.4.5 展示了患者初次乳房重建 22 个月后的照片，病例 13.4.6 展示了 25 个月后的照片。

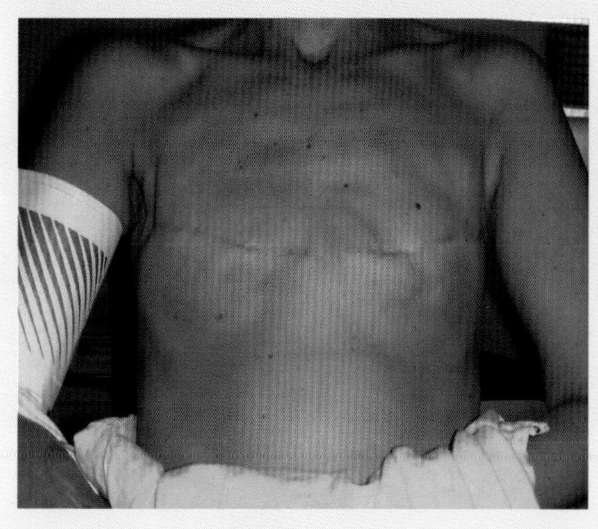

• 病例 13.4.1

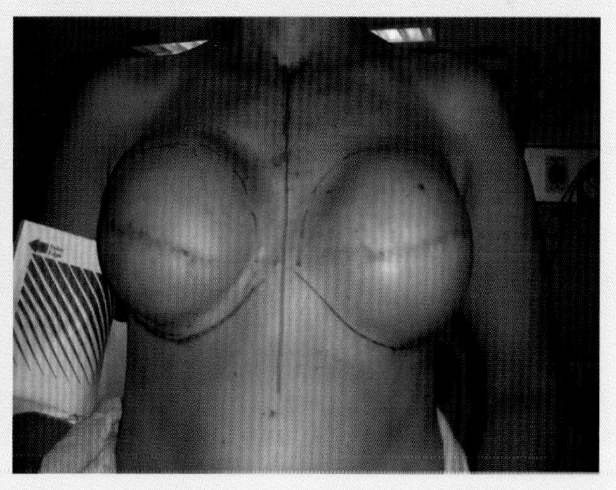

• 病例 13.4.2

病例 13.4（续）

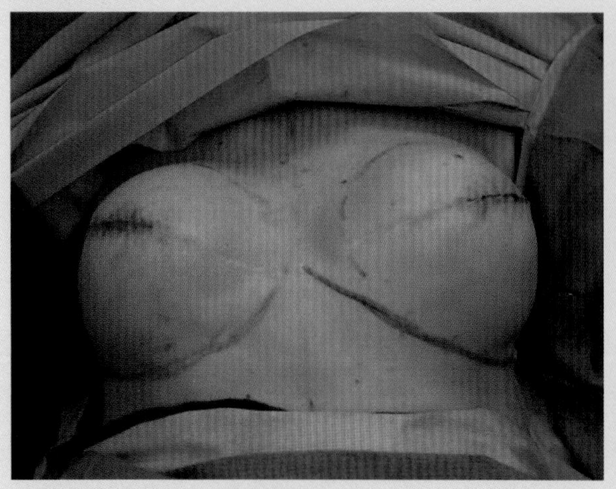

• 病例 13.4.3

• 病例 13.4.4

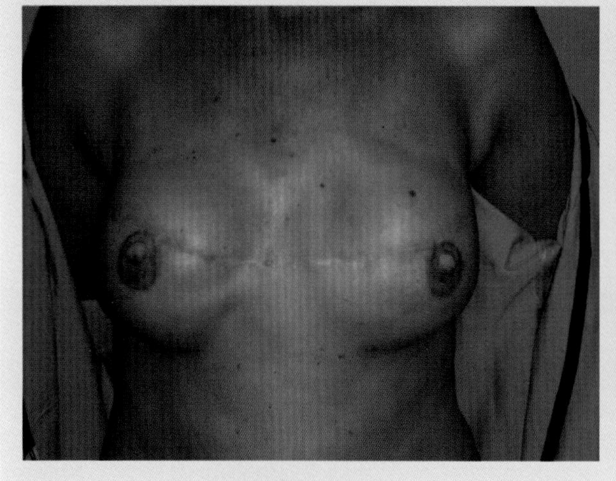

• 病例 13.4.5

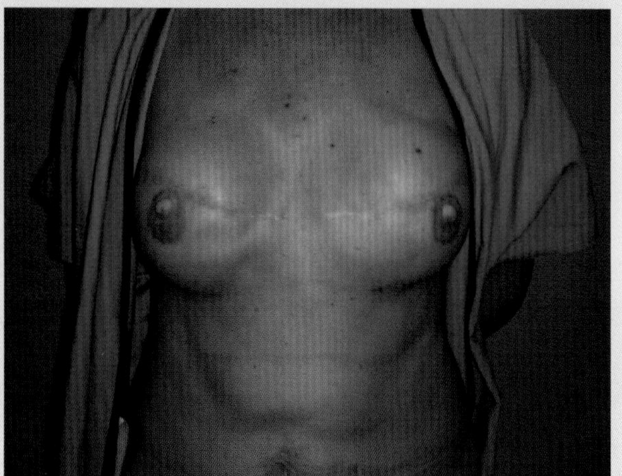

• 病例 13.4.6

总　结

延迟两步法植入物乳房重建是每一位整形外科医生行一期重建的重要辅助技术。在一期乳房重建皮瓣受损的情况下，延迟重建可以使外科医生有优化皮瓣的时机，也为完成肿瘤治疗后有重建意愿的患者提供再选择的机会。然而，在延迟乳房重建患者中，重建效果不理想也比较常见，需要通过多次的整形手术才能获得更满意的效果。此外，放疗对乳腺癌根治术后皮瓣的损伤是延迟乳房重建的潜在威胁。

成功技巧

- 植入物乳房重建需要选择适合的患者。
- 术前需要与患者充分沟通术后的相关情况，包括患者想要实现的预期效果和可能需要多次整形手术。
- 术前标记应确保新的乳房下皱襞足够“低”，预防植入的组织扩张器位置偏高，以充分扩张乳房下极。
- 注意确保全肌肉覆盖，在皮肤包膜囊构建过程中要保留足够的皮瓣组织，以提高皮瓣的质量。

- 术中组织扩张器初始注水量的扩张与新的乳房植入物腔面的接触应“充分贴合”。
- 随后应根据皮瓣的弹性和后方肋骨受压缩程度对组织扩张器进行适当调整，避免更大的盲目扩张带来的不良后果。
- 对重建的乳房下皱襞及包膜囊进行评分很重要，以确保有足够的乳房下极轮廓和植入匹配的植入物。
- 为了获得最佳的重建效果，后续通常会对乳房进行必要的多次整形。

（王华　刘馨然　朱中建　译，
任予　杜正贵　审校）

参考文献

[1] Chevray PM. Timing of breast reconstruction: immediate versus delayed. Cancer J, 2008,14(4):223–229.

[2] Spear SL, Spittler CJ. Breast reconstruction with implants and expanders. Plast Reconstr Surg, 2001,107:177–187.

[3] Pusic AL, Cordeiro PG. Breast reconstruction with tissue expanders and implants: a practical guide to immediate and delayed reconstruction. Semin Plast Surg, 2004,18(2):71–77.

[4] Sullivan SR, Fletcher DR, Isom CD, et al. T rue incidence of all complications following immediate and delayed breast reconstruction. Plast Reconstr Surg, 2008,122(1):19–28.

[5] Roth RS, Lowery JC, Davis J, et al. Quality of life and affective distress in women seeking immediate versus delayed breast reconstruction after mastectomy for breast cancer. Plast Reconstr Surg, 2005,116(4):993–1002.

[6] Kim JY, Connor CM. Focus on technique: two-stage implant-based breast reconstruction. Plast Reconstr Surg, 2012,130(5 suppl 2):104S–115S.

[7] DeLong MR, T andon VJ, Rudkin GH, et al. Latissimus dorsi flap breast reconstruction- A nationwide inpatient sample review. Ann Plast Surg, 2017,78:S185–S188.

[8] Auclair E, Blondeel P , Del Vecchio DA. Composite breast augmentation: soft-tissue planning using implants and fat. Plast Reconstr Surg, 2013,132(3):558–568.

第 14 章

植入物乳房重建——修整手术

Ara A. Salibian, Jordan D. Frey, Nolan S. Karp

引　言

随着乳房切除术后重建率逐渐增加，植入物（假体）重建的比例也在上升[1]。即刻一步法假体植入和两步法组织扩张器技术已经显示出良好的安全性[2]和患者满意度[3]。无论是使用脱细胞真皮基质（ADM）或补片进行全胸肌后和双平面重建，还是最近开展的胸肌前假体植入，并发症发生率均较低，结果可重复[4, 5]。然而，尽管这些技术已经得到了优化，患者仍经常需要修整重建的乳房。

从长期来看，植入物乳房重建的修整率可能很高，在大型多中心假体乳房重建试验中，9~10 年内再次手术的风险为 47.9%~54.6%[6, 7]，包括急性感染和皮瓣缺血的并发症，而且大多数病例是长期的继发性过程。三次修整率也很高，再手术的风险接近 50%[6, 7]。即刻（一期）重建减少了乳房切除术后的重建手术步骤。在我们的经验中，选择即刻（一期）重建时，每个乳房仍然需要平均约 1.3 次手术[8]，已有文献报道修整率约为 21%[9]。

整形外科医生常使用几种技术来解决乳房重建后出现的与美学和功能相关的继发性并发症，这些并发症通常需要手术修整，本章将回顾这些技术以及植入物乳房重建的亚急性和远期修整指征。其他常见的修整手术，如脂肪移植和矫正乳头乳晕复合体（NAC）错位，将在本书的其他部分讨论。

适应证和禁忌证

对于植入物乳房重建患者，几种不同的二次修整手术有广泛的适应证（表 14.1）。调整乳房下皱襞（IMF）是为了纠正垂直方向的植入物移位。如果二次调整未能将乳房下皱襞设定在胸壁的恰当位置，可能会导致植入物下移和“乳房下垂”。将乳房下皱襞设置得太高，或未充分分离囊袋，都可能导致植入物位置偏高。如果乳房下皱襞被预估得偏低，自然的乳房下皱襞与胸大肌的连接并没有完全消除，第二条横带可能会变得明显，类似于隆乳手术中较轻微的双泡畸形。

囊袋调整包括用包膜缝合术收紧边界、包膜切开术或在特定方向上松解，甚至全包膜切除或部分包膜切除。包膜改良的适应证包括内侧和外侧植入物移位，以及垂直移位引起的不对称。植入物的侧方移位可能是由于过度向侧向分离囊袋以及植入物和囊袋之间的尺寸不匹配导致的。同样，向胸骨方向过度解剖导致植入物向内侧移位将出现双侧乳房粘连，需要偏外侧放置植入物。如果 NAC 移位是继发于下包膜变形，也可以通过包膜手术矫正[10]。

乳房大小不对称可以通过植入较大或较小的植入物，结合所需的包膜修整解决。如果是 Baker Ⅲ / Ⅳ级包膜挛缩，还需要取出植入物并进行置换。据报道，一期重建中的包膜挛缩率约为 14%[6, 7]，而某些报道称，在使用 ADM 后，

表 14.1 植入物乳房重建后修整的适应证 *

适应证	修整过程
植入物错位	IMF 重新定位，包膜缝合术，包膜切开术 / 包膜切除术，ADM/ 补片加固
大小不对称	植入物更换，脂肪移植
包膜挛缩	包膜切除术，植入物更换，植入物囊袋转换至肌下，ADM
动画畸形（Animation deformity）	植入物囊袋转换至胸前
皱褶	植入物更换，植入物囊袋转换至肌下，ADM/ 补片支撑

* 本书其他部分描述了乳头乳晕复合体重新定位和脂肪移植的适应证。IMF：乳房下皱襞；ADM：脱细胞真皮基质

该比例已显著下降[11]。无论如何，严重的包膜挛缩需要积极的治疗，包括切除包膜和更换植入物，某些情况下可能需要更换囊袋和使用辅助生物材料[12]。另一方面，胸肌前乳房重建的常见并发症，如由于软组织覆盖不足导致的乳房皱褶，可以通过将囊袋转换至肌肉平面下或更换为更有内聚性的植入物来治疗。

ADM 和补片已成为植入物乳房重建后几种常见并发症的辅助治疗工具[13]。在垂直错位的情况下，包括俯视形植入物和植入物下移在内的情况，可使用 ADM 和（或）补片作为下极支撑辅助材料和定义新的或原先的乳房下皱襞。ADM 也可作为严重包膜挛缩的辅助治疗材料。类似于波纹征中胸肌后囊袋变化的理念，在由于软组织缺陷而产生波纹的情况下，ADM 还可以提供额外的软组织覆盖。

外科医生在实施每种修整手术前都必须考虑其“能解决哪种问题”，以及其在患者的整体临床护理中的有效性。无论采用哪种修整手术，都必须考虑重建的完整性和损害的风险。在患者肿瘤治疗期间，任何计划的修整手术都应该与肿瘤外科医生和肿瘤学专家交流。最后，必须允许患者根据自身期望进行相关咨询，如果没有明确的和可实现的目标，则不应仅为取悦患者或外科医生而进行不必要的修整。

术前评估

为了使修整手术成功，全面了解上述流程的所有相关因素至关重要。如果患者选择保留乳头的乳房切除术，在修整手术中必须非常小心，防止 NAC 缺血，并保持合适的乳头位置。是否更换囊袋与先前植入物放置平面和对植入物错位的评估有关。此外，与即刻植入假体相比，预先扩张能使皮肤包膜更快地适应植入物大小的变化。

考虑到二次修整的影响，患者初次重建后的恢复过程很重要。术后血肿会增加包膜挛缩的风险。如果需要切除全层坏死，乳房皮瓣的缺血性并发症可能会影响皮肤和软组织的可获得性。化疗等辅助治疗也会影响并发症发生率[14]。由于已经接受或计划接受放疗的患者存在皮肤包膜皱缩、纤维化和软组织缺血，因此必须谨慎对待。

应该有条理地分析和处理乳房不对称，主要分析乳房大小的差异，以确定其是否与植入物大小、胸壁畸形、植入物定位和（或）覆盖的软组织包膜有关。接下来以类似的方式逐步分析植入物错位，首先是垂直方向，然后是水平方向（表 14.2）。在向下移位的情况中，注意植入物与乳房下皱襞的关系以及植入物下极与乳房下皱襞的距离。在向上移位的情况中，应该确定预估的乳房下皱襞位置是否太高，包膜和覆盖的软组织是否挛缩，或者高位植入物是否是这些因素综合导致的。

在对水平方向错位的分析中，应考虑假体腔是否解剖得过多或过少，以及囊袋与假体大小和覆盖的皮肤包膜的一致性。内侧过度剥离，尤其是乳房切除时乳房边缘和跨胸骨的剥离，会导致并乳畸形（symmastia）。假体偏向（lateralization）也可以在过度解剖时发生，特别是在软组织包膜与植入物之间存在较大差异的情况下。当植入物可能侧向“下坠（fall）”时，囊袋的调整应该与对皮肤的评估相一致，以重新确定皮肤的位置和自然覆盖的匹配性。

在评估植入物错位和计划矫正手术时要考

表 14.2 植入物错位评估中的重要因素

评估内容	评估要点
皮肤	皮肤包膜的质量和弹性，与植入物大小相关的皮肤过剩或不足，瘢痕，放疗引起的变化，乳头乳晕复合体位置
软组织和包膜	乳房下皱襞（IMF）本来的位置，IMF 的完整性，如果 IMF 被重新定位，残余的原始 IMF 的位置，包膜的质量和挛缩，植入物囊袋的内侧和外侧范围
植入物	植入物大小，解剖学与圆形假体，植入物放置平面，使用脱细胞真皮基质或补片

虑 NAC 的位置，这一点很重要。标准测量包括乳头到胸骨切迹的距离和乳头到乳房下皱襞的距离。必须确定对假体和包膜的操作是否会对乳头位置产生影响。如果有影响，必须事先设计是否需要采用乳房上提术或定向技术对乳头进行额外的操作 [10]，以避免修整手术后乳头不对称。

应对包膜挛缩进行严重程度分级 [15]，也应评估重建乳房相对于自然解剖乳房的特定美容变形。应根据放置植入物的大小、植入物腔和覆盖皮肤的质量来综合分析乳房波纹。如果患者出现乳房活动性畸形，应评估畸形的严重程度，特别是其对患者生活方式的影响。

手术技术

解剖学

乳房的解剖边界包括胸骨内侧、锁骨上、胸大肌外侧缘和下缘。正如前所述，乳房下皱襞作为重建乳房的美学标志，十分重要。乳房下皱襞是由胸大肌筋膜和乳房真皮筋膜附着物组成（图 14.1），如果被破坏则必须重建，如果位置不对称则必须重新调整至对称。从内乳动脉发出的内侧穿支血管穿过胸骨外侧的间隙也很重要，可以最大限度地灌注乳房皮肤包膜。

术前标记

患者取站立位，先从胸骨切迹中线到剑突进行标记，然后标记两侧的乳房下皱襞以及乳房上边界和横向边界，以直观地显示乳房轮廓。如果需要调整乳房下皱襞，则标记新设计的乳房下皱襞以供参考。当植入物移位时，还需要在乳房上将扩大囊袋并需要进行包膜切除术的区域勾勒出来，以便标记最终需要的植入位置。术前在手术室确认所有标记，并进行相应的调整。

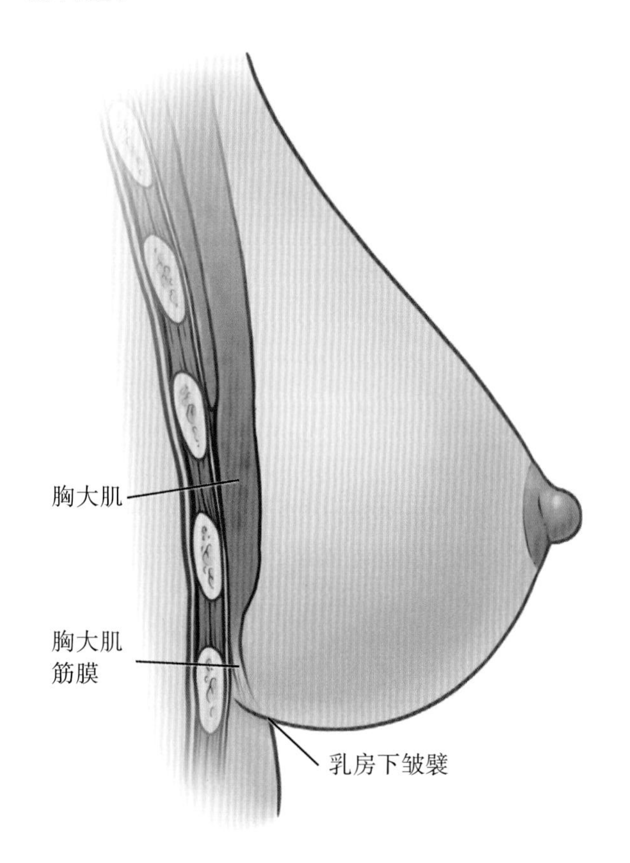

• **图 14.1** 乳房下皱襞的解剖结构。乳房下皱襞由位于真皮下方的胸肌筋膜的筋膜附着物组成，它是乳房整体美观的关键结构，必须进行相应的重建。垂直植入物错位与乳房下皱襞密切相关，其矫正是通过各种技术将皱襞重置在适当的位置。经允许引自 Handel, N. The double-bubble deformity: cause, prevention, and treatment. Plast Reconstr Surg, 2013:132(6);1434–1443, Figure 2.

手术显露

患者取仰卧位，双臂呈 90° 外展并固定在臂板上。用稀释的利多卡因和肾上腺素溶液对切口处进行局部浸润注射，以减少出血，并最大限度地减少术中麻醉需求，也可以减少术后疼痛。逐层切开皮肤和组织，切开包膜，保持囊袋切口与皮肤切口在同一水平上。此时应对整个囊袋进行检查，如果有可疑病变，应切除并送病理检查。如果正在修整的为假体所在范围，可以用牵引器保护假体。如果操作或视野被限制，可以取出假体，并立即放置在有三联抗生素溶液的密闭容器中（500mL 生理盐水中加入 80g 庆大霉素、50 000U 杆菌肽和 1g 头孢唑啉）。

手术步骤

在垂直错位情况下，应让患者取站立位，重新设计乳房下皱襞的合适位置。为了降低乳房下皱襞，用电刀将包膜沿其下缘全部切开，并沿胸壁向下进行剥离，以达到皮肤标记的相应位置。然后，通过将胸肌 / 筋膜和浅筋膜附着物用 0 号 Ethiond 缝线间断 8 字缝合固定至胸壁来重置乳房下皱襞（图 14.2）。考虑到假体的重量，存在较高的下移和包膜修补失败的风险，所以使用非可吸收缝线。然后用钉子暂时关闭伤口，患者取坐位，确认定位，并根据需要进一步调整。

在假体向下移位和乳房下皱襞过低时，在重新定位的乳房下皱襞水平上以类似的方式进行下极包膜修补。在合适的水平上，沿假体腔下侧使用 0 号 Ethiond 缝线间断 8 字缝合进行包膜修补。如果乳房下皱襞从原来的位置被移位，要切除所有通过皮下到皮肤的筋膜附着物，以防止沿乳房下极（lower pole）出现带状条纹。

当假体向外侧移位时，沿覆盖胸壁的囊袋的内侧方向进行半周包膜切开术，使假体位置居中。该区域也可以采用部分包膜切除术，根据需要向内侧进行分离，使假体有充分的活动度（图 14.3）。使假体向内侧移动，并确认是否到位，计划行外侧包膜缝合术，以关闭囊袋并防止继续侧向偏移。包膜缝合术采用 0 号 Ethiond 缝线间断 8 字缝合。在进行包膜缝合术之前，可以在缝线处切除一小条包膜，以确保两层包膜彼此产生粘连。在假体内侧移位和乳房粘连的情况下，假体外侧移位是通过内侧包膜缝合术和外侧包膜切开术等类似的方式矫正的。在矫正乳房对称性时，补片或 ADM 对加强假体内侧囊袋特别有效。最后，可采用放射状包膜切开术改善重建乳房在包膜形成时所致局限性区域（focal area of restriction）的向前突出。

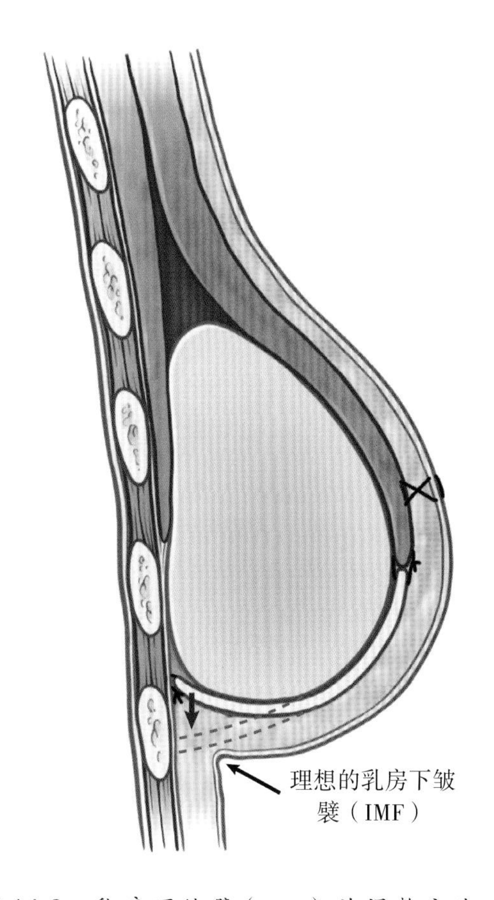

• 图 14.2　乳房下皱襞（IMF）的调整方法。在假体位置过高的情况下，沿假体囊袋的下缘进行囊袋切开术（红色箭头）并固定囊袋和覆盖的 ADM 或肌肉（灰色虚线），将乳房下皱襞降低到适当的位置，胸壁在新位置。经允许引自 Kim J, Connor C. Focus on technique: two-stage implant-based breast reconstruction. Plast Reconstr Surg, 2012:130(5S–2);104–115S, Figure 5.

当需要更换假体时，在取出旧假体后，在囊袋中放置假体测量器。如果要放置较小的假体，通常会如上所述进行包膜缝合术进一步关闭假体腔的外侧，防止假体侧向移位。如果要放置较大的假体，根据大小变化的程度，可能需要进行部分包膜切开术，以便较大的假体有更好的软组织覆盖。对于形状稳定的假体，囊袋大小应尽可能准确，以将假体移位的风险降至最低。

对于包膜挛缩的假体更换，首先要进行包膜全切术或近全切术，重要的是只切除包膜，保留覆盖的肌肉和软组织。调整囊袋以优化植入位置，并用三联抗生素溶液彻底冲洗囊袋。随后切除残留假体上的生物膜，放置新的假体。当行胸肌前重建时，应考虑将囊袋转换为胸肌下或双平面囊袋，以进一步减少挛缩的风险。

在重度活动畸形（severe animation deformity）的情况下，可以对胸肌前平面进行囊袋更换。应确认皮肤是否足够松弛及质量是否良好，以及是否有足够的脂肪组织。取出假体后，通常情况下不需要进行包膜切除，但也可以根据需要进行部分或全部包膜切除。在双平面重建中，将胸肌下缘从ADM中分离出来。通过用1号Vicryl线将胸大肌边缘向下间断8字缝合到胸壁来关闭囊袋，随后在胸肌前创建一个新的囊袋。要注意保护脂肪筋膜组织，特别是在使用薄的乳房皮瓣时，尽量减少对皮瓣的损伤，以确保血流灌注。创建新的囊袋后，需要放置引流管，并在胸肌后形成一个潜在的空间。在将引流管接负压引流之前，需将皮肤包膜和NAC放置在所需位置。胸肌前重建可与脂肪移植联合进行，特别是对乳房皮瓣较薄的患者，可以防止假体轮廓显露。

人造支架和生物合成支架常用在许多不同的假体重建手术中，我们首选的ADM是一种有轮廓、有孔的人脱细胞真皮基质。关于补片，我们使用聚-4-羟基丁酸酯材质（poly-4-hydroxybutyrate，P4HB）。在重新定位乳房下皱襞时，可以使用ADM或补片来支持和加强新的乳房下皱襞。将ADM或补片用2-0 PDS缝线间断向后缝合到胸壁，向前缝合到包膜的前壁。重要的是，在放置ADM/补片时，需要适当的张力以防止材料在太松弛的情况下发生折叠，如果张力过高，则与下面的组织难以接触，这两种情况下ADM/补片的黏附性都会受到影响。

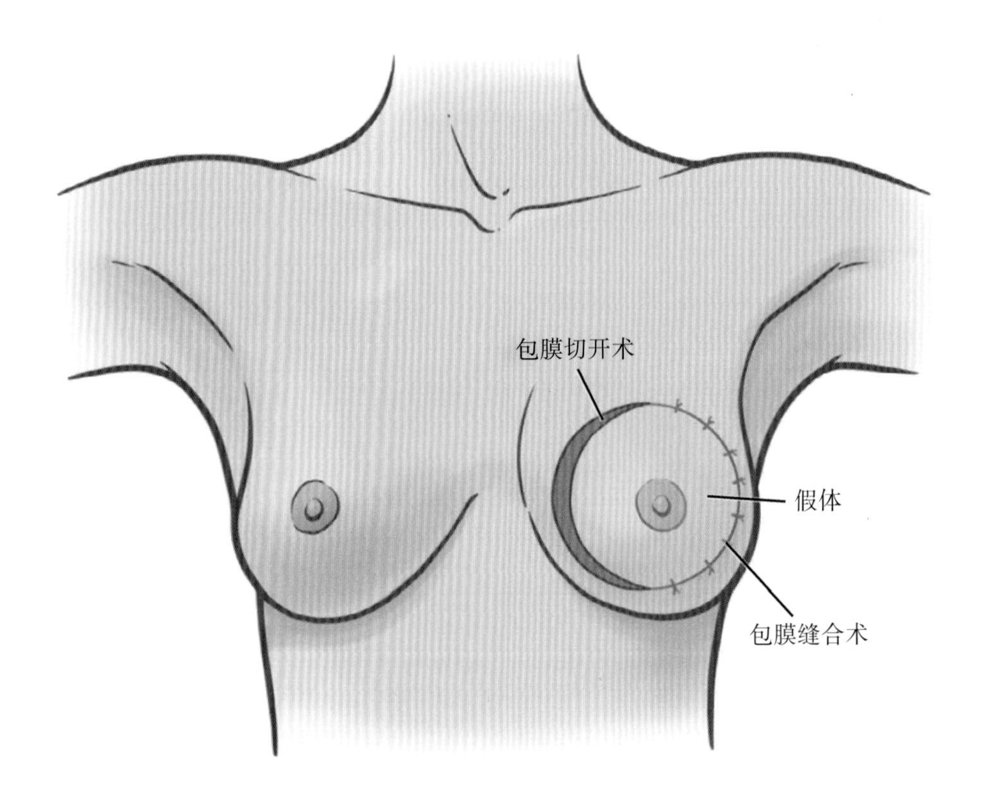

• **图 14.3** 植入物侧面错位的矫正。将植入物向内移位以矫正侧面错位，需要进行必要范围的内侧包膜切开术，并使用包膜缝合术加固关闭侧面囊袋，以防止植入物向侧面移位。经允许引自 Chasan P, Francis C. Capsulorrhaphy for revisionary breast surgery. Aesth Surg J, 2008:28(1);63–69, Figure 1D.

支架如ADM，也可用在修整波纹征中，为其提供软组织支持，波纹征通常发生在乳房的内上象限。在这些情况下，可在波纹征最明显的区域放置一块大小适中的ADM作为衬垫，靠在植入包膜上，以进一步增加软组织厚度。如果假体最初放置在胸肌前而出现波纹征，应考虑改为胸肌后或双平面重建。脂肪移植也可以用来增加乳房正中的组织厚度。最近我们正在使用具有高度黏合性的圆形、光滑的假体来治疗波纹征。

完成所有修整后，再次用三联抗生素溶液冲洗假体囊袋。暂时缝合切口处，患者取坐位，检查对称性，确认结果是否满意。随后分层闭合切口。使用2-0 Vicryl线间断缝合，结朝外，用于关闭包膜，并使用可伸缩的牵引器修整胸肌，以保护假体。最后，在清除所有失活或受损的组织后，使用单丝线皮下缝合关闭皮肤边缘。

术后护理和预期结果

用纱布覆盖切口并用胶带固定，进行闭塞包扎。大部分患者在修整手术后当天出院，小部分患者在术后第2天出院。手术当天鼓励患者下床活动，并嘱咐患者在至少2周内避免举重、剧烈活动或体育锻炼。如果放置了引流管，还需要给予患者口服覆盖皮肤菌群的短疗程抗生素。没有引流管的患者，从术后2d开始可以正常洗澡，不会将伤口浸湿。有引流管的患者只能用海绵擦洗身体，并保持引流部位干燥，直到引流管被拔除（当连续2d引流量 < 30mL时）。

并发症处理

虽然假体乳房重建的术后并发症相对较少，且缺血性并发症极为罕见，但是仍需要注意，在进行包膜的保存和处理供应皮肤的穿支时，尤其是对有较大皮肤包膜的患者，应轻柔操作。部分层面的乳房皮瓣或NAC坏死可以通过局部切口护理来处理。全层坏死应积极处理，切除坏死组织并彻底关闭切口。感染性并发症也较罕见，但必须迅速做出诊断和治疗，以避免假体受损。

必须告知患者，随着时间的推移，特定畸形有可能复发。在核心硅胶假体试验（core silicone implant trials）中，已经接受过假体乳房重建修整的患者发生包膜挛缩、假体错位和波纹征的风险分别为26.8%、8%和12.8%[6]。患者可能因此需要再次手术，以纠正因老化和假体周围持续的异物反应产生的不对称。事先与患者讨论这些风险将有助于为假体乳房重建修整后结果设定适当的预期值。

二期手术

假体乳房重建修整后再次手术的适应证通常与初次修整手术类似。据报道，假体乳房重建修整后再次手术的最常见原因是包膜挛缩、假体错位和患者要求改变外形或大小[6]。NAC位置也是评估乳房不对称和进行修整手术时必须考虑的关键因素。我们在保留乳头的乳房切除术中发现，对NAC的重新定位是假体乳房重建的独立负性预测因素。然而，在我们进行的77例NAC错位矫正患者中，63.6%（占总病例的7.4%）是假体乳房重建。在同种异体重建中，最常见的复位技术是新月体皮肤切除（36%）和包膜改良术（28%），而在自体组织重建中则是乳房上提术[10]。

总　结

从长远来看，假体乳房重建的修整手术相对常见。修整指征包括假体垂直或水平错位、乳房大小不一致、轮廓畸形、乳头错位、包膜挛缩以及患者要求改变乳房的外形或大小。有几种不同的方法可用于纠正同种异体重建后常见的美学和功能并发症，包括乳房下皱襞重新定位、包膜缝合术、包膜切除术、包膜切除松解术、假体置换、囊袋更换和使用ADM。在修整过程中，应独立考虑皮肤、筋膜结构、包膜和假体的处理，同时设想每种结构的变化对重建的整体影响。修整手术的成功与以下因素密切相关：详细的手术方案，对组织细致的无创操作和合适的解剖边

病例展示

病例 14.1

一位 49 岁的女性患者（病例 14.1.1），因左侧乳房 Paget 病行乳房全切术，即刻放置胸肌后组织扩张器，随后用 450cc 高凸、光滑、圆形假体置换。患者随后出现并乳畸形和继发于右侧乳房下皱襞和假体下垂的乳房不对称（D~F）。修整包括内侧包膜折叠术（capsule plication medially）和用 SERI 支架加固矫正乳房粘连(G~I)。右侧乳房下皱襞用包膜修补术抬高，并用 SERI 支架加固。双侧假体被缩小为 400cc 的高凸、光滑、圆形假体。术后照片（J~L）显示了乳房的正常内侧轮廓，矫正后显示乳房对称和乳房下皱襞位置解剖学对称。

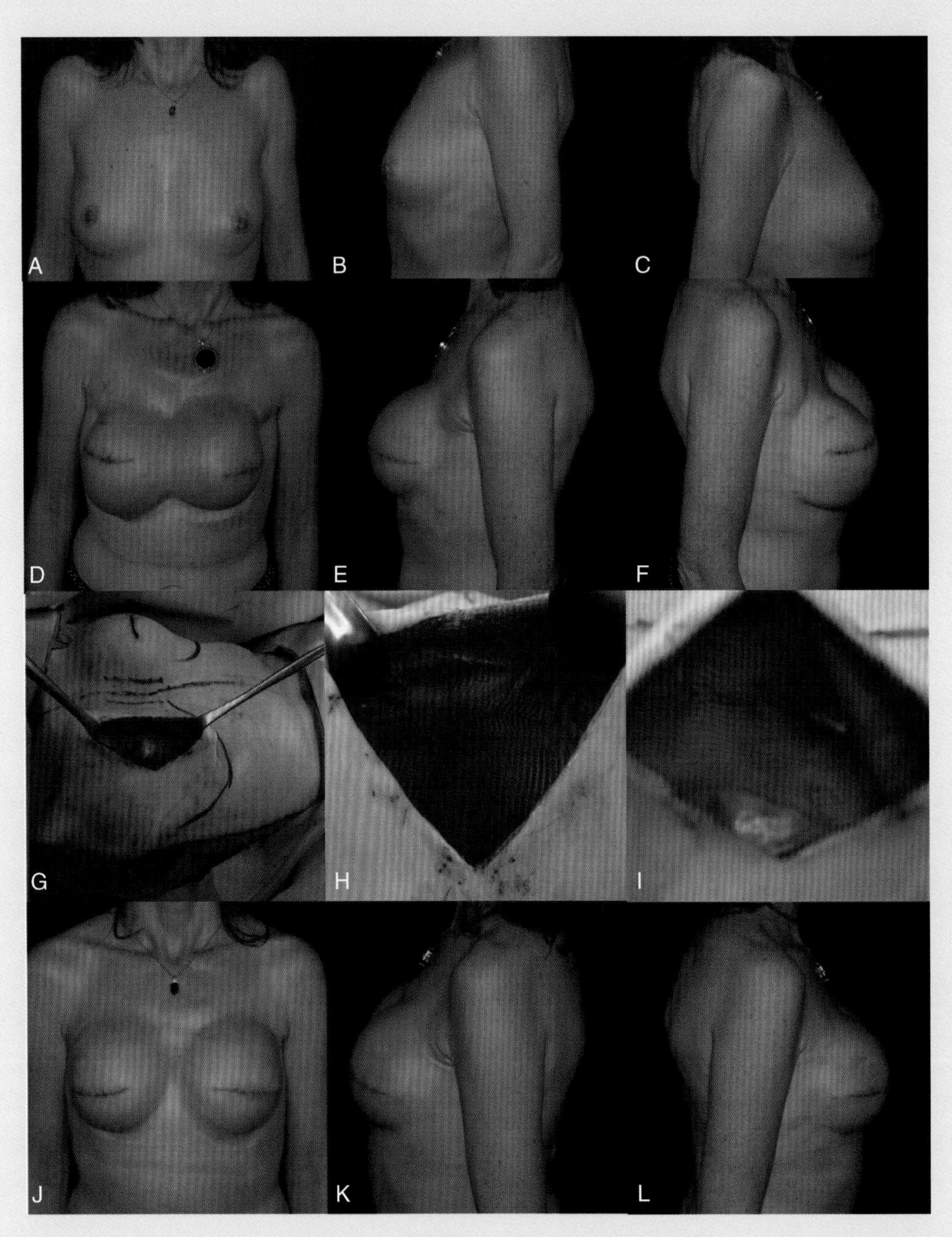

• 病例 14.1.1

病例 14.2

一位 49 岁的女性患者，*BRCA2* 阳性，接受了双侧保留乳头的乳房切除术和一期双平面乳房重建，伴发双侧皮瓣坏死和左侧乳房假体外露，需要延迟放置左侧组织扩张器和行双侧假体置换。患者表现为左侧假体触底（bottoming-out），继发乳头不对称，右侧乳房波纹征，双侧上极凹陷（病例 14.2.1）。患者接受了右侧假体更换（600cc 高凸、光滑、圆形假体）并使用 ADM，以治疗波纹征和左侧假体缩小（475cc 高凸、光滑、圆形假体），并使用 SERI 支架加固提升乳房下皱襞。此外，她还接受了双侧乳房上极脂肪移植解决轮廓显现。

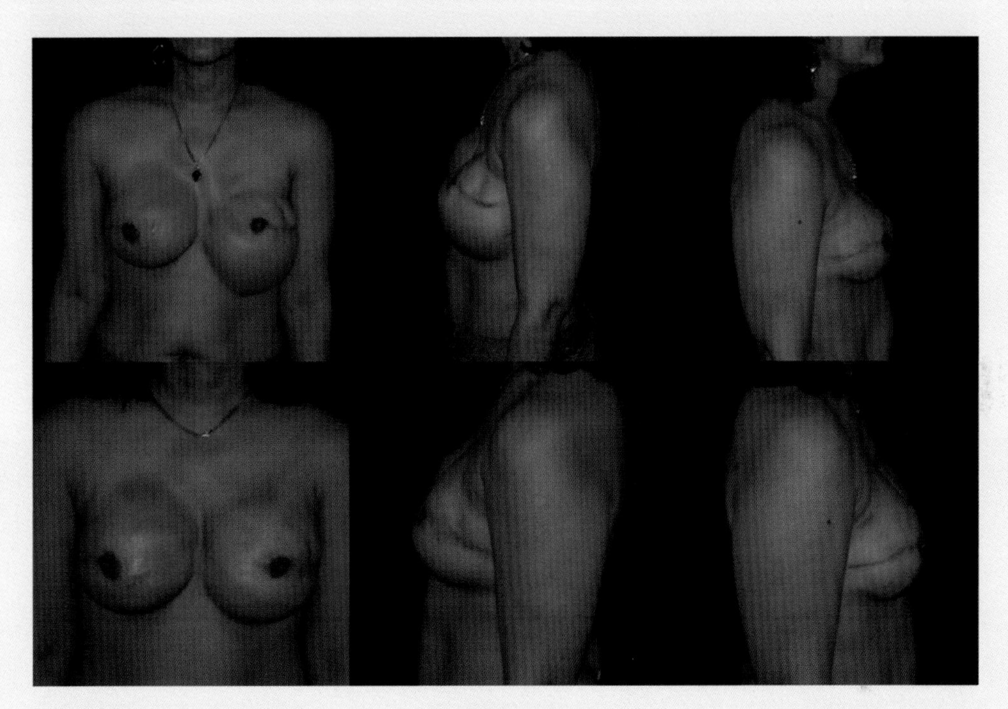

• 病例 14.2.1

病例 14.3

一位 54 岁的女性患者，因左侧乳腺导管癌在外院接受了双侧乳房全切术和假体重建，表现为双侧乳房上极波纹征和双侧假体向下移位（病例 14.3.1）。对患者进行了双侧下外侧假体囊袋修补成形术和 600cc 超高、光滑、圆形假体置换，并行双侧上极脂肪移植改善波纹征。

病例 14.3（续）

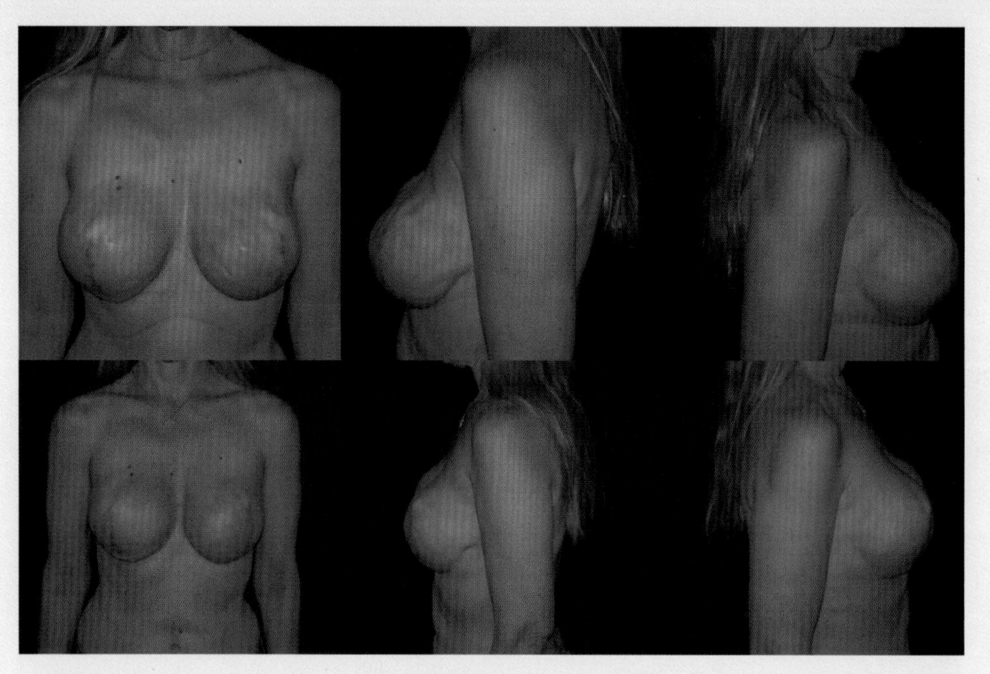

• 病例 14.3.1

病例 14.4

一位 46 岁的女性患者，8 年前在外院接受了双侧保留乳头的乳房切除术和假体乳房重建，患者对重建效果不满意，最让她烦恼的是上极不饱满和乳房形状不自然。对患者进行了假体修整和自体组织乳房重建，选择了双侧游离腹壁下动脉穿支（DIEP）皮瓣。病例 14.4.1 展示了患者手术前（上图）和术后 2 年的乳房重建结果（下图）。

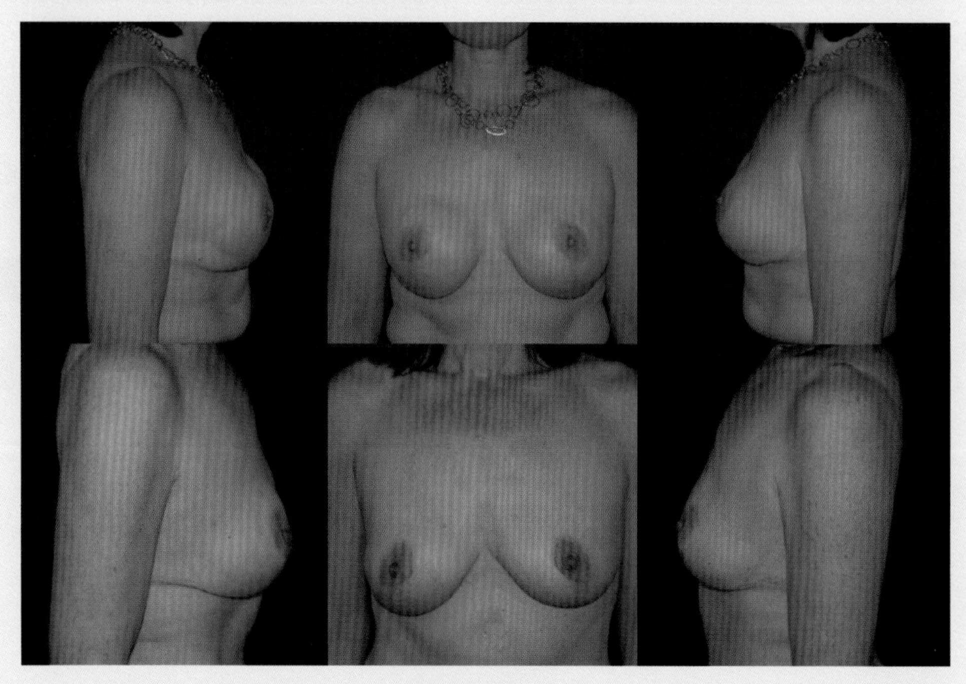

• 病例 14.4.1

界，在手术室反复复核美容效果，以及术前患者详细的咨询和术后随访。

成功技巧

- 垂直错位的最佳处理方法是术前辨认乳房下皱襞，并利用包膜切开术联合包膜修补术将皱褶复位到合适的位置。
- 水平错位可通过包膜切开术（或包膜切除术）联合包膜修补术来矫正，以关闭潜在的腔隙并确保假体在内侧或外侧的重新定位。
- 包膜挛缩的治疗需要行包膜全切术或近全切术，根据需要进行囊袋内操作、假体置换，并经常需要使用 ADM。
- 如果将双平面或胸肌下重建转移到胸肌前以矫正重度畸形，其关键是要评估皮肤的质量和松弛程度以及是否有足够的皮下组织，以确定合适的囊袋。
- 生物支架和合成支架可用于假体重新定位时加强乳房下皱襞，在治疗包膜挛缩时使假体囊袋表面平整，并在解决波纹征时能够提供额外的软组织支持。
- 在所有修整手术中，必须牢记原始或重建的 NAC 位置，以防止发生不对称。
- 修整手术中操作的安全性至关重要，对组织精细的操作、保留血管以及对皮肤和软组织可操控能力的认知，是防止重建失败的关键。

（冯玉　王华　张晴　译，
白俊文　杜正贵　审校）

参考文献

[1] Albornoz CR, Bach PB, Mehrara BJ, et al .A paradigm shift in U.S. Breast reconstruction: increasing implant rates. Plast Reconstr Surg,2013, 131(1): 15–23.

[2] Frey JD, Choi M, Salibian AA, et al. Comparison of Outcomes with Tissue Expander, Immediate Implant, and Autologous Breast Reconstruction in Greater Than 1000 Nipple-Sparing Mastectomies. Plast Reconstr Surg, 2017, 139(6): 1300–1310.

[3] Susarla SM, Ganske I, Helliwell L,et al Comparison of clinical outcomes and patient satisfaction in immediate single-stage versus two-stage implant-based breast reconstruction. Plast Reconstr Surg,2015, 135(1): 1e–8e.

[4] Frey JD, Alperovich M, Weichman KE,et al Breast Reconstruction Using Contour Fenestrated AlloDerm: Does Improvement in Design Translate to Improved Outcomes? Plast Reconstr Surg Glob Open,2015, 3(9): e505.

[5] Sbitany H, Piper M, Lentz R. Prepectoral Breast Reconstruction: A Safe Alternative to Submuscular Prosthetic Reconstruction following Nipple-Sparing Mastectomy. Plast Reconstr Surg, 2017, 140(3): 432–443.

[6] Maxwell GP, Van Natta BW, Bengtson BP, et al. Ten-year results from the Natrelle 410 anatomical form-stable silicone breast implant core study. Aesthet Surg J, 2015, 35(2): 145–155.

[7] Stevens WG, Calobrace MB, Harrington J, et al.Nine-Year Core Study Data for Sientra's FDA-Approved Round and Shaped Implants with High-Strength Cohesive Silicone Gel. Aesthet Surg J, 2016, 36(4): 404–416.

[8] Choi M, Frey JD, Alperovich M, et al. "Breast in a Day": Examining Single-Stage Immediate, Permanent Implant Reconstruction in Nipple-Sparing Mastectomy. Plast Reconstr Surg, 2016, 138(2): 184e–191e.

[9] Clarke-Pearson EM, Lin AM, Hertl C, et al. Revisions in Implant-Based Breast Reconstruction: How Does Direct-to-Implant Measure Up? Plast Reconstr Surg,2016, 137(6): 1690–1699.

[10] Choi M, Frey JD, Salibian AA,et al.Nipple-Areola Complex Malposition in Nipple-Sparing Mastectomy: A Review of Risk Factors and Corrective Techniques from Greater than 1000 Reconstructions. Plast Reconstr Surg, 2017, 140(2): 247e–257e.

[11] Salzberg CA, Ashikari AY, Berry C, et al. Acellular Dermal Matrix-Assisted Direct-to-Implant Breast Reconstruction and Capsular Contracture: A 13-Year Experience. Plast Reconstr Surg, 2016, 138(2): 329–337.

[12] Hammond DC, Schmitt WP, O'Connor EA. Treatment of breast animation deformity in implant-based reconstruction with pocket change to the subcutaneous position. Plast Reconstr Surg,2015, 135(6): 1540–1544.

[13] Spear SL, Sher SR, Al-Attar A, et al.Applications of acellular dermal matrix in revision breast reconstruction surgery. Plast Reconstr Surg, 2014, 133(1): 1–10.

[14] Frey JD, Choi M, Karp NS. The Effect of Neoadjuvant Chemotherapy Compared to Adjuvant Chemotherapy in Healing after Nipple-Sparing Mastectomy. Plast Reconstr Surg, 2017, 139(1): 10e–19e.

[15] Spear SL, Baker JL Jr. Classification of capsular contracture after prosthetic breast reconstruction. Plast Reconstr Surg,1995, 96(5): 1119–1123, discussion 1124.

第 15 章

皮瓣部分乳房重建

Moustapha Hamdi, Gabriele Giunta

引　言

保乳治疗（breast-conserving therapy，BCT）方法是指部分乳房切除术联合放疗，是早期浸润性乳腺癌治疗的金标准，其 5 年生存率与单纯乳房切除术治疗 I 期或 II 期乳腺癌相当[1]。

部分乳房切除术包括乳房肿块切除术（lumpectomy）和象限切除术（quadrantectomy）。肿瘤整形手术通过联合部分乳房切除术和部分乳房重建术，减少了潜在的乳房畸形，可以获得较好的乳房外形。肿瘤整形手术的首要目标是彻底消除肿瘤、获得阴性切缘的同时避免乳房全切，从而使乳房的自然形态不扭曲。肿瘤整形手术的主要步骤是获得阴性切缘，定位理想的切口，重排乳腺组织，并在必要时行对侧乳房对称性重塑[2]。

适应证和禁忌证

患者在部分乳房切除术后通常需要手术矫正乳房体积缺陷（volume discrepancy）、轮廓畸形（contour deformity）和乳头异位（nipple malposition）[3]。切除超过 15%~20% 的乳腺腺体的小乳房（A 或 B 罩杯）和切除超过 30% 乳腺腺体的大乳房必然会产生体积畸形和双侧不对称（图 15.1）。小乳房或无乳房下垂的患者可能需要容积替代（volume replacement）治疗。此外，放疗可导致乳房外形扭曲，一开始可导

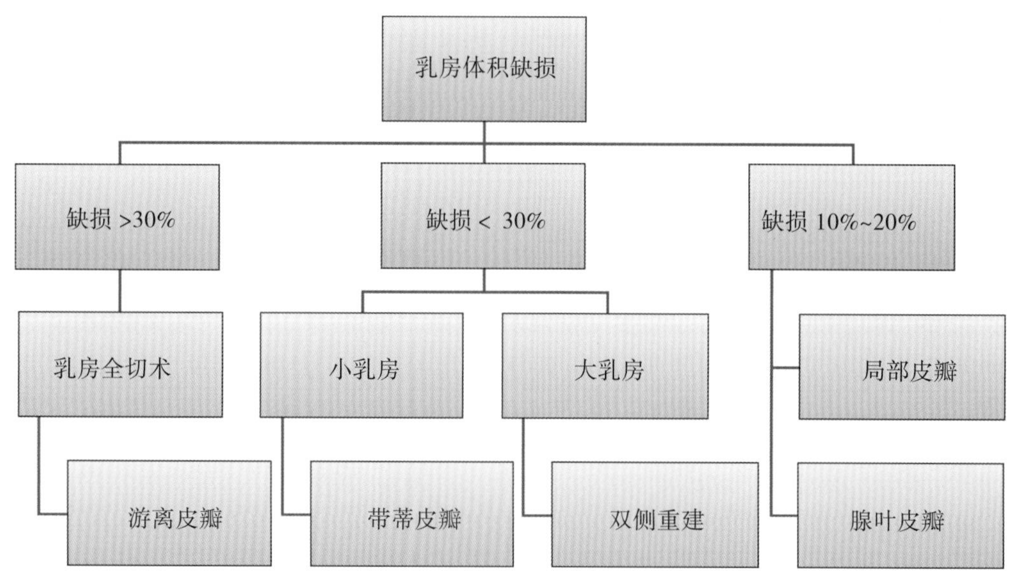

• 图 15.1　部分乳房切除术：决策流程

致乳房水肿和皮肤红斑，最终导致实质纤维化、收缩、皮肤萎缩、色素沉着不足/过度和毛细血管扩张。放疗的长期结果很难预测，但放疗后1~3年情况稳定[4]。肿瘤整形手术扩展了保乳手术的适应证，允许切除相对于乳房大小更大的肿瘤[5]。在这些患者中，皮瓣部分乳房重建是乳腺癌综合治疗的重要组成部分。

带蒂皮瓣的主要适应证是需要采用容积置换的即刻或延迟部分乳房重建，其他情况需要局部区域皮瓣进行部分乳房重建。这些皮瓣可用于乳房重建中部分或全部游离皮瓣丢失后的挽救性手术，也可以与植入物（假体）乳房重建联合使用。

既往有胸背血管损伤的腋窝或胸部手术史是背阔肌皮瓣或胸背动脉穿支（thoracodorsal artery perforator，TDAP）皮瓣的禁忌证，这些患者可选择侧肋间动脉穿支（lateral intercostal artery perforator，LICAP）皮瓣。陈旧性瘢痕和对该区域的放疗也可能导致局部带蒂穿支皮瓣的应用受到限制（图15.2）。然而，在部分乳房切除术联和放疗后，当乳房畸形严重时，最佳的选择是行乳房全切术联合自体游离皮瓣重建。

术前评估和特殊注意事项

术前必须对患者进行标准而详细的评估。在计划保乳治疗时应考虑既往乳房手术史，不同的体型、皮肤松弛度和脂肪分布也是重要的考虑因素。乳房检查必须包括评估乳房皮肤弹性和厚度、瘢痕和任何标志性标记，如文身、妊娠纹和轮廓不规则。乳房外形、下垂度和大小是手术成功的关键。必须详细记录乳房的基底和宽度、乳头乳晕复合体（NAC）的宽度、乳头的高度及其距胸骨切迹、中线和乳房下皱襞的距离。应该在手术前向患者指出任何天然的乳房不对称。此外，记录触诊的肿块或乳房实质异常、乳头检查结果和详细的乳房感觉是必要的。

在规划部分乳房切除后缺损的治疗方法时，首先要明确肿瘤切除后是否需要进行重建手术。部分乳房切除术后美容效果不佳可能与切除的乳房组织量和（或）肿瘤部位有关。用皮瓣进行部分乳房重建取决于肿瘤的大小、解剖位置以及为达到切缘阴性所切除的相对于乳房体积的组织量。

部分乳房重建的两种基本手术方法为容积移位（volume displacement）和容积替代（volume replacement）。容积替代用于小到中等大小的乳房，或者当肿瘤/乳房比例大，剩余的乳房组织不足以重塑和填补缺陷时，也是本章的重点。容积替代是用非乳腺的局部皮瓣或远处皮瓣提供的组织来填补乳房缺损和重建乳房。

当需要进行容积替代时，使用哪种技术主要取决于外科医生的经验和缺损量与剩余乳房体积的关系[2]。非乳腺的局部皮瓣为大型肿瘤切除或象限切除提供了乳腺替代组织，这种方

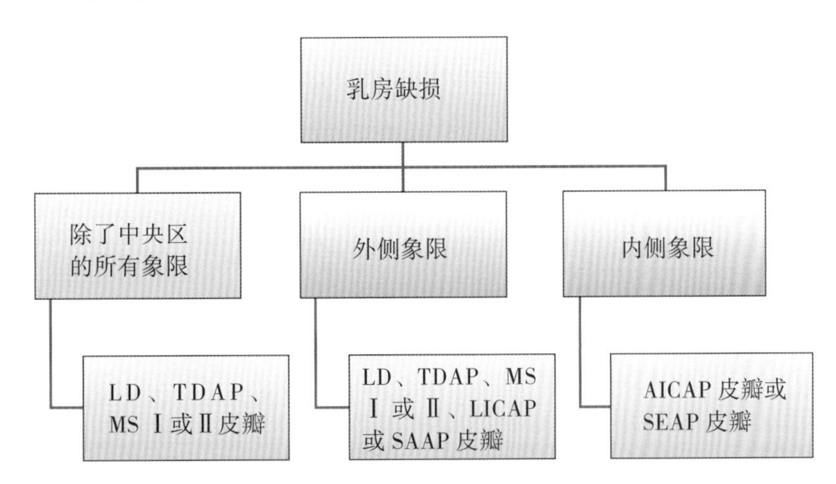

• 图15.2 部分乳房切除术联合皮瓣的适应证。LD：背阔肌；TDAP：胸背动脉穿支；MS：保留肌肉；LICAP：外侧肋间动脉穿支；SAAP：前锯肌动脉穿支；AICAP：前肋间动脉穿支；SEAP：腹壁上动脉穿支

法手术难度较大，会出现与供区部位和皮瓣相关的并发症。小的外侧缺损可以很容易地用旋转皮瓣或胸外侧轴向皮瓣修复。然而，对于行腋窝淋巴结清扫的患者，大多数筋膜皮瓣可能无法使用。背阔肌（LD）或肌皮瓣重建是非常受欢迎的一种部分乳房重建方法[4]。此外，局部带蒂穿支皮瓣使外科医生能够以最小的供区部位并发症替代大缺损。筋膜穿支皮瓣在提供充分的软组织覆盖的同时，也保留了肌肉，所以血清肿发生率较低。

手术技术

解剖学

手术医生必须对乳房的解剖学、生理学和乳房外形的美观标准有全面的了解。肿瘤整形外科医生在计划美容性象限切除和重建时应考虑乳房美学要点（框表 15.1）[4,6,7]。

框表 15.1 乳房美学要点

- 乳晕大小。
- 乳头乳晕复合体。
- 乳房下皱襞位置。
- 腋前线。
- 乳房至胸骨距离。

根据组织、颜色和纹理的不同选择不同的美学标准。经允许引自 Losken A, Hamdi M. Partial Breast Reconstruction-Techniques in Oncoplastic Surgery. New York: Thieme Medical Publishers Inc, 2017.

背阔肌皮瓣

背阔肌（LD）皮瓣的优点是具有稳定的解剖结构[8]。背阔肌的血供来自胸背动脉，这是肩胛下动脉的末端分支。肩胛下动脉长约 5cm，分为旋肩胛动脉和胸背动脉。胸背动脉直径为 2~4mm，沿腋窝后襞走行 8~14cm，然后穿背阔肌至肋表面。胸背动脉有一个或两个分支通向前锯肌，一个分支通向皮肤表面。根据胸背肌束（动脉、神经和 1~2 个伴随静脉）的基本形态分为外侧支（垂直）和内侧支（水平）。外侧支与肌纤维平行，在游离肌肉外侧边缘内侧 1~4cm 处供应皮肤的穿支血管。较小的内侧支以 45° 角发散并向内侧移动。此外，来自肋间动脉和腰椎动脉的穿支血管供应肌肉和表面的皮肤[8]。

胸背动脉穿支皮瓣

胸背动脉穿支（thoracodorsal artery perforator，TDAP）皮瓣是基于胸背血管的下降（垂直）或水平分支的穿支（▶视频 15.1）。对尸体的解剖研究表明垂直分支上有 2~3 个肌肉皮肤穿支。近端穿支在腋窝后襞远端 8~10cm 处和肌肉前缘后 2~3cm 处斜入皮下平面。第二个穿孔位于第一个穿孔远端 2~4cm 处。有时来自胸背血管的皮肤穿支直接穿过肌肉的前边界，使皮瓣更容易获得。

由于解剖结构的变异，不可能总是有一个可靠的 TDAP 皮瓣血管穿支[9]。手术医生必须考虑到这种情况并术中修整皮瓣解剖以获得保留肌肉的 TDAP 皮瓣。

TDAP 皮瓣的分类[10]：

- 标准 TDAP 皮瓣不包含肌肉成分。
- TDAP-MS-Ⅰ，皮瓣内穿支血管附近有一小块肌肉（4cm × 2cm）。肌肉可保护穿支不受过度张力的影响，并允许对皮瓣进行自由定位。
- TDAP-MS-Ⅱ，皮瓣内在多个小穿支相遇处有一块沿着背阔肌前边界的大的肌肉段，长达 5cm 且携带胸背血管下降支，以确保皮岛的最大血液供应（图 15.3）。

肋间动脉穿支皮瓣

肋间动脉穿支（ICAP）皮瓣是基于从肋间血管产生的穿支。肋间血管提供了主动脉和内乳血管之间的拱廊，分为 4 段：椎段（vertebral）、肋间段（intercostal）、肌间段（intermuscular）和直肌段（rectus segments）[11]。

ICAP 皮瓣的分类：

- 背侧肋间动脉穿支（dorsal intercostal artery perforator，DICAP）皮瓣：该皮瓣以肋间血管椎段的穿支为基础。
- 外侧肋间动脉穿支（lateral intercostal artery perforator，LICAP）皮瓣：该皮瓣是基于肋间段的穿支。
- 前肋间动脉穿支（anterior intercostal

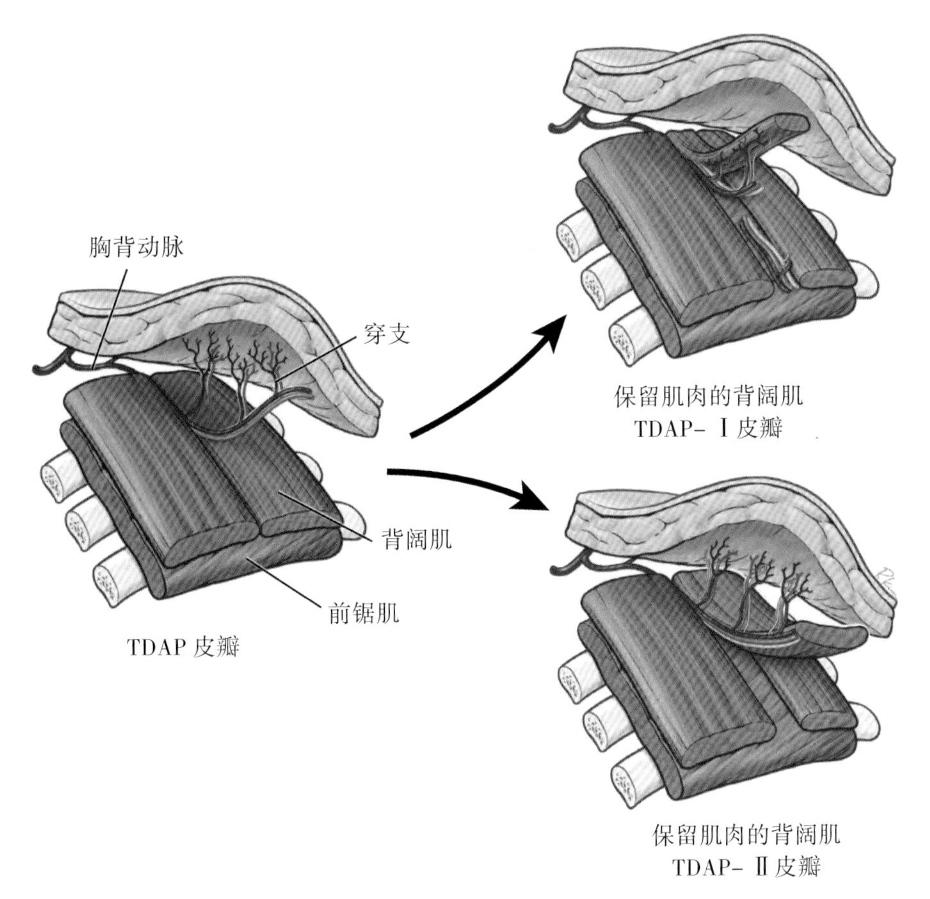

• 图 15.3 胸背动脉穿支（TDAP）的解剖。经允许引自 Hamdi M, Salgarello M, Barone-Adesi L, et al. Use of the thoracodorsal artery perforator （TDAP） flap with implant in breast reconstruction. Ann Plast Surg, 2008, 61（2）:143–146.

artery perforator，AICAP）皮瓣：该皮瓣的营养穿支来自肌肉或腹直肌段。

肋间段是最长的一段（12cm），非常重要，因为它提供 5~7 个肌肉皮肤穿支。外侧肋间动脉穿支（LICAP）常用于乳腺手术，起源于肋间血管的肋段。最大的穿支最常出现在第 6 肋间隙，距背阔肌前缘 0.8~3.5cm，蒂有足够的长度，允许皮瓣旋转 180°，没有张力，无须游离到肋沟。如果需要 ICAP- 感觉皮瓣，可将肋间神经包括在内。对于小缺损，LICAP 设计用于胸部外侧修补；对于中等到较大的缺损，皮岛的远端最远可达胸后背部区域。具体的手术规划类似于背阔肌皮瓣的皮岛设计。

AICAP 皮瓣围绕上腹部的轮廓，这样最后的瘢痕将隐藏在胸罩吊带之下。如果供区宽度达到 6cm[术前提捏试验（pinch test）]，可以原位闭合供区切口，或者采用反向腹部成形术（图 15.4）。

术前标记

穿支定位可以简化皮瓣标记，并且可以使用便携式超声装置。

为了定位胸背穿支，在计划的皮瓣区域进行单向手持式多普勒（8Hz）超声检查。这种装置虽然很方便，但是它有产生假阴性和假阳性穿支的缺点，并且提供的解剖血管信息不太详细。这是由于来自胸背血管的误导性背景信号可能会使人混淆，难以与穿支信号相区分。为了避免这种情况，在检测过程中，患者应处于侧向手术位置，肩部外展 90°，肘部弯曲 90°。术前 CTA 扫描也可用于准确识别穿支。患者最好在手术前一天进行标记。对于即刻重建，需要预估乳房和肿瘤的大小、位置以及最终的缺损大小。部分乳房切除术的皮肤切口是出于肿瘤学和美学目的而设计的。计划用于部分乳房重建的 TDAP 皮瓣设计，如果可行，可以在近端部分、松弛的皮肤褶皱方向、胸罩边缘，

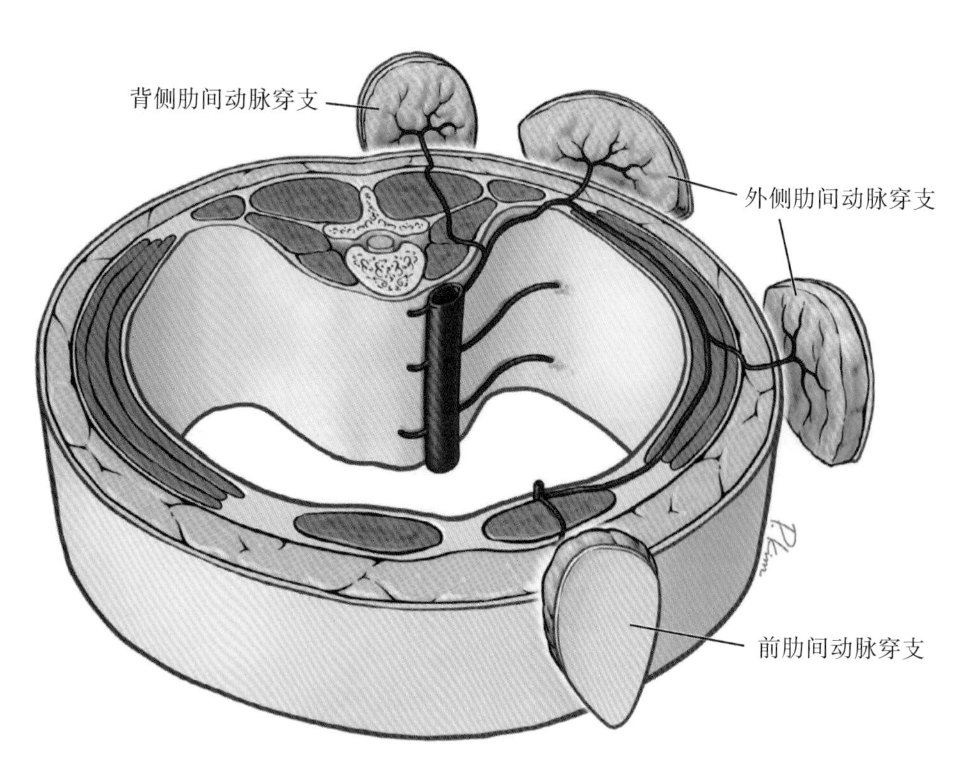

• **图 15.4** 肋间动脉穿支（ICAP）皮瓣：来自肋间血管弓的不同穿支。基于这些背侧肋间动脉穿支（DICAP）皮瓣，可获得外侧肋间动脉穿支（LICAP）皮瓣和前肋间动脉穿支（AICAP）皮瓣。经允许引自 Hamdi M, Van Landuyt K, de Frene B, et al. The versatility of the inter-costal artery perforator （ICAP） flaps. J Plast Reconstr Aesthet Surg, 2006，59（6）:644–652.

甚至根据患者的喜好水平放置穿支的示踪标记物（1 个或多个）。提捏试验可用于评估侧胸和背部区域的皮肤松弛度和是否存在过多的脂肪。皮瓣的大小取决于需要覆盖的缺损大小，平均为 20cm × 8cm。首先在患者站立位进行皮肤标记，触诊并标记背阔肌的前缘，然后患者取侧卧位，重建侧的侧面朝上，进行穿支标记和皮瓣设计。皮岛始终延伸到背阔肌的前缘，包括肌前穿支（如果存在）。皮瓣的近端边缘接近乳房下皱襞。如果缺损位于更内侧处，需要将皮瓣设计得更远且更靠近背部。LICAP 皮瓣的设计遵循相同的规则，但皮瓣的位置更靠前、朝向乳房。当选择 AICAP 皮瓣进行部分乳房重建时，是在乳房下皱襞下沿着肋骨设计皮瓣。

手术显露和手术步骤

患者准备好后以仰卧位进行部分乳房切除术。当肿块切除术或象限切除术完成后，将钛夹放置在术区以标记放疗区域。如果重建计划包括了 TDAP 或 LICAP 皮瓣，患者将再次摆侧向位置体位以接受背阔肌皮瓣游离。如果使用 AICAP 皮瓣，患者保持仰卧位，从皮肤切口开始获取皮瓣。TDAP 皮瓣通常采用后入路。手术医生继续在筋膜上平面解剖至背阔肌，同时倾斜皮瓣以获得尽可能多的额外组织。解剖过程从背部一直延伸到腋窝区域。在放大镜下进行解剖，一直到穿支血管可见为止。

如果穿支有可见的搏动，并且口径足够粗（直径 >0.5mm），则可以沿着穿支走行进行解剖，直至胸背椎弓根部位。如果需要更长的椎弓根长度，我们可以继续分离至肩胛下血管起始处，并将其包括在皮瓣中。如果穿支包含于肌肉内部，则可沿肌纤维的方向进行解剖，小心保护任何穿过的神经。因此，对于肌纤维内穿支的侧分支要么结扎，要么电凝。如果在同一排发现两个穿支，可以将两者都包含在皮瓣内，这样不会浪费任何肌纤维。如果穿支大小不足，可考虑改行保留肌肉的背阔肌皮瓣，保留附着在穿支后壁的小肌束，仅浪费少量纤维，最重要的是保留支配肌肉的神经。对于用于乳房内侧重建的皮瓣，这种调整也很有用，因为它可以保护穿支免受张力影响。继续操作，沿着皮肤切口靠近腋窝和背阔肌外侧向前进行游离，直到皮瓣从供区部位分离出来，仅与血管蒂相连。

皮瓣在腋下-胸外侧区域的皮下隧道中穿入乳房区域，注意避免对血管蒂的损伤。供区部位分3层闭合，放置引流管。患者再次取仰卧位。在最终植入之前，可对皮瓣进行部分或完全去表皮化，如果需要也可以将其折叠，以便为重建的乳房隆起提供额外的凸度。在LICAP皮瓣解剖过程中，从乳房向背阔肌前缘进行前入路手术，在前锯肌对穿支进行解剖分离，直到其起源于肋骨沟的位置停止解剖。

术后护理和预期结果

术后应遵循穿支皮瓣监测标准。患者应接受一段时间的低分子量肝素治疗（low-molecular-weight heparin，LMWH）。手臂保持45°外展，并且术后1周内限制过度伸展。

患者术后平均3~5d拔除引流管后出院，然后开始接受物理治疗（即理疗）。大多数患者需要9~14次肩部理疗。一些接受TDAP皮瓣重建的患者一开始会出现前臂抬高和被动外展功能下降，随着时间的推移相关功能会逐渐恢复。用带蒂穿支皮瓣进行保乳治疗的患者的康复过程较短。辅助放疗可在术后6周开始，化疗（如有必要）可在术前3周开始，大多数患者首先接受化疗。用皮瓣进行部分乳房重建可能会产生“插入式（plugged in）”外观，放疗后，这种外观似乎略有改善。由于放疗对最终效果不可预测的影响，很难估计使用带蒂穿支皮瓣行部分乳房重建的长期结果。

因乳腺组织、瘢痕和脂肪坏死导致的重新排列在肿瘤整形外科中很常见，这些因素在影像学检查中可能会报告可疑情况。如果是可疑病变需要进行细针穿刺活检、空心针穿刺活检或切除活检来排除肿瘤复发的可能（高达25%）。然而，乳房整形不会影响X线检查的敏感性，并且定性结果与单独保乳手术后的结果相似[3,5]。

并发症管理

肿瘤皮瓣重建术的早期并发症发生率没有报道，平均并发症发生率为14%，保乳治疗的并发症发生率为25.9%。使用局部带蒂穿支皮瓣可将部分乳房重建中供区部位的并发症降至最低[5]，其中血清肿是最常见的供区部位并发症。最近的一项研究显示，TDAP-MS-Ⅱ皮瓣重建的血清肿发生率为5.5%，穿支皮瓣重建中没有发生血清肿，血清肿通常通过抽吸保守治疗。

观察到的其他术后并发症包括切口裂开（4%）、感染（2%）和血肿（2%）。部分或全部皮瓣坏死罕见。如果观察到皮瓣的脂肪坏死，可以通过切除、一期缝合或用另一种局部皮瓣重建进行修复。对于存在广泛坏死的病例，可以采用乳房全切术联合乳房重建[11-13]。病理性瘢痕、皮瓣挛缩和体积缩小是罕见的后遗症，可能需要二次手术。

二期手术

我们的经验表明，肿瘤皮瓣重建术的远期效果是稳定的。然而，可以观察到由于两个乳房之间不同的退化程度导致的不对称，因为与放疗侧相比，健侧乳房可能更容易出现退化。接受放疗的乳房也可能萎缩。当乳房不对称明显时，需要进行脂肪移植和（或）对侧乳房整形。单纯脂肪填充或联合其他重建术式治疗肿瘤性乳房缺损正受到越来越多人的青睐。

在较大的肿瘤切除手术中，部分乳房重建后可以进行脂肪移植，可改善最终效果。可以在进行保乳手术的同时使用脂肪填充，以缩小两侧乳房的体积差异。

在二期手术中可以进行脂肪移植，以调整因部分脂肪坏死或皮瓣挛缩导致的体积、凸度或轮廓不规则。脂肪移植也可用于治疗放疗后的乳房皮肤萎缩。对于这些患者，脂肪中的脂肪干细胞渗透到皮内平面可以改善瘢痕。这种技术的主要缺点是耗时且会大大延长手术时间[3]。

总　结

保乳手术是治疗早期乳腺癌的金标准。肿瘤整形手术同时结合了肿瘤学和美学的理念。带蒂皮瓣重建的主要适应证是在需要体积替代时完成即刻或延迟部分乳房重建。局部穿支皮瓣获取的学习曲线较长，需要外科医生对该区域的解剖有足够的了解。在长期随访过程中，可能需要对患者进行乳房脂肪填充和对侧乳房整形等二期手术以达到乳房对称。

病例展示

病例 15.1

一位 49 岁的女性患者，患左侧乳房外象限交界处导管癌。该患者适合象限切除术联合腋窝清扫，并用 TDAP 皮瓣进行即刻部分乳房重建。

病例 15.1.1 展示了术前照片（A~C）和手术标记（D）。使用 CTA 定位穿支，并通过多普勒检查确认。胸部外侧区域有一个 21cm×7.5cm 的皮岛。

在患者处于侧卧位的情况下进行象限切除术和获取 TDAP 皮瓣。象限切除术的范围包括了病灶上方的部分皮肤（病例 15.1.2A）。在标记区后入路发现胸背动脉穿支（病例 15.1.2B）。以降支为基础，在背阔肌肌肉之间解剖分离相应的血管穿支（病例 15.1.2C）。将皮瓣转移到缺损处后，将患者转回仰卧位（15.1.2D）。

病例 15.1.3 展示了术后 1 年的照片。病例 15.1.4 展示了术前（A）和术后（B）的供区部位，瘢痕不明显，背阔肌轮廓得以保留。

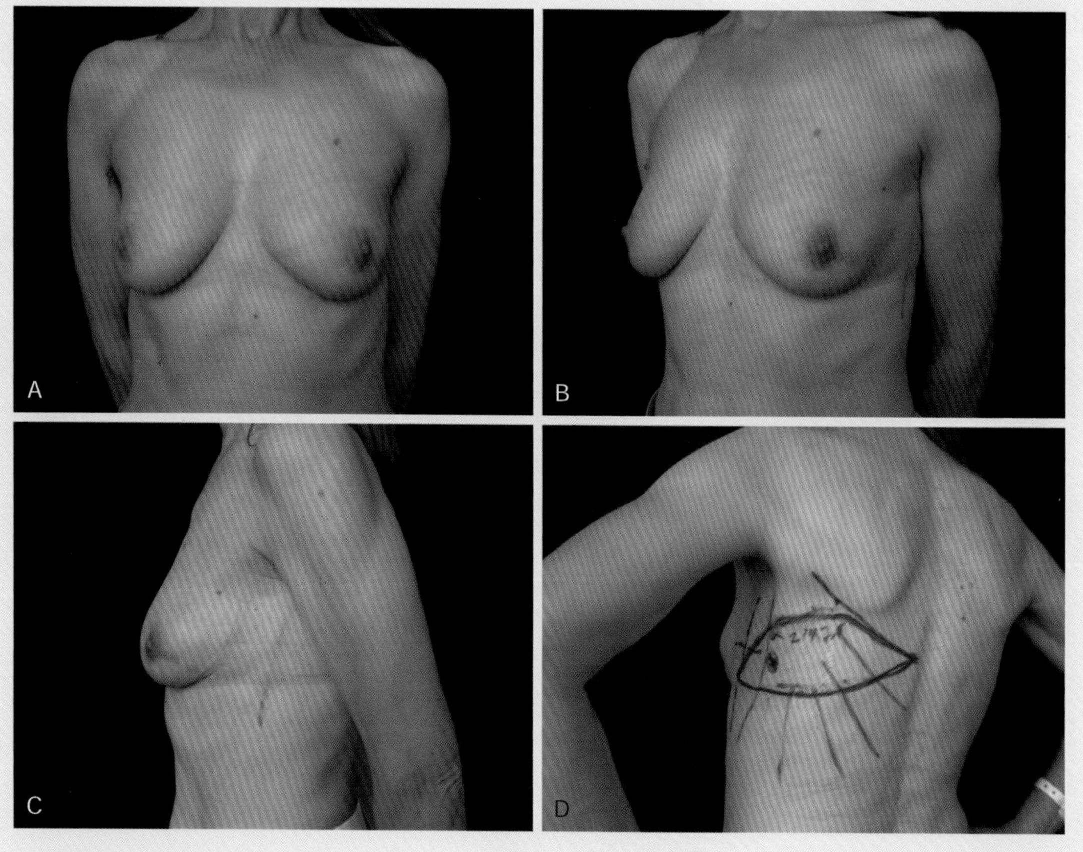

• 病例 15.1.1

病例 15.1（续）

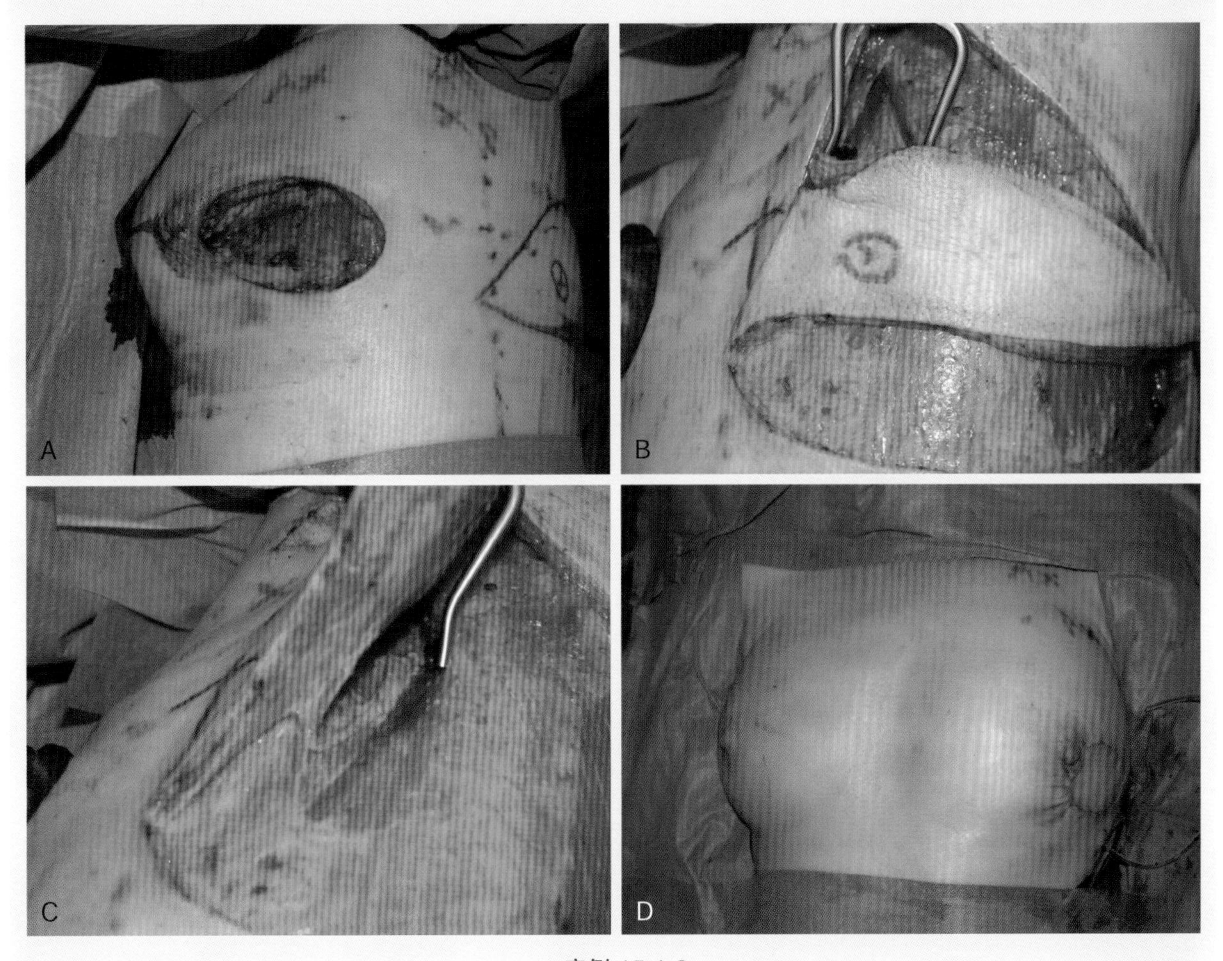

• 病例 15.1.2

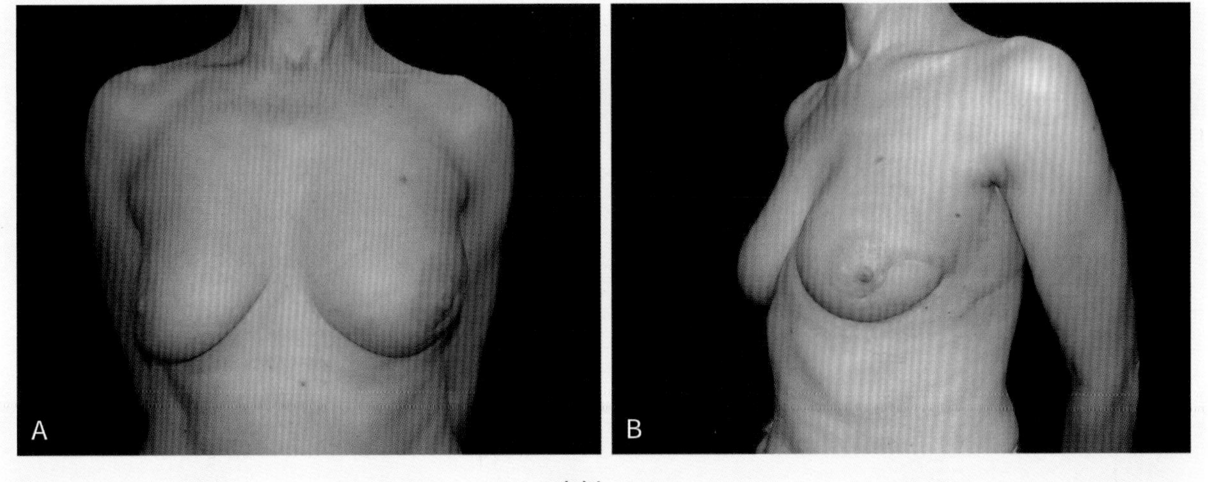

• 病例 15.1.3

病例 15.1（续）

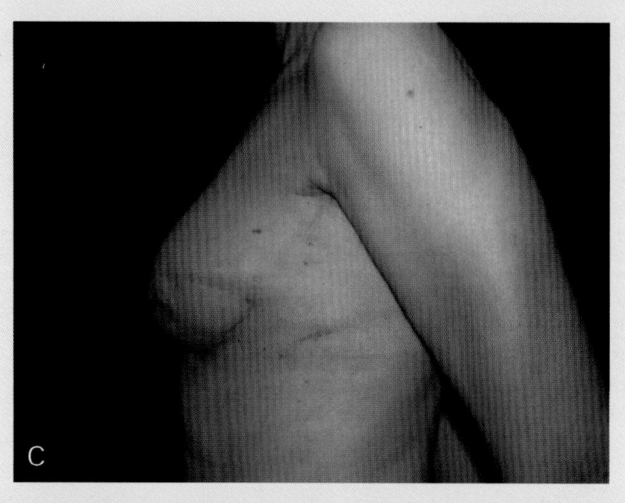

• 病例 15.1.3（续）

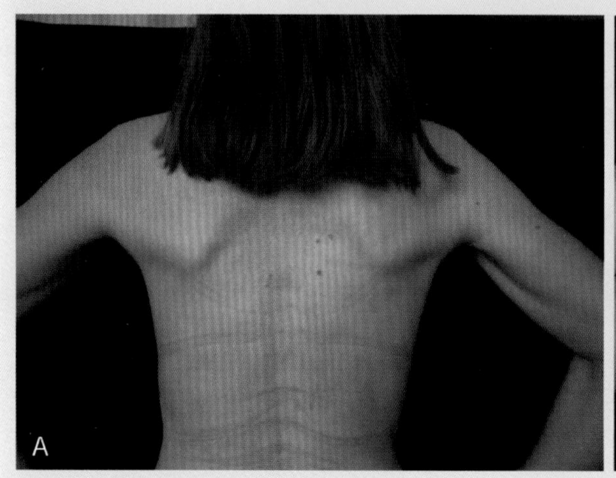

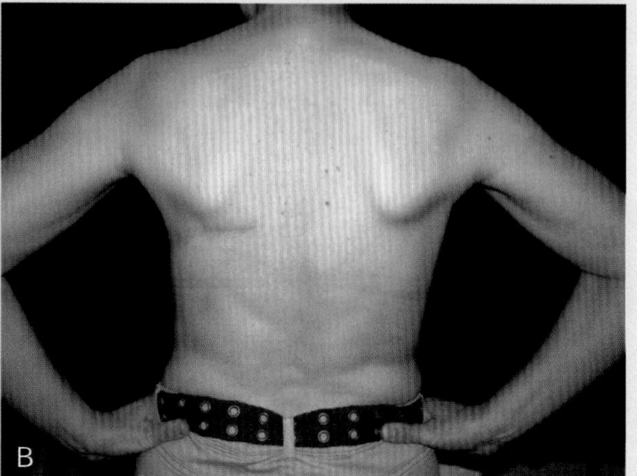

• 病例 15.1.4

病例 15.2

一位 44 岁的女性患者，患右侧乳房外象限交界处导管癌。乳腺外科医生对患者进行了乳头乳晕中央区的肿瘤切除术（病例 15.2.1）。不幸的是，切缘检查显示阳性，因此患者需要行乳房全切术，同时行带蒂穿支皮瓣部分乳房重建。

通过多普勒检查定位穿支（病例 15.2.2A）。可以定位两个穿支，最靠近缺损的一个考虑是肋间穿支，另一个应为胸背穿支。在胸外侧区域修整一个皮岛并确保其包括上述两个穿支（病例 15.2.2B）。在手术中，皮瓣向后延伸，有两种选择：如果选择了肋间穿支血管，则采用短版本的皮瓣设计；如果选择了胸背动脉穿支血管，则采用长版本的皮瓣设计（病例 15.2.2C）。

肿瘤切除是在患者侧卧位进行的。首先通过前入路探查肋间穿支（病例 15.2.3A）。然后切开短型皮瓣（病例 15.2.3B）。将 LICAP 皮瓣从下方背阔肌上剥离（病例 15.2.3C）。将皮瓣旋转 180° 以到达缺损处（病例 15.2.3D）。皮肤去表皮化，留下小的皮岛（病例 15.2.3E）。

病例 15.2.4 展示了术后照片。患者术后 2d 拔除供区引流管出院。供区瘢痕如 15.2.4D 所示。

病例 15.2（续）

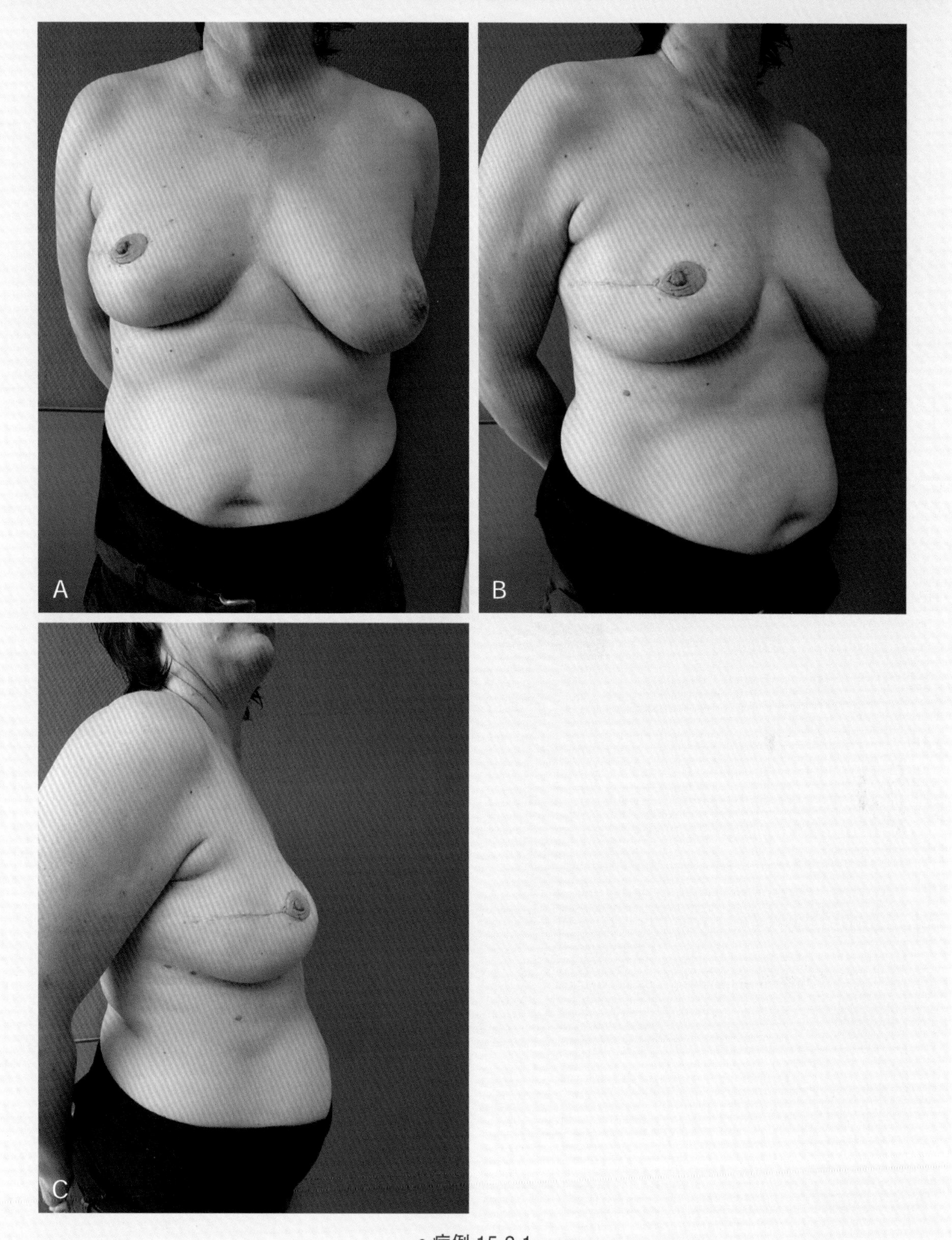

• 病例 15.2.1

病例 15.2（续）

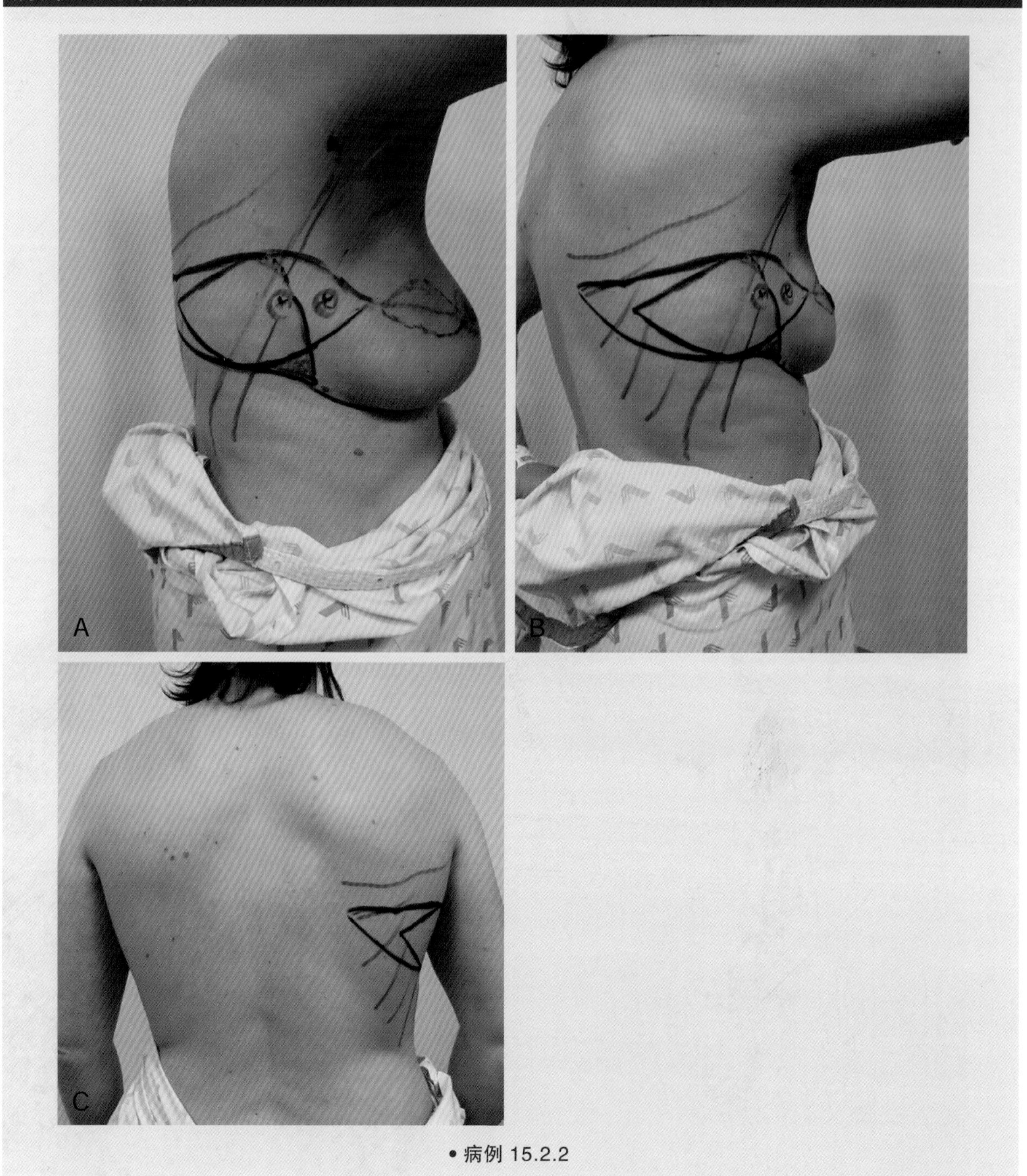

• 病例 15.2.2

病例 15.2（续）

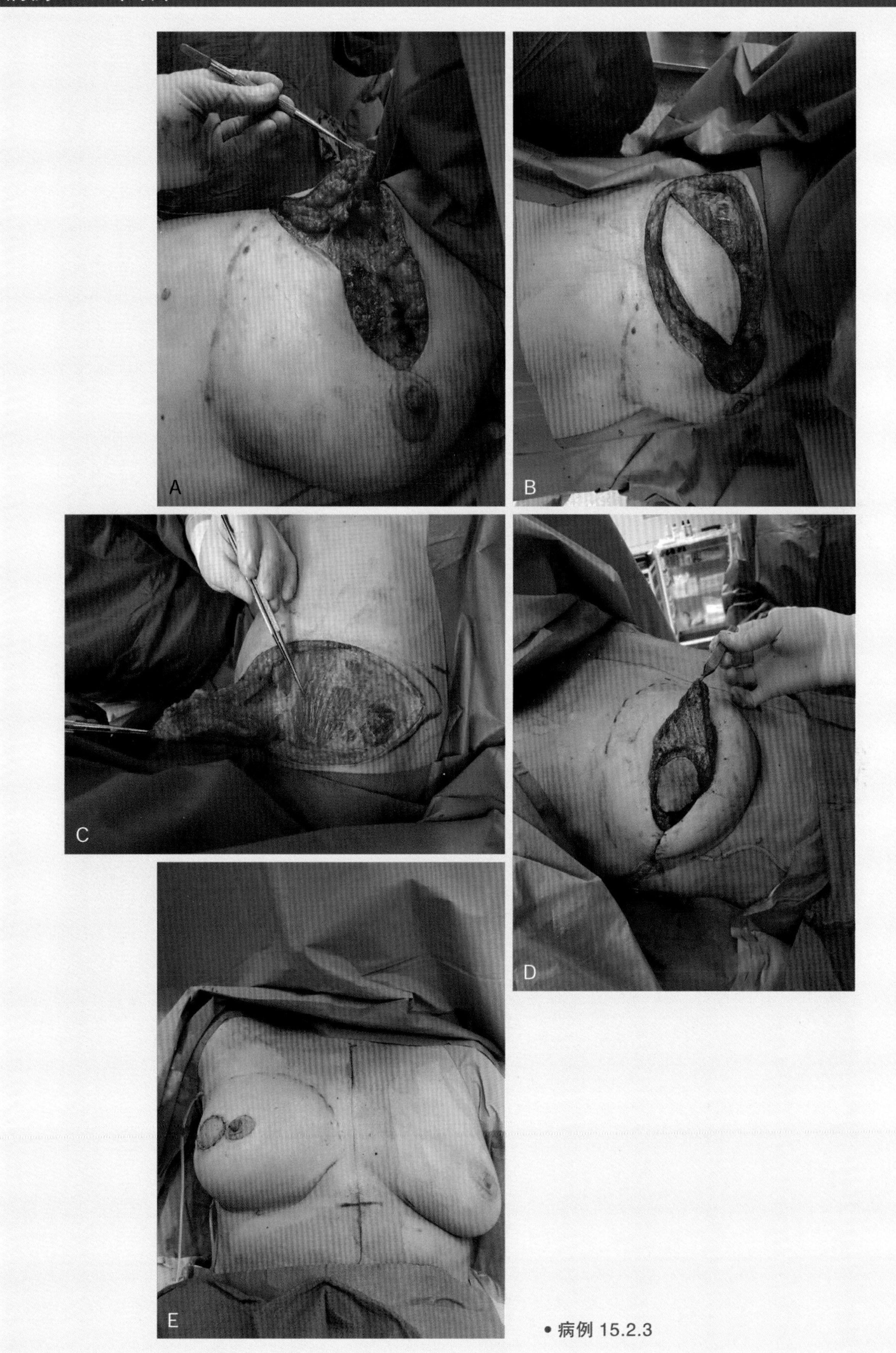

• 病例 15.2.3

病例 15.2（续）

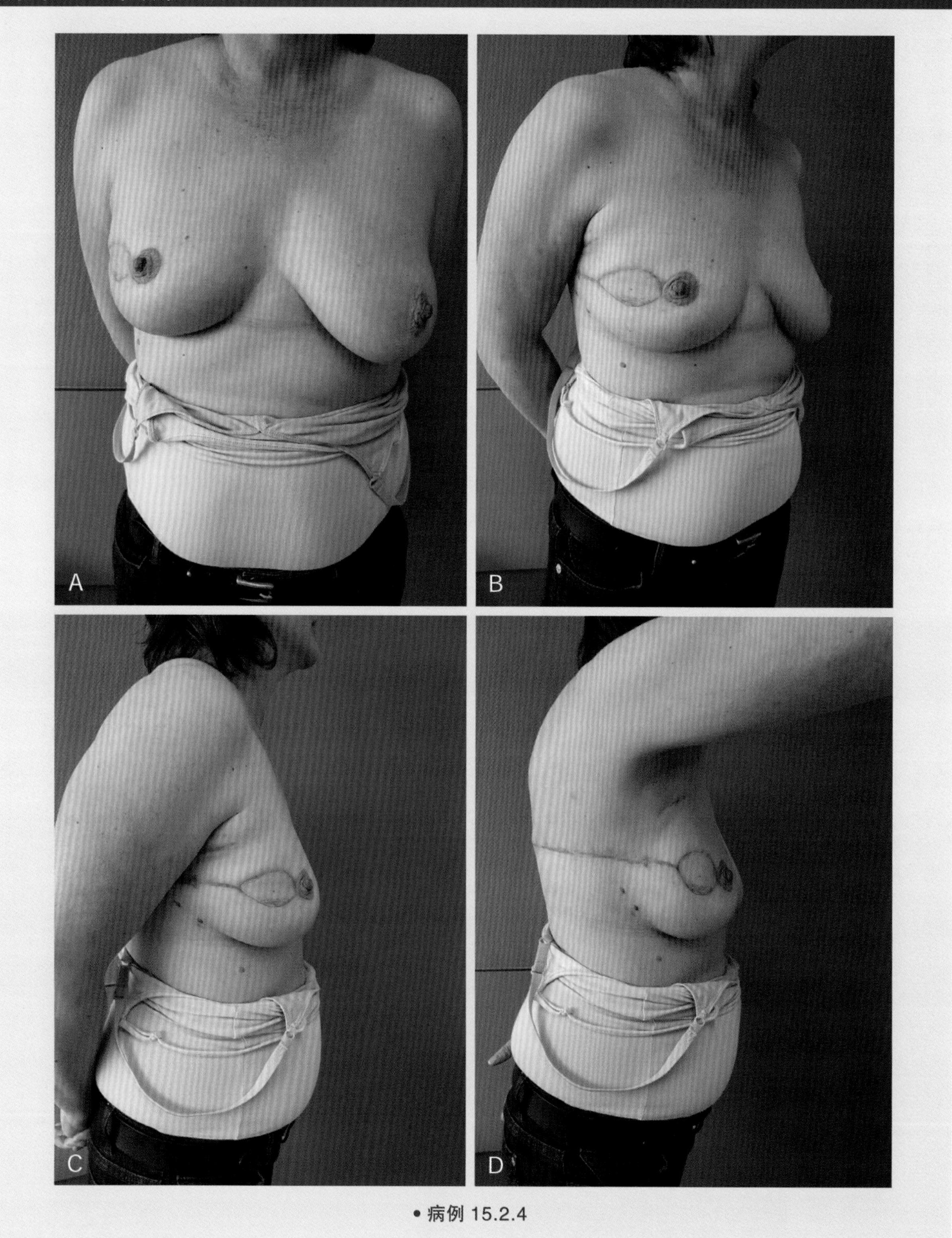

• 病例 15.2.4

病例 15.3

一位 42 岁的女性患者，患左侧乳房外上象限导管癌，肿瘤靠近皮肤。病例 15.3.1 显示了术前照片（A、B）以及手术标记（C），皮岛尺寸为 20cm × 8.5cm，获得保留肌肉的背阔肌皮瓣。切开皮肤（病例 15.3.2A），皮瓣以胸背血管的降支为基础（例 15.3.2B）。该技术节省了 80% 以上的背阔肌组织。患者转仰卧位将肌皮瓣转移到缺损处行乳房重建（病例 15.3.2C）。病例 15.3.3 显示了行部分乳房重建术后 1 年保留肌肉的背阔肌皮瓣（A、B）和供区部位（C、D）照片。

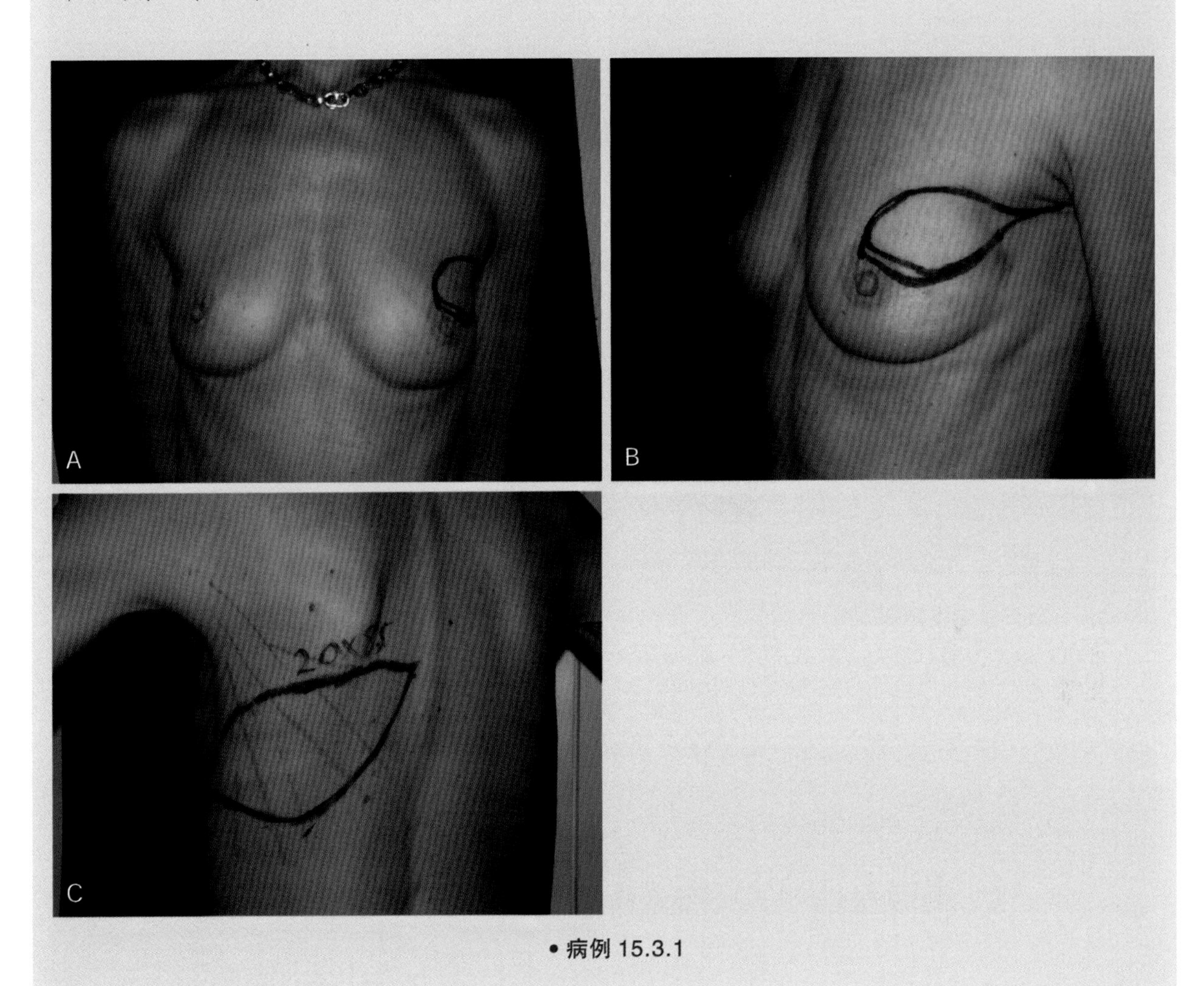

• 病例 15.3.1

病例 15.3（续）

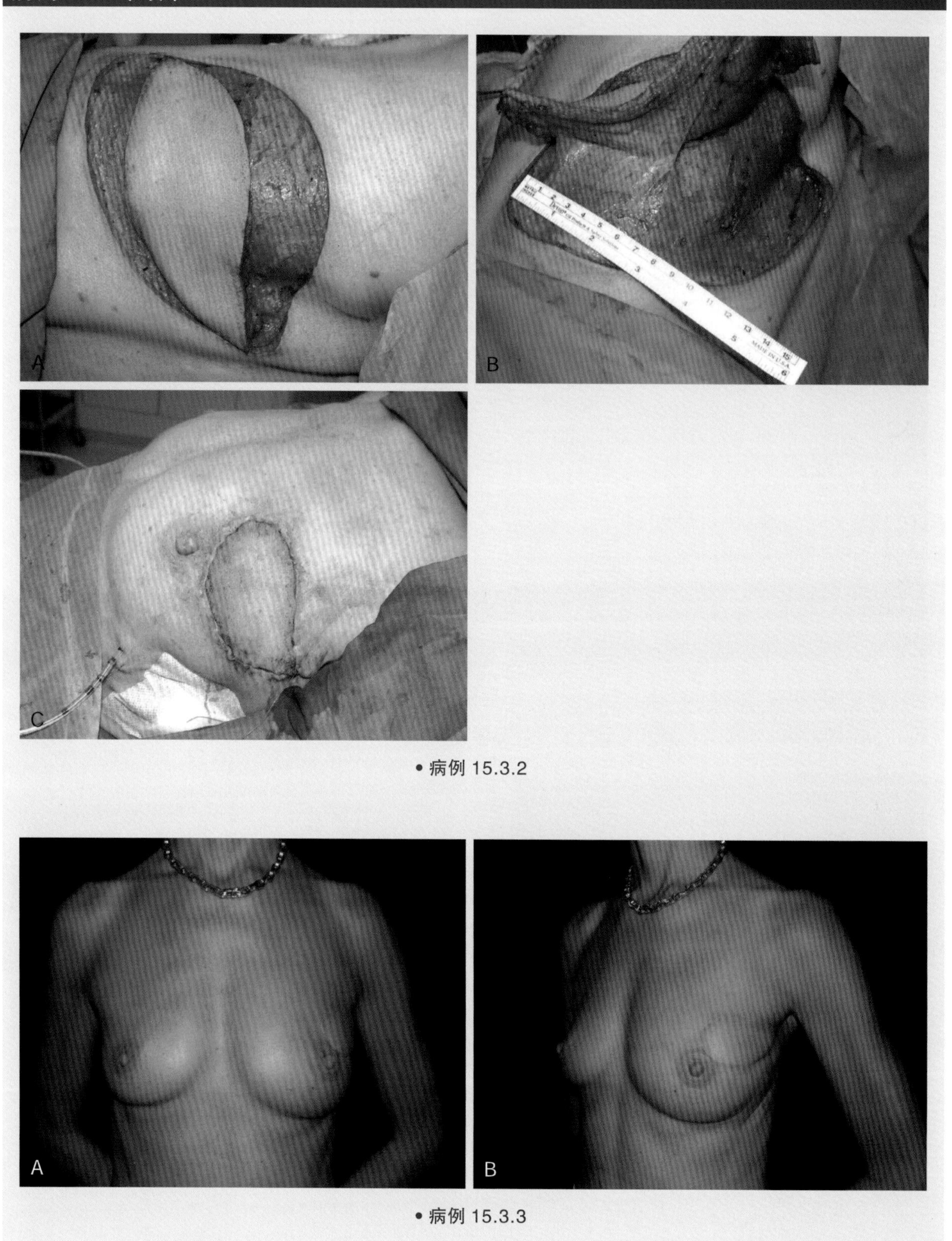

• 病例 15.3.2

• 病例 15.3.3

病例 15.3（续）

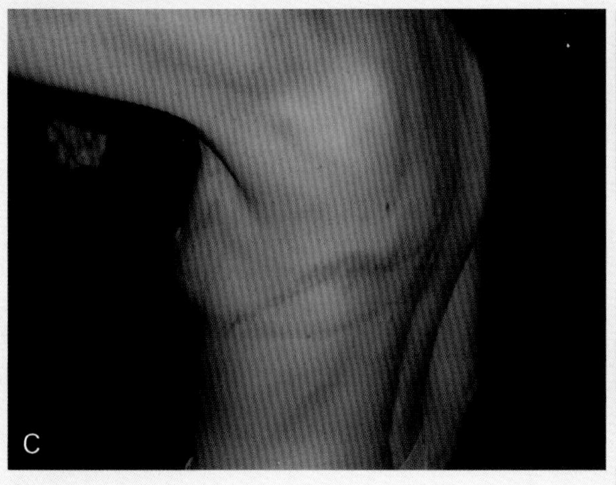

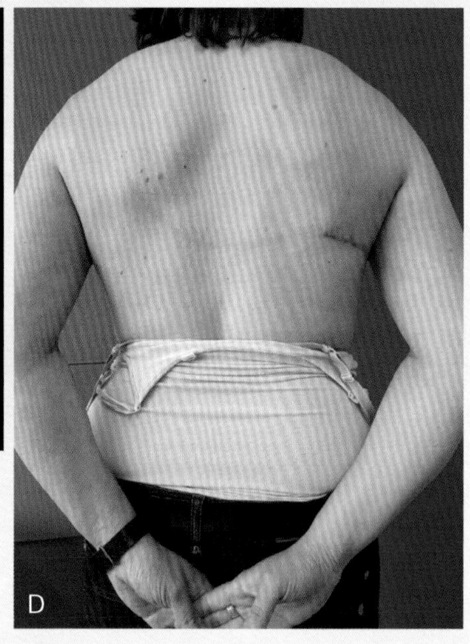

• 病例 15.3.3（续）

成功技巧

- 对于特定的患者，带蒂皮瓣的部分乳房重建是乳房全切术联合重建的替代方案。
- 肿瘤整形手术必须选择合适的患者。
- 背阔肌（LD）皮瓣或带筋膜的穿支皮瓣是部分乳房重建的首选。
- 穿支皮瓣部分乳房重建的学习曲线较长。
- 正确的穿支及皮瓣标记是该手术成功的关键。
- 带蒂皮瓣适合肿瘤 / 乳房体积比较大的患者。
- 在部分乳房重建中，有时需要对带蒂皮瓣重建过度矫形。
- 在长期随访中为了实现双侧乳房对称，有时需要对重建的乳房进行二期手术。

（徐莉　李娟　张颂博　译，
陈凯　宋达疆　审校）

参考文献

[1] Hamdi M, Wolfli J, Van Landuyt K. Partial mastectomy reconstruction. Clin Plast Surg, 2007,34(1):51–62.

[2] Noguchi M, Yokoi-Noguchi M, Ohno Y, et al. Oncoplastic breast conserving surgery: volume replacement vs. volume displacement. Eur J Surg Oncol, 2016,42(7):926–934.

[3] Delay E, Guerid S, Meruta AC. Indications and controversies in lipofilling for partial breast reconstruction. Clin Plast Surg, 2018,45(1):101–110.

[4] Munhoz AM, Montag E, Gemperli R. Oncoplastic breast surgery: indications, techniques and perspectives. Gland Surg, 2013,2(3):143–157.

[5] Losken A, Hart AM, Chatterjee A. Updated evidence on the oncoplastic approach to breast conservation therapy. Plast Reconstr Surg, 2017,140(5S):14S–22S.

[6] Hamdi M, Van Landuyt K. Pedicled perforator flaps in breast reconstruction// Spear SI, Willey SC, Robb GL, et al. Surgery of the Breast: Principles and Art. Philadelphia: Lippincott-Raven, 2006:833–844.

[7] Losken A, Hamdi M. Partial Breast Reconstruction – Techniques in Oncoplastic Surgery. New York: Thieme Medical Publishers Inc, 2017.

[8] Griffin JM. Latissimus dorsi musculocutaneous flap// Strauch B, Vasconez LO, Hall-Finley EJ, et al. Grabb's Encyclopedia of Flaps. 3rd. Philadelphia: Lippincott Williams & Wilkins/Wolter Kluwer, 2009(3):1026.

[9] Hamdi M, Van Landuyt K, Hijjawi JB, et al. Surgical technique in pedicled thoracodorsal artery perforator flaps: a clinical experience with 99 patients. Plast Reconstr Surg, 2008,121(5):1632–1641.

[10] Hamdi M, Van Landuyt K. Pedicled perforator flaps in breast reconstruction// Spear SI, Willey SC, Robb GL, et al. Surgery of the Breast: Principles and Art. Philadelphia: Lippincott-Raven, 2006:833–844.

[11] Hamdi M, Van Landuyt K, de Frene B, et al. The versatility of the inter-costal artery perforator (ICAP) flaps. J Plast Reconstr Aesthet Surg, 2006,59(6):644–652.

[12] Hamdi M, Van Landuyt K, Van Hedent E,et al. Advances in autogenous breast reconstruction: the role of preoperative perforator mapping. Ann Plast Surg, 2007,58(1):18–26.

[13] Hamdi M. Oncoplastic and reconstructive surgery of the breast. Breast, 2013,22(suppl 2):S100–S105.

第16章

局部组织重排法部分乳房重建

Alexandre Mendonça Munhoz

引 言

保乳手术（BCS）由于其较低的复发率、对乳房感觉保护较好以及与乳房全切术相当的总生存率，已成为乳房全切术的替代方案[1,2]。保乳手术重建将保乳手术理念与乳房整形技术相结合，在不降低肿瘤安全性的情况下改善乳房的美学效果，从而扩大保乳的适应证。

最近，人们越来越关注保乳手术重建[2-15]。最常用的技术是腺体、皮肤/脂肪局部皮瓣重建和乳房固定或乳房成形术，效果令人满意[2-4]。最佳技术选择取决于手术医生的经验以及保乳手术缺损体积与剩余乳房组织的体积[3,4]。重建技术的主要优势是其可重复性、对肿瘤治疗的干扰小和对长期生存影响小（框表16.1）。

框表 16.1 局部组织重排法乳房重建的优势

- 操作简单。
- 并发症少。
- 相似的皮肤（颜色和质地）。
- 手术时间短。
- 恢复快。
- 对肿瘤治疗的干扰小。

本章将介绍局部组织重排（local tissue rearrangement，LTR）技术，该技术是通过腺体瓣（glandular flap）、局部组织瓣（local flap）或腺叶整形等技术，利用保乳手术后剩余的乳房和局部组织，获得更好的美学效果。在选择相应的手术技术时，应对其进行充分的了解并全面考虑到患者的乳房体积、肿瘤位置、切除体积和剩余的乳房组织量，以获得令人满意的结果。在某些情况下，为了获得更好的乳房对称性，需要根据切除体积和初始乳房体积，对对侧乳房进行手术。此外，还应注意此类手术的时机，以及即刻手术与延迟手术的优势。

LTR 技术的适应证和禁忌证

LTR 技术是将部分乳房组织或某个局部皮瓣推进（advancement）至肿块切除后的乳房局部缺损区域以重建保乳手术后的局部乳房外形[15]。目前，已有不同技术来修复轻度或中度乳房手术后组织缺损，这些手术都是基于部分乳房或局部组织的推进或旋转（rotation）来重建保乳手术后的乳房外形。整形外科医生根据乳房的体积、下垂度、肿瘤大小和位置对患者进行评估，并确定合适的重建手术方案。术中，手术医生评估肿瘤切除后的乳房缺损大小及其相对于初始乳房体积的大小比例、缺损的位置以及可用组织量，最终选择合适的局部组织重排技术以实现部分乳房重建（框表16.2）。

即刻重建的优点是整个过程可以在一次手术中完成。因为没有瘢痕组织，组织重新排列相对更容易，美学效果更可控[3,4]。特别是就肿瘤安全性而言，由于更广泛的局部组织切除，即刻手术可以在瘤周获得广泛的阴性切缘[14]，从而有可能减少切缘阳性的发生率和降低局部复发率[4-6,14]。然而，即刻重建也有一些缺点，例如比较费时且需要专业培训才能正确使用这些技术[4]。此外，放疗通常会引起残留乳房组织不同程度的纤维化和收缩。因此，美学结果可能不好预估。即刻重建的另一个缺点是手术切缘阳性的不确定性，因为阳性切缘往往需要二次手术切除，从而影响患者的最终美容效果[4]。

框表 16.2　局部组织重排法乳房重建的适应证

- 保乳手术治疗。
- 单发肿瘤。
- 小乳房且切除量少（ⅡA型）。
- 中等大小乳房且切除量为小或中等(ⅡA和ⅡB型)。
- 大乳房且切除量为小或中等（ⅢA和ⅢB型）。
- 手术切缘阴性（术中冰冻切片）。

术前、术中评估和特殊注意事项

术前外科医生可基于我们先前描述的保乳手术缺损分类系统对患者进行评估[4]。该系统需要评估患者的乳房体积、腺体组织切除范围和位置以及剩余的可用乳房组织。通常情况下，对于没有下垂和不导致乳房外形或体积变形的小乳房患者，基于腺体瓣的 LTR 可以获得令人满意的结果。但对于中、大乳房患者，建议采用乳房成形术（表 16.1）[6–8]。

临床上通常使用以下 5 种重建技术，分别为乳房组织推进成形术、局部皮瓣乳房成形术、双侧乳房成形术、背阔肌皮瓣重建和保留皮肤的乳房切除术联合重建。LTR 的主要适应证为ⅠA、ⅡA和ⅢA型缺损。对于此类患者，用乳房组织推进皮瓣重建乳房缺损，缺损通常为球形或矩形。乳房组织沿着胸壁或乳房皮瓣下方推进，以填充肿瘤术区缺损。

在ⅠB型缺损中，侧胸背皮瓣可用于乳房侧方缺损[5,11–13]。该皮瓣可设计为位于胸部侧面的楔形三角形，然后旋转至乳房缺损处。对于小的缺损，将皮瓣设计成一个三角形，位于胸部侧面[5]。在ⅡB型缺损中，肿瘤切除后的乳房缺损最常用乳房组织前移皮瓣和相关的乳房固定术重建。相同的重建理念亦可以应用于ⅢA和ⅢB型缺损。而分类为C（Ⅰ、Ⅱ和Ⅲ）的缺损往往不适合采用 LTR 重建。

通常情况下，ⅠC型缺损需要进行保留皮肤的乳房切除术，然后针对每个患者采用适当的技术进行重建。而ⅡC型和ⅢC型缺损应根据乳房局部缺损的大小与剩余乳房可用组织之比进行个体化评估。在这个过程中，需要在患者直立位评估腺体组织体积，并将ⅡC/ⅢC型缺损患者分为存在有利和不利缺损。通常认为，如果有足够的组织来进行适当的隆乳整形，则为有利的。对于侧面缺损，最常用的是扩大的胸背外侧皮瓣，将其下边界和上边界设计得更倾斜和弯曲，以容纳大量组织进行重建[5]。

对于中央区或内侧缺损的患者，可以使用扩大的背阔肌皮瓣。相反，如果没有足够的乳房组织残留，则为不利的乳房缺损，则需行保留皮肤的乳房切除术。在ⅢC型缺损中，有时缺损是有利的，最常见的是双侧乳房缩小成形术，患侧用剩余的乳房组织对乳房进行整形，并对对侧进行类似的乳房缩小术（图 16.1）。

表 16.1　基于乳房类型和缺损程度的即刻保乳手术重建

Ⅰ型			Ⅱ型			Ⅲ型		
乳房体积小，无下垂 杯型：A/B			乳房体积中等，有 / 无下垂 罩杯大小：C			乳房体积大且伴下垂 罩杯大小：D		
A	B	C	A	B	C	A	B	C
小缺损，无变形	中等缺损，适度变形	大缺损，变形严重	小缺损，无变形	中等缺损，小、中等变形	大缺损，严重变形	小缺损，无变形	中等缺损，小变形	严重缺损，严重变形

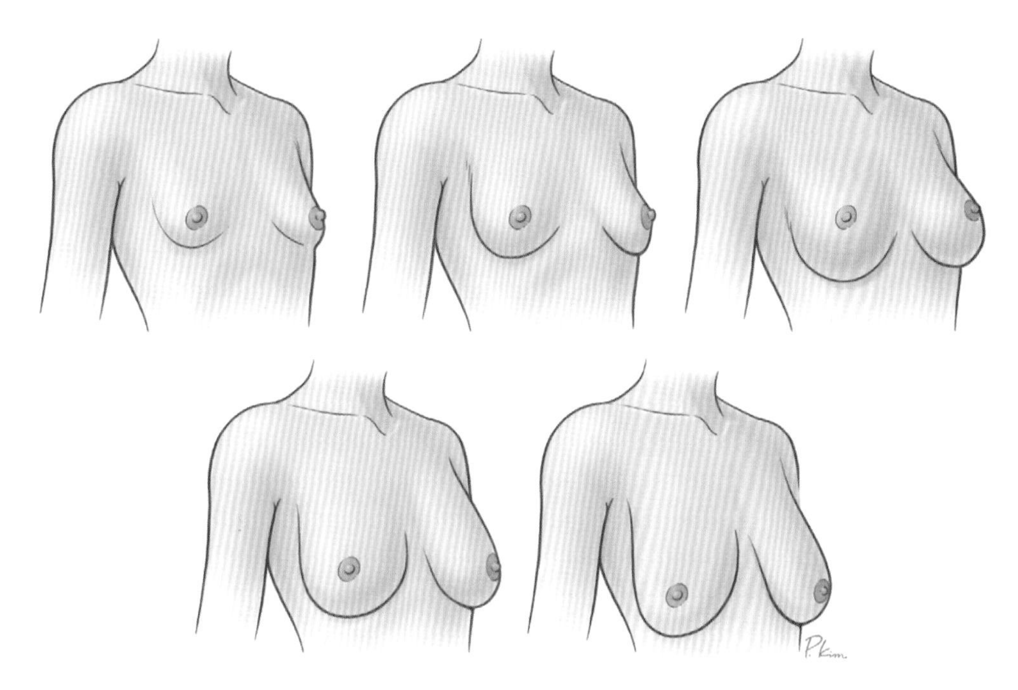

• 图 16.1 Breast defects. Adapted from Munhoz AM, Montag E, Gemperli R. Oncoplastic breast surgery: indications, techniques and perspectives. Gland Surg. 2013;2(3):143−157. [①]

手术技术

解剖学

LTR 常用的乳腺组织推进的皮瓣由来源于3条主要动脉的腺体提供。大部分乳房组织从第2肋骨或第3肋骨水平向下延伸到乳房下皱襞（第6肋骨或第7肋骨水平）。乳房组织也延伸到腋窝作为 Spence 的腺体尾，在部分乳房重建时可以用作腺体瓣。乳房组织的深面位于部分胸大肌、前锯肌、腹外斜肌和腹直肌筋膜上。

LTA 通常起源于腋动脉，多达30%的血液供应乳房外上象限和上象限。这些分支在皮下组织内向下走行，与乳晕区域内的内乳动脉（internal mammary artery，IMA）和颈内动脉（internal carotid artery，ICA）分支汇合。ICA 的第Ⅲ、Ⅳ和Ⅴ肋后分支是最不重要的供应乳房的动脉。

术前标记

尽管 LTR 技术很简单，但必须提前规划手术步骤。手术计划应包括标记肿瘤位置和切除腺体组织的范围，以满足个体的重建要求，从而使每个患者都能接受“个体化定制”的乳房重建。手术的成功取决于合适的患者选择、与肿瘤外科医生的通力合作以及术中的仔细操作。此外，应在多学科场景中就保乳手术重建的备选方案进行讨论，包括 LTR 重建的风险和优势。对于任何Ⅱ型或Ⅲ型缺损患者，我们通常会根据重点标记进行乳房整形设计。在保乳手术后，经过适当的术中评估，我们可以按照这些标记进行乳房成形术，或者在 A 亚型的情况下，使用乳房组织皮瓣推进进行 LTR。

基本标记

患者站立位检查乳房，标记垂直轴和原乳房下皱襞。如果乳房有一定程度的下垂，则应确定新的乳头乳晕复合体（NAC）位置。为此应绘制乳房下皱襞到乳房前表面的投影，它将指示 NAC 上边界的新位置（点 A）。然后标记新的乳晕，并画一个半圆，其直径将根据乳房的大小和需切除的乳房组织的体积而变化。虽然可以在此时标记出缩小的乳晕，但我们通常

①本章图 16.1 和图 16.5 因涉及翻译权问题，经 Elsevier 公司许可，需保留英文图说，特此说明。

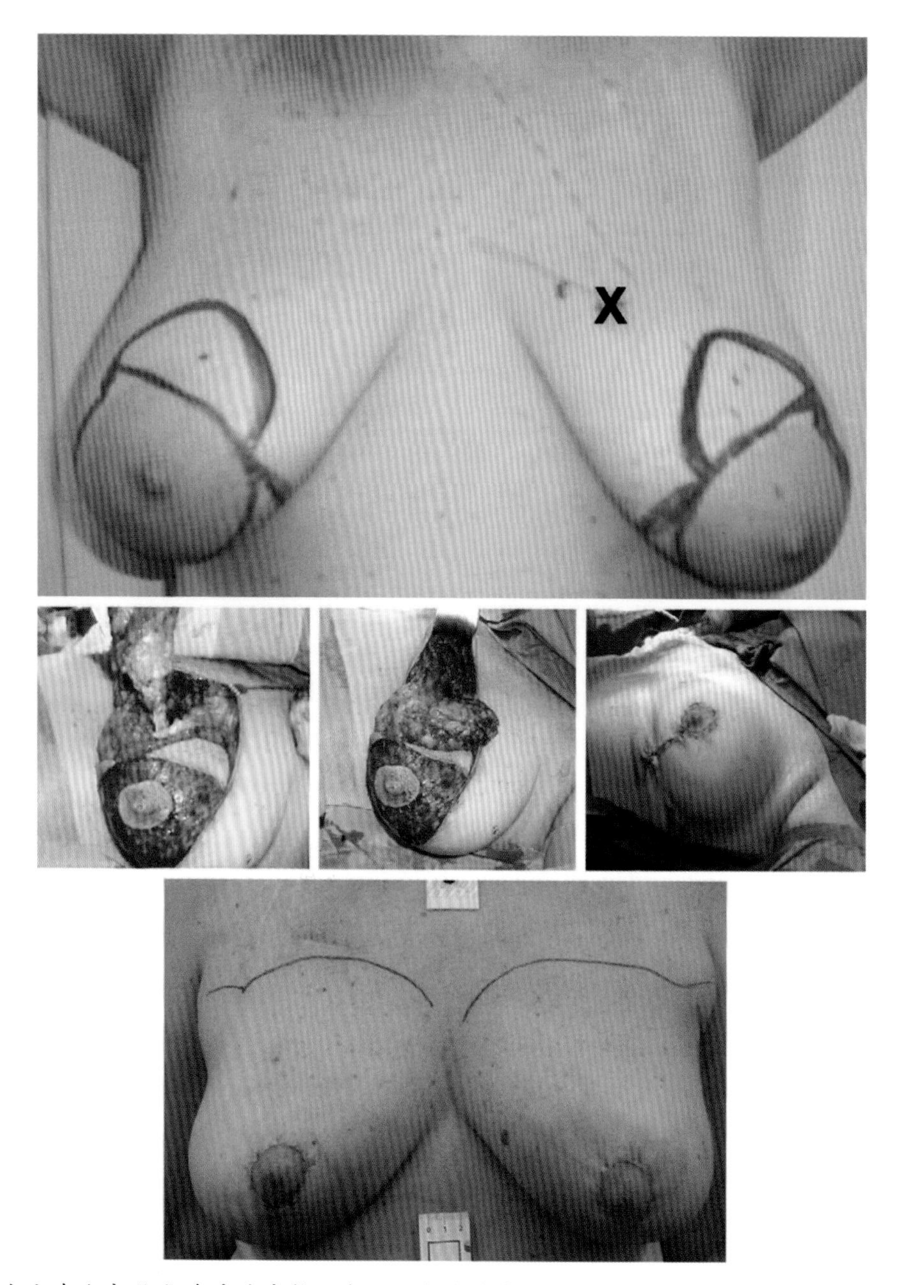

• 图 16.2 中央和中上部位乳腺癌肿瘤整形术。经允许引自 Fitzal F. An oncoplastic procedure for central and medio-cranial breast cancer. Eur J Surg Oncol, 2007, 33(10):1158–1163. Copyright © 2007 Elsevier Ltd.

更喜欢在手术中进行标记。这些标记不是硬性的，必须在保乳手术后再次确认。点 B 和点 C 的标记方法是捏住乳头水平的皮肤，并在水平面上看到可切除的皮肤量。通常，AB 点和 AC 点连接为一条曲线，A 点、B 点和 C 点通过用缝线标记胸骨切迹和剑突末端向对侧乳房影射标记点（图 16.2~ 图 16.4）。

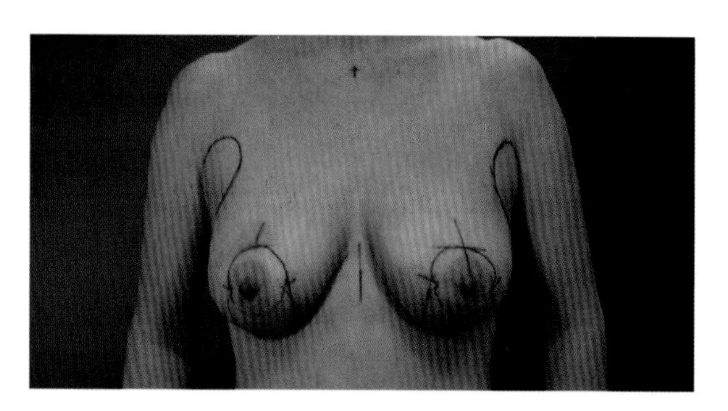

• 图 16.3 乳房固定术。经允许引自 Neligan PC. Core Procedures in Plastic Surgery. Chapter 15. Elsevier Saunders，2014:233–253. Copyright © 2014, Elsevier Inc.

手术步骤

最简单的 LTR 是将胸部组织的全厚皮瓣在胸壁或皮肤包膜下推进。适当推动缺损边缘，

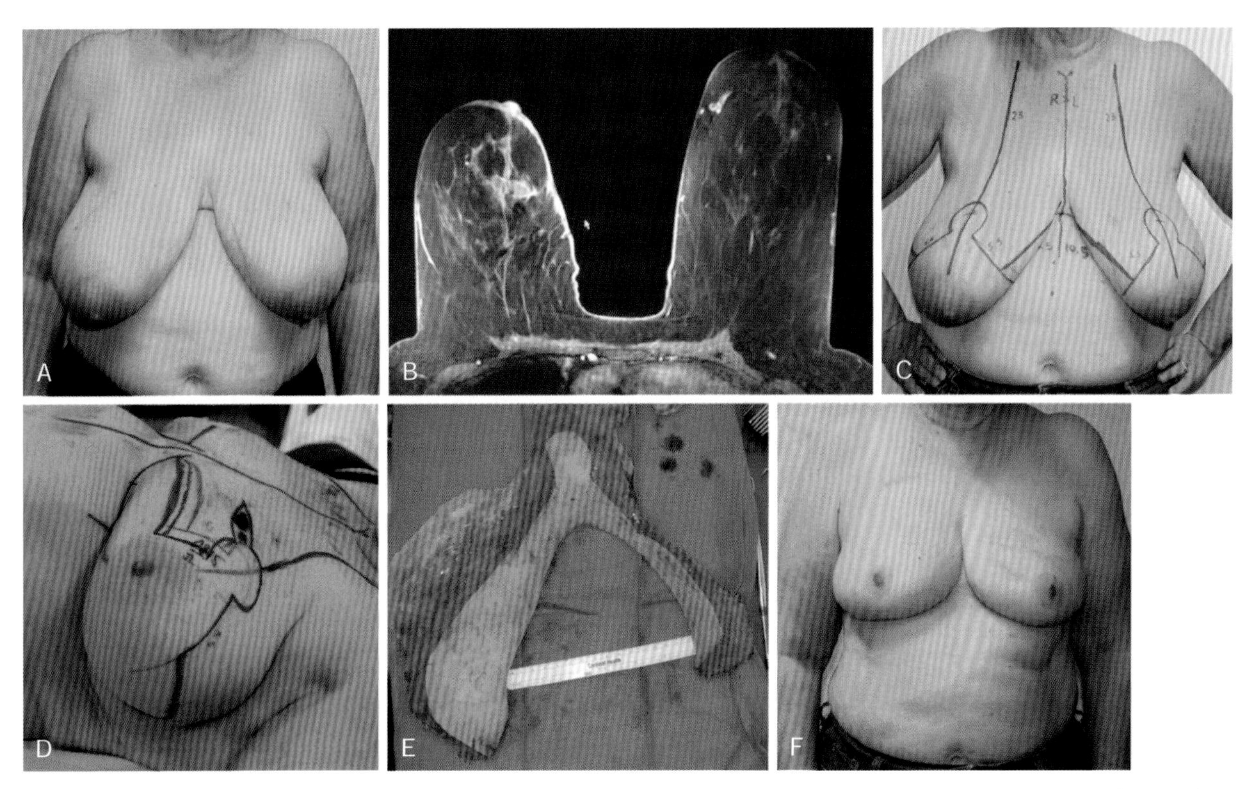

• 图 16.4 一位 56 岁女性患者的分离复位技术。A. 在乳房 X 线检查中发现左侧乳腺浸润性癌和内上象限导管原位癌，直径 19mm。B. 术前 MRI。C~E. 患者接受了肿瘤的分离复位切除术（C、D），切缘为阴性（E），乳房体积明显缩小，对侧乳房采用 Wise 型乳房缩小术以确保对称。F. 左侧乳房辅助放疗后 1 年的患者照片。经允许引自 O'Kelly Priddy CM, et al. The new paradigm: oncoplastic breast conservation surgery//Bland K, Copeland E, Klimberg VS, et al. The Breast: Comprehensive Management of Benign and Malignant Diseases, 5th, 2018,40:576–589.e1. Copyright © 2018 by Elsevier Inc. 版权所有

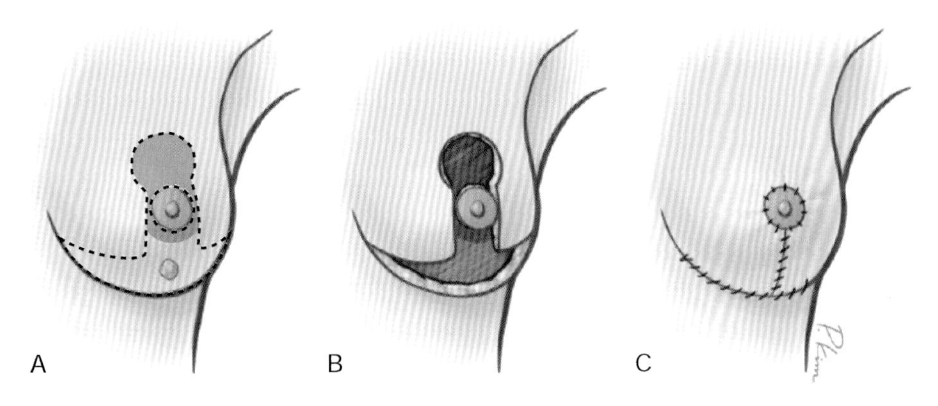

• 图 16.5 Illustration of a local tissue rearrangement performed with local glandular flaps. A. Preoperative design with parallelogram incision located on the upper-lateral quadrant of the left breast. B. Breast defect after the upper-lateral lumpectomy. C. Glandular flaps advancement and final result following primary closure. Reprinted from Munhoz AM, Montag E, Gemperli R. Oncoplastic breast surgery: indications, techniques and perspectives. Gland Surg. 2013;2(3):143–157.

就可填充和修复乳房缺损。如果肿瘤远离 NAC（在中、小型乳房中超过 5cm），可以将皮肤切口设计为平行四边形，两个边缘长度相同，以避免一期缝合后出现猫耳畸形。保乳手术后，切开切口周围的腺体组织，进行腺体整形以修复乳房形状。这种技术的缺点是增加了瘢痕长度。此外，必须注意避免皮肤过多，以防止 NAC 移位。有时可能需要进行对侧乳房手术才能获得满意的结果（图 16.5；病例 16.1.1）。

如果肿瘤距离 NAC 非常近，常常需要进行

中央肿块切除术，将 NAC 与肿瘤一起切除。此时需要分离附近的腺体组织以修复保乳手术后局部乳房组织缺损，并使用传统的荷包缝合连续缝合切口。在放疗后可以用局部皮瓣和文身进行全 NAC 重建。

在肿瘤位于 NAC 附近的情况下（中、小型乳房且肿瘤距离 NAC 小于 5cm），可以使用保留 NAC 的传统双环法（round-block technique）进行操作。术前在 NAC 周围设置两个圆形皮肤标记。内线标记在乳晕边缘，外线标记根据肿瘤大小、位置和乳房下垂度而不同。切开后，对两个切口之间的组织进行去表皮化。此时必须注意保护上、外、内侧和下蒂的 NAC 血供。切除肿瘤周围皮肤后，切除肿瘤及其周围部分组织，对剩余的乳房组织进行分离和推进，并将双环周围皮肤切口使用连续缝合进行闭合。如有必要，可使用相同的技术重新定位对侧乳房的 NAC，以改善双侧乳房的对称性（图 16.6；病例 16.2.1）。

如果肿瘤位于 NAC 附近，并且由于肿瘤较大或切缘阳性需要进行扩大切除，则可以使用与肿瘤上方切口相关的双环法。类似于网球拍入路（tennis racket approach）在保留乳头的乳房切除术中的应用，这种联合方法使用全环乳晕入路，并从外环线切开楔形切口。在保乳手术之后，将楔形区域外的剩余腺体组织缝合在一起，填补缺损并对 NAC 重新定位（图 16.7；病例 16.3.1）。

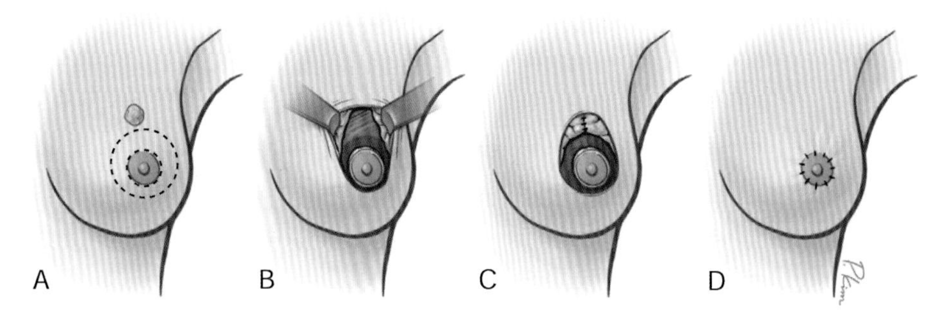

• **图 16.6** 保留乳头乳晕复合体的乳房上象限肿块切除术后进行的局部组织重排，使用局部腺体瓣和双环法进行的重建。A. 术前设计，切口位于左侧乳房上象限，包括乳晕周围区域。B. 上方肿块切除后的乳房缺损。C、D. 通过双环法行一期缝合后的腺体瓣推进和最终效果。经允许引自 Yang JD, et al. Surgical techniques for personalized oncoplastic surgery in breast cancer patients with small-to moderate-sized breasts (part 1): volume displacement. J Breast Cancer, 2012,15(1):1–6

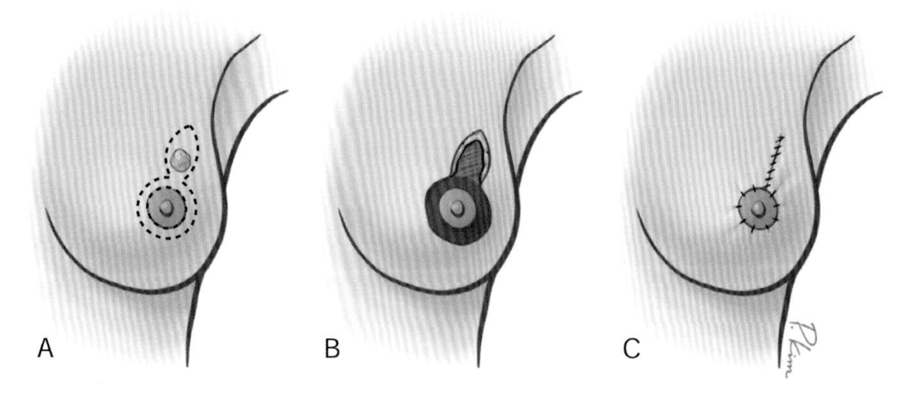

• **图 16.7** 保留乳头乳晕复合体的上方肿瘤切除术后局部组织重排，使用局部腺体瓣和双环法进行重建。A. 术前设计，切口位于左侧乳房外上象限，包括乳晕区域和肿瘤上方的切口。B. 上方肿瘤切除后的乳房缺损。C. 通过双环法一期缝合后的腺体瓣推进和最终效果。经允许引自 Yang JD, et al. Surgical techniques for personalized oncoplastic surgery in breast cancer patients with small-to moderate-sized breasts (part 1): volume displacement. J Breast Cancer, 2012,15(1):1–6

其他技术还包括乳房固定术，可用于填充中等体积乳房中的小到中度缺损，甚至可以用于大乳房患者的乳房缩小术[4,6–8]。这些技术的主要指征是必须存在一些可用于重建的剩余乳腺组织。对于大乳房（D罩杯），已经有多种乳房成形术可供选择，可以使用各种技术进行保乳手术重建。由于丰富的乳腺血管的存在，大多数乳房成形术都要求肿瘤切除后保留NAC的蒂，而这些技术会导致乳房体积缩小，通常需要行对侧乳房缩小术或乳房固定术以获得满意的美容效果（图16.8，图16.9）[8]。

在某些情况下，局部乳房组织往往不足以修复保乳手术缺损，更适合采用容积替代术。容积替代技术是指使用乳腺外区域的相似体积的组织替代切除的组织体积来重建切除后缺损，从而修复乳房体积，避免了对侧手术而实现对称。因此，局部皮瓣的主要适应证是缺少残留的乳房组织，或者有或无下垂的小乳房患者，包括有中度侧方缺损的患者，其没有足够的乳房组织来进行基于局部腺体瓣或乳房缩小成形术的LTR重建。容积替代技术中使用的皮瓣主要指菱形肌皮瓣[9,15]、胸背侧皮瓣[5,11–13]和腋下皮瓣[10]，所有这些技术都涉及使用胸外侧区域的皮肤和脂肪（图16.1，图16.10）。当需要较

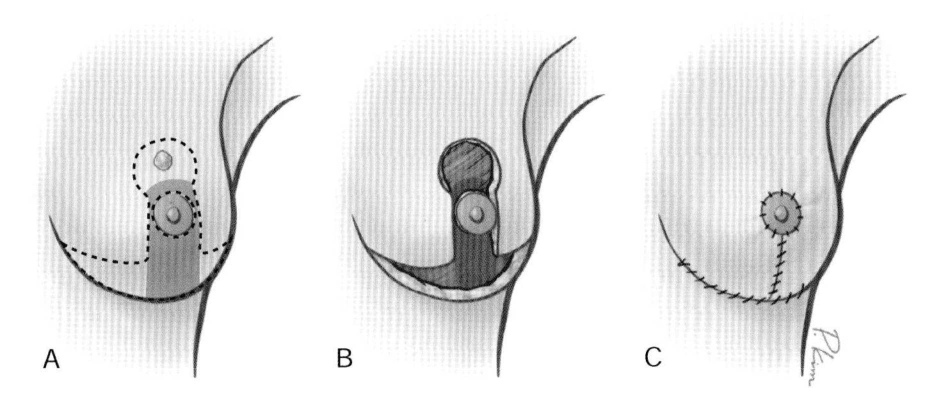

• **图16.8** 保留乳头乳晕复合体的乳房上象限肿块切除术后局部组织重排，用局部腺体瓣和下蒂乳房缩小成形术进行重建。A.术前设计，切口位于左侧乳房上象限，包括乳晕区域和肿瘤上方切口。B.肿块切除后的乳房缺损。C.推进腺体瓣，将蒂转移到新的位置，行下蒂乳房缩小成形术后的最终效果。经允许引自Yang JD, et al. Surgical techniques for personalized oncoplastic surgery in breast cancer patients with small-to moderate-sized breasts (part 1): volume displacement. J Breast Cancer, 2012,15(1):1–6

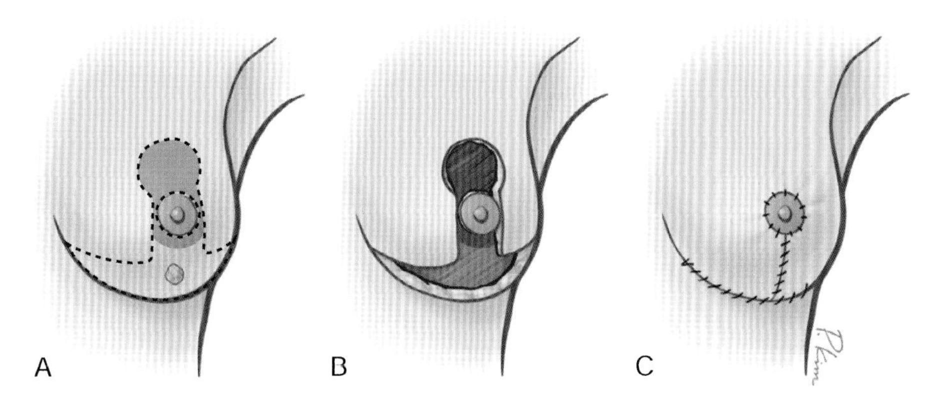

• **图16.9** 保留乳头乳晕复合体的乳房下象限肿块切除术后局部组织重排，用局部腺体瓣和上蒂乳房缩小成形术进行重建。A.术前设计，切口位于左侧乳房下象限，包括乳晕区域和肿瘤上方切口。B.肿块切除后的乳房缺损。C.推进腺体瓣，将蒂转移到新的位置，行上蒂乳房缩小成形术后的最终效果。经允许引自Yang JD, et al. Surgical techniques for personalized oncoplastic surgery in breast cancer patients with small-to moderate-sized breasts (part 1): volume displacement. J Breast Cancer,2012,15(1):1–6

大的局部皮瓣时，可以对外侧胸背皮瓣进行分离，以获得携带大量皮肤和脂肪组织的皮瓣[5]。凸形皮瓣设计提供了大量的皮肤，并使底部更窄，可以避免切口张力闭合。侧胸背皮瓣重建通常最适用于具有大面积缺损的中、小型乳房患者，后者往往不是LTR手术的理想选择。其他容积替代技术，如腋下皮瓣[9,10,15]和菱形肌皮瓣[15]，在替代小的保乳手术缺损时更为适合（图16.10，图16.11；病例16.4.1）。

术后护理和预期结果

术后对患者放置2根引流管，用纱布覆盖切口，并让其穿戴运动胸罩。由于敷料是密闭的，无须更换敷料，患者可以在术后第2天洗澡。手术当天患者可出院，并嘱其1个月内日夜佩戴运动胸罩。引流管在术后3~5d拔除。术后4~7d来院更换敷料。为了记录美容效果，患者在术后6周、6个月和1年时，特别是在放疗期间分别再次就诊。

并发症处理

LTR技术操作简单，但要遵循一定的标准和规范。根据我们的经验，大多数并发症是可预测的，不会延长患者的住院时间或延误相关辅助治疗。大多数并发症发生在术后初期，当我们使用局部皮瓣推进时，供区并发症明显高于皮瓣并发症。皮瓣并发症非常罕见，主要表现为小面积部分皮瓣丢失和脂肪坏死。因此，对高风险患者必须予以关注，如吸烟及合并内科疾病的患者。此外，需要评估皮瓣末端的皮肤出血情况，必要时缩短出血时间，以避免皮瓣部分丢失。皮瓣的张力往往沿着皮瓣的长轴

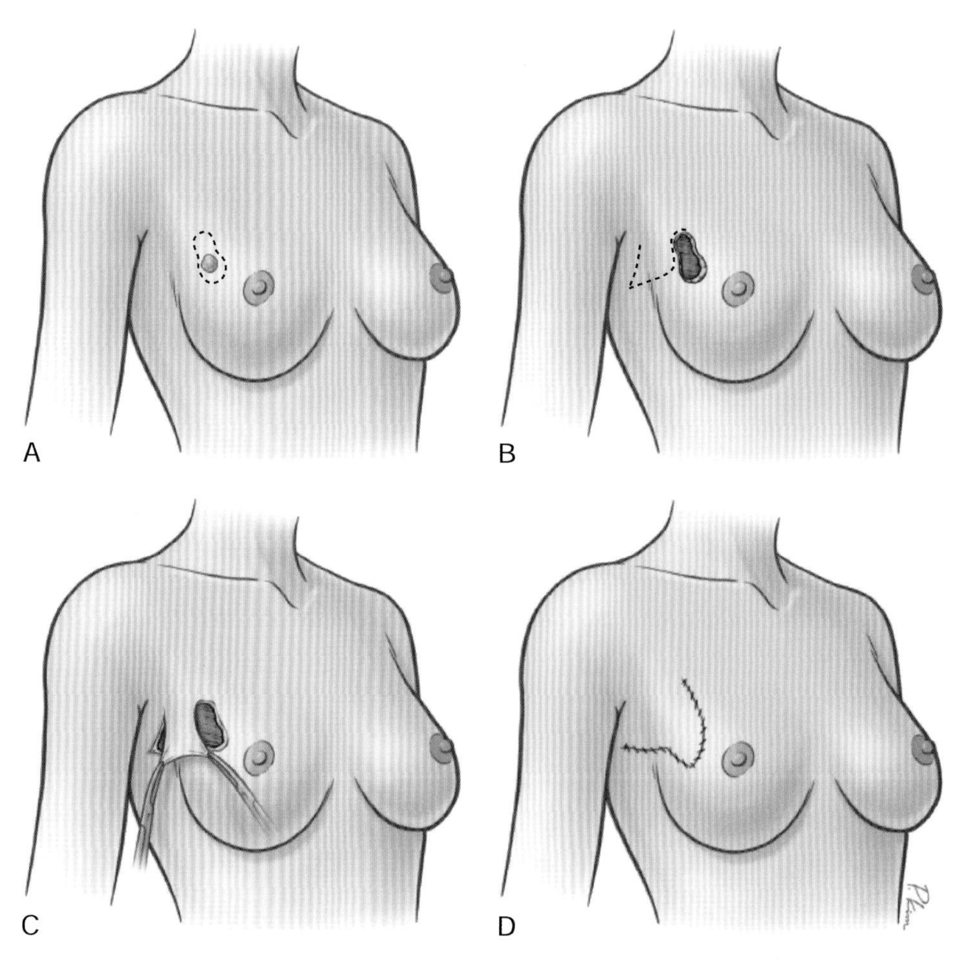

• **图16.10** 右侧乳房外上象限肿块行保留乳头乳晕复合体的肿块切除术和外侧胸背皮瓣重建的局部组织重排。A. 术前设计，切口位于右侧乳房外上象限。B. 肿块切除后的乳房缺损。C、D. 旋转外侧胸背皮瓣填充乳房侧面缺损（C）和皮瓣转入后的最终效果（D）

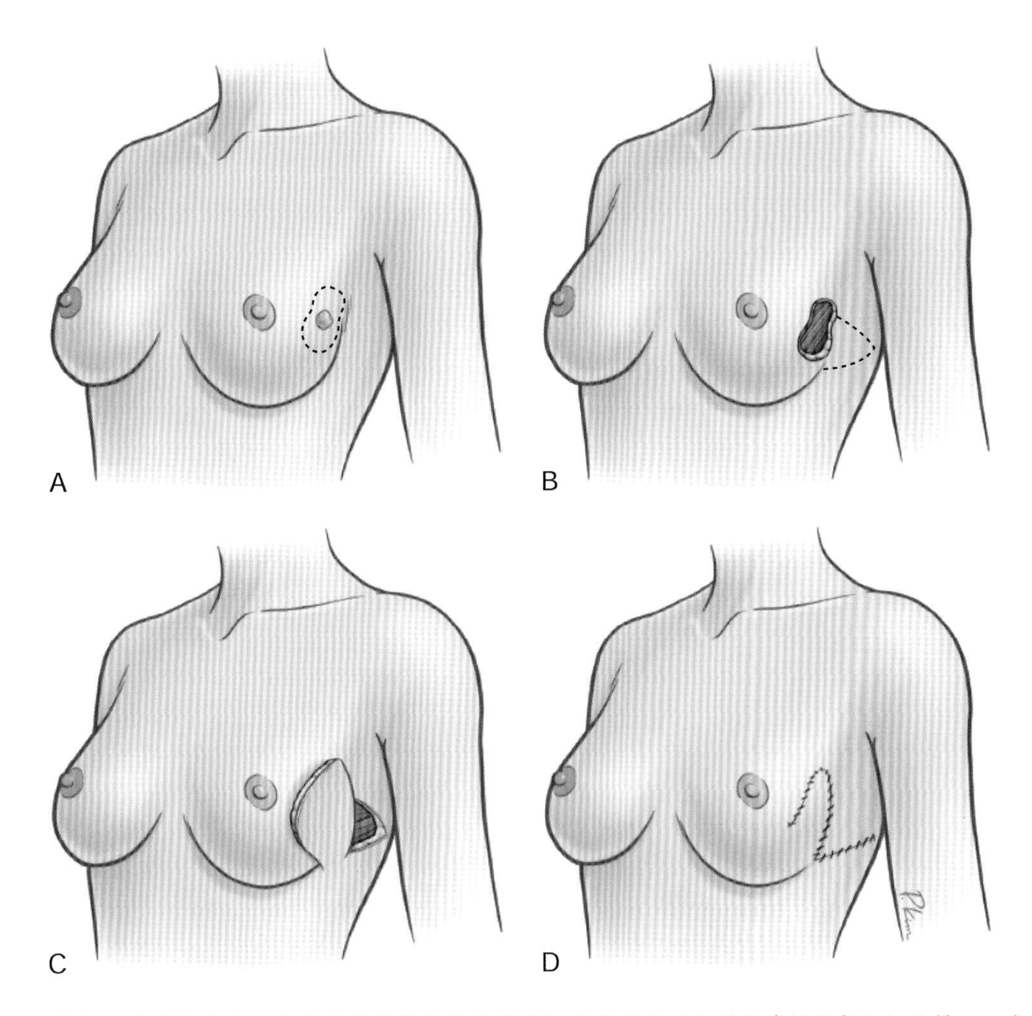

• 图 16.11 左侧乳房外上象限保留乳头乳晕复合体的肿瘤切除术后腋下皮瓣重建的局部组织重排。A. 术前设计，切口位于左侧乳房上象限。B. 肿瘤切除后的乳房缺损。C、D. 将腋下皮瓣推进至乳房上方缺损（C）和皮瓣插入之后的最终效果（D）

延伸和分布，因此大多数局部皮瓣应在最小张力下缝合，否则最大张力下局部区域可能发生凹陷畸形。这可能与切口边缘切开不充分、未完全破坏或术后瘢痕增厚等有关。皮瓣丢失很少发生。然而，如果皮瓣角度过大，皮瓣远端可能发生部分坏死[15]。

二期手术

术后乳腺外科医生应对每个患者均进行随访，并给出最佳的监测方法。术后 6~8 个月应对患者进行体检和乳房 X 线检查。检查通常显示残余乳腺组织轻度增厚或 LTR 边缘附近纤维化，这种现象在保乳手术后 6 个月至 1 年趋于稳定。对于长期的皮肤增厚、密度增加、毛刺状肿块以及大小和形状各异的细小钙化灶，应仔细随访和及时进行必要的干预，尤其是当这些变化在保乳手术后几年内出现在原发肿瘤的不同象限时[2]。在无法区分术后变化和局部复发的情况下，应行 MRI 检查，必要时行空心针活检以评估潜在的复发风险[4]。对于肿瘤整形部分乳房重建后美容效果不太理想的患者，可以根据实际情况进行相应的修整，以改善最终的美容效果。

总 结

通过合理的患者选择和一些整形技术，可以安全有效地进行保乳手术后的 LTR 重建，并获得满意的生存结局和长期的美学效果。这种重建的总体并发症是罕见且可预测的，不会延长患者的住院时间或耽误相关辅助治疗。手术方案应包括评估初始乳房体积、乳房下垂度和腺体组织切除的程度，以满足个体化重建需求。

病例展示

病例 16.1

一位 51 岁的女性患者，患右侧乳房上象限浸润性导管癌（病例 16.1.1A、B）。患者接受了右侧乳房上肿块切除术和前哨淋巴结活检，随后用局部腺体瓣进行即刻局部组织重排，右侧乳房切除组织量为 45g（病例 16.1.1C、D）。病例 16.1.1E、F 为患者术后 1 年的乳房外观，放疗后效果非常好。

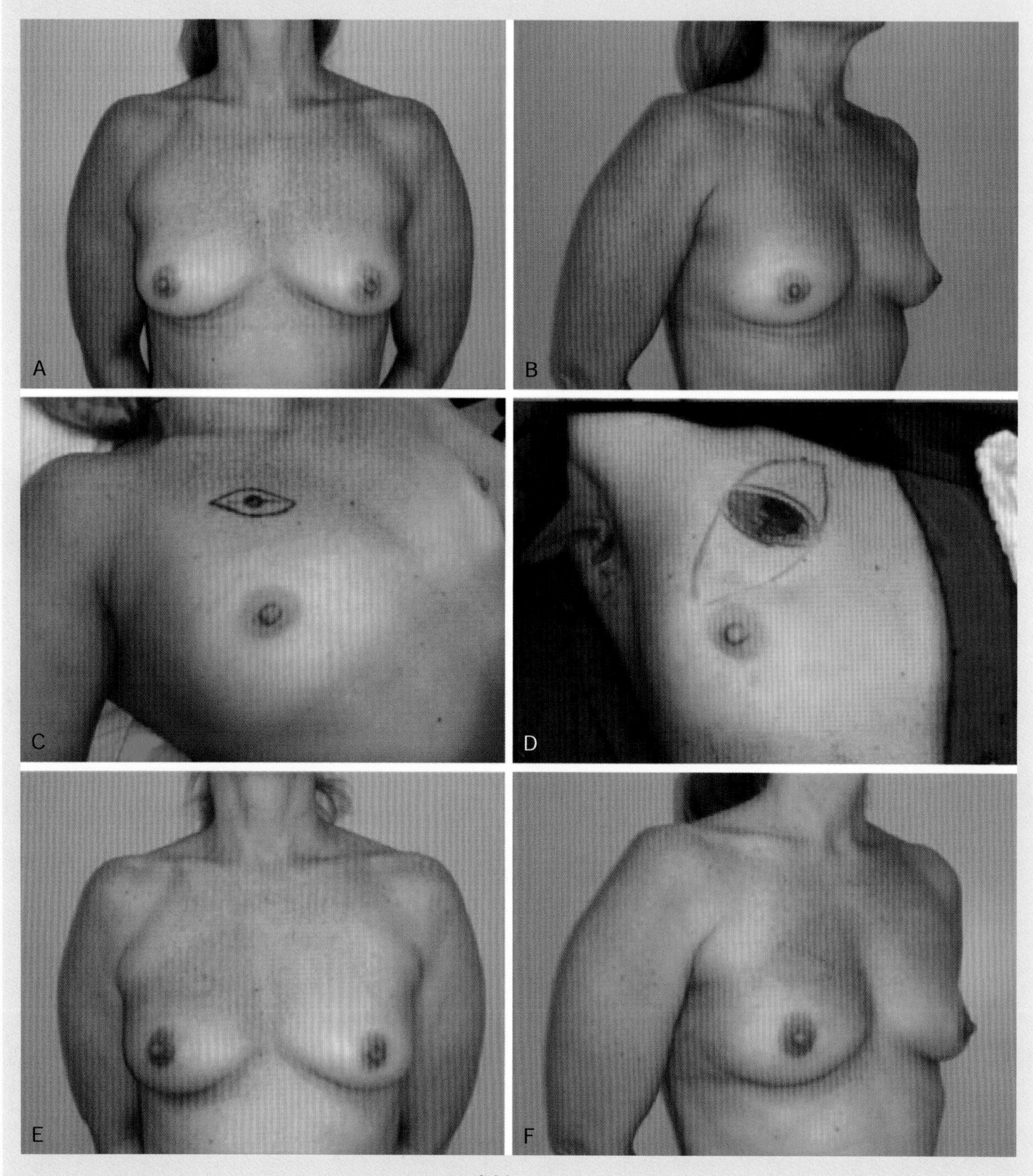

• 病例 16.1.1

病例 16.2

一位55岁的女性患者，患左侧乳房外上象限浸润性导管癌（1.9cm；病例16.2.1A、B）。患者通过环乳晕入路和前哨淋巴结活检行左侧乳房外上腺叶切除术，随后立即用局部腺体瓣推进和双环法进行局部组织重排，左侧乳房的切除组织量为105g（病例16.2.1C、D）。病例16.2.1E、F为患者术后1年的乳房外观，放疗后效果非常好。

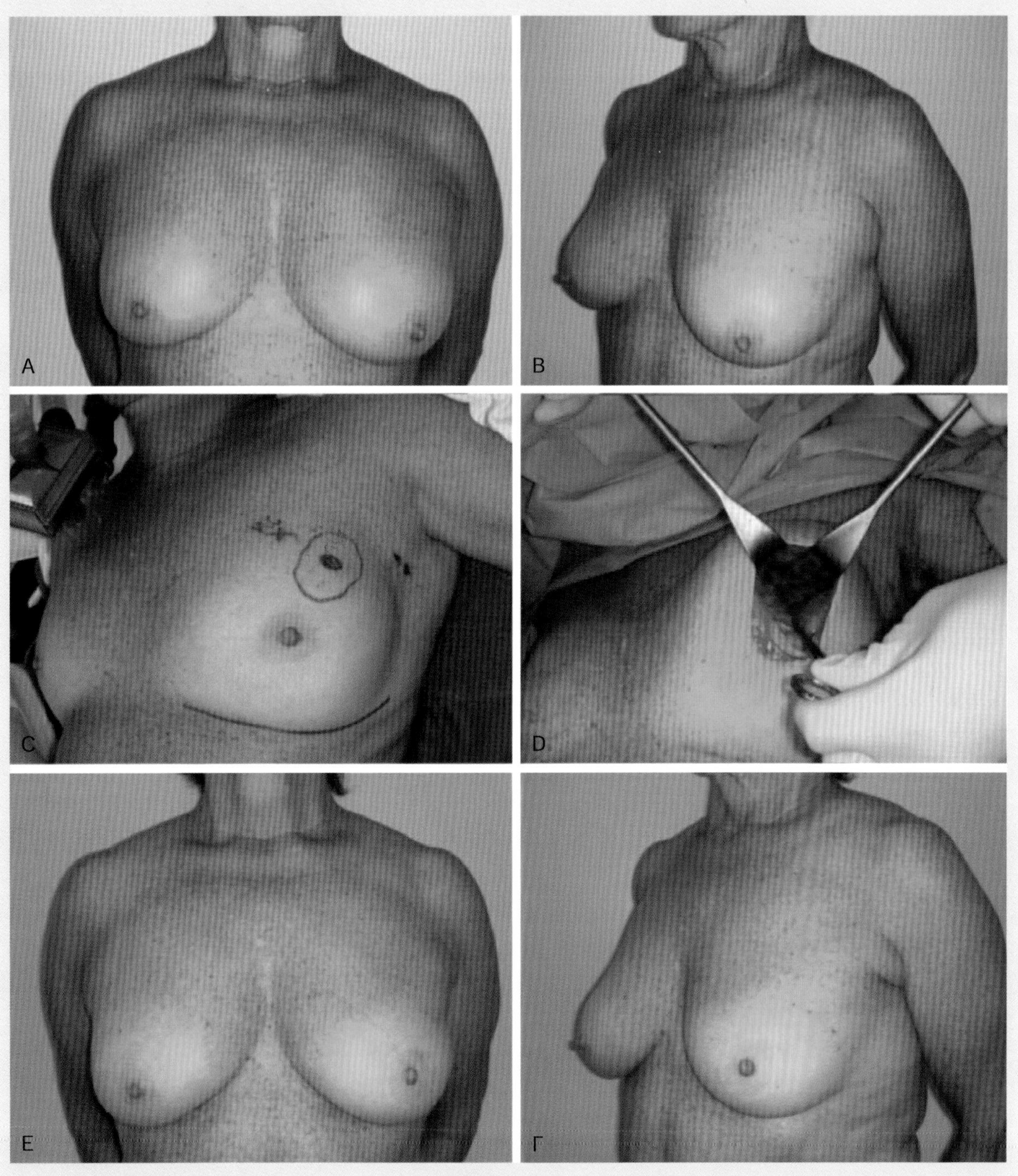

• 病例 16.2.1

病例 16.3

一位 45 岁的女性患者，患左侧乳房中、上象限浸润性导管癌（1.3cm；病例 16.3.1A、B）。通过环乳晕入路行左侧乳房中、上肿块切除术和前哨淋巴结活检，切口在肿块表面，并用双环法及局部腺体瓣推进行即刻局部组织重排。左侧乳房切除组织量为 85g（病例 16.3.1C、D）。病例 16.3.1E、F 为患者术后 4 个月放疗后的良好效果。

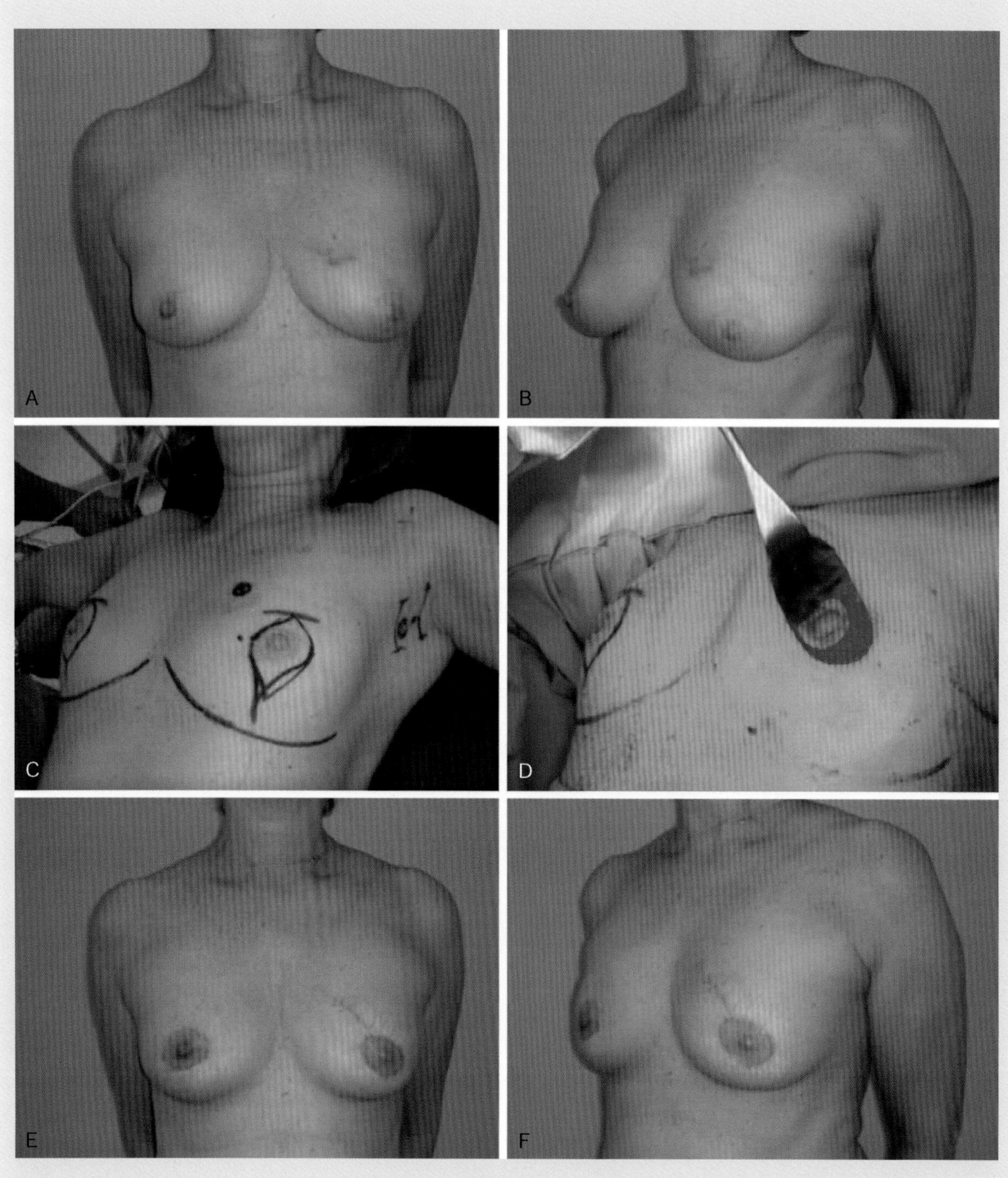

• 病例 16.3.1

病例 16.4

一位57岁的女性患者，患左侧乳房外上象限浸润性导管癌（3.9cm；病例16.4.1A、B）。行左侧乳房外上腺叶切除术和前哨淋巴结活检，术后即刻利用外侧胸背皮瓣行局部组织重排重建。左侧乳房切除组织量为165g（病例16.4.1C、D）。病例14.4.1E、F为患者术后1年放疗后的良好效果。

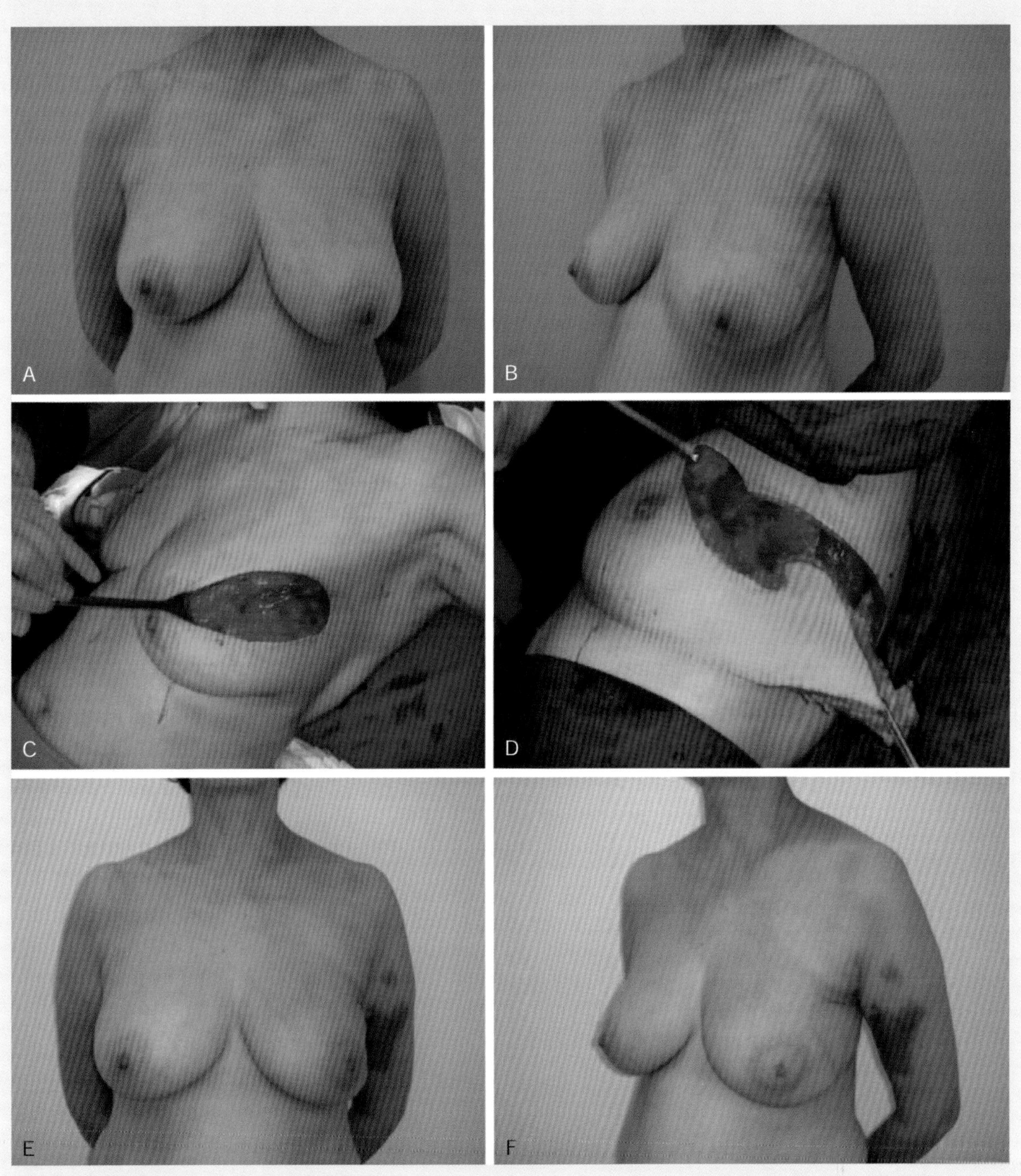

• 病例 16.4.1

手术的成功取决于合适的患者选择、与肿瘤外科医生的通力合作以及术中的仔细操作。

成功技巧

- 合理的患者选择对局部组织重排法部分乳房重建至关重要。
- 保乳手术重建的备选方案应通过多学科讨论。
- 必须注意高危患者（吸烟者和合并其他疾病患者）。
- 与肿瘤外科医生的通力合作和仔细的术中操作至关重要。
- 在某些情况下，可能需要对对侧乳房进行整形以改善对称性。

（徐莉 李娟 戴慧 译，
徐亮 杜正贵 审校）

参考文献

[1] Veronesi U, Cascinelli N, Mariani L, et al. Twenty-year follow-up of a randomized study comparing breast-conserving surgery with radical mastectomy for early breast cancer. N Engl J Med, 2002,347:1227–1235.

[2] Slavin SA, Halperin T. Reconstruction of the breast conservation deformity. Sem Plast Surg, 2004,18:89–101.

[3] Kronowitz SJ, Feledy JA, Hunt KK, et al. Determining the optimal approach to breast reconstruction after partial mastectomy. Plast Reconstr Surg, 2006,117:1–12.

[4] Munhoz AM, Montag E, Arruda E, et al. Assessment of immediate conservative breast surgery reconstruction: a classification system of defects revisited and an algorithm for selecting the appropriate technique. Plast Reconstr Surg, 2008,121:716–727.

[5] Munhoz AM, Montag E, Arruda EG, et al. The role of the lateral thoracodorsal fasciocutaneous flap in immediate conservative breast surgery reconstruction. Plast Reconstr Surg, 2006,117: 1699–1706.

[6] Munhoz AM, Montag E, Fels KW, et al. Critical analysis of reduction mammaplasty techniques in combination with conservative breast surgery for early breast cancer treatment. Plast Reconstr Surg, 2006,117:1091–1100.

[7] Spear SL, Pelletiere CV, Wolfe AJ, et al. Experience with reduction mammaplasty combined with breast conservation therapy in the treatment of breast cancer. Plast Reconstr Surg, 2003,111: 1102–1110.

[8] Losken A, Elwood ET, Styblo TM, et al. The role of reduction mammaplasty in reconstructing partial mastectomy defects. Plast Reconstr Surg, 2002,109:968–978.

[9] Kroll SS, Singletary SE. Repair of partial mastectomy defects. Clin Plast Surg, 1998,25:303–313.

[10] Chaturvedi S. Subaxillary dermocutaneous fat flap for reconstruction of the upper outer quadrant of the breast following conservation surgery. Br J Surg, 2003,90:45–55.

[11] Holmstrom H, Lossing C. The lateral thoracodorsal flap in breast reconstruction. Plast Reconstr Surg,1986,77:933–939.

[12] Blomqvist L, Malm M. Clinical experience with the lateral thoracodorsal flap in breast reconstruction. Ann Plast Surg, 1999, 43:7–14.

[13] Woerdeman LA, Van Schijndel A, Hage JJ, et al. Verifying surgical results and risk factors of the lateral thoracodorsal flap. Plast Reconstr Surg, 2004,113:196–202.

[14] Kaur N, Petit JY, Rietjens M, et al. Comparative study of surgical margins in oncoplastic surgery and quadrantectomy in breast cancer. Ann Surg Oncol, 2005,12:539–548.

[15] Munhoz AM, Gemperli R. The role of local flaps as volume replacement in oncoplastic reconstruction// Losken A, Hamdi M, eds. Partial Breast Reconstruction. 2nd. New York: Thieme Medical Publishers Inc, 2017.

第 17 章

肿瘤整形技术在部分乳房重建中的应用

Abhishek Chatterjee, Albert Losken

引 言

利用大容积移位的肿瘤整形技术进行部分乳房重建已成为临床重建的重要方法，这种方法为接受保乳治疗（breast conservation therapy，BCT）的乳腺癌患者提供了一种选择，且已证明有很多优点，包括针对合适的患者，可以改善常规乳房肿瘤切除术的手术效果，并在某些患者中较保留皮肤的乳房切除术和乳房重建更有优势[1,2]。

肿瘤整形包含肿瘤手术和重建手术，其中两种主要的重建技术是容积置换和容积移位[3,4]。大容积移位肿瘤整形手术包含对中到大体积乳房的乳腺癌患者的缩乳手术或乳房上提术。这种肿瘤整形设计包括乳房大范围切除和通过缩乳术或乳房上提术来重建乳房以修补缺损的组织，可联合行对侧缩乳手术或乳房上提术以使双侧乳房对称。肿瘤整形手术的目的是避免保乳手术后畸形、降低肿瘤切缘阳性率、扩大保乳治疗适应证、避免乳房全切以及保留乳房外形。

肿瘤整形手术扩大了保乳手术的适应证，包括允许切除相对于乳房体积更大的肿瘤、直径 > 4cm 的肿瘤、局部晚期肿瘤以及新辅助化疗后需进行乳房全切术的乳腺癌[5]。在放疗前进行部分重建将减少保乳治疗畸形的发生，有助于改善乳房外形[6]。与单纯部分乳房切除术相比，肿瘤整形术后，特别是放疗后，长期畸形的发生率更低，这些畸形包括乳头内陷、因乳房体积丧失造成的畸形和乳房不对称。与单纯乳房切除术联合重建相比，大容积移位肿瘤整形术具有相似的局部复发和总体生存率[7]，但保留了更好的皮肤和乳头感觉，根据公认的患者自我评估工具，呈现出更好的美学效果[8]，并且已证明并发症发生率较低，也没有潜在的供区并发症[9]。

适应证

大容积移位肿瘤整形手术的各种适应证见表 17.1。由于肿瘤的位置，乳房中央区或下象限占位的女性术后美容效果相对较差，特别是当大量皮肤被切除时。与其他象限相比，下象限部分乳房切除术可以降低 50% 的美容效果。肿瘤与乳房的比例是预测不良美容学效果的最重要因素之一。一般来说，当切除乳房的体积占总乳房体积的 20% 以上时可能会产生不佳的美容效果[9]。最近一项对 350 例患者的研究表明，在不产生严重影响生活质量（decreased quality of life，QOL）的美学和功能结果的情况下，乳房肿瘤切除术可切除的最大体积比例在外上象限为 18%~19%，在外下象限为 14%~15%，在内上象限为 8%~9%，在内下象限为 9%~10%[10]。

即刻乳房肿瘤整形技术的禁忌证包括不适合保乳手术（BCS）的患者，有胸壁放疗史、弥漫性多中心乳腺肿瘤、炎性乳腺癌以及剩余的乳腺组织不够行乳房肿瘤整形的患者。

表 17.1　肿瘤整形手术的一般适应证

美容学原因	肿瘤学原因
肿瘤占乳房体积的比例高（> 20%）	对切缘担忧
肿瘤位置：中央、下方、内侧	需要广泛切除
巨乳症	不适合行乳房切除与重建（如年龄、乳房大小）
大型肿瘤	患者有保乳需求
患者有缩乳需求	
存在明显的乳房下垂或不对称	

术前评估和特殊注意事项

一旦判断该患者适合行乳房肿瘤整形术，首选在肿瘤切除时即刻进行，这样可以避免二期手术且对未行放疗的乳房进行手术有诸多益处。与放疗后行缩乳手术相比，放疗前行缩乳手术可显著降低并发症发生率[12]。如果对切缘有顾虑，可以采用延迟即刻方法，即将部分乳房重建推迟到确诊切缘阴性之后和开始放疗之前进行。当确实发生了保乳治疗后畸形，部分重建可以延迟进行。由于延迟重建需要在放疗后的乳房上进行手术，这通常会发生较高的术后并发症，将增加使用皮瓣重建的可能性和产生较差的美容效果[11]。

乳房重建肿瘤整形手术主要是运用乳房上提术或缩乳术进行大范围乳房组织的推进、旋转或移位，来填补中到大尺寸的缺损，这样可以弥补大范围的组织缺损。最常见的几种大容积移位技术见表 17.2。

表 17.2　大容积移位肿瘤整形技术

皮肤切口模式	NAC 供应血管蒂	乳房肿瘤位置
环形垂直切口	上蒂	下方
倒 T 型切口	内上蒂	LIQ, LOQ, UOQ
倒 T 型切口	下蒂	LIQ, LOQ, UOQ, UIQ
倒 T 型切口	游离乳头移植	中央

LIQ：内下象限；LOQ：外下象限；UOQ：外上象限；UIQ：内上象限；NAC：乳头乳晕复合体

适合这种手术方式的理想患者拥有中到大或下垂的乳房，切除肿瘤后可保留足够的腺体组织以重建乳房。过去对肿瘤整形手术的描述包括：①根据缩乳术 / 乳房上提术的方法，设计皮肤切口和腺体切除范围；②切除后进行乳腺的重塑；③重新定位乳头；④矫正对侧乳房的对称性[13]。任何中到大体积的乳房都可以使用这些技术重建，除非皮肤的缺失超出了标准的 Wise 型切口范围。整形外科医生都熟悉这些技术，因此他们可以轻松实施这种方法。根据新的 ASBrS/SSO/ASTRO 切缘指南[14,15]，只要乳腺癌切除满足足够的切缘（浸润性癌肿瘤无墨染，导管原位癌切缘至少距肿瘤 2mm）且覆盖皮肤未受累，无须切除肿瘤表面皮肤。因此，使用标准的皮肤切口模式，如垂直切口或倒 T 型切口，并设计一个远离肿瘤的蒂，可以方便地填补肿瘤部位缺损。皮肤切口设计的具体步骤见下文。

手术技术

肿瘤被切除后（病例 17.1.6），应注意缺损位置与乳头的关系，以及剩余的乳腺组织。乳腺外科医生或整形外科医生应在乳房肿瘤切除后缺损的边缘放置标记夹（至少 6 个夹子）。重建的目标包括：①保留乳头活力；②关闭缺损空间；③重塑乳房外形。如果切除部位靠近乳头乳晕复合体，消除无效腔对于减少乳头内陷的发生，尤其是放疗后瘢痕挛缩引起的乳头内陷很重要[16]。解剖乳头和真皮腺体蒂（病例 17.1.8），必要时切除剩余的组织以缩小乳房。对侧手术使用类似的技术，同侧通常需要比对侧体积大 10% 左右以允许放疗后纤维化。

当缺损较大、较远或者乳房较小时，在肿瘤整形缩乳术或上提术操作过程中，可以使用自体皮瓣来重建乳房（病例 17.1）。自体皮瓣重建方法包括：将主要的蒂延伸至缺损处，或创建一个可独立移动的次要真皮腺体蒂，移动至乳头蒂处以填充缺损（病例 17.1.9）[17]。

术后处理和预期结果

阴性切缘在保乳手术中的重要性不容忽视，并且已被认为是局部复发升高的一个危险因素[14,15]。当进行重建手术时，应更加严格地遵循肿瘤学原则，因为最终病理的阳性切缘可能会改变乳房结构或改变重建方式的选择。根据美国乳腺外科医师协会 / 外科肿瘤学会 / 美国放射肿瘤学会（ASBrS/SSO/ASTRO）的联合指南，对浸润性癌的切缘要求是肿瘤无墨染，对导管原位癌的要求是切缘距肿瘤至少 2mm[14,15]。

肿瘤整形手术的优势之一是能够广泛切除肿瘤并获得较低的阳性切缘率（约 10%），而常规肿瘤切除术的切缘阳性率为 20%~40%[6]。这意味再次切除和二次手术减少，乳腺外科肿瘤专家可以选择切除更大一部分乳房组织，因为随后会进行重建。更低的再次手术率意味着辅助治疗（包括化疗和放疗）不会被延迟。随着更大范围的肿瘤切除，阳性切缘率显著降低。

如果二次手术仍有肿瘤残留，则需要进行乳房切除术。放置钛夹定位乳房肿瘤，切除创腔以便在放疗（外照射）期间指导瘤床加量[18]。如果存在阳性切缘，将由多学科团队讨论如何决策，包括再次切除或乳房全切，如果通过乳房缩小成形术已将残留的肿瘤切除并已确定达到组织学切缘阴性，则无须进行额外的切除。虽然大多数病例可以安全地完成再次切除[19]，对于仍然存在阳性切缘的患者通常在大面积肿瘤切除术（ > 200g）后进行，但是这些患者可能更适合行乳房全切术。

并发症处理

重要的是，由肿瘤整形技术引起的并发症不会影响辅助治疗的开始[6]。笔者常规对肿瘤整形手术并发症进行保守处理，如使用胶原酶乳膏或磺胺嘧啶银治疗倒 T 型切口裂开，只有对极少数严重的、不愈合的倒 T 型伤口行皮肤移植。需常规监测脂肪坏死而不需要进一步的手术处理，因为患者每年至少要做一次乳腺 X 线检查和临床检查，这些检查也可以监测脂肪坏死的年度进展情况，而出现脂肪坏死的患者往往无症状。术后感染很罕见，也可以在密切监测的情况下采用短期抗生素治疗。

二次手术

肿瘤整形手术的并发症并不常见。从肿瘤学角度来看，如果出现阳性切缘，可能需要额外的扩大切除手术，为此必须在术后 2~3 周内切开重建的乳房，以便抵达需要重新扩大切除的区域，或行乳房全切术。从重建的角度来看，该区域的 T 型切口裂开和相关的皮肤坏死通常可以用抗生素药膏治疗 1~2 周而痊愈，自行愈合后形成的瘢痕可以很好地隐藏在乳房下皱襞中。极少数情况下，T 型切口交界处的皮肤坏死会严重到需要进行皮肤移植以帮助愈合，这通常需要在手术室内完成。大量出血以至于需要手术干预的情况很少发生。

总 结

作为一种安全、可靠的保乳手术方法，大体积移位肿瘤整形术已被越来越多的患者接受。现在已有更多的证据表明各种肿瘤整形技术以及其有利的美容学及肿瘤学结果。患者报告的结果也显示肿瘤整形手术有利于提高患者的满意度和生活质量。随着越来越多的乳腺外科医生和整形外科医生合作并实施这种方法，其受欢迎程度可能会越来越高。

病例展示

病例 17.1

倒 T 型皮肤切口，（扩大）内上蒂法肿瘤整形设计用于外上象限肿瘤

一位 48 岁的女性，乳房体积大，Ⅱ级乳房下垂（病例 17.1.1，病例 17.1.2）。肿瘤位于外上象限，即使行新辅助化疗后肿瘤仍然很大。我们的计划是在肿瘤切除后，取倒 T 型皮肤切口进行一个扩展的内上腺体蒂（带翼）乳房重建，将外下象限组织旋转到外上象限缺损处（病例 17.1.3~病例 17.1.5）。使用倒 T 型切口便于乳腺外科医生进入外上象限，允许外科医生进行大范围切除（病例 17.1.6）。部分乳房切除标本长度大于 15cm（病例 17.1.7）。将扩大的内上蒂（带翼）标本去表皮化，外下象限蒂尖端灌注良好并可见点状鲜红色出血（病例 17.1.8）。通过将扩大的内上侧蒂转至外上象限，并用可吸收缝线缝合 2~3 针将其固定在位，以填补外上象限缺损（病例 17.1.9）。然后将外侧和内侧翼移至中心，如同倒 T 型切口闭合模式（病例 17.1.10）。对侧行对称性缩乳手术（病例 17.1.11）。术前（病例 17.1.11）和术后（病例 17.1.12）对比照片显示，即使患者进行了放疗，仍保有良好的对称性和美观性。

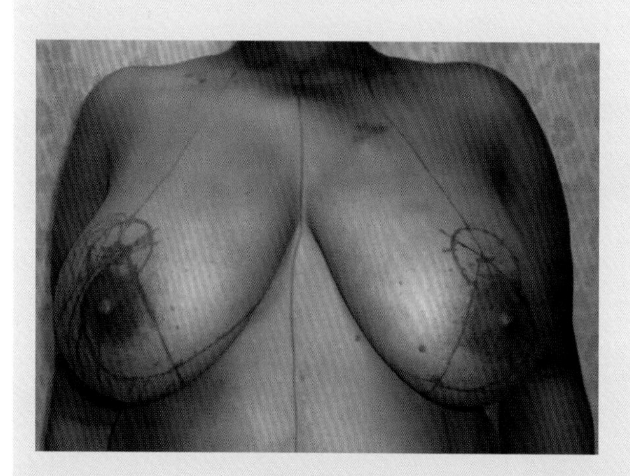

• 病例 17.1.1

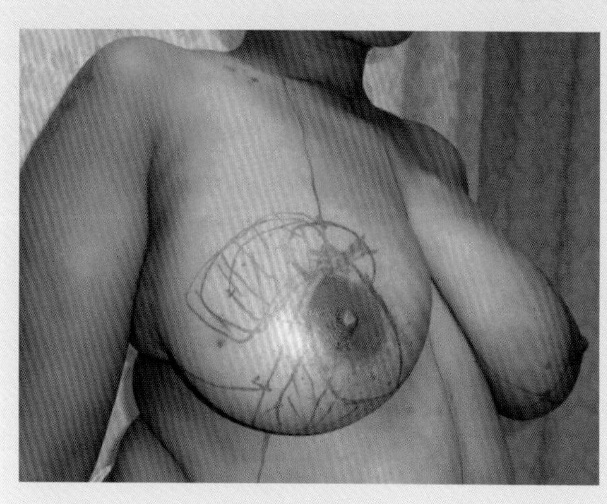

• 病例 17.1.2

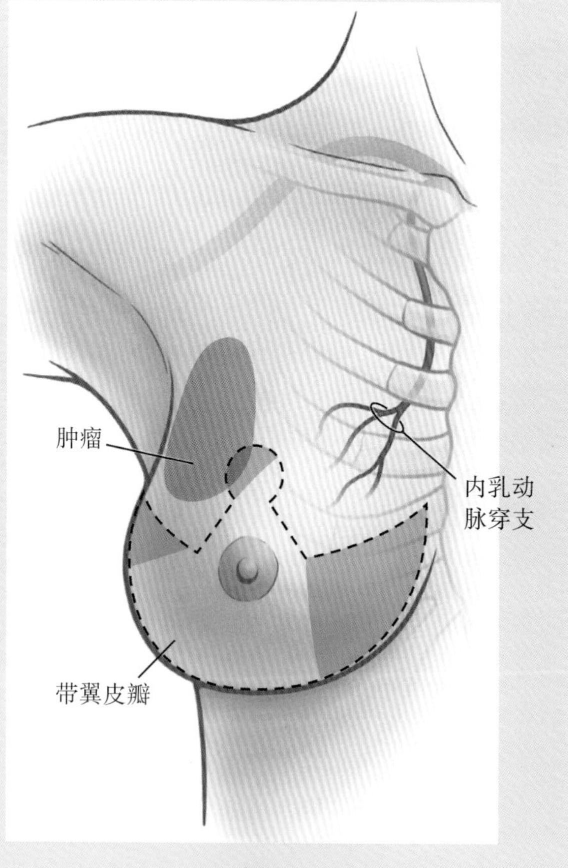

• 病例 17.1.3

病例 17.1（续）

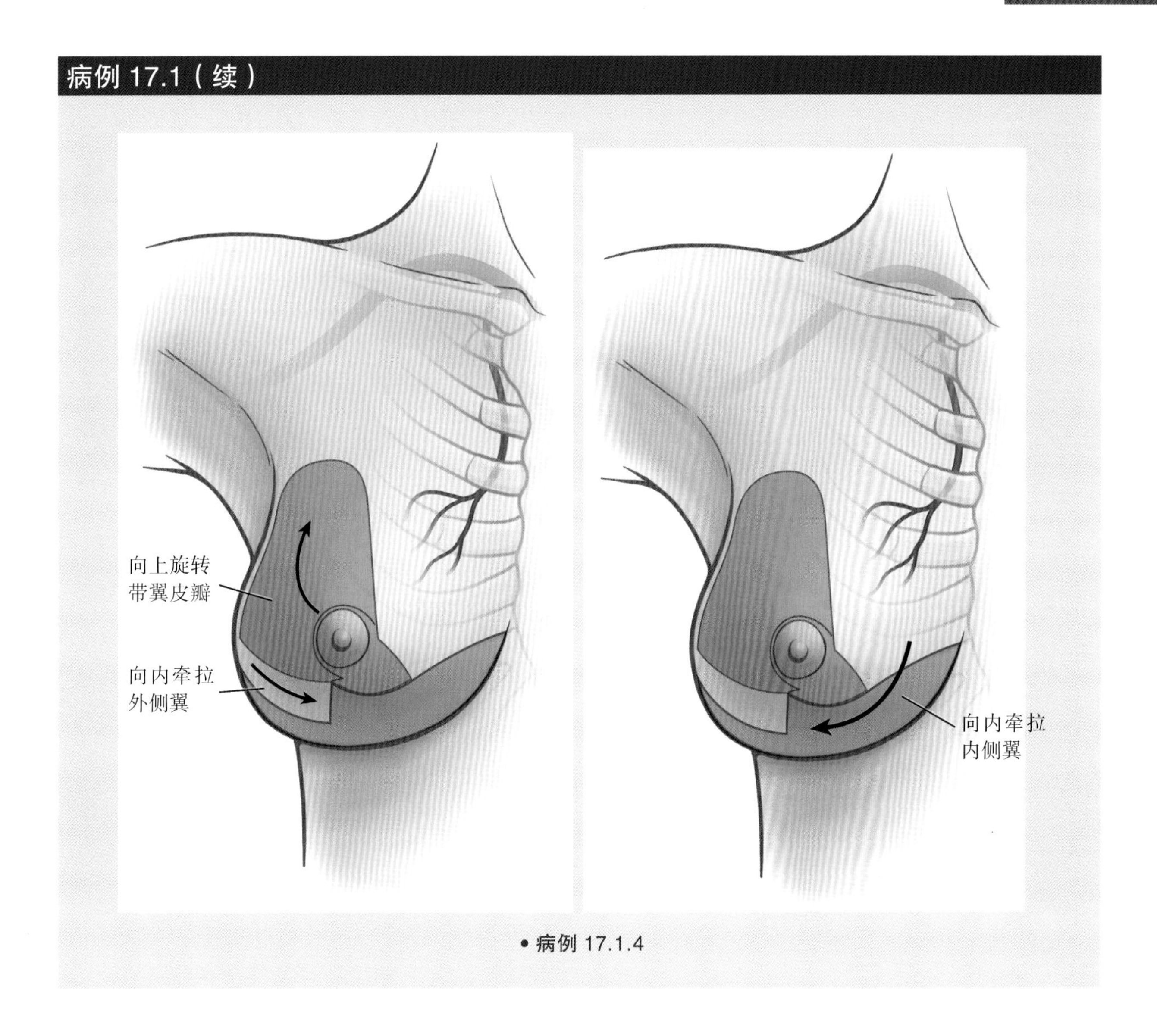

• 病例 17.1.4

病例 17.1（续）

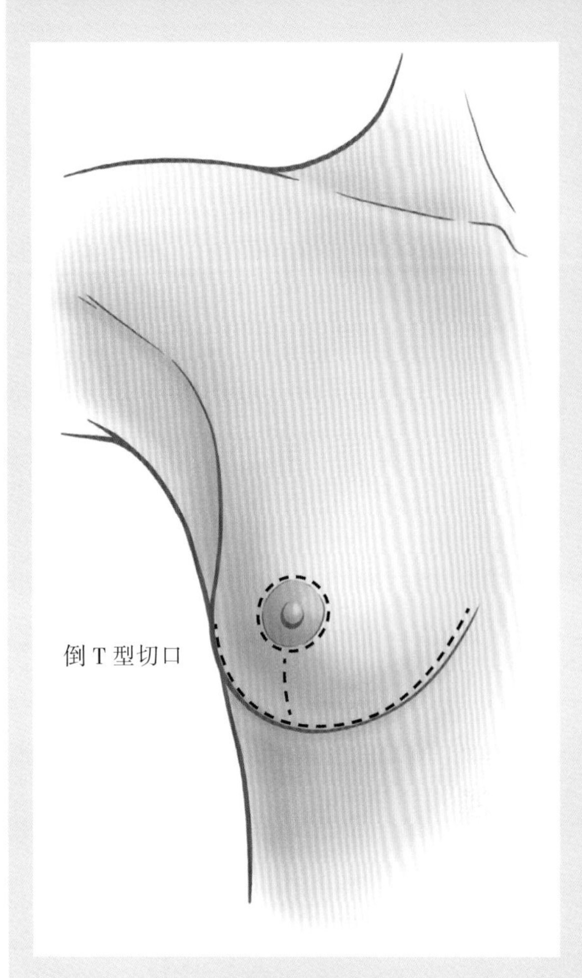

• 病例 17.1.5

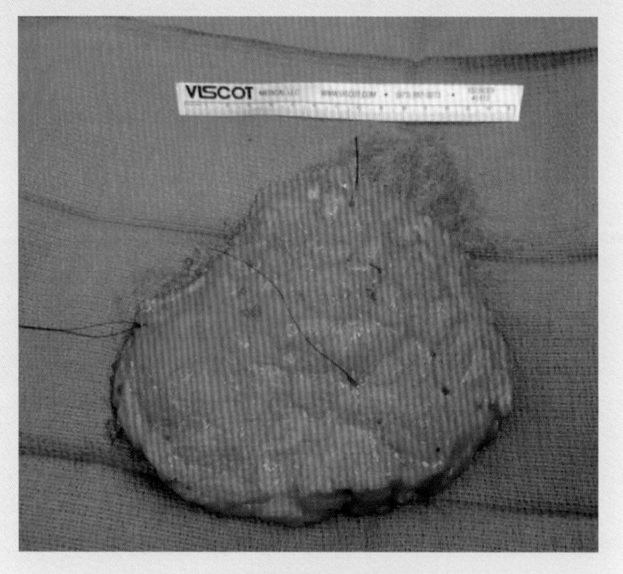

• 病例 17.1.7

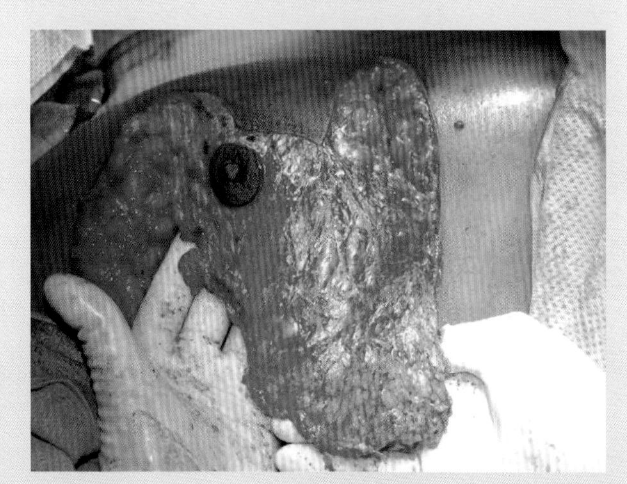

• 病例 17.1.8

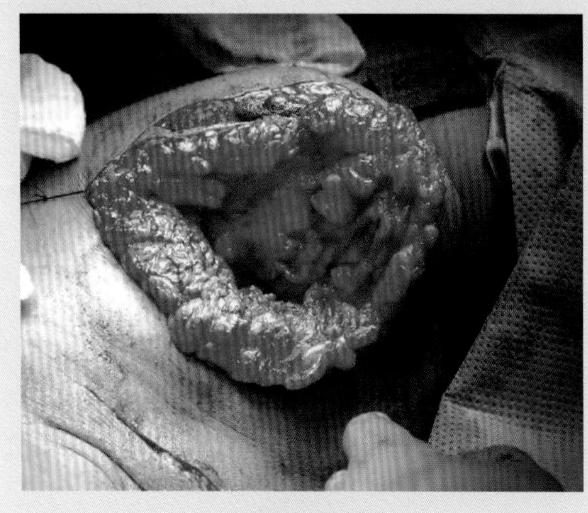

• 病例 17.1.6

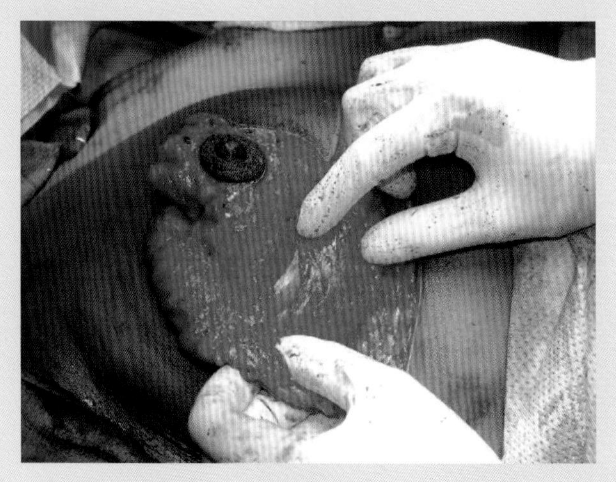

• 病例 17.1.9

病例 17.1（续）

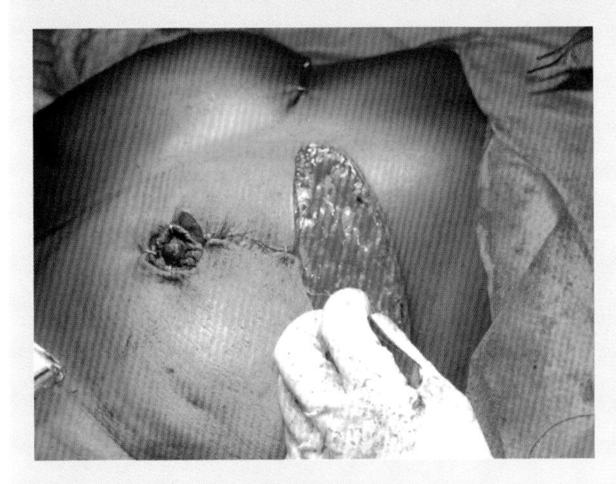

• 病例 17.1.10

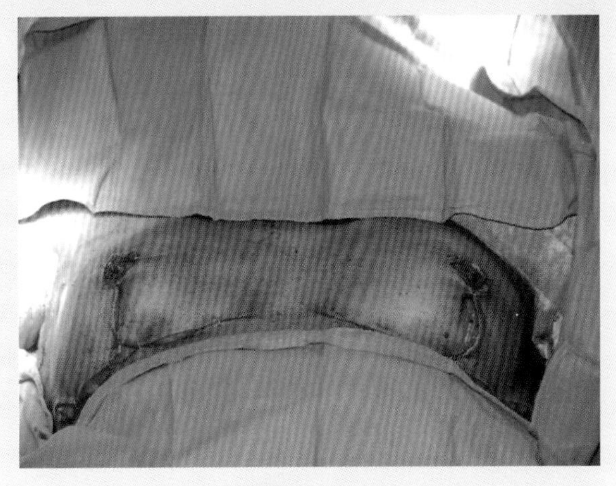

• 病例 17.1.11

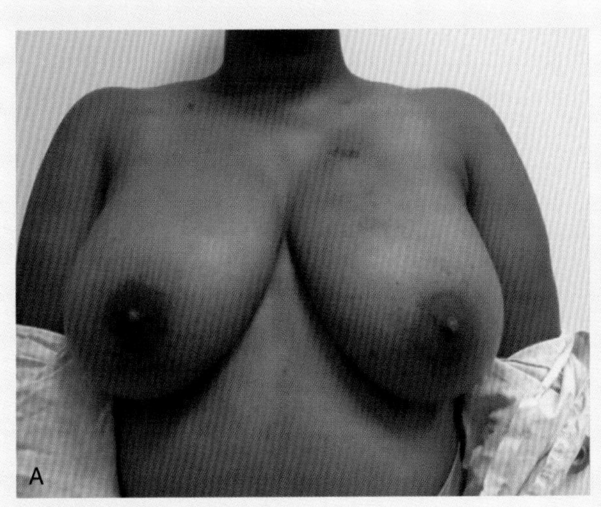

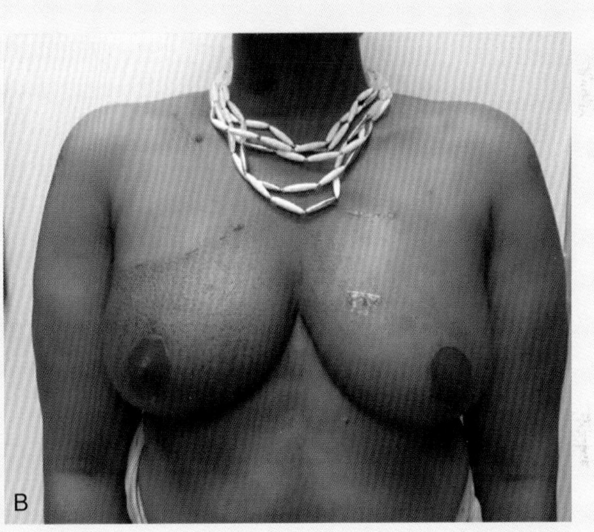

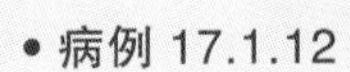

• 病例 17.1.12

要点：

（1）适用于较大的外上象限缺损。

（2）适用于中等至大体积乳房、Ⅱ级或Ⅲ级乳房下垂的女性。

（3）不适用于Ⅰ级乳房下垂、小乳房的女性。

（4）不适用于肿瘤位于中心或内上蒂区域的女性（内穿支进入蒂的内象限区域）。

（5）囊括了附着于标准内上蒂的下极组织定义了“扩大的内上蒂”，可用来填充大的外上象限缺损。

病例 17.2

倒 T 型皮肤切口，下蒂法肿瘤整形设计用于内上象限肿瘤

患者有中等大小的乳房和Ⅱ级乳房下垂（病例 17.2.1）。肿瘤位于内上象限（病例 17.2.2），该部位的肿瘤特别难以用常规的保乳手术来完成，因为它会影响乳沟的形态。倒 T 型皮肤切口下蒂法的设计对于此部位的肿瘤特别有用，因为它可以填补内上象限产生的缺损（病例 17.2.3），特别是将外侧和内侧翼集中到下蒂表面时（病例 17.2.4）。术后照片显示了良好的对称性和美观性。

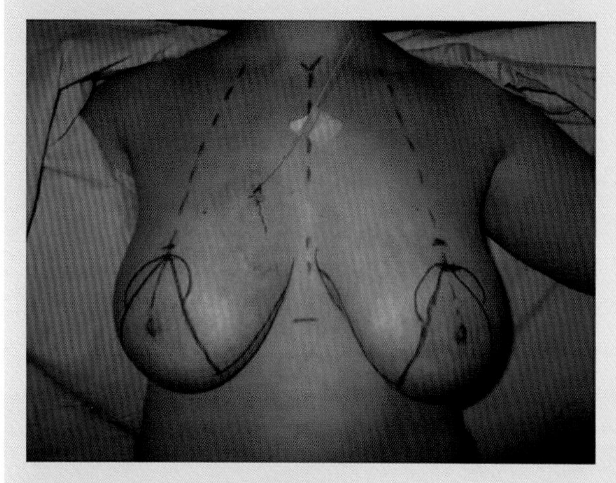

• 病例 17.2.1

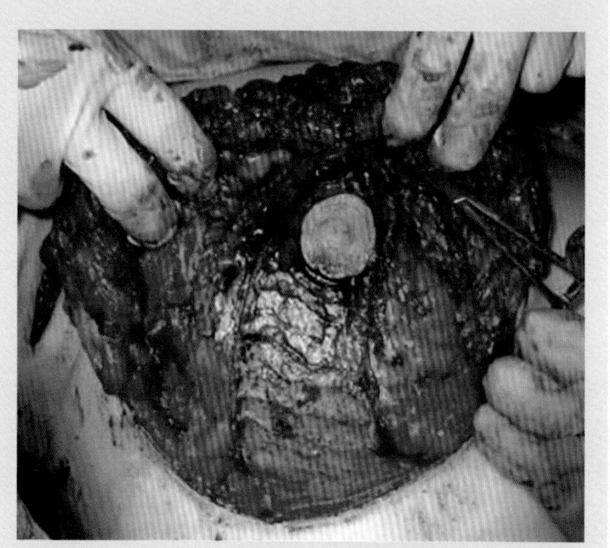

• 病例 17.2.2

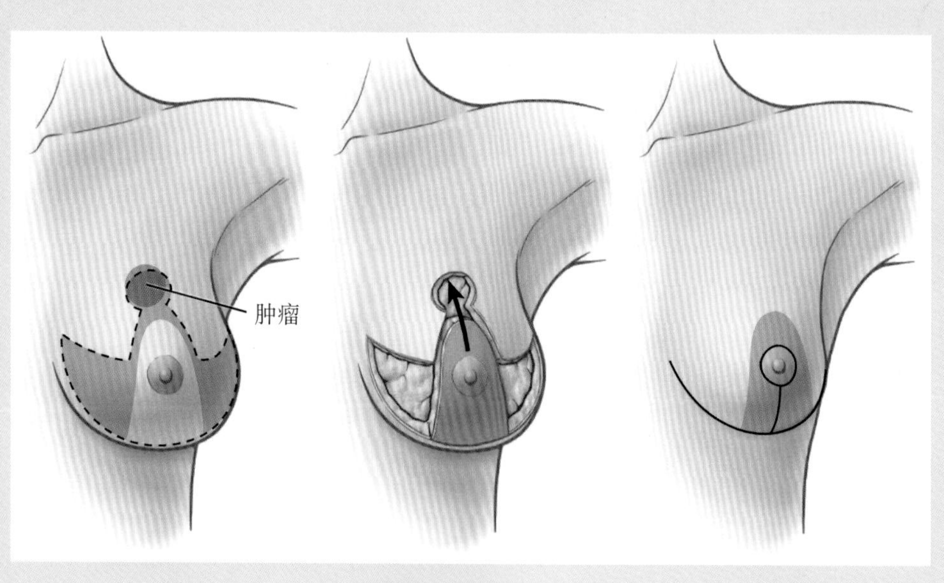

• 病例 17.2.3

病例 17.2（续）

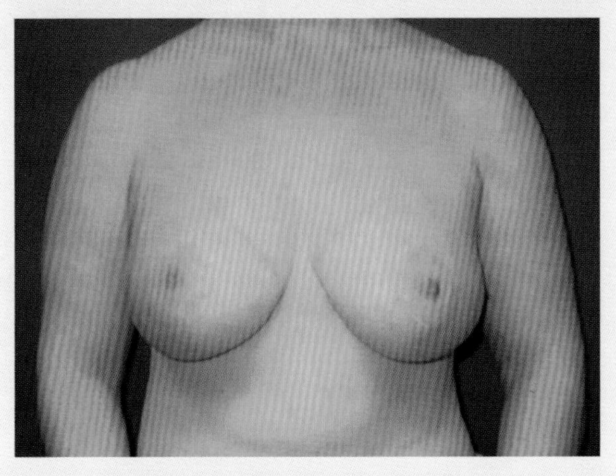

• 病例 17.2.4

要点：

（1）适用于外上象限、内上象限、外下象限和内下象限缺损。

（2）适用于中等至大乳房、Ⅱ级或Ⅲ级乳房下垂的女性。

（3）不适用于Ⅰ级乳房下垂、小乳房的女性。

（4）不适用于肿瘤位于中央或下蒂区域的女性（肿瘤位于乳房下级肋间穿支动脉进入蒂的位置）。

病例 17.2.4 经允许引自 Losken A, Hamdi M. Partial Breast Reconstruction. New York: Thieme, 2017.

病例 17.3

倒 T 型皮肤切口，乳房中央区肿瘤的游离乳头移植肿瘤整形设计

一位 60 岁的女性患者，乳房中央区有广泛的导管原位癌（DCIS），并延伸到乳头乳晕复合体附近但未累及。患者乳房大且有Ⅲ级乳房下垂（病例 17.3.1）。采用倒 T 型皮肤切口，使用 10 号刀片制作全厚皮片进行游离乳头移植（病例 17.3.2）。为了增加乳头移植物的血流灌注，我们使用虹膜剪刀对其进行脱脂处理（病例 17.3.3），我们将其连接到一个负压为 125mmHg 的便携式负压伤口加压装置。术前和术后图像（病例 17.3.5~ 病例 17.3.7）显示乳房缩小且下垂度得到改善。

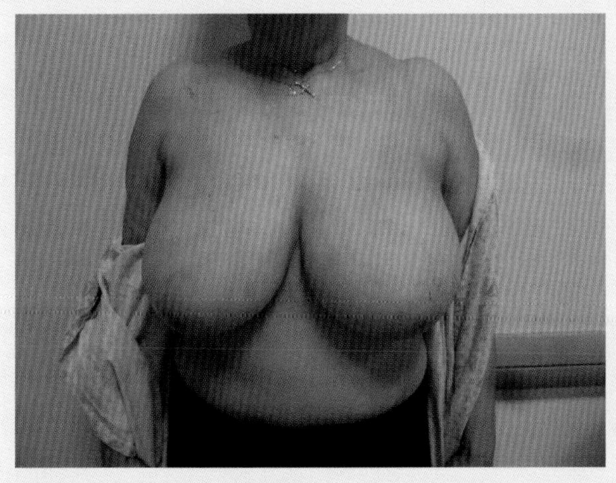

• 病例 17.3.1

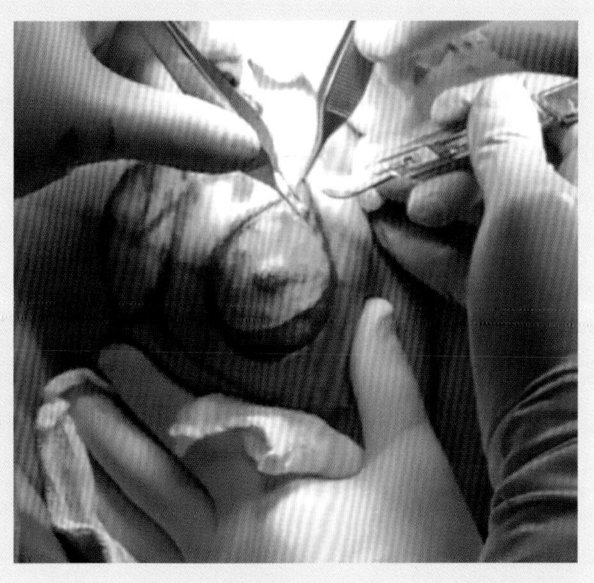

• 病例 17.3.2

病例 17.3（续）

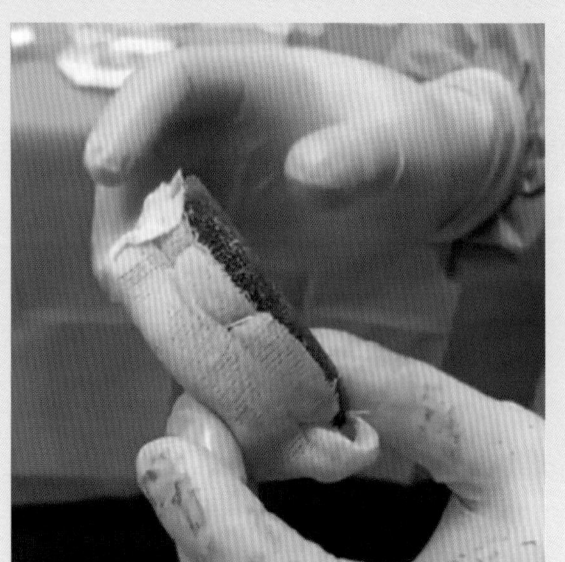

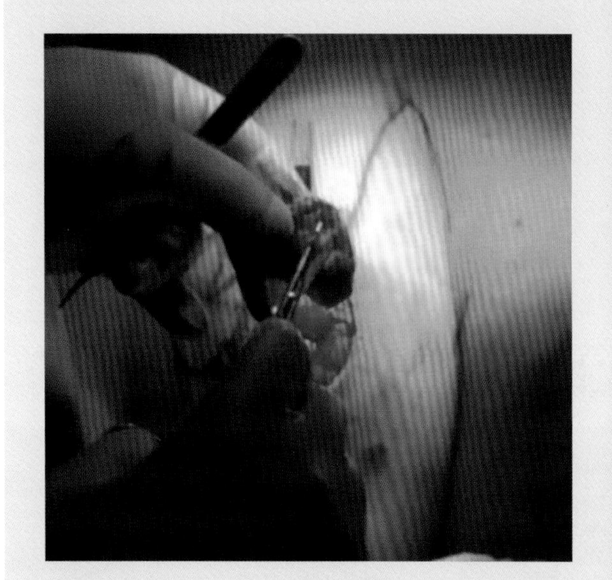

• 病例 17.3.3

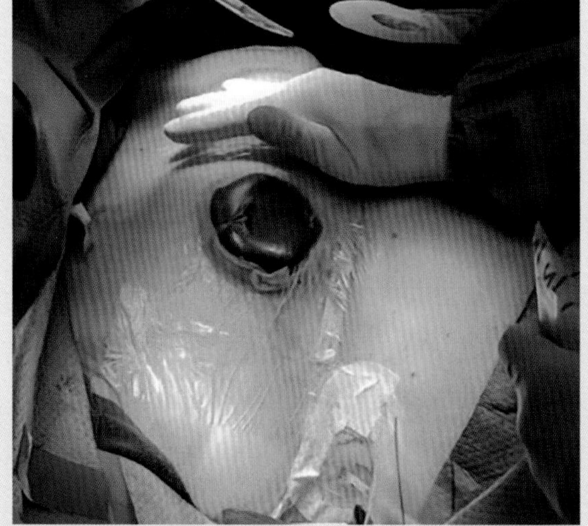

• 病例 17.3.4

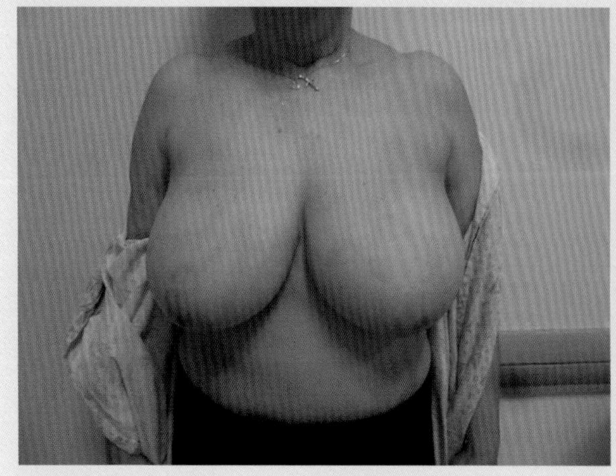

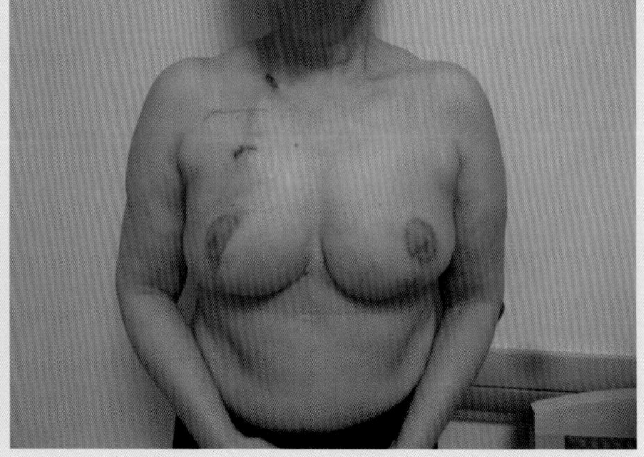

• 病例 17.3.5

病例 17.3（续）

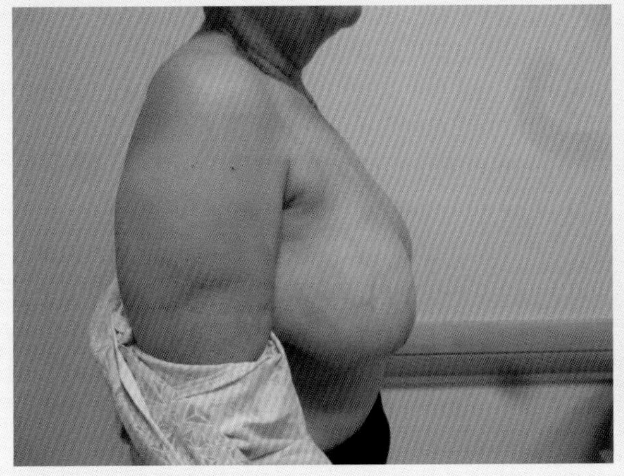
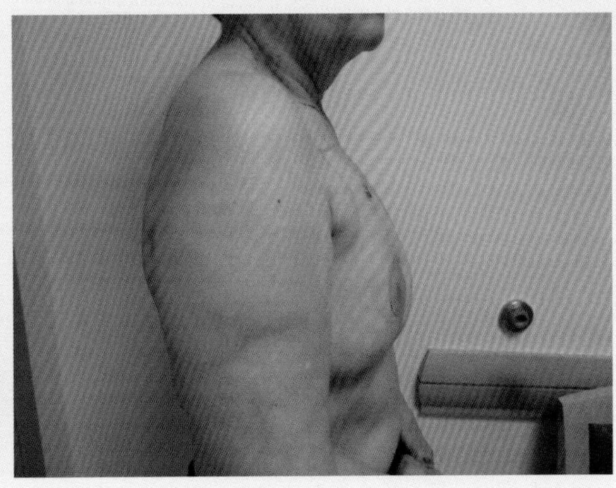

• 病例 17.3.6

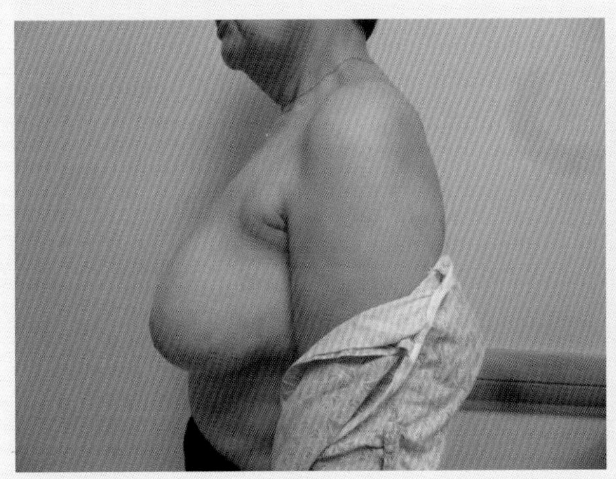
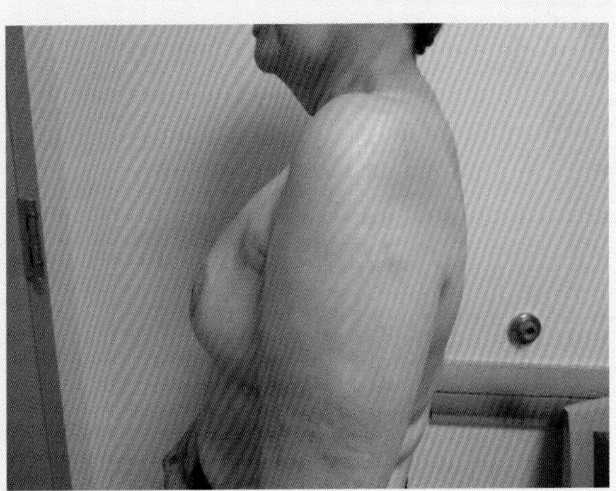

• 病例 17.3.7

要点：

（1）适用于未累及乳头乳晕复合体（NAC）的中央区乳腺癌。

（2）切取 NAC 作为全厚皮片移植。如果术前 NAC 过大，可使用 42mm 的圆形切割器。

（3）将其放置在去表皮的新 NAC 位置，并加压包扎，以防止血肿或血清肿形成。

病例 17.4

大面积外上象限缺损的内上侧蒂法与外下象限自体增大技术

一位 48 岁的女性患者，有中等大小的乳房和下垂度，患右侧乳腺外侧浸润性导管癌（病例 17.4.1），右侧乳房 3 点钟导丝定位处有一个大的肿瘤（病例 17.4.2）。切除肿瘤后，局部组织缺损很大（病例 17.4.3），而标准的中央或下蒂缩乳术无法提供足够的组织来填补如此高位的缺损。我们决定使用下极的乳腺组织来创建一个次级下蒂来填补腺体缺损。大体上，内上蒂可以填补部分外上象限的缺损（病例 17.4.4），而外侧的皮肤和变薄的组织（癌症所在位置）可以被转移到下方和中央以覆盖外下去表皮化区域（病例 17.4.5）。放疗后 1 年，患者接受了对侧对称性手术，拥有了双侧对称的乳房，并适当抬高了乳头乳晕复合体（病例 17.4.6）。

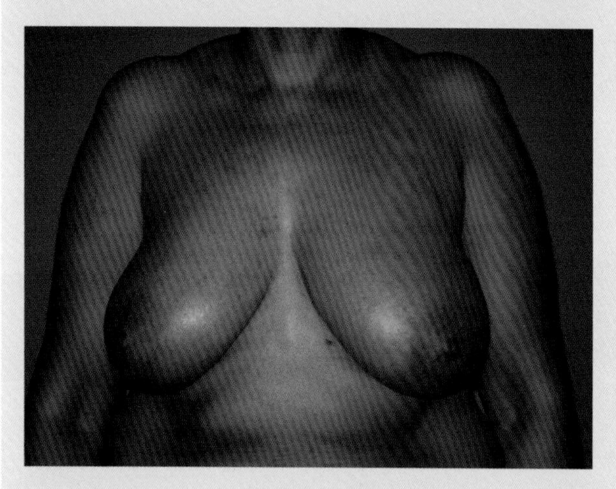

• 病例 17.4.1

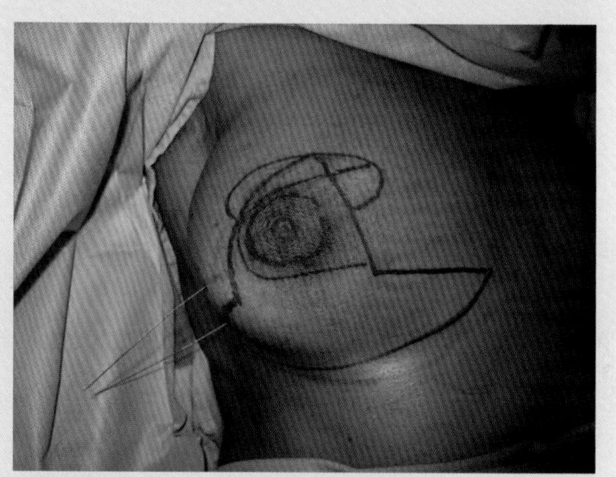

• 病例 17.4.2

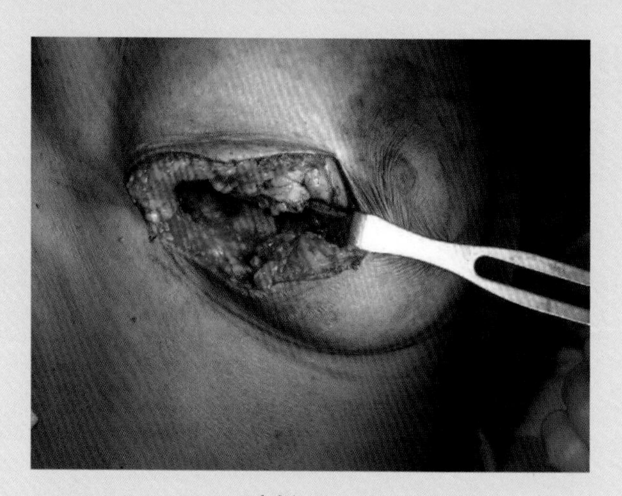

• 病例 17.4.3

病例17.4（续）

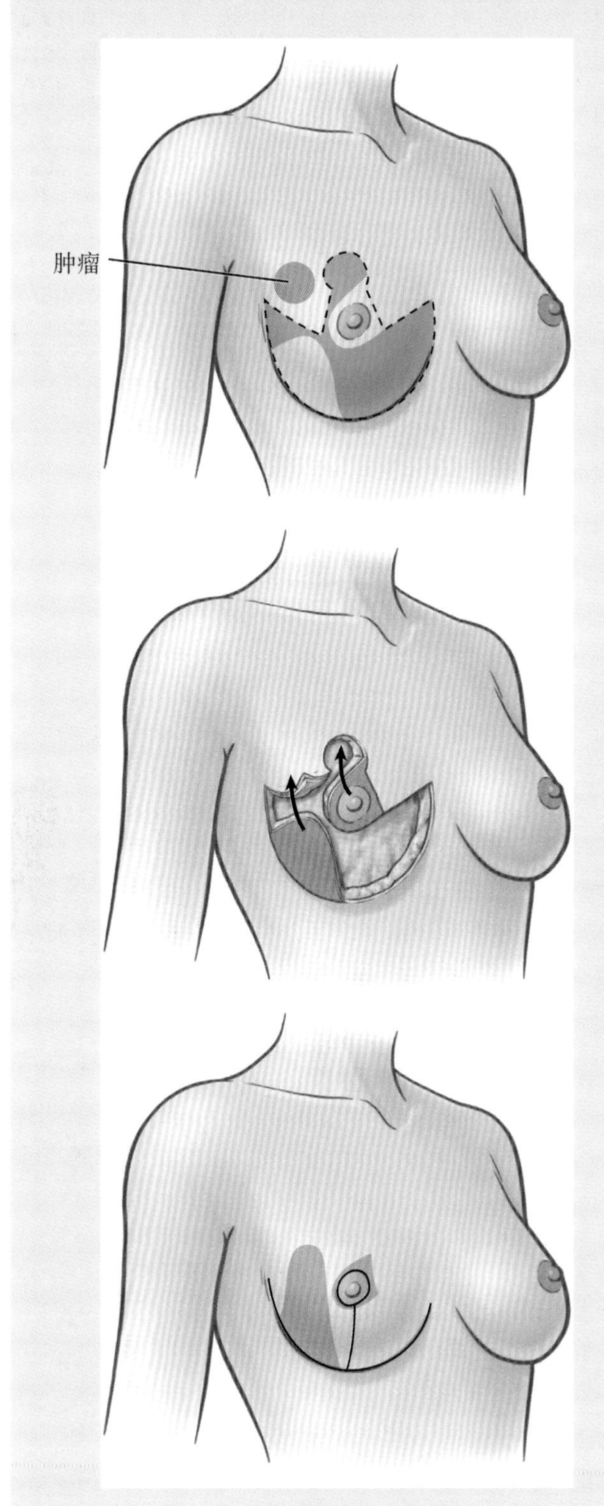

• 病例17.4.4

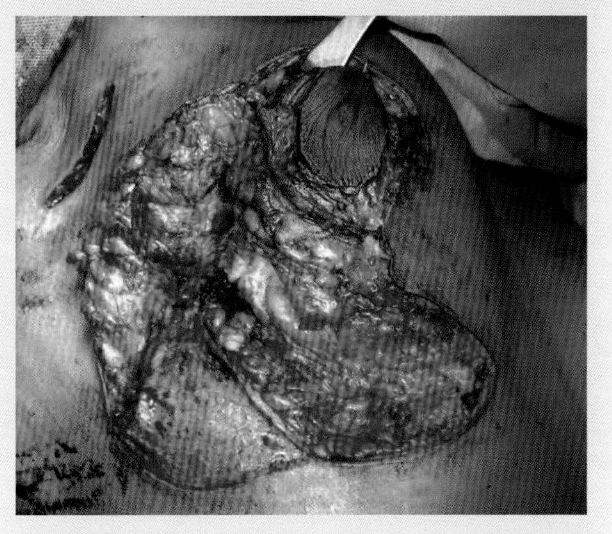

• 病例17.4.5

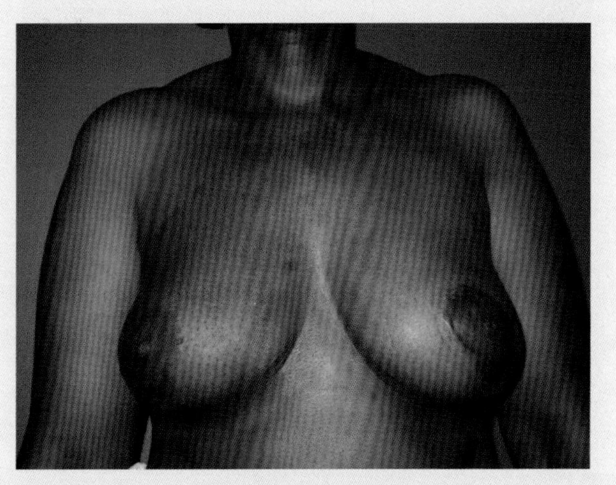

• 病例17.4.6

要点：

（1）适用于外上象限缺损。

（2）适用于Ⅱ级及以上乳房下垂的女性和有较大或中等大小乳房的女性。

（3）不适用于Ⅰ级乳房下垂且乳房体积小的女性。

（4）不适用于外下象限乳腺癌。

（5）不适用于癌症位于中心或内上蒂区域的女性（内穿支进入蒂的内象限区域）。

病例17.2.4经允许引自Losken A, Hamdi M. Partial Breast Reconstruction. New York: Thieme, 2017.

成功技巧

- 术前与乳腺外科医生讨论和评估肿瘤的象限，以进行合适的蒂和皮肤切口设计与规划。
- 术前与患者讨论预期外形，即手术后乳房会变小，但下垂度会改善。
- 目标是使患侧较对侧稍大 10% 以适应术后乳房放疗导致的体积缩小。条件允许时，应立即进行对侧对称性手术。
- 使用标记夹标记乳房肿瘤切除部位的边界以辅助放疗计划，至少使用 6 个夹子。
- 对于倒 T 型切口裂开的患者可在术后 2~3 周内对切口使用抗生素软膏，并对其进行密切随访，通常可以愈合。

（邱梦雪　王程仕　曹晓蔓　译，
羊晓勤　杜正贵　审校）

参考文献

[1] Carter SA, Lyons GR, Kuerer HM, et al. Operative and oncologic outcomes in 9861 patients with operable breast cancer: single-institution analysis of breast conservation with oncoplastic reconstruction. Ann Surg Oncol, 2016,23(10):3190–3198.

[2] Maxwell J, Roberts A, Cil T, et al. Current practices and barriers to the integration of oncoplastic breast surgery: a Canadian perspective. Ann Surg Oncol, 2016,23(10):3259–3265.

[3] Clough KB, Kaufman GJ, Nos C, et al. Improving breast cancer surgery: a classification and quadrant per quadrant atlas for oncoplastic surgery. Ann Surg Oncol, 2010,17(5):1375–1391.

[4] Chatterjee A, Gass J, Patel K, et al. A consensus definition and classification system of oncoplastic surgery developed by the American society of breast surgeons. Ann Surg Oncol, 2019, doi:10.1245/s10434-019-07345-4.

[5] Kronowitz SJ, Hunt KK, Kuerer HM, et al. Practical guidelines for repair of partial mastectomy defects using the breast reduction technique in patients undergoing breast conservation therapy. Plast Reconstr Surg, 2007,120(7):1755–1768.

[6] Losken A, Dugal CS, Styblo TM, et al. A meta-analysis comparing breast conservation therapy alone to the oncoplastic technique. Ann Plast Surg, 2014,72(2):145–149.

[7] De Lorenzi F, Loschi P, Bagnardi V, et al. Oncoplastic breast-conserving surgery for tumors larger than 2 centimeters: is it oncologically safe? A matched-cohort analysis. Ann Surg Oncol, 2016,23(6):1852–1859.

[8] Kelsall JE, McCulley SJ, Brock L, et al. Comparing oncoplastic breast conserving surgery with mastectomy and immediate breast reconstruction: Case-matched patient reported outcomes. J Plast Reconstr Aesthet Surg, 2017,70(10):1377–1385.

[9] Cochrane R, Valasiadou P, Wilson A, et al. Cosmesis and satisfaction after breast-conserving surgery correlates with the percentage of breast volume excised. Br J Surg, 2003,90(12):1505–1509.

[10] Pukancsik D, Kelemen P, Ujhelyi M, et al. Objective decision making between conventional and oncoplastic breast-conserving surgery or mastectomy: an aesthetic and functional prospective cohort study. Eur J Surg Oncol, 2017,43(2):303–310.

[11] Patel KM, Hannan CM, Gatti ME, et al. A head-to-head comparison of quality of life and aesthetic outcomes following immediate, staged-immediate, and delayed oncoplastic reduction mammaplasty [outcomes article]. Plast Reconstr Surg, 2011,127(6):2167–2175.

[12] Kronowitz SJ, Kuerer HM, Buchholz TA, et al. A management algorithm and practical oncoplastic surgical techniques for repairing partial mastectomy defects. Plast Reconstr Surg, 2008,122(6):1631–1647.

[13] Chatterjee A, Dayicioglu D, Khakpour N, et al. Oncoplastic surgery: keeping it simple with 5 essential volume displacement techniques for breast conservation in a patient with moderate- to large-sized breasts. Cancer Control, 2017,24(4).

[14] Morrow M, Zee KJV, Solin LJ, et al. Society of surgical oncology - American society for radiation oncology - American society of clinical oncology consensus guideline on margins for Breast-Conserving surgery with Whole-Breast irradiation in ductal carcinoma in situ. J Clin Oncol, 2016,34(33):4040–4046.

[15] Moran MS, Schnitt SJ, Giuliano AE, et al. Society of surgical oncology - American society for radiation oncology consensus guideline on margins for Breast-Conserving surgery with Whole-Breast irradiation in stages I and II invasive breast cancer. J Clin Oncol, 2014,32:1507–1515.

[16] Anderson BO, Masetti R, Silverstein MJ. Oncoplastic approaches to partial mastectomy: an overview of volume-displacement techniques. Lancet Oncol, 2005,6(3):145–157.

[17] Losken A, Hart AM, Dutton W, et al. The expanded use of auto-augmentation techniques in oncoplastic breast surgery. Plast Reconstr Surg, 2018,141(1):10–19.

[18] Kokubo M, Mitsumori M, Yamamoto C, et al. Impact of boost irradiation with surgically placed radiopaque clips on local control in breast-conserving therapy. Breast Cancer, 2001,8(3): 222–228.

[19] Clough KB, Gouveia PF, Benyahi D, et al. Positive margins after oncoplastic surgery for breast cancer. Ann Surg Oncol, 2015,22(13):4247–4253.

第 18 章

乳房重建的对称性

Hani Sbitany, Rachel Lentz

引　言

无论是单侧还是双侧乳房重建，实现理想的对称性都是其主要目标。本章节将重点描述单侧乳房重建，单侧乳房重建常常会要求对同侧乳房和(或)对侧乳房进行二次对称性手术[1,2]。据统计，多达70%的女性会接受一到两次手术，从而实现双侧乳房的对称性[3]。对称性手术主要包括隆乳手术、乳房固定术和乳房缩小成形术（简称缩乳手术），此外，通过自体脂肪移植进一步细化和矫正乳房的变形，也能使双侧乳房更加自然、对称。

在患者首次咨询时，如果讨论乳房重建，就应同时告知其可能需要行对称性手术。除了讨论对称性手术的高需求和高期望[4]、手术的时机选择外，还应告知手术可能涉及的步骤；基于患者对重建乳房的目标尺寸，应告知患者对称性手术可能会在双侧乳房上留下不同程度的瘢痕。

关于二期手术和对称性手术的时机目前仍然存在争议，即刻行对侧手术的支持者认为其在不增加并发症发生率的情况下，能获得更好的美观性，减少患者的手术次数。然而，其反对者认为重建乳房术后即刻发生的变化（主要为肿胀）常常不可预测，应该等待重建乳房的最终大小和在胸壁上的位置确定后再行二期手术，从而达到更为对称的效果。总之，只要是患者术前充分了解了每种方法的益处后做出的决定，以上两种方法都可以接受。

整形外科医生在计划行对称性手术时，要计算患者术后辅助治疗所需的大致时间，如果患者在接受患侧一期重建手术时未即刻接受对侧手术，那么对称性手术最好延迟到患者完成辅助放化疗后。因为重建的乳房通常会同时进行手术，为了美观，这种方法将减少并发症的发生率，并改善对称性。

适应证和禁忌证

作者的观点是几乎每一位接受单侧乳房重建的患者都有可能接受某一种对侧乳房的对称性手术，因为实现最优的美学结果是其共同的目标，关键是要因人而异地选择合适的手术方案。

对侧隆乳手术适用于那些重建的乳房罩杯比原来的罩杯明显增大的患者（图 18.1），这是实现乳房对称性的一贯方法，外科医生必须确认患者有足够的软组织支撑腺体下或肌肉下的植入物（假体）。此外，如果患者存在Ⅰ级以上乳房下垂，应考虑是否需要同时进行乳房固定术。

对侧缩乳手术适用于那些重建的乳房罩杯比原来的罩杯明显缩小的患者，主要的方式包括经典的倒T法（下蒂；Wise型）和垂直切口法（内侧蒂或内上蒂；Vertical 型）。Wise型适用于Ⅲ级乳房下垂患者，需要切除大量皮肤以及大于800g的乳房实质[5]。而Vertical型则适用于Ⅱ级乳房下垂患者，预计切除实质的重量小于800g。作者更倾向于Vertical型，由于实质重塑，这种术式能使乳房更挺拔，且效果

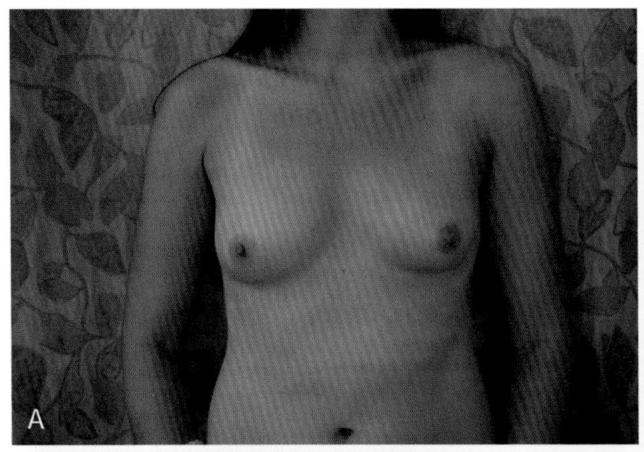

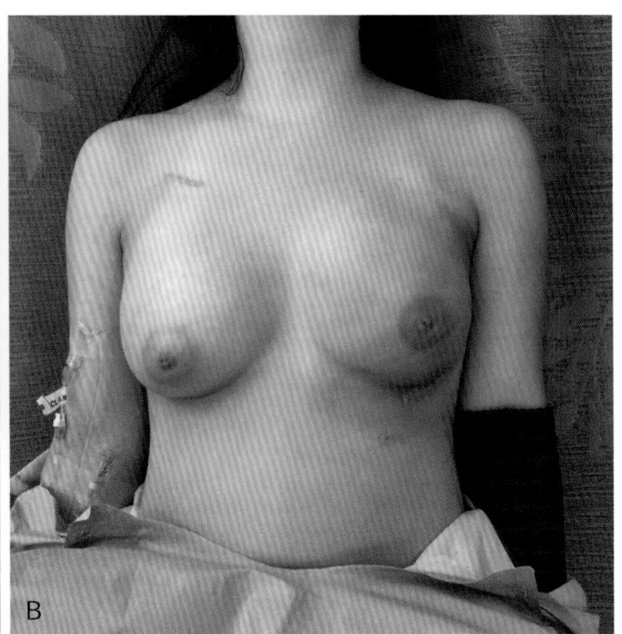

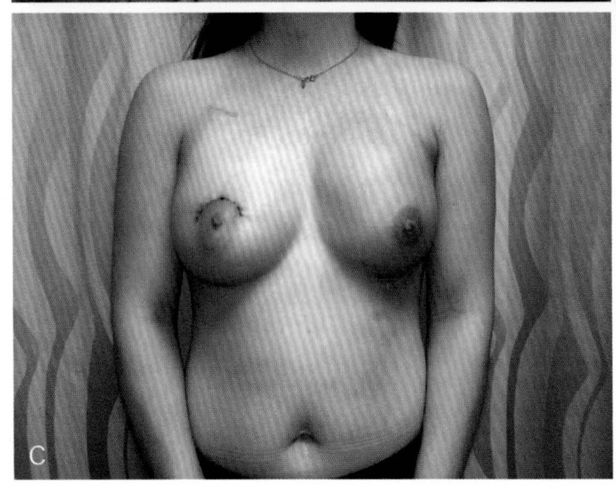

• **图 18.1** A. 一位 38 岁的左侧乳腺癌女性患者在接受保留乳头乳晕复合体的乳房切除术（NSM）和二步法胸肌前植入物乳房重建前的乳房外观，该患者术后还需要接受辅助放疗。B. 患者接受左侧乳房重建后 2.5 年的乳房外观，在这个阶段，为了实现双乳对称性，该患者已经接受了右侧筋膜下隆乳手术。然而，双侧乳头的位置仍然不对称。C. 为了改善乳房的对称性，患者又接受了右侧新月形乳房固定术。患者在左侧乳房切除术及放疗后，接受左侧乳房上极脂肪移植以恢复乳房体积。这个病例体现了乳房对称性手术的需求及所面临的挑战，在某些情况下，需要将多种外科手术相结合才能实现双侧乳房的对称性

持久，与重建的乳房相匹配。

对乳头乳晕复合体（NAC）位置有矫正需求的患者，在不改变乳房大小的情况下，首选乳房固定术。根据作者的经验，乳房固定术在乳房重建中通常与另一种对称性术式联合来实现对称性。联合隆乳手术最为常见，可进一步矫正 NAC 高度。此外，联合缩乳手术也可以矫正 NAC 的位置，同时缩小罩杯。当行保留乳头乳晕复合体的乳房切除术（nipple-sparing mastectomy, NSM）时，必须仔细评估患者重建的乳房的 NAC 位置变化，这对行对侧乳房固定术具有指示作用。在 NSM 和植入物乳房重建中，由于皮肤和（或）肌肉收缩，通常会出现 NAC 升高。

自体脂肪移植在美学和重塑性方面都有诸多优点，因此作者提倡几乎所有的乳房重建患者都可以接受自体脂肪移植。最常用的方法是在重建乳房上进行自体脂肪移植，以增强与原乳房上极的美学对称性。在乳房重建过程中，切除乳房上极实质会导致组织缺损和空虚，而自体脂肪移植是理想的矫正方法。在对侧乳房，脂肪移植同样可以恢复某些特定和独立区域的体积并塑形。此外，自体脂肪移植所含的干细胞浓度较高，能促进乳腺组织的恢复，这对双侧乳房均有益处[6]。

对侧对称性手术的唯一绝对禁忌证是吸烟，择期手术前患者应戒烟至少 6 个月。而相对禁忌证包括对侧乳房的放疗史、肥胖或术前乳房形状 / 大小难以实现双侧对称。

术前评估和特殊注意事项

对患者进行首次术前评估时，外科医生要和患者讨论，制订个体化重建方案，同时需要考虑患者自身对双侧乳房的目标和期望。术前评估应该完整地询问患者乳腺病史和肿瘤史，并着重强调术后可能需要的辅助治疗，如放疗和化疗。尽管应该将治愈肿瘤作为最终目标优先考虑，但重建的时机和术式的配合往往会影响重建是否成功和最终的美学效果。

术前详细检查并测量双侧乳房的标志点至关重要，尤其是乳房的基底部宽度，乳头至乳房下皱襞距离，以及胸骨角到乳头的距离（图 18.2~ 图 18.4）。必须记录双侧 NAC 的位置和大小，如有不对称，必须做标记。而且，术后对重建的乳房也要重复上述测量，因为 NAC 的位置可能在乳房切除和重建过程中发生变化，这在计划对侧对称性手术时就必须考虑到。

最后，术前还必须仔细评估双侧乳房的凸度，多数植入物乳房重建会采用高凸或增强高凸的植入物，因此需要增加或者降低对侧乳房的凸度，这可以通过对对侧隆乳手术或缩乳手术进行精准计划来实现。

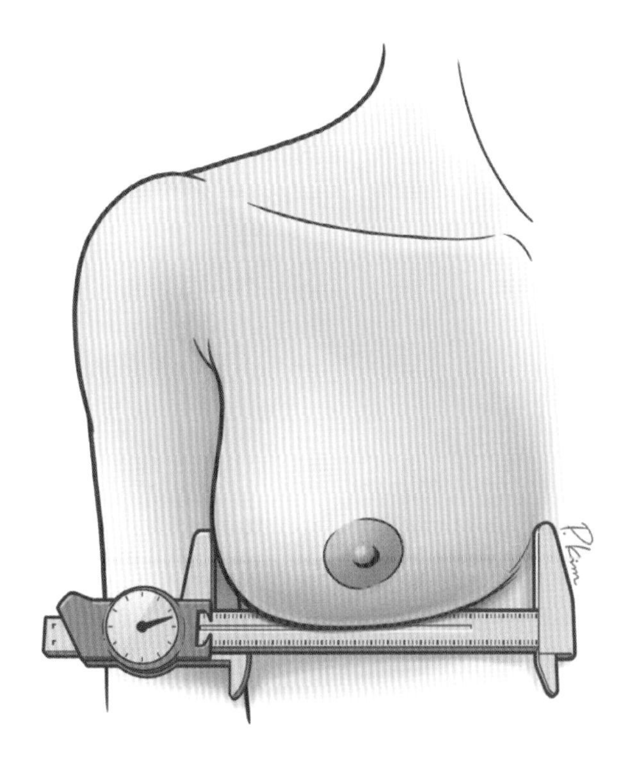

• 图 18.2 测量乳房基底部宽度

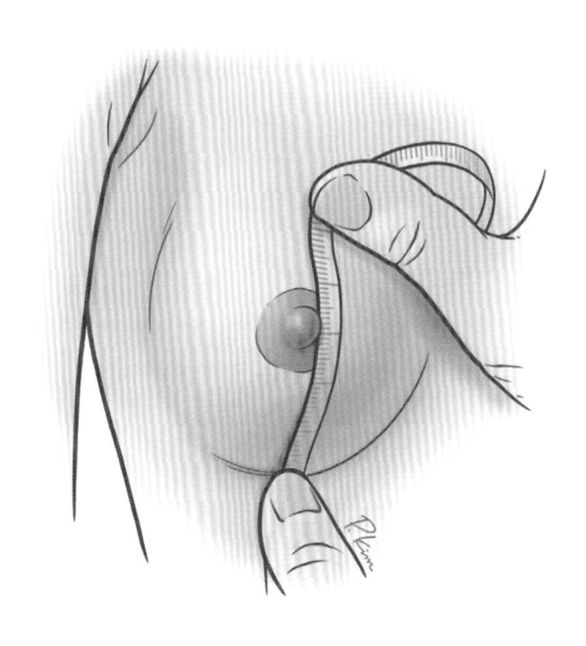

• 图 18.3 在乳房静止状态下，测量乳头至乳房下皱襞的距离

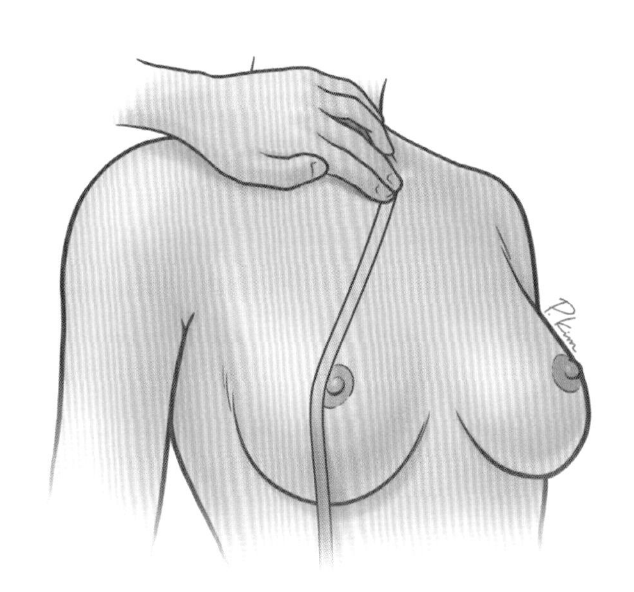

• 图 18.4 测量胸骨角至乳头的距离

手术技术

隆乳手术

术前标记

隆乳手术涉及的重要的术前标记包括乳房下皱襞（IMF）、胸骨上切迹到乳头的距离和乳头到 IMF 的距离。如果联合组织扩张器置换植

入物，那么隆乳手术包囊剥离的术前标记应与重建乳房包膜切开和包囊重塑的术前标记相对应。作者认为隆乳手术首选乳房下皱襞外侧切口，多数情况下，此切口长度可保持在4cm。此外，其他切口入路还包括乳晕周围入路和腋窝入路。

手术步骤

外科医生必须首先根据乳房上极实质的厚度和对侧乳房重建的类型，选择隆乳手术假体植入的平面。由于胸肌前乳房重建越来越普遍[7]，作者更倾向于对侧采用胸大肌筋膜下隆乳，其具有疼痛较轻、运动变形风险低及包膜挛缩发生率低等优点，当上极提捏厚度大于2cm时，可采用筋膜下或腺体下置入植入物，这样可以避免在乳房上极暴露植入物轮廓的风险。当隆乳手术与对侧组织扩张器置换植入物同时进行时，应先进行对侧乳房重建，包括植入物重建和自体脂肪移植，在对侧乳房重建大小、位置相对固定后再进行隆乳手术，这样能获得更佳的美容效果。

IMF切口应位于患者乳房下皱襞下方1cm处，这种情况下，如果患者术前具有正常的乳房下皱襞，那么术后切口瘢痕会被乳房实质遮挡。然而，如果切口直接在乳房下皱襞上或高于乳房下皱襞，隆乳手术后切口位置将升高，最终位于患者乳房下部的可见部分。

完成乳房下皱襞切口后，向上方应谨慎分离，注意不要使乳房下皱襞升高或移位，一旦分离到胸肌筋膜，即在该层下方制作植入物囊袋，上述操作应始终保持在乳房下皱襞上方约1cm处进行。通过这种入路，一旦确定正确的解剖平面，就可以大胆完成整个分离操作。植入物囊袋制作完成后，便可以将假体植入其中，其位置在乳房和胸大肌筋膜的后方，但是在胸大肌的前方。

对于那些接受胸肌后假体植入的患者，因乳房紧缩和乳房上极软组织覆盖减少，建议采用双平面入路。胸大肌位置升高后，沿整条肌肉下方切开，在乳房下皱襞上留下1cm的肌肉带，这使得NAC位置升高，隆乳后的乳房外观更加自然。如果胸大肌的下缘不以上述方式处理且植入物被放置在一个完整的胸肌下囊袋中，那么植入物将不能下降到原始的乳房下皱襞位置，这很可能导致植入物位置不佳。

构建植入物囊袋后，作者推荐使用无接触技术置入假体。在置入前，要用碘伏和抗生素处理过的生理盐水彻底冲洗囊袋。植入过程中，注意不要接触患者的外部皮肤。

当采用乳晕周围入路时，胸肌下或筋膜下假体植入的步骤相同，主要区别在于植入物要从乳房前方切口进入植入物囊袋。虽然分离可以经实质直接穿过乳房到胸壁，但这会使植入物暴露在乳腺导管内的细菌中。因此，最好沿着乳房下极筋膜朝乳房下皱襞下方进行剥离，一旦达到二者交汇处，就可以在理想平面上方进行分离，以构建植入物囊袋。

完成隆乳手术后，患者在手术室取坐位，以明确双侧乳房的对称性。具体来说，外科医生必须分别评估双侧乳房的以下方面：大小、形状、基底部宽度、凸度、NAC位置。为了使患者对重建结果满意，上述指标必须一致。

缩乳手术

术前标记

进行缩乳手术的术前标记时，首先要标记术后NAC位置。这可以通过将乳房下皱襞前移到乳房基底部（Pitanguy点）来标记。如果是联合NSM，则胸骨角到乳头的距离应与对侧重建后乳房的NAC位置相匹配。

缩乳手术的术式选择往往取决于术前乳房的大小和下垂度。当术前乳房为Ⅱ级下垂，预计乳房缩小150~800g时，一般选择垂直切口法（上蒂或内上蒂；Vertical型）；当术前乳房为Ⅲ级下垂，预计乳房缩小大于800g时，应采用倒T型术式（Wise型），这可以通过下蒂或上蒂/内上蒂实现。

垂直切口法缩乳手术，术后乳头位置应标记于Pitanguy点以下1cm，以避免术后NAC抬高。胸骨角到乳头的距离通常为22~23cm。可以通过规划周长为40~42mm的乳晕圆来实现乳晕的缩小。标记一个C形切口，开口向下，当C形圆顶在两下缘交汇后，会形成一个可规划周长的圆。然后通过向内侧和外侧移动乳房来标记垂直线，每条线为从新乳晕基底部顶点到乳房下皱襞上方最低点的垂直线（图 18.5）。在做标记的过程中，移动乳房的力量大小会影响乳房下方垂直闭合的松紧度，力量越大，下方被切除的皮肤越宽。

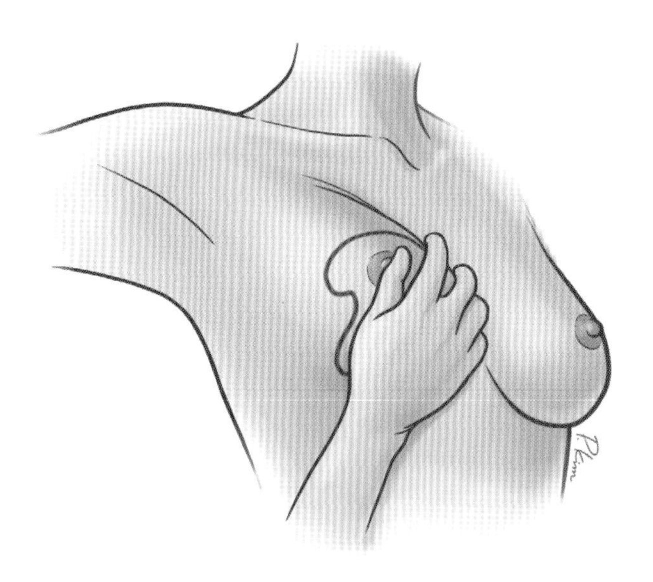

• **图 18.5** 标记垂直切口缩乳手术的下方区域，向内侧轻轻牵拉乳房，划线标记与乳房中线相对应

随后，我们需要确定拟保留的乳房实质的垂直范围线。通常标记线在新的乳晕下方 5~6cm（图 18.6）。标记线下的乳房实质将被切除，但表面皮肤得以保留。因此这条线在术后会成为新的乳房下皱襞，这也可以解释为何采用该术式后乳房下皱襞升高。

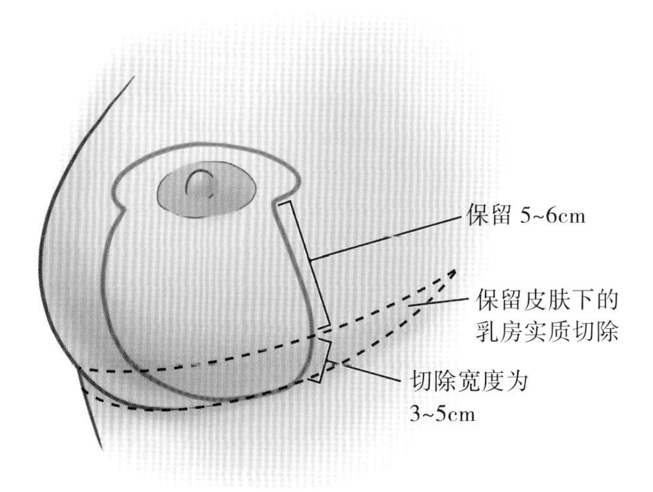

• **图 18.6** 垂直切口缩乳手术前标记完成后，标记新乳晕到乳房下皱襞的距离为 5~6cm，这条线也是新的乳房下皱襞位置，此条线以下的所有乳房实质将被切除

在这种术式中，作者更倾向保留 NAC 附近 6~8cm 的上蒂，这样就可以切除下方垂直线（带皮肤）以及下极内外侧（不带皮肤）的乳房实质。一旦完成这一步，从新的乳房下皱襞区域开始，向乳晕的底部，在中线上缝合内侧和外侧切除柱，乳房便可以以垂直的方式闭合。

在倒 T 型缩乳手术中，则是在乳房下皱襞水平标记 NAC（图 18.7）。各垂直线分别长 7~8cm，底部间距维持在 5~6cm，避免关闭切口时张力过大（图 18.8）。之后标记出乳房下皱襞全长（图 18.9）。最后，从每一条垂直线向内侧和外侧方向分别标记出内侧和外侧线，再与乳房下皱襞标记线汇合（图 18.10，图 18.11），这就形成了倒 T 法缩乳手术中经典的皮肤切除区。

作者更倾向于采用 8~9cm 的内上蒂以保证 NAC 充分的血供。当然，下蒂或内侧蒂也同样适用于倒 T 型缩乳手术。

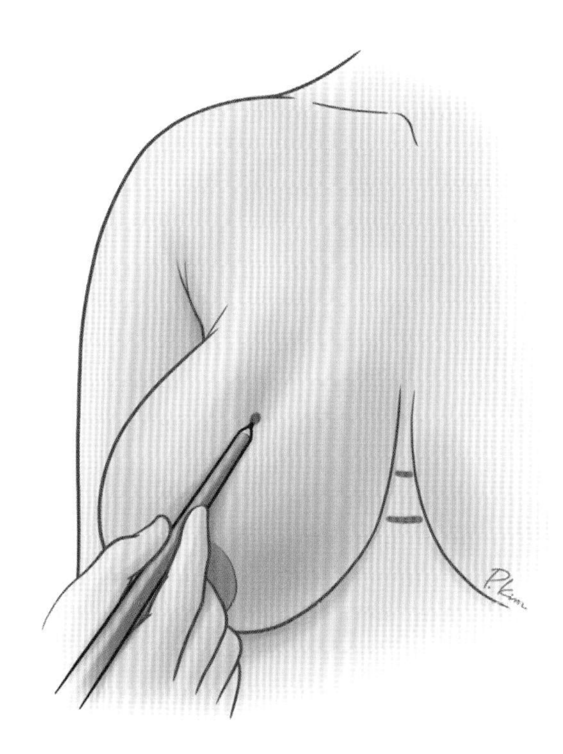

• **图 18.7** 倒 T 型缩乳手术的术前标记，通过将乳房下皱襞前移到乳房皮肤，定位 Pitanguy 点，从而标记出新的乳头位置

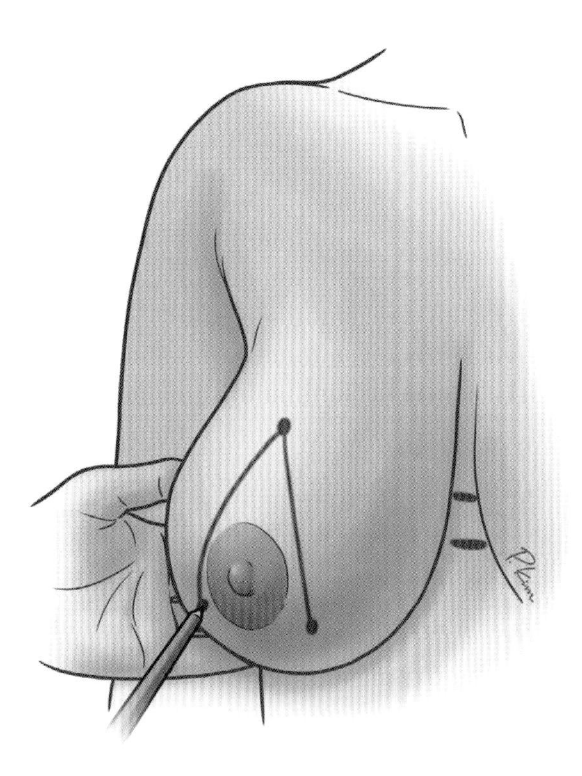

• 图 18.8 标记倒 T 型缩乳手术中的 2 条垂直线，分别长 7~8cm，底部间距维持在 5~6cm

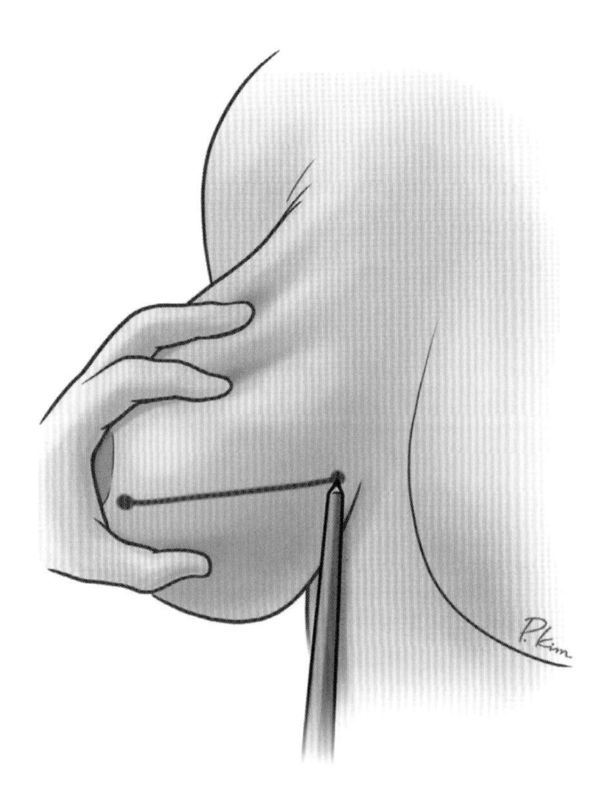

• 图 18.10 从内侧垂直线底部向乳房内侧缘标记倒 T 型缩乳手术的内侧线

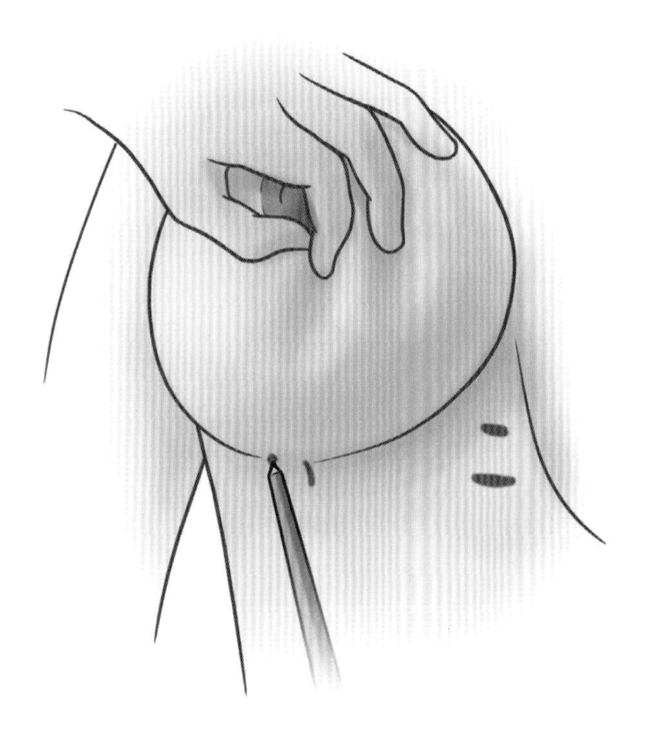

• 图 18.9 标记倒 T 型缩乳手术的乳房下皱襞位置，这也是下方切口的位置

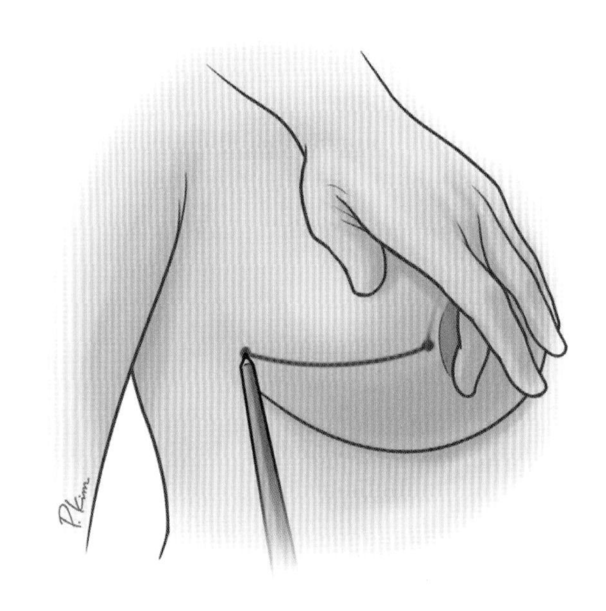

• 图 18.11 从外侧垂直线底部向乳房外侧缘标记倒 T 型缩乳手术的外侧线

手术步骤

在上述两种缩乳手术中，都要去除蒂的表皮，保留真皮下血管丛。在必要的情况下，可将蒂分离到胸壁水平。因此操作时要非常小心，

不要破坏蒂与胸壁的连接处。这样既可以保证血供，又可以保留感觉神经，之后再切除实质。

在垂直切口手术中，会切除大部分的下极乳房实质。注意不要过度切除内侧组织，以保持切口的美观与平整。切除完成后，在中线处缝合乳房实质的内侧和外侧，可以长期维持其饱满的外形。

在倒T型手术中，当所有切除操作完成后，首先要对蒂去表皮化，然后将蒂向下分离到胸壁水平，再切除乳房下皱襞下的下极实质和皮肤。应在皮肤下切除外侧实质，避免在最后闭合时上外侧膨隆。完整切除实质后，患者取坐位，在皮瓣表面上标记NAC的位置。在对侧行NSM手术的情况下，此时将其与对侧重建乳房的NAC精确匹配至关重要。一旦在皮瓣上标出乳头位置,就可以将蒂旋转到合适的位置。这时，患者取坐位，切除多余的皮肤，再以倒T型方式缝合乳房。

患者在评估其重建的乳房时，首先关注的是双侧乳头位置是否对称，因此双侧乳头的匹配至关重要。

完成缩乳手术后，患者在手术室需再次取坐位，确认双侧乳房对称。必须仔细评估乳头的位置和乳房的大小，在患者苏醒前可以进行任何调整。如果需要调整乳头的位置，可以重新定位或进一步切除乳房的皮肤和乳腺组织，以改变NAC周围乳腺组织的位置。

乳房固定术

术前标记

乳房固定术的术前标记在很大程度上和缩乳手术一致。此术式可以在切除乳房实质的同时实现缩乳，也可以仅切除皮肤，只行单纯的乳房固定[9]。

对于轻度乳房下垂，仅需将NAC移动1~2cm来矫正Ⅰ级乳房下垂，可以使用新月形或环乳晕乳房固定术。新月形乳房固定术通过切除乳晕上极周围皮肤直接使NAC上提，这种操作会导致乳晕形状纵向拉长，因此仅适用于NAC位置的微小调整，不能用于较大程度的上提。

对于Ⅱ级乳房下垂，需要用垂直切口法进行矫正。而Ⅲ级乳房下垂则需要用倒T型方法进行矫正。

手术步骤

垂直切口法和倒T型方法乳房固定术的手术技术与缩乳手术相似，但更加注重对皮肤的切除和收紧，并可以在前文所述的蒂上移动乳头。单纯乳房固定术很少切除、甚至不切除乳房实质，仅按照术前标记切除皮肤，完成后通过间断缝合暂时闭合切口，患者取坐位评估双乳的对称性，可以重复数次，每一次都要评估乳房的位置和形状，根据对称情况，在安全范围内切除标记周围多余的皮肤。

自体脂肪移植

术前标记

外科医生在评估患者是否可以进行自体脂肪移植时，需要先选择合适的供脂部位。最常用的是下腹部和大腿，因为这两个部位有大量可存活的脂肪细胞[10]，也方便外科医生在患者仰卧位时进行脂肪抽吸，因此常作为首选。

术前，外科医生需要让患者取站立位，仔细标记抽脂区域，以便均匀、对称性地从供脂部位抽取脂肪，避免术后供脂部位缺损。还需要仔细标记注射脂肪的区域（图18.12），规划合适的注射入口和方向。计划的注射部位要能够覆盖整个乳房区域，同时也要考虑到术后瘢痕的可隐藏性。

手术步骤

供体部位的术中准备：在目标区域注入由安全浓度范围内的等渗肾上腺素和利多卡因组成的标准肿胀液（图18.13），达到止血目的以便提取脂肪。作者倾向于使用由钝针和过滤设备组成的标准负压辅助吸脂(suction-assisted liposuction, SAL）技术，用于脂肪的提取和洗涤，负压值约为250mmHg。然后通过过滤设备对脂肪进行最低限度的轻洗涤，以去除油脂和血液，再重新装入注射器。与离心等技术相比，这种处理方式可以更好地保留移植脂肪的活性[11]。

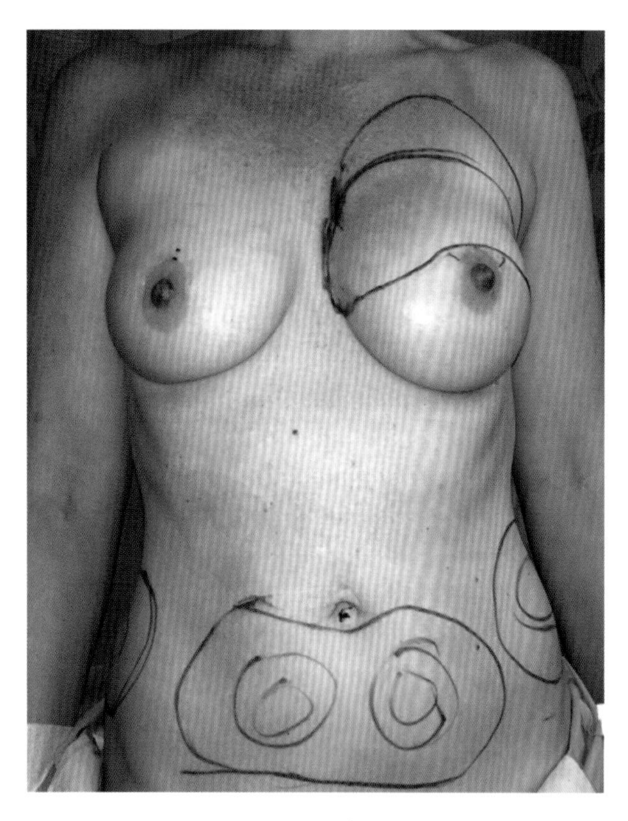

• 图 18.12　一例拟行左侧乳房自体脂肪移植患者的术前标记，前腹部作为供体部位

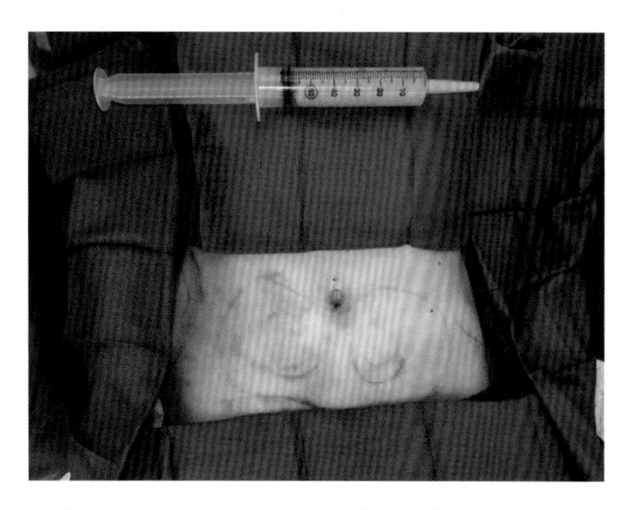

• 图 18.13　从图 18.1 所示患者的腹部表面抽取脂肪并进行相应处理后，用注射器准备注射脂肪的术中照片，注射器中仅有极少量的油脂和血液

之后，将脂肪注射到乳房，以提高美学效果，矫正轮廓畸形和凹陷区域，改善双乳对称性。如前所述，针对重建乳房的上极体积恢复和对称性改善，作者更常用脂肪移植，但是在某些情况下也用于对侧原生乳房。通过这种方式，将脂肪注入重建乳房增强了对称性，因为这能使重建乳房更加匹配原生乳房的上极体积和曲度。

增加脂肪存活率的关键是最大限度地使每个注入的脂肪细胞链与周围宿主血管化组织接触。为了达到此目的，注射脂肪时需使注入的脂肪细胞链均匀地分散在软组织包膜。此外，它们应该通过不同的路径从彼此相反的方向注入，因为这种纵横交错的注射模式可以使脂肪均匀、顺畅地注入，从而使所有脂肪与周围血管化组织充分接触。每次推注只能注入 0.5~1cc 脂肪，以避免脂肪坏死（图 18.14）。一次性注射大量或大块脂肪会导致注射区域内中央脂肪坏死、油性囊肿或钙化。

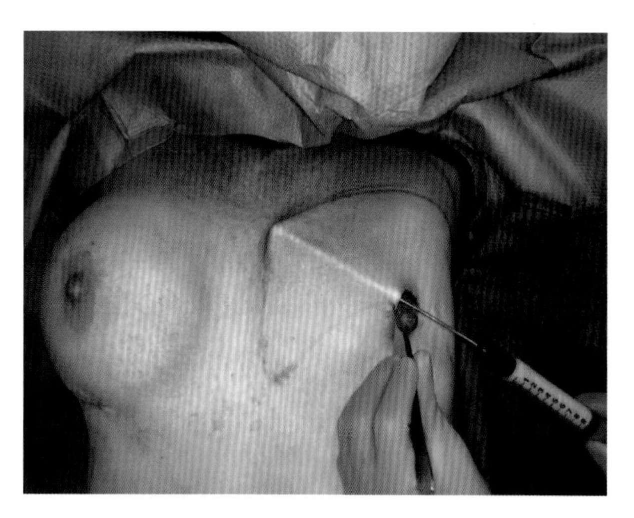

• 图 18.14　在置入永久性假体前，先用注射针在乳房切除术后皮瓣下进行脂肪移植。当注射针从本通道中取出时，将 1cc 的脂肪注射到皮下

并发症处理

一般来说，缩乳手术、隆乳手术、乳房固定术和自体脂肪移植这类对称性手术的术后并发症并不常见。最常见的并发症是感染和血肿。如果发生感染，可口服或静脉输注抗生素，或进行手术干预。血肿可采用手术清除。对于隆乳手术后感染，在取出扩张器后，需要等待一段时间，等感染有所消退后再置入植入物。乳房固定术和缩乳手术在某些情况下可出现切口延迟愈合的情况，需要长期换药直到切口达到Ⅱ期愈合。

对于自体脂肪移植，术后并发症通常与脂

肪过量注射有关，导致脂肪坏死或油性囊肿。临床表现为可触摸到的肿块，如果发生在患癌的一侧，则需要活检以排除复发，当病理提示为良性肿瘤时则可以经皮切除肿块。

病例展示

病例 18.1

一位 40 岁的左侧乳腺癌女性患者的术前照片（病例 18.1.1）。该患者选择接受左侧乳房 NSM 和二期胸肌前乳房重建，以及右侧乳房二期对称性隆乳手术。患者在二期手术，即将组织扩张器置换为假体时，拒绝行自体脂肪移植。术后 9 个月患者出现左侧乳房上极波纹征、局部凹陷（病例 18.1.2），于是她接受了修复手术以改善对称性，拟进行左侧重建乳房自体脂肪移植及右侧原生乳房新月形乳房固定术（病例图 18.1.3）。在本次手术中，左侧乳房接受了 100cc 的自体脂肪移植，术后 6 个月可见双侧乳房上极和乳头位置之间的对称性有所改善（图 18.1.4）。

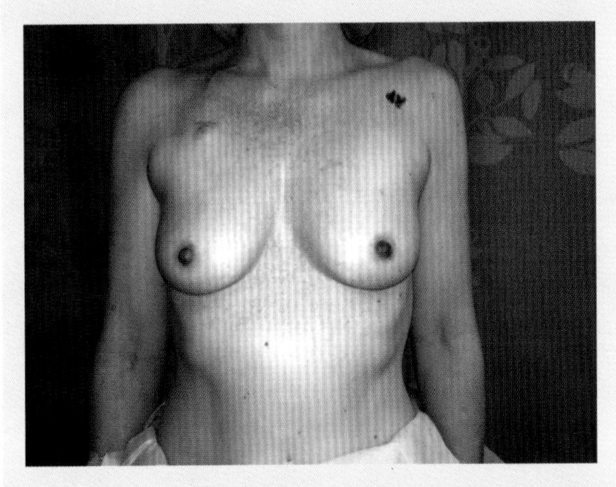

• 病例 18.1.1

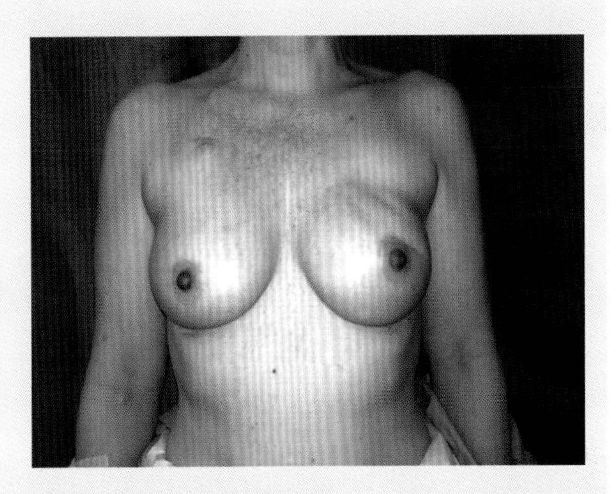

• 病例 18.1.2

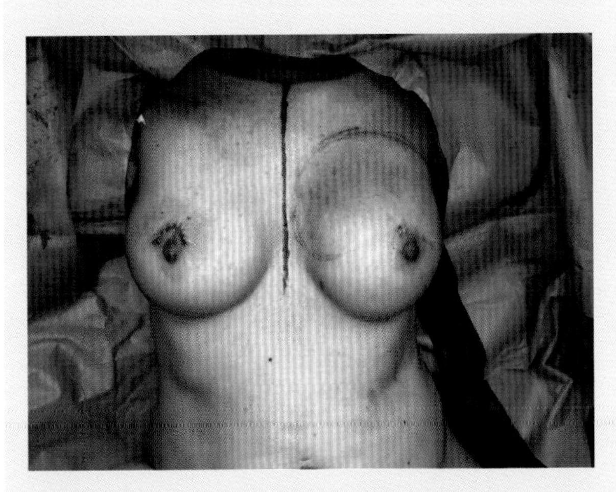

• 病例 18.1.3

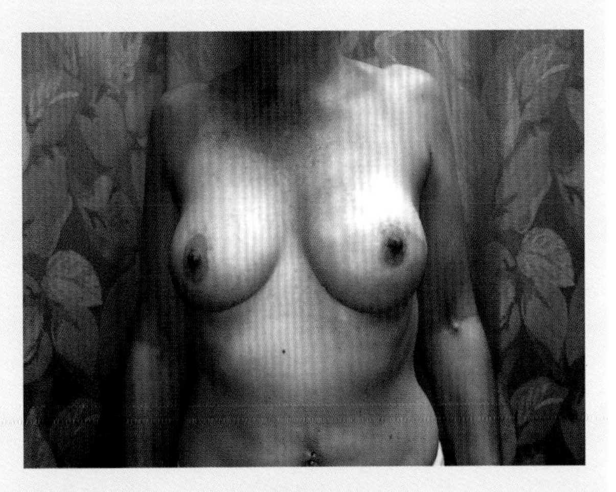

• 病例 18.1.4

病例 18.2

一位 48 岁的女性患者，右侧乳房有 NSM 手术史，但当时未接受重建手术（图 18.2.1）。患者接受了两步法扩张器 / 植入物右侧乳房延迟重建。为了实现双侧乳房大小和形状的对称性，在二期手术中，她同时接受了筋膜下平面的左侧隆乳手术。患者术后 12 个月的乳房外观见病例 18.2.2。

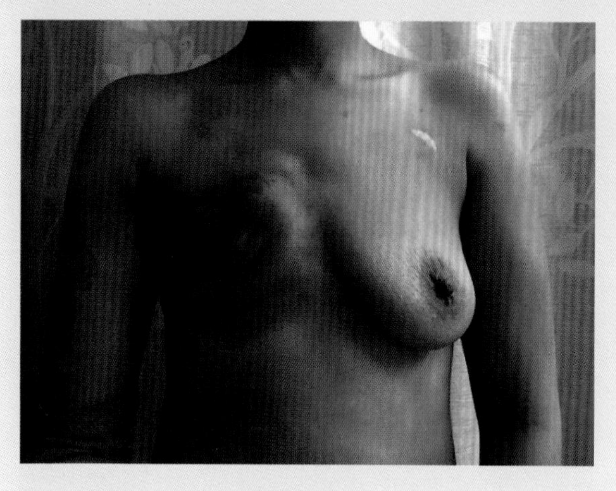

• 病例 18.2.1

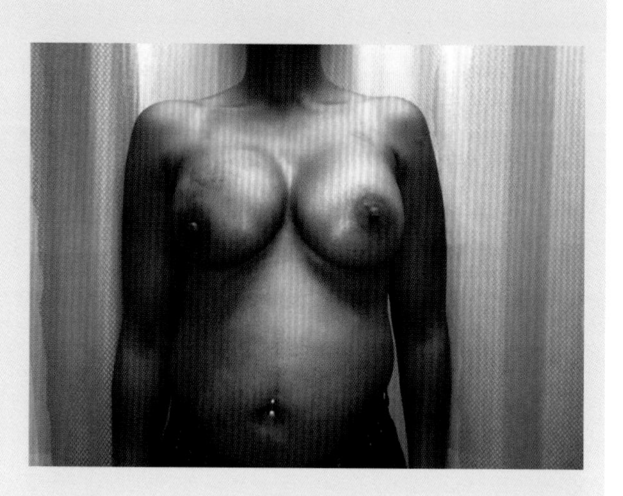

• 病例 18.2.2

病例 18.3

一位 41 岁的左侧乳腺癌女性患者，接受左侧乳房 NSM 联合两步法扩张器 / 植入物左侧乳房即刻胸肌前重建。在两次手术间期，该患者接受了左侧乳房放疗。二期手术中，她接受了筋膜下右侧隆乳手术，以确保双侧乳房大小和形状对称。患者术后 12 个月的乳房外观见病例 18.3.1~18.3.3。右侧隆乳手术也考虑到了与对侧重建乳房在形状、大小和凸度方面的对称。另外，尽管切除了左侧原生乳房，重建的左侧乳房在组织扩张器置换植入物的同时也进行了自体脂肪移植，使左侧乳房上极的体积和轮廓与原生乳房相似。

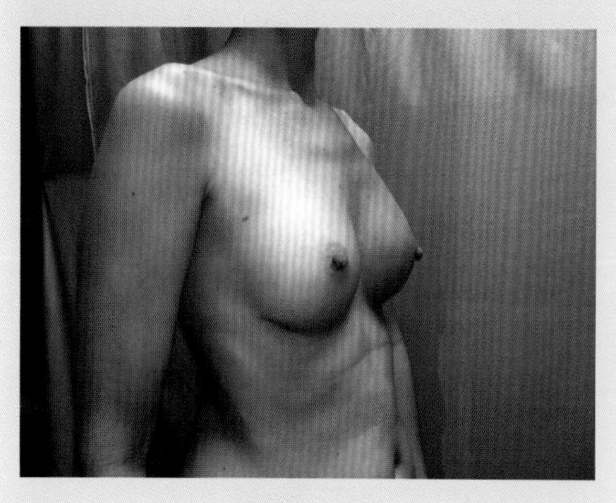

• 病例 18.3.1

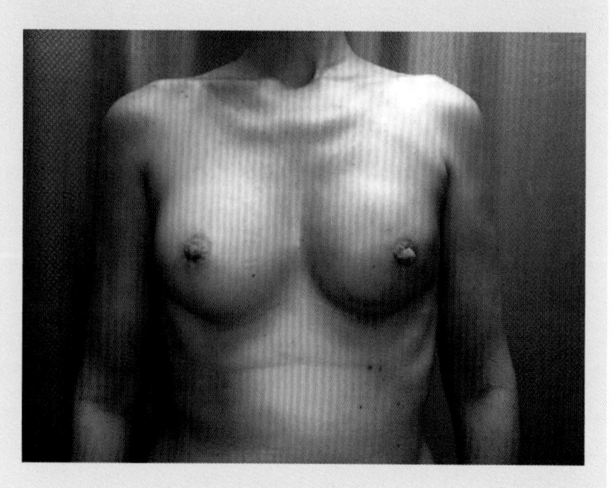

• 病例 18.3.2

病例 18.3（续）

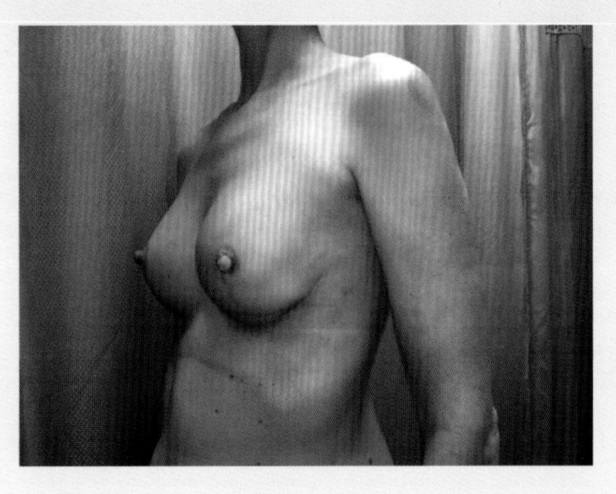

• 病例 18.3.3

总 结

由于需要使重建乳房与对侧原生乳房对称，单侧乳房重建仍然是乳房重建中最具挑战性的操作之一，尤其在涉及重建乳房后的辅助治疗（如放疗）时，因为治疗可能改变乳房的外观。为了实现双乳对称性，本章介绍的各种技术是当前最佳的方法，用这些方法可以改变双侧乳房尤其是原生乳房的大小、形状、位置和凸度。当然，这些方法对于乳房重建同样重要，因为重建成功与否在很大程度上取决于双侧乳房是否对称。

成功技巧

- 选择合适的患者是对称性手术成功的关键。
- 对称性手术可使双侧乳房的形状、大小、凸度和位置相称。
- 当原生乳房需要增大罩杯同时增大凸度时，隆乳手术为最佳的选择。
- 当计划行隆乳手术时，有足够的上极软组织覆盖和通过提捏试验确定有足够的厚度的患者最适合行筋膜下隆乳手术。
- 当需要缩小罩杯及矫正乳房下垂时，可以采用垂直切口法或倒 T 型方法缩乳手术。
- 由于重塑了乳房实质，内上蒂垂直切口法缩乳手术能实现较为持久的乳房下垂矫正，矫正后的乳房外形看起来更年轻，能更好地匹配重建乳房。
- 对较小的乳头移位（1~2cm）的乳房下垂进行矫正时，由于仅涉及小面积的皮肤切除，新月形乳房固定术非常有效。该技术也可用于想将 NAC 到乳房下皱襞的距离保持在 5~7cm 的患者。
- 自体脂肪移植更常用于重建乳房，以恢复缺失的乳房上极组织，并且可以增强该区域与原生乳房的对称性。
- 自体脂肪移植高度依赖于技术，使用较温和的脂肪处理技术如过滤，可以提供更多的有效脂肪，实现更高的脂肪存活率。

（肖晓 李田园 朱中建 译，
唐鹏 刘军兰 审校）

参考文献

[1] Nahabedian MY. Symmetrical breast reconstruction: analysis of secondary procedureafter reconstruction with implants and autologous tissue. Plast Reconstr Surg, 2005,115(1):257–260.

[2] Rizki H, Nkonde C, Ching RC, et al. Plastic surgical management of the contralateral breast in post-mastectomy breast reconstruction. Int J Surg,

2013,11(9):767–772.
[3] Losken A, Carlson GW, Bostwick J, et al. Trends in unilateral breast reconstruction and management of the contralateral breast: the Emory experience. Plast Reconstr Surg, 2002,110(1):89–97.
[4] Nahabedian MY. Managing the opposite breast: contralateral symmetry procedures. Cancer J, 2008,14(4):258–263.
[5] Karp N. Medial pedicle/vertical breast reduction made easy, the importance of complete inferior glandular resection. Ann Plast Surg, 2004,52:458–464.
[6] Garza RM, Paik KJ, Chung MT, et al. Studies in fat grafting: part III. Fat grafting irradiated tissue–improved skin quality and decreased fat graft retention. Plast Reconstr Surg, 2014,134: 249–257.
[7] Sbitany H, Piper M, Lentz R. Pre-pectoral breast reconstruction: a safe alternative to submuscular prosthetic reconstruction following nipple-sparing mastectomy. Plast Reconstr Surg, 2017,140(3):432–443.
[8] Kerfant N, Henry AS, Hu W, et al. Subfascial primary breast augmentation with fat grafting: a review of 156 cases. Plast Reconstr Surg, 2017,139(5):1080e–1085e.
[9] Puckett CL, Meyer VH, Reinisch JF. Crescent mastopexy and augmentation. Plast Reconstr Surg. 1985,75(4):533–543.
[10] Padoin AV, Braga-Silva J, Martins P, et al. Sources of processed lipoaspirate cells: influence of donor site on cell concentration. Plast Reconstr Surg, 2008,122:614–618.
[11] Fisher C, Grahovac TL, Schafer ME, et al. Comparison of harvest and processing techniques for fat grafting and adipose stem cell isolation. Plast Reconstr Surg, 2013,132(2):351–361.

第 19 章

脂肪移植在全乳房重建中的应用

Roger Khalil Khouri, Kimberly Sophia Khouri

引　言

就乳房全切术后乳房重建而言，传统上仅有植入物（假体）重建及自体皮瓣重建两种方法，而脂肪移植目前已经成为可供选择的第三种方法。在过去的 15 年中，我们详细探索了脂肪移植的手术程序，目前我们能使多数病例成功恢复乳房的外形，使之外观和触感如同真实的乳房，同时还增加了重建乳房的感觉功能[1]。使用真空负压吸引系统（external vacuum expansion，EVE）及脂肪组织移植（autologous fat transfer, AFT）进行的全乳房重建为微创手术，并且其可在多阶段乳房重建中起到使重建乳房达到目标凸度的作用。

使用负压吸引系统联合脂肪组织移植进行重建的乳房可以产生一个三维血管化和神经化的脂肪移植空间，这使得移植后的脂肪可以存活，同时增加了一定的乳房体积。

增加乳房的体积需要花费一定的时间。虽然脂肪移植是微创手术，但也属于整形手术的范畴。乳房体积的增加需要分 3~6 次手术，需要连续花费 9~18 个月的时间。有趣的是，许多对乳房重建的植入物和皮瓣进行处理的病例也会使用脂肪移植作为辅助治疗。目前甚至有在自体皮瓣重建中减少皮瓣容量，扩大脂肪移植空间从而增加脂肪移植的趋势。脂肪移植手术是门诊手术，因此手术数量不会被限制，最重要的是成本，即效益比率和最后的手术效果。

下面将详细描述大量自体脂肪移植的原则以及这些原则下脂肪移植的手术程序。

适应证和禁忌证

使用自体脂肪移植的全乳房重建技术适用于希望避免侵入性手术和使用植入物的女性。重建的目的和所有的乳房重建技术一样，即恢复乳房的自然外观和感觉功能。乳房全切术后，自体皮瓣移植手术是所有自体组织中最好的选择，然而术后恢复过程漫长，并且在远离乳房的供体区会产生另一处瘢痕。基于植入物的乳房重建可以减少手术次数，然而部分女性不接受植入物，对植入物重建的乳房也不太满意[2]。

自体脂肪移植乳房重建的绝对禁忌证是吸烟。自体脂肪移植对吸烟者的重建效果非常差。此外，血液稀释剂、抗凝剂或任何可能延长出血时间的维生素或中草药必须在手术前停用。这是由于大量出血后的血液会与移植的脂肪竞争组织间隙，当组织因渗出的血液而绷紧时，脂肪移植的空间就会减少。

如果患者在乳房全切术后接受了放疗和（或）先前的乳房重建失败后留有瘢痕，那么需要告知患者并使其理解行自体脂肪移植乳房重建最少需要 5 次手术，时间大约持续 12~24 个月。

由于负压吸引系统对该技术的成功至关重要，因此不能或不愿意遵守负压吸引系统的使用指南是其主要的不利因素。为了增加患者的依从性，将在办公室对患者试用负压吸引系统20~30min。当他们感觉能舒适地佩戴负压吸引仪器后，应教会他们如何正确使用并保持稳定性。根据我们的经验，受过良好教育的女性可以克服负压吸引系统在几周内带来的每天几个小时的不便，因此，负压吸引系统更适合接受过良好教育、愿意与外科医生合作并通过一系列微创手术来实现乳房重建的女性。

术前评估

术前患者的选择和教育非常重要，这一点不能被低估。患者必须理解，成功的结果取决于她的积极贡献，而这种重建不是一蹴而就的。此外，除非她们已经进行了乳房全切术，否则所有患者都需要在术前进行 MRI 检查，以排除隐匿性病灶，并获得残留乳房组织质量和体积的基本情况（图 19.1）。

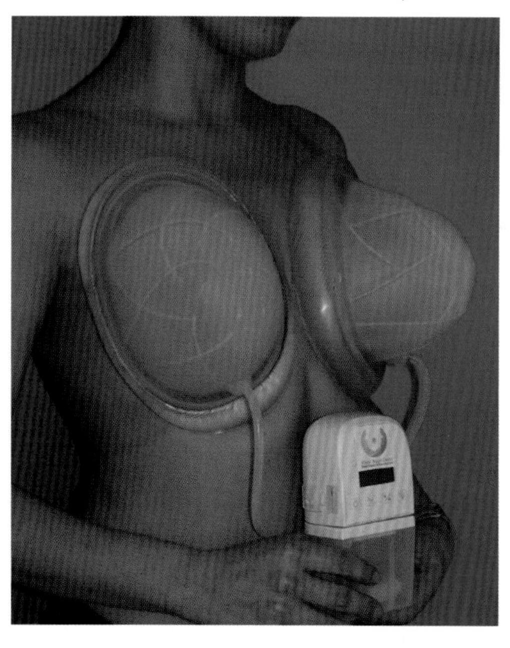

• 图 19.1 真空负压吸引系统（EVE）外部真空膨胀装置由两个带有硅胶环形边缘的聚氨酯圆顶组成，可保持皮肤的真空密封并用于消散剪切力和反作用力。微处理器调节真空压力并记录患者的依从性

手术技术

使用负压吸引系统联合脂肪移植的乳房重建是小切口手术，因此没有常规的暴露，也没有组织解剖。除了手术器械及手术操作之外，还有很多因素决定了手术的成败。最终结果取决于需要单独优化的一系列步骤，结果是这些单独步骤中最薄弱环节的产物。重建过程中的每一步都有失败的可能，都可能导致重建失败。

结果常常受到效益因素的限制，因此对每一个环节都应充分重视。重要的是，要考虑整个过程，避免只关注一个因素而忽略其他因素。

脂肪移植物存活的基本概念

由于没有血管，游离的脂肪无法存活。为了确保脂肪移植组织成功进行血管再生，了解三维血管重建的基本原理很重要，就像我们熟悉的二维皮肤移植一样，移植物与受体的紧密接触对于血管重建是必不可少的。由于缺乏供应血管的修复，为了使乳房丰满的随意性脂肪注射注定会失败，将导致大范围的脂肪坏死 [3]。

已经确定的是，注射的移植脂肪颗粒有三区 [4]。最外周区与受体床直接接触，通过新血管生成很容易重新形成血管。然而，新血管生成是一个缓慢的过程，在深层脂肪细胞缺氧之前，最外层仅有不到 1mm 的范围能重新建立血液供应。这一层的下方是再生区，在此处，只有更耐缺氧的脂肪来源干细胞（adipose-derived stem cell, ASC）或基质血管组分才能重新形成血管、存活并再生新的脂肪细胞群。再生区深处是坏死区，那里没有细胞能存活 [5,6]。研究表明，即使在理想的情况下，移植物存活区的最大深度为 1.6mm，且该过程的限速步骤为氧扩散 [7]。血管重建依赖于这个关键的移植物 – 受体界面，在大体积脂肪移植中，只有 3mm（1.6 mm × 2）宽的“微滴（micro-droplets）”或“微带（micro-ribbons）”能进行血管重建并存活。为了优化这种移植物 – 受体界面，大体积脂肪必须巧妙而精确地以 17μL（$4/3\pi r^3$）的小颗粒在三维分布中传递微滴，或者，由于通过套管输送，3mm 宽的微带不会融合多于 17mL 的脂肪液滴或宽度超过 3.2mm 的脂肪带，否则必然会发生中央坏死（图 19.2）。

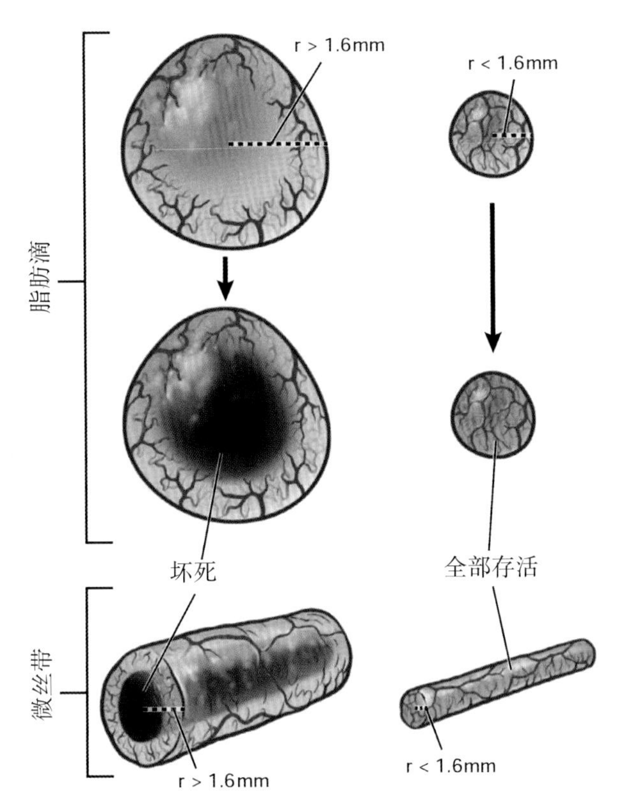

• **图 19.2** 无再灌注的游离移植物将无法存活。新血管生成只能再灌注脂肪移植小滴的外部 1.6mm，而内部更深的核心由于灌注不足而死亡。因此，只有半径（r）< 1.6mm 的微滴（17μL，$V = 4/3\pi r^3$）才能完全存活。1mL 微滴（r=6.2mm）可能只有其最外层的 1.6mm 存活，而其 4.6mm（体积 =0.41mL）的中央核心会因缺血而死亡。因此，即使是 1mL 微滴，至少有 41% 的坏死。当通过导管连续注射时，微滴变成圆柱形微带。半径> 1.6mm 的微带不可避免地会发生中央坏死。因此，为了使再灌注发生，应提供宽度不超过 3mm 的微带，这一点至关重要。经允许引自 Eto H, Suga H, Aoi N, et al. The fate of adipocytes after nonvascularized fat grafting: Evidence of early death and replacement of adipocytes. Plast Reconstr Surg, 2012, 129:1081–1092. Reprinted with permission.

移植脂肪组织的获取原则与准备

我们通过简单的抽脂技术获取脂肪细胞。除了脂肪细胞，抽脂技术获取的组织中还包含成纤维细胞、内皮细胞、周细胞、白细胞、血小板和脂肪来源的干细胞[8]。我们发现脂肪移植的关键在于移植整个细胞群而不仅仅是单纯的脂肪细胞。为了获得最好的移植物，我们倾向于使供区广泛膨胀（每个供区大于 1L）以获得能迅速沉积的无血抽吸物。我们更倾向于使用一个封闭的、有恒定低压的（300mmHg）弹簧激活注射器抽吸脂肪，以减少对脂肪细胞的损伤。虽然真空泵也可以提供可控的低压，但在抽吸之前，脂肪不可避免地会暴露在长管道的高速气流中。我们使用一个宽 2.7mm 且具有 12 个 1 × 2mm 小孔的抽吸管获取脂肪细胞，因此我们能通过只留下小瘢痕的小穿刺孔获得小颗粒脂肪液。我们所青睐的小穿刺管在打开时是不平整的，而这些不平的倒刺可以获取更多的基质血管组织[9]。我们不使用手术刀，而是先通过 14G 针头在供体周围穿刺，然后通过多个入口点进行交叉抽脂。这项技术使得我们的收获最大化，而产生的瘢痕最小化（图 19.3）。

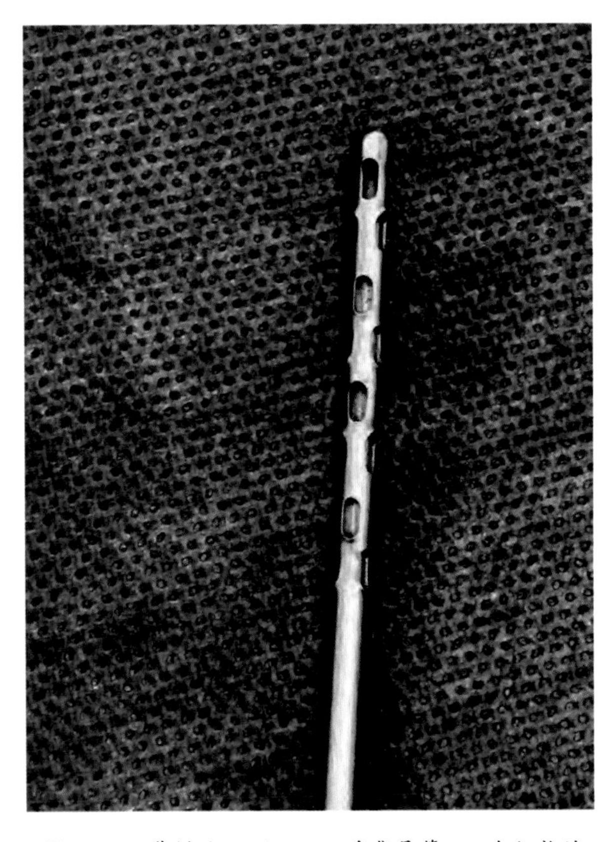

• **图 19.3** 带刺的 12 孔、12G 采集导管：一个细长的、直径为 2.7mm（12G）的导管可以通过针孔插入，留下最小的瘢痕，而其 12 个孔（每个 1×2mm）可以高效地采集较小的脂肪滴。我们首选的导管还具有翼片，吸引更多脂肪，并带有粗糙的刺，有助于采集更多的基质血管组织。由于针孔只留下最小的瘢痕，我们可以将导管通过多个入口点插入到供体部位周围，并以交叉的方式进行吸脂，以实现表面更广泛、更均匀的采集

一些研究者主张通过过滤或清洗去除炎症细胞和其他杂质，另一些研究者则持相反的观

点，主张加入富含炎性介质的血小板。试图从移植物中移除与受体部位完全相同的组织成分是徒劳的。基于理论和实验室结果，一些研究者主张加入干细胞。然而，一些临床对照研究显示，这种烦琐和存在监管障碍的技术并不会使我们获益。因此，在没有确凿的证据表明从获取的脂肪组织中添加或移除某种物质存在临床获益的情况下，我们更倾向于采取一种纯粹的方法，尽可能地让移植物及其周围的微环境最少地受到外界干扰。事实上，越来越多的证据表明，获取整体的脂肪组织是获得最佳临床结果所必需的。

我们允许抽取的脂肪组织在收集袋中因重力沉积几分钟，然后简单地排掉原液，收集上清脂肪放入脂肪收集袋中。与大多数在大体积脂肪移植方面有丰富经验的外科医生一样，我们放弃将获取的脂肪组织进行离心，这种做法得到了最近一项前瞻性随机对照研究的支持[10]。我们使用脂肪移植封闭系统（MTF, Edison, NJ）进行移植物的收集、制备和回注（图 19.4）。

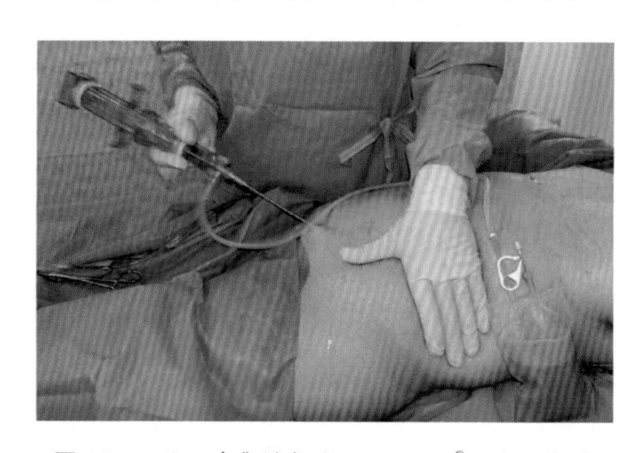

• **图 19.4** 处于采集模式的 Lipografter®。为了使创伤最小，我们倾向于使用低压力、低气流的设备进行采集。K-VAC 注射器具有带有带状弹簧的活塞，可在活塞的整个运动过程中保持均匀的 300mmHg 抽吸压力。将活塞推回重新收紧弹簧，而位于注射器和采集导管之间的大口径组织阀（AT 阀）会自动将抽取物排出到收集袋中。这种封闭系统使我们能够使用受控低压力注射器进行高效采集，而不必浪费宝贵的时间去除导管、插管和更换注射器（Lipografter，MTF，Edison，NJ）。为了使组织松弛以便更顺畅地进行采集，并获得会迅速沉淀的无血（non-bloody）抽吸物，必须广泛而紧密地使供体部位膨胀

受体部位的准备原则

就像在二维移植中移植物的大小必须与伤口处的表面积相匹配一样，在三维移植中，我们不能移植超过受体部位所能容纳的体积。在乳房切除术后乳房重建中，受区容量是非常有限的。我们通过使用负压吸引系统增加其可塑性来准备受体床增加了乳房切除术后移植物的体积。这样做不会出现拥挤，也不会增加间质压力从而影响血流灌注[5,8]。负压吸引系统的使用延伸了血管并产生新的血管，这为组织更好的血管重建进行准备[11,12]。随着血管的延伸，感觉神经也逐渐延伸，正是这种新生神经使重建乳房恢复感觉。负压吸引系统还产生了形成乳房隆起所需的皮肤。也有证据表明，它通过激活与血管无关的通路，使受体组织能够接受更多的移植物[13,14]。

在手术前，患者每天都要像穿胸罩一样穿戴负压吸引系统几个小时，大约持续 2~3 周。根据我们的经验，我们认为自体脂肪移植的最佳治疗剂量是在移植前的 15d 内穿戴负压吸引系统至少 200h，且交替使用真空压力 60mmHg–0mmHg–60mmHg，开 3min，关 1min。

移植脂肪输送的原则

乳房重建的脂肪移植是一个非直视操作，需要技术、艺术性并要遵循基本原则。由于套管的尖端没有暴露出来，外科医生在手术时看不到移植物，因此无法确定植入物是否分布均匀或分布在最佳的位置。然而，就像抽脂术一样，插管的尖端是不可见的，但可以通过多个入口点和交叉通道实现脂肪组织的均匀和弥散。我们用类似的方式植入脂肪，目的是将脂肪移植入单独的平面，避免合并，并保持有条理的植入模式，这样就不会出现过低或过高的移植位点。这就像洒水系统一样，要在广阔的区域内均匀而分散地喷洒，方法是通过多个喷头随机地喷洒细雾，而不是通过几根大口径软管大量喷出一股水。通过这种“多重精细喷淋系统”，我们实现了“随机中均匀分布（evenness through randomness）”的目的（图 19.5）。

在自体脂肪移植中，植入物传递是最重要

的，相关研究却最少。如果外科医生在植入脂肪组织时不移动插管，将会出现一团脂肪。另一方面，如果外科医生在注射等量的脂肪时将套管缩回一段较长的距离，将出现一条细脂肪带。因此，所传送的脂肪带的量是每经过导管的距离所注入的体积的函数。考虑到3mm是可以再血管化的最宽距离，我们计算其表面积约为$10mm^2$。因此，每注射1 $000mm^3$（1mL）的脂肪后，插管必须在其通道内缩回100mm或10cm，这就是我们如何获得导管每缩回10cm便能植入1mL脂肪的基本规则。值得注意的是，无论套管的直径、孔的大小、注射压力或注射速度（mL/s）如何，都适用这条规则（图19.6）。

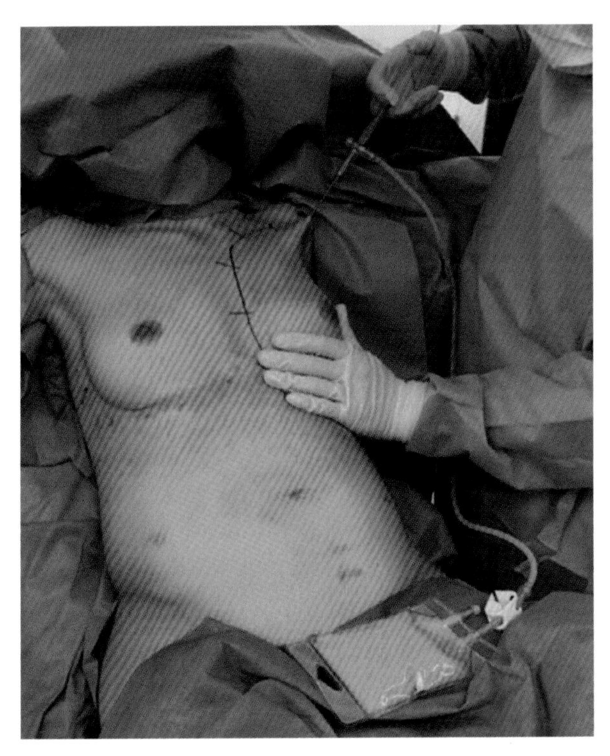

• 图 19.5 处于移植模式的Lipografter。为了输送细脂肪带，使用小型注射器至关重要。AT阀使我们能够使用3mL注射器直接从袋中移植，而无须更换注射器、插管和去插管。我们使用一个单孔14G（2.4mm）25cm长的切削尖端导管，并在广泛区域上将脂肪点涂以细雾形式扩散注射。通过这种方法，我们实现了“随机中均匀分布”。我们更倾向于使用弯曲的导管，因为其能跟随身体的曲线轮廓和穿过不同的路径。此外，通过保持尖端朝上，我们减少了意外穿透体腔的风险。这种封闭系统还可以使一只手空闲出来，以控制导管尖端和移植的组织

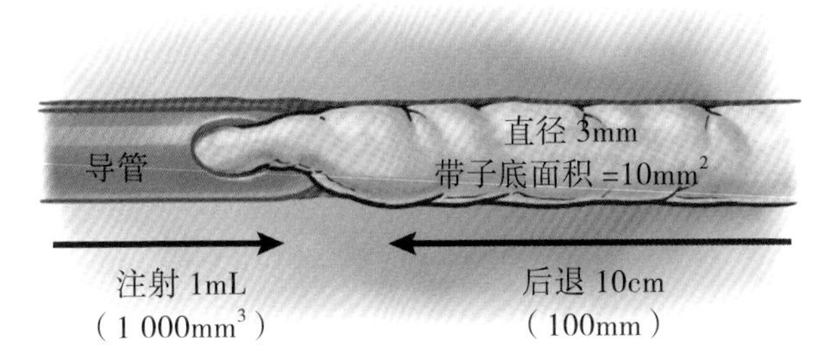

• 图 19.6 移植物输送的基本规则。该图显示了每注射0.1mL移植物插管移动1cm的移植物输送限制。在不移动插管的情况下注射会产生一个斑点，而在所创建的隧道中缩回长距离的同时注射相同体积会留下一条脂肪带。所输送的脂肪带的口径是插管回缩时每厘米所输送的注射体积的函数。套管缩回的距离越大，脂肪带越薄。因此，输送的脂肪带的尺寸主要取决于注射时每移动距离的注射体积的速率。经允许引自Khouri RK, Khouri RK. Current clinical applications of fat grafting. Plast Reconstr Surg, 2017,140(3):466e-486e. Reprinted with permission of PRS.

由于外科医生驱动套管的速度不能超过10cm/s，而在1mL/s时的压力和剪切力是最小的，此时植入物以细雾（a fine mist）的形式在所有平面和所有方向输送，具有很高的存活能力。

多年来，我们自创了几个脂肪植入手术口诀，例如，“边退边打（no injection without motion）”，“套管移动时注射速度<1mL/10cm”，“高精度喷洒”，“注射器越小精确度越高”，“多角度注射”。皮下和皮下组织层是最理想的脂肪植入部位，因为它们在使用负压吸引系统时扩张得最多，而和深层平面相比，增厚这些最表层的平面将使乳房隆起更明显。胸肌移植乳房重建是最理想的，因为限制性的筋膜已经被移除，可以在直视下在肌肉纤维之间插入薄的脂肪植入物。在进行胸肌后间隙的脂肪移植时应谨慎，弯曲套管的尖端应向上，避免形成气胸。

脂肪移植后护理原则——支持技术

术后我们一般固定乳房10周，以防止乳房缩小和自然回缩力导致的收缩。我们会放置一个固定的塑形夹板来固定植入物以帮助血管生成。此外，通过抵消回缩力，夹板将组织置于张力之下，并充当外部扩张器发挥作用。如果患者不耐受夹板，我们可以调整负压吸引系

统为 20mmHg 恒定值。这种移植后护理保留了术后乳房的隆起，并产生了一种长期的脂肪再生状态[15]。坚持这些基本原则可以让我们最大限度地获得持续的良好结果。

使用脂肪组织移植进行隆乳的基本概念

为了在乳房切除术后重建乳房，我们将使用血管化良好的健康脂肪来增加乳房的体积。将少量脂肪组织移植到较大的受体范围后，脂肪组织可能有很好的存活率，但只会增加少量乳房体积，因此，移植物成活率的百分比对于体积较大的移植意义不大。体积增加百分比，即相对于原始受体部位体积而言体积的增加量，是比移植物存活百分比的相关性更密切的结果衡量指标。与大多数文献相比，我们认为成功的衡量标准应该是体积增加的百分比（图 19.7）。

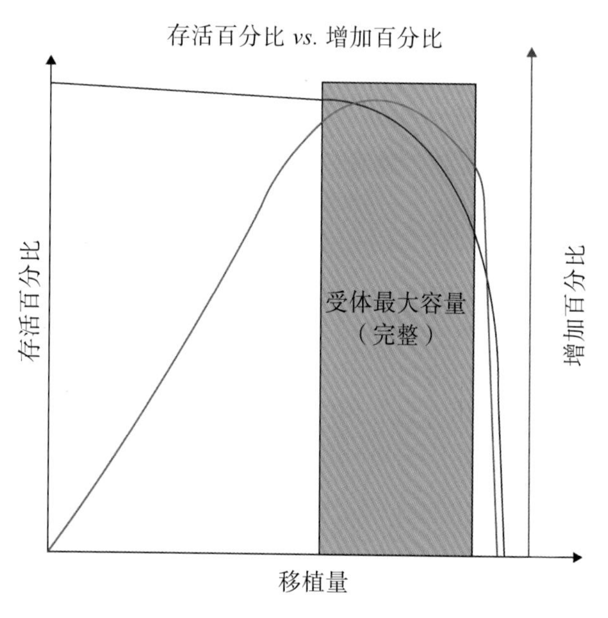

• 图 19.7　图中显示，在移植量较小时，存活百分比（黑色曲线）可能非常高，而增强百分比（蓝色曲线）仍然很低。随着移植物数量的增加，存活百分比下降，而增加百分比增加，直到达到最大容量。这是移植物与受体的最佳匹配点。超过这个点，额外的移植就会适得其反。移植越多，坏死就越多，增加效果也就越差。因此，我们的目标是尽可能接近最大容量，而不会过度移植和脱离曲线。真空负压吸引系统（EVE）预扩张增加了最大接受容量，并将该曲线向右移动以增加最大增加百分比。经允许引自 Khouri RK, Khouri RK. Current clinical applications of fat grafting. Plast Reconstr Surg, 2017, 140(3):466e–486e. Reprinted with permission from PRS.

在理想的移植条件下，在容量最大的受区，最大增幅能达到 30%~50%。超出受区接受能力的移植会适得其反。由于脂肪不是组织扩张器，我们不能指望注入的脂肪能显著拉伸组织，同时还能在承受扩张压力的情况下存活。然而，更多的植入物可以在接受过预扩张的受体中存活。因此，通过外部真空扩张，容量 2 倍或 3 倍增加的受区可接纳更多弥漫性注射的移植物轻松地在扩张后的受区内存活。我们的经验表明，移植前通过外部真空扩张使受区体积增加 3 倍，通常会使原乳房体积增加 1 倍。

基于以上原则的实践技巧

供体部位的选择

我们首选的供区是腹部和大腿内侧上部。“无法获取移植脂肪”的区域包括任何自然凹陷的部位和臀部。

术前移植物量的估计

收获的移植物量必须与受体容量相匹配。为了估计供体部位的可使用性，我们使用了“手掌和捏（palm and pinch）”测量方法，这种方法使我们可以确定供体表面积、厚度和受体部位的顺应性。为了粗略估计受体可接受的体积，我们使用手掌测量法（palm measure）。用一个普通男性外科医生的手来估计：从指尖到手腕约 20cm 长，宽 10cm。我们将手掌平放在接受测量部位的上方，测量其表面积为手掌面积（200cm^2）的分数或倍数。我们使用“捏量法（pinch measure）”，通过捏和折叠皮下脂肪来估计组织厚度和顺应性。这种方法也适用于瘦弱的患者，因为手掌面积范围内 0.25cm 厚的脂肪层可以产生 50mL 的脂肪（200cm^2 × 0.25cm），使用我们可以提供多个针孔的小穿刺管通过穿刺口进入供体部位，我们可以均匀地从一个有 5 个“手掌面积”的女性大腿前表面采集 250mL 脂肪。患者很少因为缺乏可用脂肪而被拒绝手术。从临床经验来看，我们更喜欢体形瘦的患者而不是超重的患者，因为在单位体积内，他们的脂肪细胞比油脂多。

受体部位的标记

我们用一个钟面作为参考来标记乳房，从12 点开始，以顺时针方向绕着乳房前进。在下半部分，我们每间隔几个刻度沿着扇形散开，从多个径向通道将脂肪微带放置在皮下或皮下更深的层面。我们通常交替使用奇数或偶数的时钟面数字计数。乳房的上半部分是将脂肪组织植入较深的肌肉和肌肉下平面。9 点到 11 点的乳房位置是将脂肪组织移植到胸肌的理想位置。进入乳房的穿刺点是用一根 14 号皮下注射针穿刺形成的。为了确保脂肪细胞距离受体毛细血管的距离不超过 1.6mm，我们使用了一个直径 14G（2.4mm）、长 25cm、弯曲的匙形针管，以 0.1mL/cm 的速率输送约 2.5mL 脂肪。

移植技术

使用 3mL 注射器进行大体积自体脂肪转移需要数百个注射器。为了提高效率并且能喷洒微脂肪带，我们使用双向大口径组织阀（Lipografter, MTF, Edison，NJ），将脂肪从收集袋转移至注射器，然后转移至患者，而不浪费时间和进行不必要的插管和拔管（图 19.5）。

辅助技术

Rigottomy 技术

乳房切除组织的瘢痕挛缩多见于感染、放疗或既往手术留下的瘢痕。对于重建乳房来讲，松解瘢痕、重建纤维支架是必要的。然而，必须避免直接切除瘢痕和开放手术松解瘢痕，因为这将产生空洞，移植时将导致移植物缺乏血管受体支架，产生较差的移植物－受体界面。使用大切口释放限制性瘢痕将产生空洞，这将导致移植失败。为了在不产生空洞的情况下松解和扩张瘢痕，Rigotti 医生研发了经皮针网释放技术（percutaneous needle mesh release），又称 Rigottomy。用 18 号针，最好是实心的 1.1mm 切割针，在收缩的组织内切开多个切口，形成一个三维网格，它可以扩展到微腔，在那里脂肪移植物可以重建血管并存活。然而，重要的是，我们要认识到过多的瘢痕松解会形成空洞，也会破坏受体支架。如果患者已经做好使用负压吸引系统的准备，我们会更大范围地使用 Rigottomy 技术，因为其虽然会产生更广泛的网格，但也增加了毛细血管密度，以保存血管网络（图 19.8）。

逆向腹部成形术和脂肪转移术

逆向腹部成形术和脂肪移植（reverse abdominoplasty and fat transfer，RAFT）这种经皮荷包悬吊缝合可以在不切开皮瓣的情况下转移约 150mL 的乳腺周围组织，这将形成乳房隆起和乳房皱褶。我们使用一种特殊设计的长 35cm 的双尖针和 2 号 PDS 缝线从一边到结尾缝合 3cm。针尖很长，像军刀一样扁平，作为方向舵，针尖在整个真皮层下的平面中保持恒定的深度。

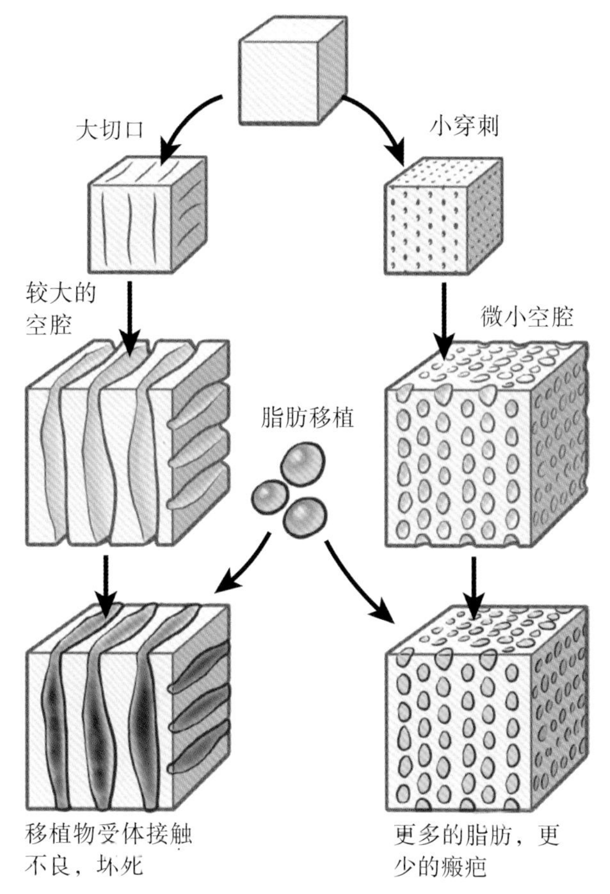

• 图 19.8 经皮针网释放技术（Rigottomy）。多个小刺孔可以对紧密的瘢痕进行 3D 网状扩张，并将其变成脂肪移植的受体支架，结果是获得一个更大、更柔软、脂肪更多、瘢痕更少的结构。然而，只有较小的穿刺产生的微腔才能保持移植物－受体的接触并取得成功。较大的切口会产生空洞，移植物将因移植物与受体界面不良而死亡。因此，重要的是避免过度啮合（over-meshing），这可能导致坏死和更多的瘢痕

RAFT 缝合的使用。我们从锁骨中下部位开始使用 RAFT 针（Lipocosm, Miami, FL）朝向 Louis 角缝合，然后进入胸骨上方的深平面，一直缝合到内侧乳房褶皱起始处。从这里开始，我们在真皮下平面缝合，直到乳房外侧褶皱结束。到达此处后，我们将针穿过胸肌下方，并在锁骨下进针处退出，完成闭环。拉扯和收紧缝线产生荷包效应，并将其悬吊到胸锁筋膜上，这样便能募集到大量的乳房周围组织。由于不需要切口，因此这种手术相当于在乳房切除术后的缺损处进行了逆向腹部皮瓣和胸侧皮瓣成形术。然而，仅仅通过荷包缝合是不够的，重要的是要松解紧绷的组织并创造一个伤口损伤界面以使组织愈合，重新定位。我们通过 Rigottomy 技术达到这一目的，该补片在没有切口的情况下扩张了腹壁和胸外侧组织，逐渐破坏了新褶皱下的新生组织（图 19.9）。

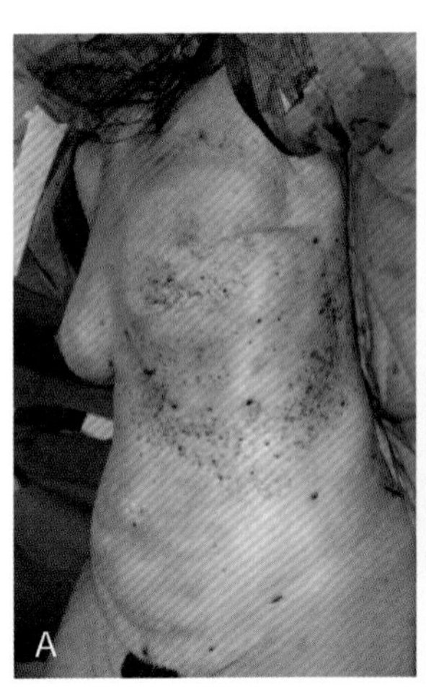

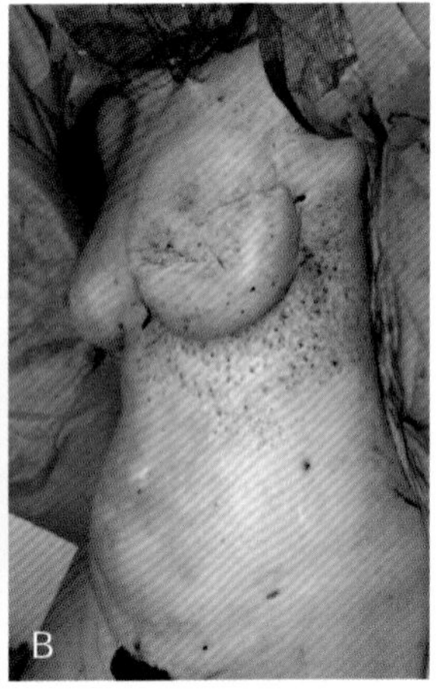

• **图 19.9** 逆向腹部成形术和脂肪移植（RAFT）步骤。这是一种无切口的皮瓣组织移植，取代了脂肪移植，通常是组织增厚最重要的组成部分。A. 通过一个 35cm 长的针从锁骨中线穿刺引入缝线。首先将其引向胸骨的骨膜，然后至乳房内侧褶皱处，将其引至皮下平面，并沿腹腔上和侧胸组织引线，这些组织将被招募到乳房隆起中。在侧乳房褶皱的末端离开皮下平面，将针线穿过胸大肌，以从开始位置出现并完成闭环。在环状缝线尾端下面的多个针刺是必需的，以分开约束纤维并在招募的组织中挖掘（undermine），实现无张力的前进。B. 拉动缝线 100~150mL 和 2~7cm 的乳房周围组织作为皮瓣，形成乳房隆起并定义新的乳房褶皱。将缝线简单地系在胸大肌上并结扎，该操作在乳房重建中非常有用

术后护理和预期结果

与皮瓣移植相比，负压吸引系统（EVE）联合脂肪移植（AFT）乳房重建已简化为一系列门诊小手术。患者在术后 1 周内可恢复轻度活动。

并发症处理

负压吸引系统联合脂肪移植乳房重建最常见的并发症是脂肪坏死，这是过度移植、团状移植和空腔移植的结果。小的坏死腔会随着时间的推移逐渐被吸收，对中等大小的坏死腔可以进行简单的抽吸，而较大的坏死腔则会硬化，最终钙化。较大的脂肪坏死可以通过切除和再次移植来处理。

坏死组织是细菌的生长介质，可能会导致感染、溃疡和更多的组织缺损。感染是罕见的，通常发生在因血管重建失败或过度使用微针破坏了组织灌注所需的血管网络导致的组织坏死情况下。

值得庆幸的是，除非发生感染，否则移植物无法存活是相对良性的并发症，并且可以通过重复脂肪移植来治疗。本质上讲，如果我们在 3 次脂肪移植后都不能获得一个令人满意的乳房隆起，那么我们可能需要再进行 1~2 次移植才能完成重建。

气胸的发生率大约为 1%，其通常导致患者在恢复期出现低氧血症，可以使用胸腔引流管进行闭式引流处理。

总　结

我们认为，在遵循完善的移植原则和技术的情况下，自体脂肪移植全乳房重建能产生恒定的效果。本章概述了术前患者的选择、教育、手术标记以及达到最佳结果所需注意的要点。

虽然许多单独的因素都可作为移植物存活的原因，但最终的结果取决于一系列连续性步骤，对这些步骤需要逐一优化。

最后，大体积脂肪移植成功的限制因素是一个可以容纳大量移植物的足够大的受体，同时由于脂肪注射扩张组织的能力有限，外部真空扩张（负压吸引系统）就成了必要的辅助手段。

病例展示

病例 19.1

一位35岁的女性患者，接受了双侧预防性保留乳头的乳房切除术和胸大肌脂肪移植手术，随后进行了负压吸引系统及两次脂肪移植。

病例中显示了双侧乳房全切术和即刻脂肪移植重建的术前标记（病例19.1.1A）。当患者仰卧位时，乳腺外科医生进行保留乳头的双侧乳房切除术，而整形外科医生则进行大腿抽脂。然后，在直视下整形外科医生仔细地在裸露的胸肌内进行脂肪移植，在用镊子夹开的肌肉纤维中插入薄的脂肪带，以保持最佳的移植物－受体界面。由于切除了胸大肌筋膜，肌肉在没有增加间质压力的情况下扩张了许多倍。在肌肉平面下、胸小肌、胸肌间平面、胸外侧筋膜和乳房切除后皮瓣的基部也植入了薄层脂肪移植物。共300mL脂肪被移植到每个乳房切除后的缺损部位，以取代450g切除的乳房组织。重要的是，在接近乳房切除后的皮瓣时要避免过多的皮肤，否则将导致难以松解的折痕和皱褶。

术后即刻外观如病例19.1.1B所示。保持了患者乳房的丰满。3个月后（病例19.1.1C），患者在初次脂肪移植后出现小而稳定的乳房隆起，然后她开始使用负压吸引系统扩大受体部位，为乳房切除术后第一次脂肪移植手术做准备。

病例19.1.1D显示了患者使用负压吸引系统2周后的效果，即在乳房切除术后第一次脂肪移植前，水肿产生的乳房隆起和用于抽吸的脂肪移植物的受区空间，每侧乳房移植350mL脂肪。病例19.1.1E显示了乳房切除术后第二次脂肪移植前的负压吸引系统效应。第二次扩张产生了更多的组织包膜和更大的受区容量。在第三次抽脂手术中，我们必须从供体部位提取400mL脂肪，并将其移植到每侧乳房中。

病例19.1.1F显示了随访1年的结果。患者的乳房恢复了柔软、自然，乳房上没有额外的瘢痕，并且抽脂使她的腰围缩小了。原位再生的乳房已经恢复了基本正常的感觉。

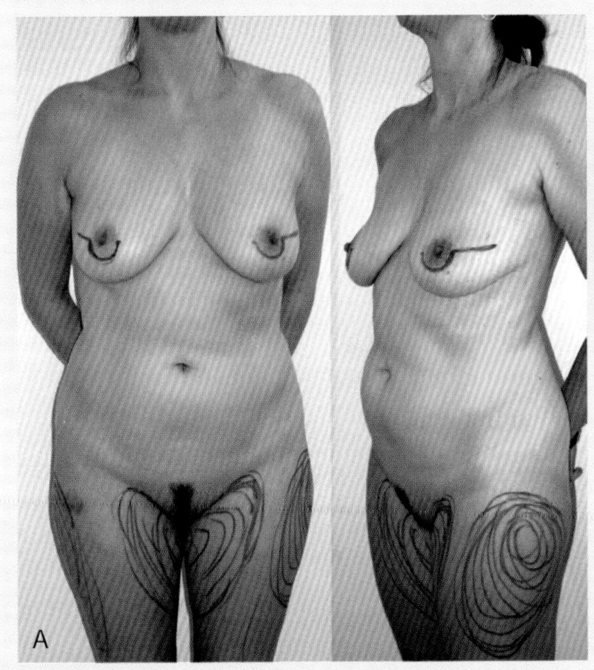

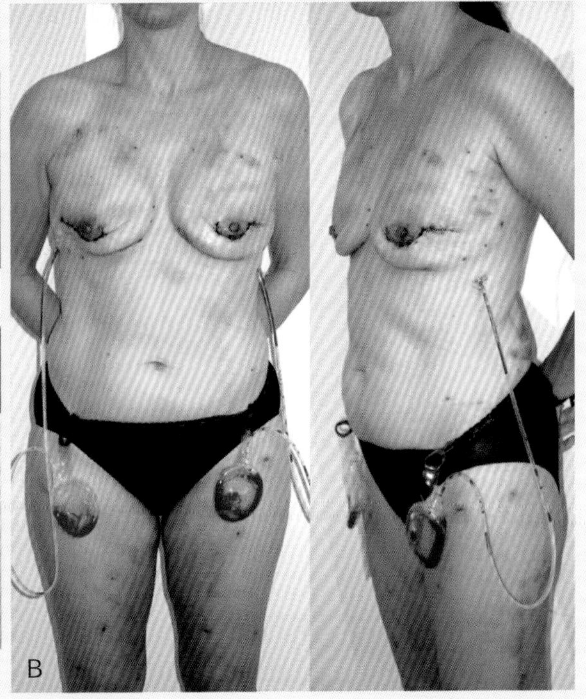

• 病例 19.1.1

病例 19.1（续）

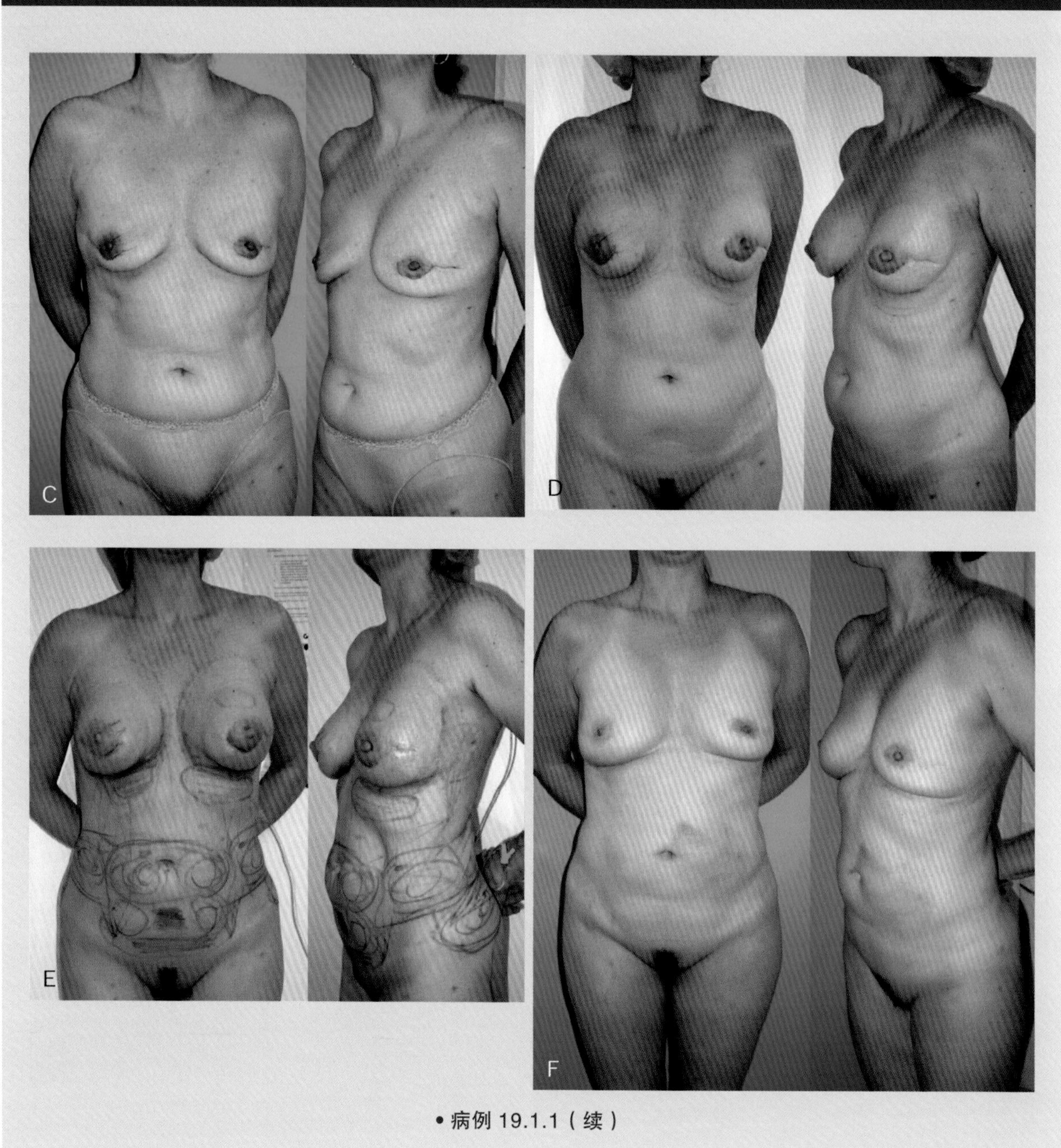

• 病例 19.1.1（续）

病例 19.2

一位 35 岁的女性患者，接受了左侧治疗性乳房切除术和预防性右侧保留乳头的乳房切除术。随后患者接受了 3 次脂肪移植手术，并在第二次脂肪移植手术后接受了 RAFT 手术。

病例 19.2.1A 显示了患者在乳房切除术几周后，脂肪移植或负压吸引系统前的情况。2 个月后，即在使用负压吸引系统 3 周后，她第一次接受脂肪移植手术（病例 19.2.1B）。注意，负压吸引系统能更好地扩张顺应性较强的组织，而且乳房横向切除术后的瘢痕仍然是固定的。这些乳房需要使用 Rigottomy 技术进行扩张。我们在乳房隆起周围的多个穿刺入口处移植了约 300mL 脂肪。

3 个月后，即在使用负压吸引系统 2 周后，患者接受了第二次脂肪移植手术（病例 19.2.1 1C）。这一次我们选择用 RAFT 来增强脂肪移植的效果。右侧的照片显示了抽脂供体部位和 RAFT 募集腹部皮瓣组织进入乳房的过程。病例 19.2.1D 显示了第二次脂肪移植与 RAFT 手术后 3 个月的结果。在此期间，患者接受了第三次脂肪移植手术，进行了轮廓矫正、乳头重建和轮廓修饰。

病例 19.2.1E 显示了患者第三次乳房重建手术 1 年后重建乳房的外观。可见乳房没有新的瘢痕，吸脂手术也改善了患者的身材。患者自认为完全恢复，并承认新乳房的触感和观感都和原先的乳房一样。

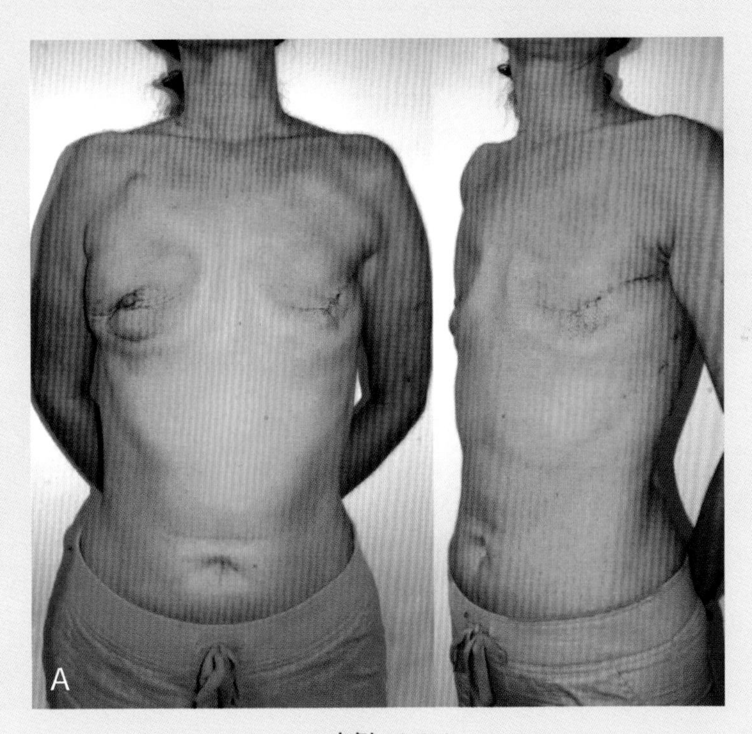

• 病例 19.2.1

病例 19.2（续）

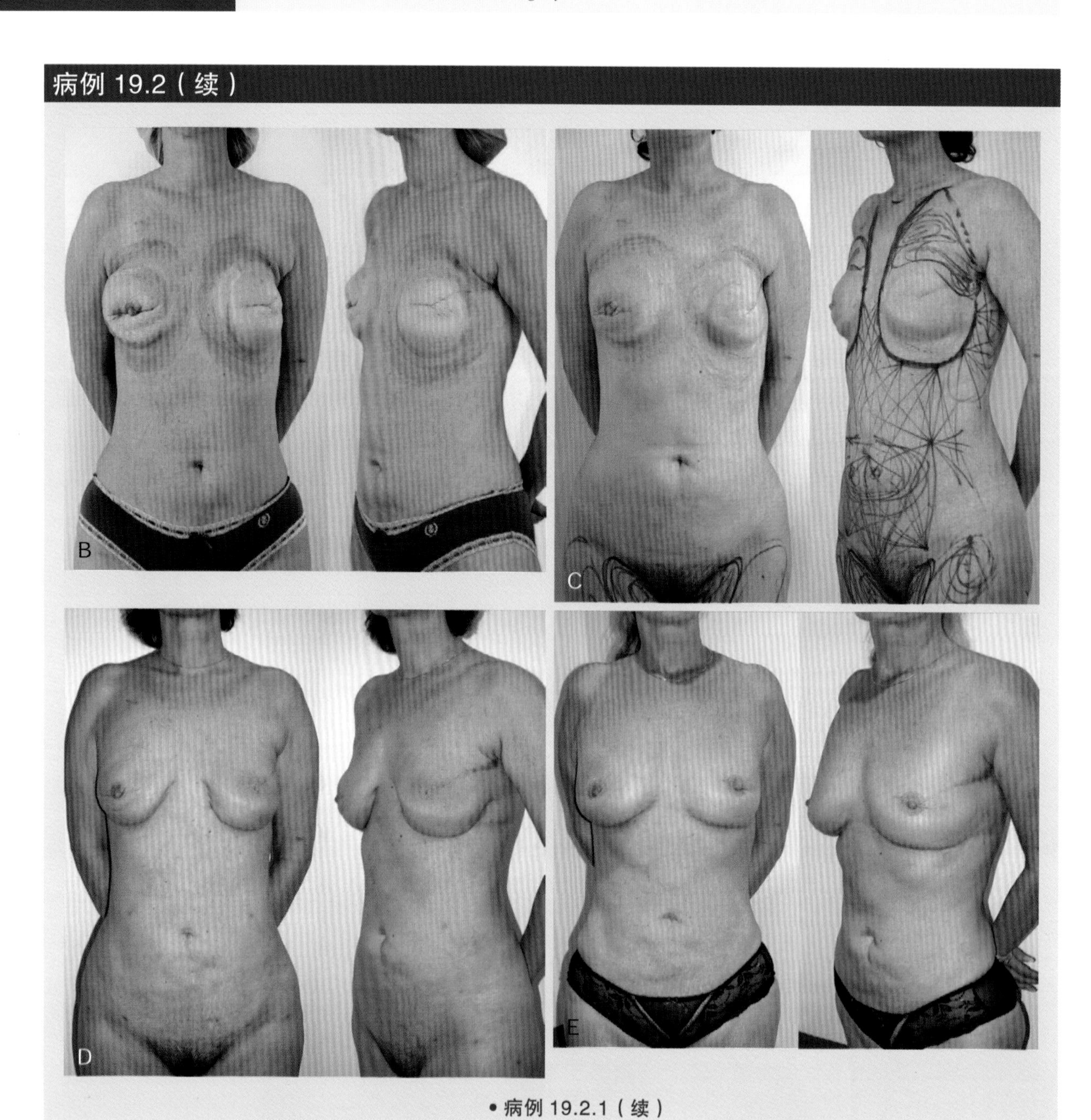

• 病例 19.2.1（续）

病例 19.3

一位40岁的女性患者，接受了双侧乳房切除术和植入物重建。患者的左侧乳房重建在放疗后失败，因放疗辐射和瘢痕组织，没有进行第二次植入物重建。患者的腹部皮肤紧实，不愿意有额外的瘢痕，也不愿意将背阔肌作为皮瓣移植供区。因此，她决定接受负压吸引系统联合脂肪移植手术。

病例19.3.1A显示了患者的术前情况。患者的右侧乳房有525mL的植入物，左侧乳房接受放疗后无植入物。右侧未接受放疗的乳房的治疗方法是：在第一个疗程中，我们通过胸部外侧切口取出了525mL的假体，并在松弛且薄的乳房切除术后的组织平面植入了265mL的假体。3个月后，由于脂肪移植将乳房切除皮瓣的厚度增加了1倍，尽管她的植入物容量减半，但仍然保持了相同的乳房大小。在第二次脂肪移植手术中，植入物再次减半至130mL。在3个月后的另一个疗程中，植入物被移除，并移植了脂肪组织，完成了全自体乳房重建。患者对乳房重建结果很满意，不需要进一步手术。

行左侧乳房切除术并放疗后的左侧乳房治疗方法：经过4个疗程的负压吸引系统联合脂肪移植手术后，患者身体的供区脂肪已被用完，但仍然没有获得一个令人满意的乳房外形。这些连续的脂肪移植疗程有助于逆转辐射损伤，并将乳房恢复至接近正常的软组织，从而容易接受植入物。因此，在开始重建过程的1年后，即第五次手术中我们能够插入一个150mL的圆形假体，并在RAFT辅助下，我们募集了所需的皮肤来形成对称的乳房隆起，形成了新的乳房皱褶，并完成了脂肪移植与植入物嵌合重建。

病例19.3.1B显示了她最后一次重建手术后6个月的乳房外形。患者的右侧乳房需要进行3次手术将乳房植入物重建转化为完全自体脂肪移植重建。针对左侧乳房，行切除术并放疗后需要5次负压吸引系统联合脂肪移植手术，辅以RAFT和植入物，获得了满意的乳房重建结果。

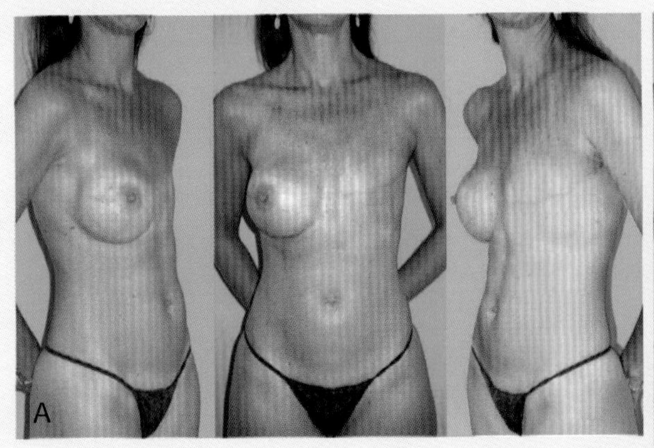

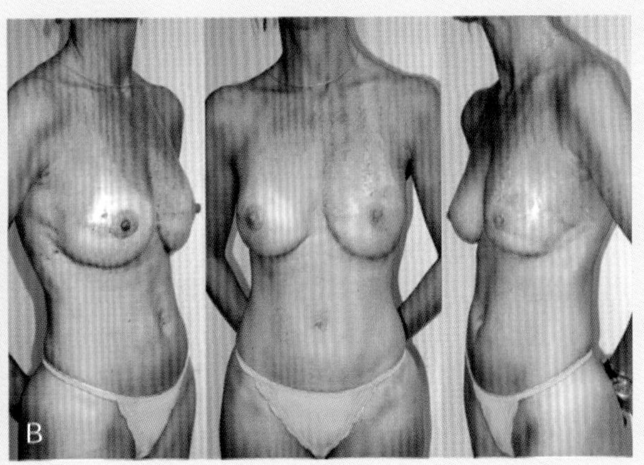

• 病例 19.3.1

病例 19.4

一位 33 岁的女性患者，行双侧保留乳头的乳房切除术和即刻植入物乳房重建。患者的双侧乳房皮瓣坏死，特别是左侧，且双侧植入物全部丢失。入院时，患者的左侧胸壁有一处颗粒大小的伤口，且没有足够的供区皮瓣容量，不适合进行双侧皮瓣重建。因此，我们计划用脂肪移植使右侧的瘢痕松弛，并用 RAFT 联合脂肪移植封闭左侧胸壁的伤口缺损。

病例 19.4.1A 中左侧蓝色虚点标记勾勒出 RAFT 缝合的轮廓，且 RAFT 将悬停在锁骨下方的胸肌上。黑色的线标记了腹部供区脂肪收集套管的穿刺入口位置，右边的蓝线表示移植套管进入的部位。

病例 19.4.1B 显示了术后 1 周的结果，左侧胸壁缺损用 RAFT 无切口推进皮瓣进行覆盖，使其可在后续手术中接受更多的移植物。

病例 19.4.1C 显示了 3 个月后第二次移植手术之前的情况。患者在手术前接受了 3 周的负压吸引系统治疗，使受体部位更松散、更大，血管化程度更高。然而，瘢痕处并没有扩大那么多，因此瘢痕处通过使用脂肪移植来松解。

病例 19.4.1D 显示了第三次移植手术之前 3 个月的情况。受体部位更大，能够接受更多的移植物。瘢痕较少的情况可以通过进一步的预扩张和脂肪移植完全抚平。

病例 19.4.1E 显示了患者在第三次负压吸引系统联合脂肪移植手术 1 年后的外观。瘢痕已经得到明显改善，并且已经恢复了对称的乳房容量，乳房的感觉和外观都很自然。

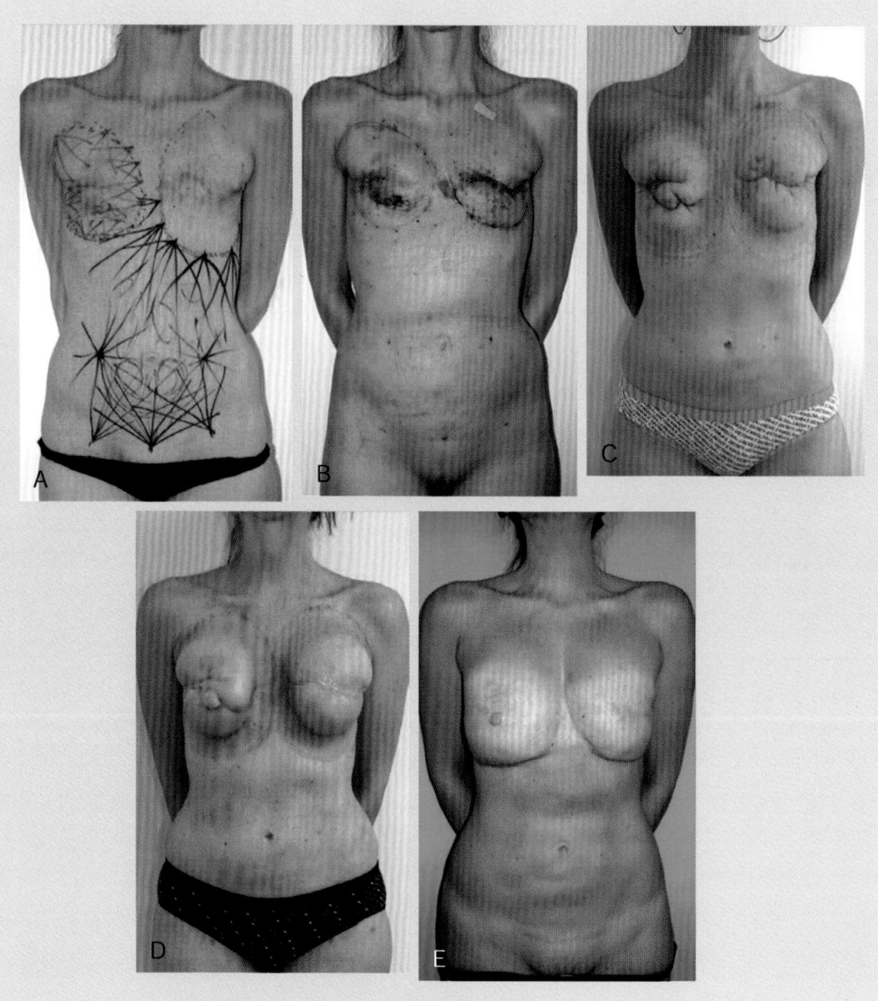

• 病例 19.4.1

成功技巧

- 脂肪采集非常理想，在供体部位广泛肿胀后，通过多个针刺进入部位的温和低压、低气流，并用细12孔插管纵横交错，获得无血抽吸物。
- 最少的吸脂操作，简单的重力沉降，用于获取、制备和移植的封闭系统。
- 小型注射器可在单独的隧道中以注射1mL移植物插管移动10cm的速度精确输送微带。
- 喷头嫁接：通过多个针刺喷头喷出细雾实现随机中均匀分布。
- 少即是多。确定受体部位的容量，并且不要超出其容量。避免出现常见的过度移植问题。
- 利用真空负压吸引系统（EVE）准备受体，以接受更多的移植物并生成所需的皮肤包膜。
- 选择获得充足信息的患者，他们将遵守EVE，并理解用脂肪移植重建乳房需要时间和患者的参与。
- 充分利用辅助技术，例如，用Rigottomy来释放限制性瘢痕，用RAFT来收纳乳房周围组织并定义新的乳房褶皱。
- 术后使用黏性胸罩夹板或稳定低压下的EVE保护和培育新鲜移植物，以防止体积损失。

（周娇　张静　张旖航　译，
张莹莹　郝爽　审校）

参考文献

[1] Khouri RK, et al. Tissue-engineered breast reconstruction with brava-assisted fat grafting: a 7-year, 488-patient, multicenter experience. Plas Recon Surg, 2015,135:643.

[2] Rabin R. After mastectomies, an unexpected blow: numb new breasts. New York Times. Jan 29, 2017. https://www.nytimes.com/2017/ 01/29/well/live/after-mastectomies-an-unexpected-blow-numbnew-breasts.html.

[3] Del Vecchio D, Del Vecchio S. The graft-to-capacity ratio: volumetric planning in large-volume fat transplantation. Plast Reconstr Surg, 2014,133(3):561–569.

[4] Eto H, Suga H, Aoi N, et al. The fate of adipocytes after non-vascularized fat grafting: evidence of early death and replacement of adipocytes. Plast Reconstr Surg, 2012,129:1081–1092.

[5] Khouri RK, Rigotti G, Cardoso E, et al. Megavolume autologous fat transfer: part I theory and principles. Plast Reconstr Surg, 2014,133(3):550–557.

[6] Bourne DA, James IB, Wang SS, et al. The architecture of fat grafting: what lies beneath the surface. Plast Reconstr Surg, 2016,137(3):1072–1079.

[7] Khouri RK, Khouri R-ER, Lujan-Hernandez JR, et al. Diffusion and perfusion: the keys to fat grafting. Plast Reconstr Surg Glob Open, 2014,2(9):e220.

[8] Khouri RK, Khouri RK. Current clinical applications of fat grafting. Plast Reconstr Surg, 2017,140(3):466e–486e.

[9] Caggiati A, Germani A, Di Carlo A, et al. Naturally adipose stromal cell-enriched fat graft: comparative polychromatic flow cytometry study of fat harvested by barbed or blunt multihole cannula. Aesthet Surg J, 2017,37(5):591–602.

[10] Sarfati I, van la Parra RFD, Terem-Rapoport CA, et al. A prospective randomized study comparing centrifugation and sedimentation for fat grafting in breast reconstruction. J Plast Reconstr Aesthet Surg, 2017,70(9):1218–1228.

[11] Kosowski T, Rigotti G, Khouri K. Tissue-engineered autologous breast regeneration with Brava-assisted fat grafting. Clin Plast Surg, 2015,42(3):325–337.

[12] Khouri RK, Rigotti G, Cardoso E, et al. Megavolume autologous fat transfer: part II. Practice and techniques. Plast Reconstr Surg, 2014,133:1369–1377.

[13] Khouri RK, Schlenz I, Murphy BJ, et al. Nonsurgical breast enlargement using an external soft-tissue expansion system. Plast Reconstr Surg, 2000,105:2500–2512, discussion 2512–2514.

[14] Lujan-Hernandez J, Lancerotto L, Nabzdyk C, et al. Induction of adipogenesis by external volume expansion. Plast Reconstr Surg, 2016,137:122–131, 142.

[15] Lancerotto L, Chin MS, Freniere B, et al. Mechanisms of action of external volume expansion devices. Plast Reconstr Surg, 2013,132:569–578.

第 20 章

乳房重建辅助手术——脂肪移植

Oriana Cohen, Nolan S. Karp

引　言

将自体脂肪移植到乳房是目前广泛应用和被患者接受的乳房重建辅助手段。该技术包括从患者特定的供区部位收集脂肪，对脂肪进行处理，以及随后的转移，以填充和改善可能存在于重建乳房和胸壁交界处或乳房肿瘤切除术后的凹陷和瘢痕。

1895 年 Czerny 首次提出了脂肪移植技术，他将切除的脂肪瘤转移到乳房以重建乳房缺损。自从 20 世纪初脂肪移植技术具有初步发展势头以来，直到 20 世纪 80 年代才开始广泛流行。然而，1987 年美国整形外科学会（American Society of Plastic Surgeons，ASPS）禁止乳房自体脂肪移植，因为担心脂肪坏死会影响对乳腺肿瘤的诊断[1]。2007 年，ASPS 成立了一个工作组，重新评估脂肪移植的潜在危害，并得出“放射技术可以区分移植的脂肪和潜在的危险病变”的结论。因此，2009 年脂肪移植工作组解除了对脂肪移植的禁令，当时一定数量的相关研究也确定，脂肪移植可能不会干扰乳腺癌的检测[2]。

最近的许多研究已经证明了移植脂肪的再生能力，包括改善血管生成、真皮厚度和弹性以及辐射诱导的纤维化改变[3–5]。由于这个原因，脂肪移植已经成为乳房肿瘤切除缺损以及自体和基于植入物（假体）的乳房重建的有效辅助手段和主要方式，特别是在放射领域。

成功的脂肪移植需要密切关注受区部位的脂肪顺应性和容量，以及脂肪采集、处理和输送技术。本章我们将讨论目前自体脂肪移植作为乳房重建辅助方法的适应证，回顾术前对患者的相关评估；具体手术技术，包括供区部位的选择、脂肪的收集和处理；进行相关案例展示和总结，并回顾术后并发症及其处理措施。

适应证和禁忌证

自体脂肪移植适用于乳房切除术后自体或植入物乳房重建后的轮廓畸形和台阶痕（step-offs）矫正，这些通常发生在乳房重建的边缘区。转移的脂肪也可用于改善乳房肿瘤切除后的轮廓缺损。然而，自体脂肪移植的安全适应证因乳房重建方式而异。

植入物乳房重建

在植入物乳房重建中，乳房切除后的薄皮瓣可能导致植入物轮廓显现或植入物波纹征。在这些情况下，脂肪移植可用于掩盖假体的波纹或平滑天然的胸壁与假体之间的过渡。通常在更换组织扩张器与假体时首先进行脂肪移植，但是在行即假体重建时，脂肪移植通常作为二期手术进行。需要注意的是，为了达到预期的效果，患者可能需要行多次脂肪移植手术。

自体组织乳房重建

在自体组织乳房重建中，脂肪可以用来改善皮瓣和胸壁之间的过渡（或台阶痕）。此外，脂肪移植也能够增加较小皮瓣或失败皮瓣的总体积。虽然脂肪移植更常在皮瓣移植后 3~6 个月进行，但一些外科医生选择在游离组织移植之前移植下方的脂肪瓣。

乳房肿瘤切除术后缺损

脂肪移植是矫正乳房肿瘤切除术后轮廓异常和乳房不对称的有效辅助手段。在采用乳房肿瘤切除术（或部分乳房切除术）联合辅助放疗的保乳治疗患者中，高达 30% 的患者对美学结果不满意。虽然放疗可能会使乳房肿瘤切除处缺损陷入不利的环境，但已证明移植的脂肪可以改善乳房轮廓以及放疗后的皮肤和软组织，从而改善美学结果。同样，为了达到预期的效果，患者可能需要进行多次脂肪移植手术。

自体脂肪移植在乳房重建中的唯一绝对禁忌证是缺乏可用的供区部位，可能见于体重过轻的患者。此外，有以下基础疾病的患者不应接受脂肪移植手术（框表 20.1）。

框表 20.1　自体脂肪移植乳房重建的适应证和禁忌证

已明确的适应证

假体重建
- 乳房切除术皮瓣不规则
- 在植入物边界的台阶痕
- 植入物波纹征

自体组织乳房重建
- 皮瓣边缘的台阶痕
- 脂肪坏死所致的凹陷
- 增大皮瓣体积
- 放射性纤维化

已明确的禁忌证
- 缺乏可用的供区
- 严重的并发症

术前评估

术前应对患者进行全面的病史和体格检查。病史应包括合并症和肿瘤病史，包括既往手术史或放疗史。体格检查包括乳房缺陷分析和术前患者的乳房照片。此外，三维成像是帮助外科医生确定要移植的脂肪容量的有用工具。在单侧重建的情况下，对侧乳房可以作为参考点。

体检还应包括评估潜在的供区，主要是腹部、腰部、大腿外侧臀部和大腿内侧。选择的区域是基于患者的偏好和获取容易度。

应与患者讨论脂肪移植的风险和益处，并获得患者的知情同意。风险包括但不限于出血、血肿、感染、切口瘢痕、难以纠正的轮廓异常、脂肪吸收、需要更换植入物或再次手术。

手术技术

自体脂肪移植的三个关键步骤是脂肪抽吸、处理和移植。每个步骤都要使用不同的技术，以防止脂肪细胞损伤和使脂肪细胞活力最大化（图 20.1）。

手术时机

血管充足的受区是最大限度地提高脂肪细胞活力的关键。优化受区条件包括在乳房手术后等待 3 个月再行脂肪移植，以尽量减少水肿，更好地划分轮廓缺陷，并允许血运重建。同样，患者经常被要求在脂肪移植手术之间间隔 6 个月，以消除水肿和充分重建伤口床的血运。

供区选择

脂肪在体内的堆积位置因患者而异。整形外科医生应仔细评估患者，并与患者就可能的供区部位进行探讨。如前所述，这些潜在的供区部位包括腹部、腰部、股骨转子区或大腿外侧臀部以及大腿内侧。

脂肪采集

在采集脂肪之前，在拟采集区域注射用乳酸林格液或生理盐水稀释的利多卡因和肾上腺素肿胀液。肿胀液用于水解组织平面并增加目标脂肪层的体积，从而帮助脂肪采集，这还有助于减少术后疼痛和瘀斑。

目前最常用的脂肪收集技术是真空抽吸和注射器抽吸，而传统吸脂技术和动力辅助吸脂技术的高真空压力可能会破坏脂肪的细胞结构。首选保持低负压的真空吸脂技术，因为其可能比注射器吸脂更快地排出脂肪，特别是在需要

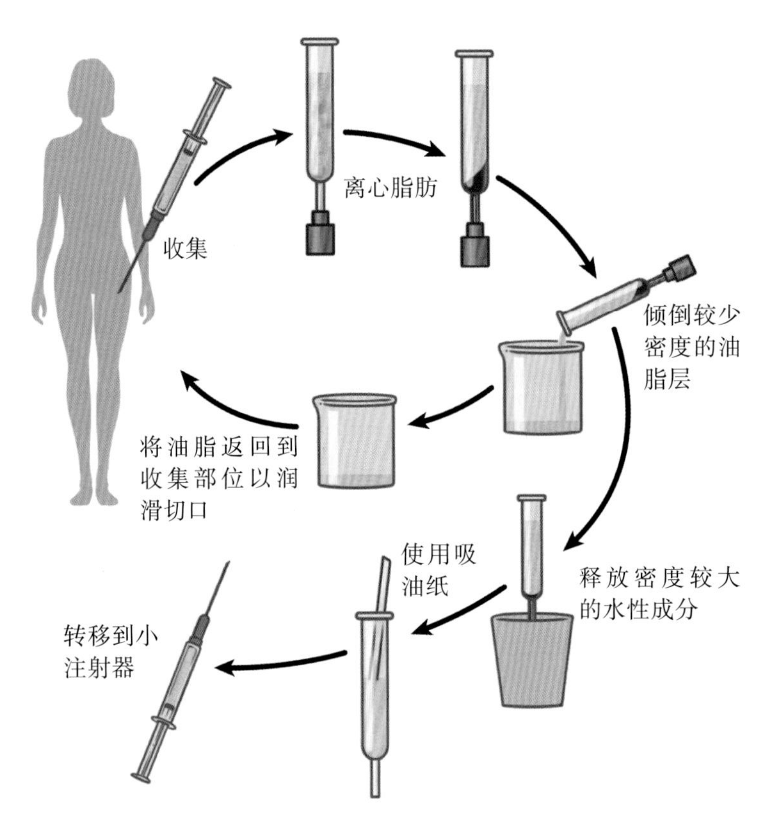

• 图 20.1　脂肪移植过程。抽吸脂肪，通过离心处理，倒掉血液和肿胀液，并在移植前去除油脂

大量脂肪时。

此外，套管的大小可能会影响脂肪的存活能力。大口径套管可以减少细胞破裂的发生率，更好地保存组织结构。Coleman 脂肪采集技术是将 3mm 钝刃、2 孔套管连接到一个 10mL 的注射器上，并通过手动抽拉活塞产生温和的负压来吸入脂肪 [6]。

脂肪处理

对脂肪的处理是必要的，因为抽脂液中不仅含有脂肪细胞，还含有胶原纤维、血液和细胞外碎片，这些物质会引发炎症反应。所描述的各种脂肪处理技术包括重力分离、离心和 Telfa 处理技术（Covidien, Minneapolis, MN）。

在离心过程中，将抽脂液装入 10mL 注射器，以 3 000r/min 离心约 3min。离心后，液体分成 3 层：最下层含有血液、血浆和局麻药，从注射器底部排出。中间层由脂肪细胞组成，其最终被移植。最上层是油脂富集层，可以倒掉，然后用棉纱进一步去除油脂（图 20.2）。

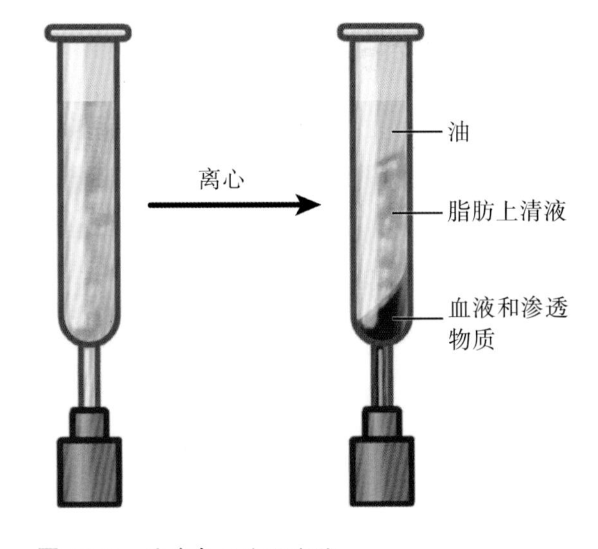

• 图 20.2　通过离心处理脂肪

一些外科医生支持使用离心分离法，另一些外科医生则认为这种方法可以溶解脂肪细胞并使移植物结构紧密，减少脂肪与受区相互作用的概率，而不是简单的重力沉降分离 [7]。

相反，Telfa 滚动技术是将收获的脂肪倒在 Telfa 纱布上，用手术刀的背面滚动，直到肿胀液和油脂被吸收。在我们机构进行的一项研究中，发现离心产生的脂肪具有最多的脂肪祖细胞，而经 Telfa 加工获得的脂肪具有更多的细胞因子分泌和更强的持久性[8]（图 20.3）。

也可以通过过滤和洗涤来处理脂肪，如 Revolve 系统（LifeCell; Bridgewater, NJ）。已经开发出了一种脂肪收集装置，这种装置使用过滤、去除胶原蛋白链的机械清洗和注射器提取端口的组合来促进脂肪收集（图 20.4）。

脂肪注射

脂肪注射的原则是基于优化的受体部位血管以增加脂肪存活率。Coleman 博士认为应使用微滴形式的脂肪，套管每移动 1cm 会注射少于 0.1mL 的脂肪颗粒。事实上，最好是用多个小容量的等分样进行脂肪再注射。在计划移植区域内插入一个小口径的套管，在拔管过程中均匀注射，使脂肪呈不同深度的扇形散开，以避免间质压力过大和脂肪细胞拥挤（图 20.5）。

作者首选的技术

在患者站立位时进行标记，以突出轮廓不规则的区域。应标记缺损边界以便术中识别，仰卧位可能会掩盖凹陷和波纹。估计移植所需的脂肪量，并标记相应的供区部位。如果要同时进行包膜缝合，则需对感兴趣的区域进行额外标记。

患者进入手术室并取仰卧位，先使用双侧

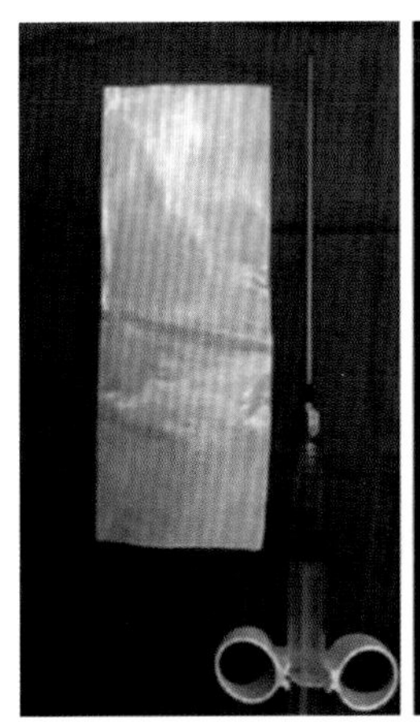
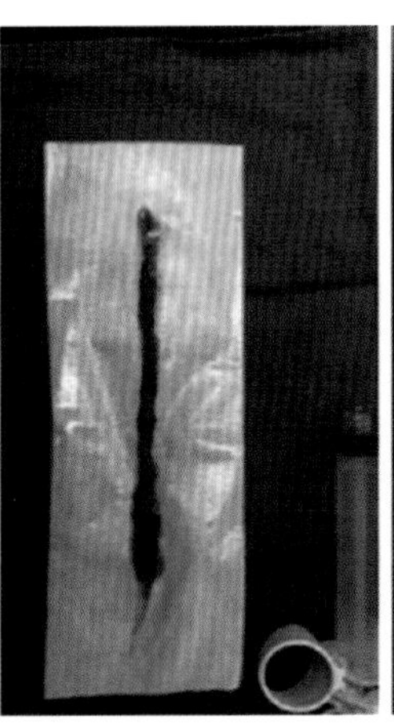
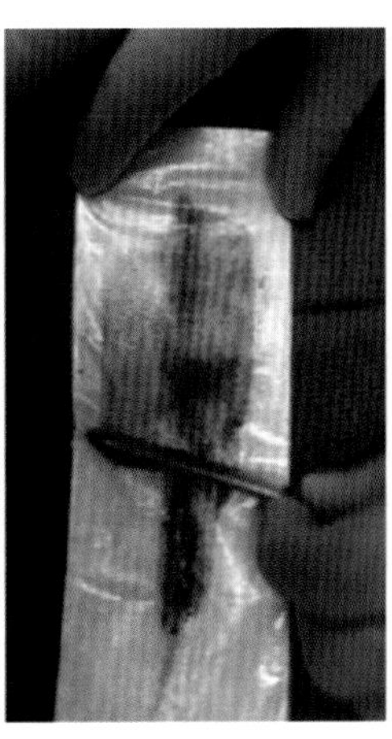
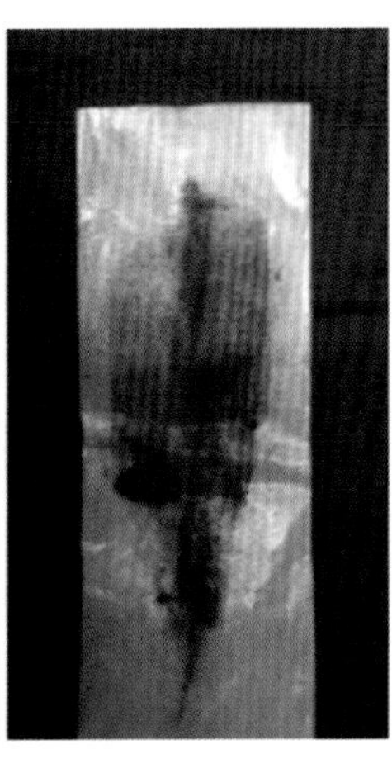
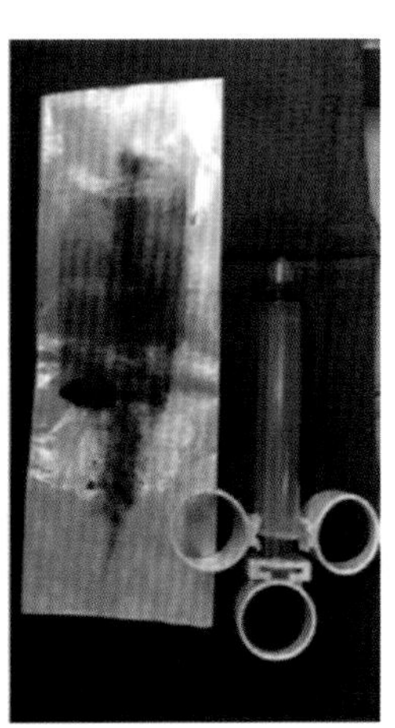

• 图 20.3 Telfa 滚动法。经允许引自 Canizares O Jr, Thomson JE, Allen RJ Jr, et al. The effect of processing technique on fat graft survival. Plast Reconstr Surg,2017,140(5):933−943

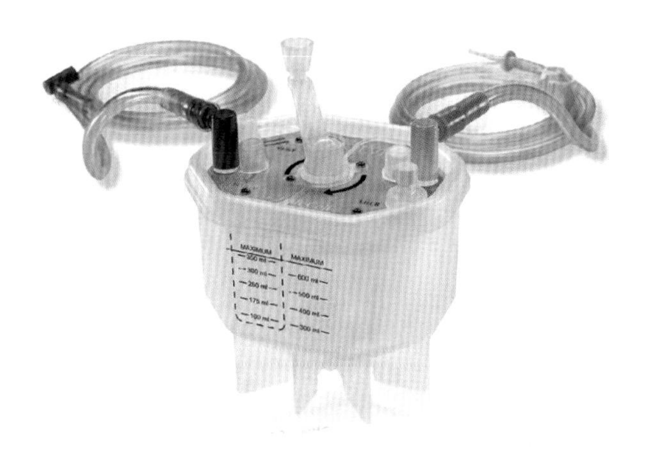

• 图 20.4 Revolve 系统

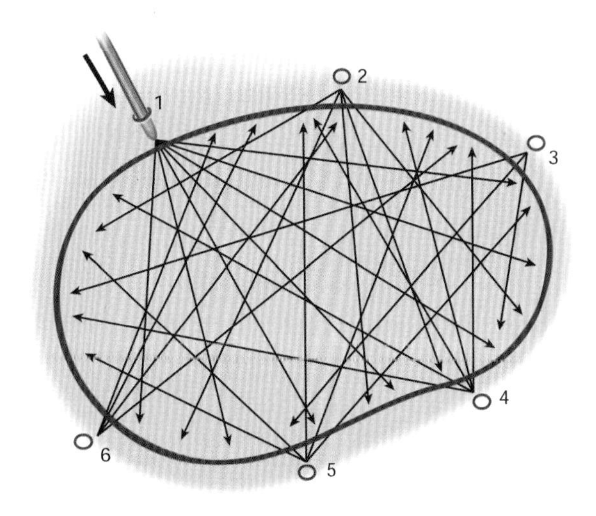

• 图 20.5 脂肪移植，格状注射，脂肪通过多点刺入格状注入。经允许引自 Nahabedian MY, Neligan PC. Plastic Surgery. 4th. Elsevier Inc, 2018（5）

下肢连续压迫装置以预防深静脉血栓（DVT）形成，然后诱导全身麻醉。此后在计划好的供区将使用 ChloraPrep （BD; Franklin Lakes, NJ），并以标准的无菌方式覆盖。将获取脂肪的切口设计在自然的皮肤折痕上以使美容效果最大化，并允许形成最大的交叉隧道来放置脂肪。将含有 1L 乳酸林格液、20mL 2% 利多卡因和 1mL 1:1 000 肾上腺素的肿胀液通过这些通路切口注入抽脂计划区域。等待足够的时间使肿胀液的止血效果生效后，使用 3.7mm 吸脂套管和收集系统进行吸脂，该系统收集脂肪并通过过滤、重力分离和洗涤血浆和碎片来处理脂肪，然后将脂肪直接从 Revolve 系统转移到 6mL 注射器中进行注射。

在移植之前，通常需要使用微针技术（Rigottomy technique）进行瘢痕挛缩松解，操作时必须特别注意下面的植入物或皮瓣蒂，避免损伤这些关键结构。

然后使用多隧道交叉方式（multiple tunnels in a crosshatch fashion）将脂肪移植到凹陷和轮廓不规则的地方。我们使用钝头套管连接 6mL 注射器，在套管移动的退出阶段注射小体积脂肪，目标是格状脂肪注射。注射可在坐位和仰卧位进行。一旦移植了足够量的脂肪，就使用 5-0 普通肠线（Ethicon; Somerville, NJ）缝合切口并用 SteriStrips （3M; Maplewood, MN）覆盖，然后加压包扎供区以防止血肿形成。

术后护理和预期结果

要求患者术后大约 1 周内尽量减少手臂活动。胸部应穿戴宽松的支撑胸罩，对脂肪供区应进行加压处理。应告知患者术后前 2 周内肿胀最为明显，但肿胀也有可能持续数月。

如果计划行多次脂肪移植或者肿胀消退后仍然存在持续的轮廓畸形，应告知患者最早可在术后 6 个月再次行脂肪移植手术，不影响术后常规乳房 X 线检查或乳腺肿瘤随访。

并发症处理

自体脂肪移植后脂肪吸收或体积损失很常见，据报道 1 年内发生率为 30%~70%。大部分体积变化发生在术后 3 个月内，但也可能持续至术后 6 个月。移植物的存活率因采集、处理和移植脂肪的方法而异。此外，受区因素也起到了一定的作用，当移植到血管充足的受区床上时，脂肪存活率更高。其他并发症包括脂肪坏死和积油囊肿形成，发生率高达 15%[10]。这些通常形成于脂肪分布不充分或过度填充的区域。积油囊肿可以在诊室内局麻下抽出。较大区域的脂肪坏死可通过吸脂术或微针技术去除及后期行脂肪移植治疗任何由此产生的轮廓异常。

异常钙化可在脂肪移植后的乳房 X 线检查中发现，如有可疑应进行活检。应该注意的是，术前乳房 X 线检查是重要的基线，可以与脂肪移植后的乳房 X 线检查进行比较。

其他术后并发症包括感染和持续肿胀。术后感染对移植脂肪存活能力的影响尚不明确。其次，持续肿胀超过两个月可能表明潜在的囊肿或脂肪坏死，应对此类患者进行进一步评估。

人们已经提出了关于自体脂肪移植的肿瘤安全性的担忧。然而，一些研究，包括我们机构对 829 例乳房重建患者的分析，表明局部乳腺癌复发或远处肿瘤转移的风险并没有增加[11,12]。

另一个值得关注的问题是在随后的乳房成像中难以区分脂肪坏死和乳腺恶性肿瘤。然而，最近的研究表明与脂肪移植相比，瘢痕和需要活检的肿块更常见于行乳房缩小术的患者。此外，与脂肪移植相比，行乳房缩小术患者的 BI-RADS 评分更高[13]。

二期手术

接受自体脂肪移植手术的患者可能由于一期手术整形不完全或脂肪吸收而需要二期手术。事实上，多达 55% 的患者接受了多次脂肪移植手术来治疗残留的轮廓异常、凹陷和台阶痕[14]。如前所述，可以在术后 6 个月进行额外的脂肪移植，并且可以根据需要重复进行，以达到理想的乳房轮廓。值得注意的是，有放疗史的患者多需行一次以上的脂肪移植手术，因为软组织包膜的顺应性较差，且与没有放疗史的患者相比，假定的脂肪吸收率更高[15]。

此外，接受脂肪移植的患者随后可能需要抽吸积油囊肿或活检和(或)切除脂肪坏死区域。在临床和影像学上，脂肪坏死可与癌混淆。脂肪坏死的临床特征多样，从不可触及的肿块到与癌症有关的可触及的肿块，类似地，脂肪坏死的X线表现也可以从良性积油囊肿到针状肿块。乳房X线检查通常会发现一个透光的肿块，然而，可能存在相关的簇状或针状钙化。此外，脂肪坏死的超声图特征从实性结节伴后方声影到复杂或不规则肿块都可能存在[16]。在一项对167例乳房的研究中，31.7%的乳房在自体脂肪移植后接受了某种形式的额外乳房成像，其中7.5%需要活检[17]。基于这些原因，还是要重点强调临床可触及的病变或可疑的影像学发现在自体脂肪移植后的重要性。

总　结

随着乳房重建技术的发展，患者的美学期望也在不断提高。自体脂肪移植是一种有效的辅助技术，可以帮助外科医生以安全有效的方式实现自体和植入物乳房重建，以及帮助乳房肿瘤切除术后接受或未接受放疗的患者获得美

病例展示

病例 20.1

植入物重建后脂肪移植治疗台阶痕

一位52岁的女性患者，因左侧乳腺癌合并双侧乳腺非典型导管增生行双侧保留乳头的乳房切除术（切除乳房标本重量为142g和150g），植入213cc光滑的、圆形硅胶假体和脱细胞真皮基质。术后8个月时患者诉胸壁和植入物之间有轻微的向上偏移（右侧更明显），她希望进行脂肪移植以改善轮廓。在使用Rigottomy技术松解挛缩瘢痕后，在仰卧位和坐立位分别向右侧和左侧乳房注射脂肪48mL和36mL。如病例20.1.1所示，术后13个月时胸壁与植入物之间的过渡平滑且对称，患者对单次脂肪移植手术的结果感到满意。

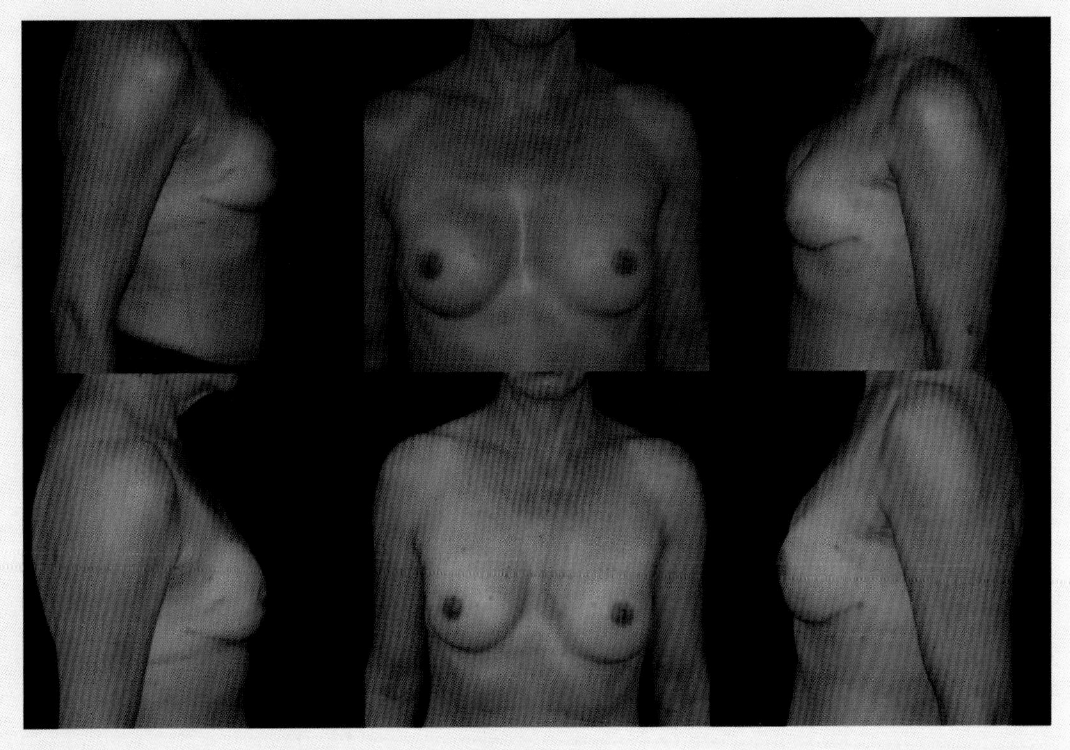

• 病例 20.1.1

病例 20.2

肿瘤切除术后脂肪移植

一位52岁的女性患者，在接受左侧乳房非典型黏液样纤维腺瘤切除术后3个月进行了整形手术评估，左侧乳房内外侧体积不足引起了明显的畸形。术后1年复查发现持续缺损和轮廓异常，为此患者接受了大腿外侧脂肪移植。在使用18号针、Rigottomy技术松解挛缩瘢痕后，将39mL脂肪移植至左侧乳房外侧畸形处。如病例20.2.1所示，在行单次脂肪移植术后4个月时患者的轮廓畸形明显改善，乳房的对称性恢复，形状自然。

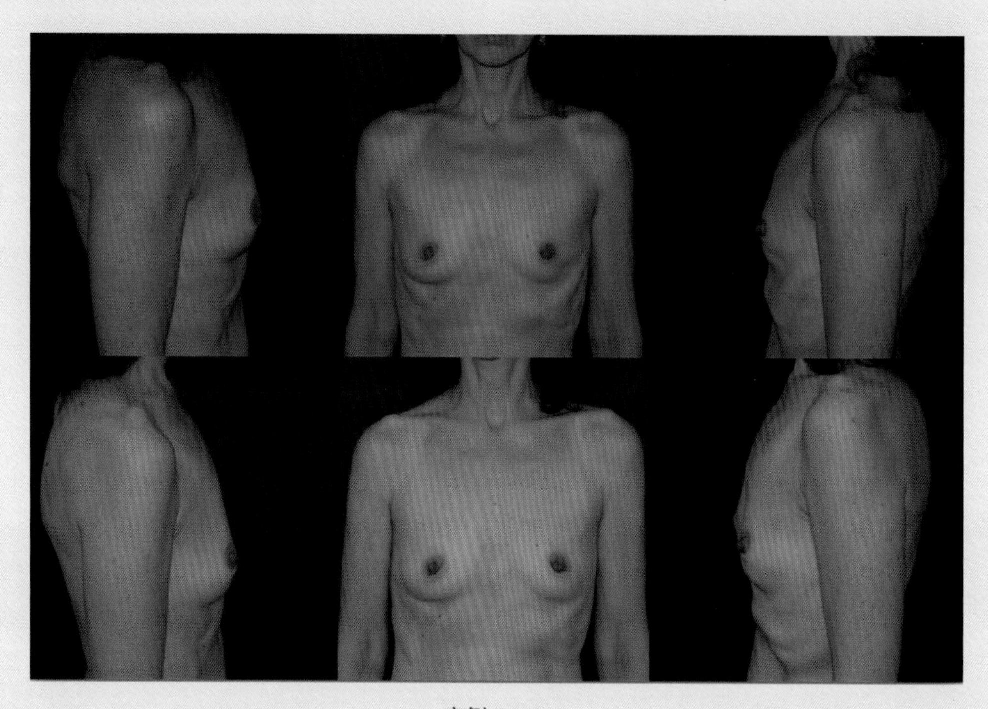

• 病例 20.2.1

病例 20.3

植入物重建后脂肪移植改善波纹征

一位45岁的女性患者，因左侧乳腺癌行保留乳头的乳房切除术和20型400mL假体即刻乳房重建。术后6个月时患者返院诉双侧乳房上极波纹和右侧乳房台阶状凹陷。患者入手术室通过Revolve系统抽吸腹部及大腿部脂肪，共收集了大约250mL脂肪，将收集的脂肪用温热的乳酸林格液洗了两次。使用3mL注射器在右侧乳房上极注入脂肪42mL，左侧乳房上极注入脂肪24mL。如病例20.3.1所示，术后9个月时患者的症状明显改善。

病例 20.3（续）

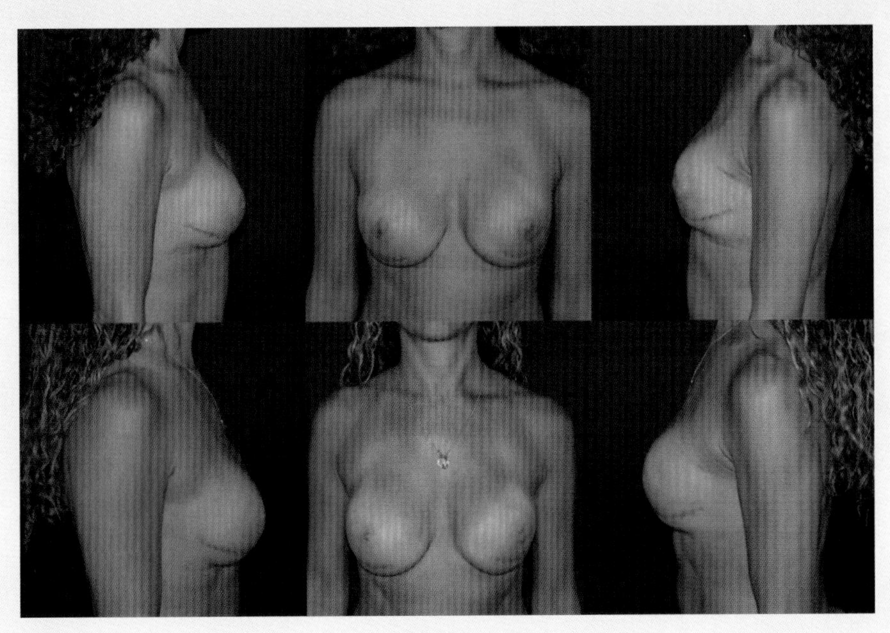

• 病例 20.3.1

病例 20.4

脂肪移植用于皮瓣体积不足

一位 40 岁的女性患者因左侧乳腺癌接受了左侧保留皮肤的乳房切除术和保留微血管和肌肉的 TRAM 皮瓣乳房重建，与右侧相比皮瓣的体积不足。三维扫描证实两个乳房的体积相差 90cc。使用 Coleman 技术向左侧乳房注射了 178mL 脂肪。病例 20.4.1 显示术后 2 年乳房的对称性明显改善。

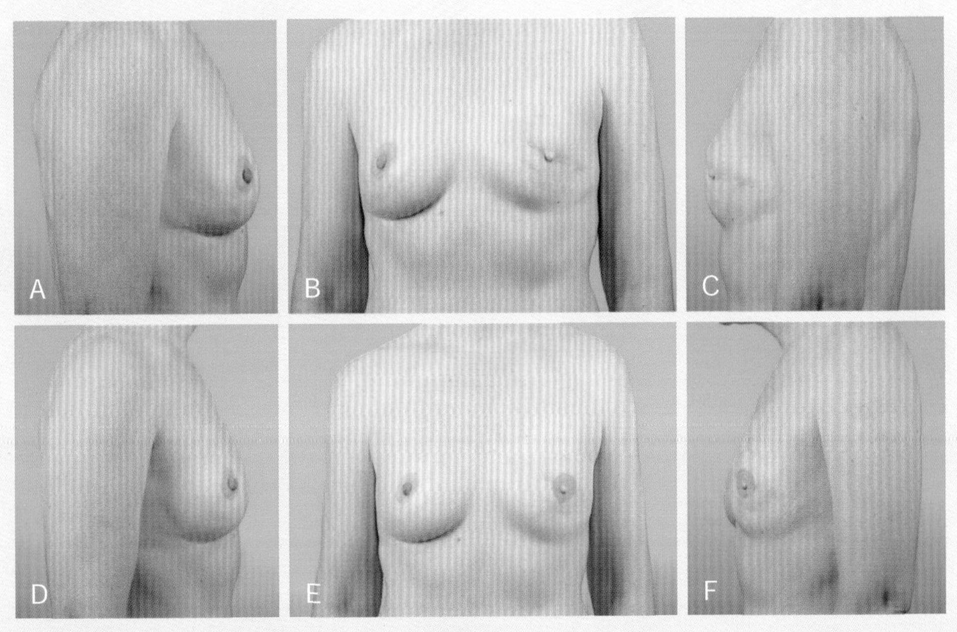

• 病例 20.4.1

观的乳房。目前研究的目标是比较脂肪收集、加工和移植方法，以最大限度地提高移植脂肪的可行性，并进一步改进当前技术。

成功技巧

- 自体脂肪移植是一种有用的技术，用于矫正乳房全切术后植入物和自体组织重建产生的轮廓畸形，以及填充部分乳房切除术或乳房肿瘤切除术后缺损。
- 自体脂肪移植在乳房重建中的唯一绝对禁忌证是患者缺乏足够的脂肪供区。
- 移植脂肪具有再生能力，包括血管生成，增加皮肤厚度和弹性，改善放疗所致的纤维化改变。
- 成功的脂肪移植需要密切关注受区部位的容量，以及仔细的脂肪收集、处理和移植技术。
- 高达 55% 的患者需行一次以上的脂肪移植手术来治疗残留的轮廓异常、凹陷和台阶痕。
- 并发症较少，包括脂肪吸收、脂肪坏死和积油囊肿形成。
- 异常钙化可在脂肪移植后的乳房 X 线检查中发现，如有可疑应进行活检。
- 现有研究表明自体脂肪移植后乳腺癌局部复发或远处肿瘤转移的风险没有增加。

（邱梦雪　张静　朱中建　译，
张莹莹　郝爽　审校）

参考文献

[1] Report on autologous fat transplantation. ASPRS Ad-Hoc Committee on New Procedures. Plast Surg Nurs, 1987,7:140–141.

[2] American Society of Plastic Surgeons. Fat transfer/ fat graft and fat injection: ASPS guiding principles, 2009. http:// www.plasticsurgery.org/Documents/ medical-professionals/ health-policy/guiding-principles/ASPS-Fat-Transfer-Graft-Guiding-Principles.pdf. Accessed January 24, 2019.

[3] Rubina K, Kalinina N, Efimenko A, et al. Adipose stromal cells stimulate angiogenesis via promoting progenitor cell differentiation, secretion of angiogenic factors, and enhancing vessel maturation. Tissue Eng Part A, 2009,15:2039–2050.

[4] Rigotti G, Marchi A, Galie M, et al. Clinical treatment of radiotherapy tissue damage by lipoaspirate transplant: a healing process mediated by adipose-derived adult stem cells. Plast Reconstr Surg, 2007,119:1409–1422.

[5] Sun W, Ni X, Sun S, et al. Adipose-derived stem cells alleviate radiation-induced muscular fibrosis by suppressing the expression of TGF-B1. Stem Cells Int, 2016,2016:5638204.

[6] Coleman SR. Structural fat grafting: more than a permanent filler. Plast Reconstr Surg, 2006,118:108S–120S.

[7] Khouri RK, Rigotti G, Cardoso E, et al. Megavolume autologous fat transfer: Part II. Practice and techniques. Plast Reconstr Surg, 2014,133:1369–1377.

[8] Canizares O, Thomson JE, Allen RJ, et al. The effect of processing technique on fat graft survival. Plast Reconstr Surg, 2017,140(5):933–943.

[9] Coleman SR. Facial recontouring with lipostructure. Clin Plast Surg, 1997,24:347–367.

[10] Delay E, Garson S, Tousson G, et al. Fat injection to the breast: technique, results, and indications based on 880 procedures over 10 years. Aesthet Surg J, 2009,29(5):360–376.

[11] Cohen O, Lam G, Karp N, et al. Determining the oncologic safety of autologous fat grafting as a reconstructive modality: an institutional review of breast cancer recurrence rates and surgical outcomes. Plast Reconstr Surg, 2017,140(3):382e–392e.

[12] Kronowitz SJ, Mandujano CC, Liu J, et al. Lipofilling of the breast does not increase the risk of recurrence of breast cancer: a matched controlled study. Plast Reconstr Surg, 2016,137(2): 385–393.

[13] Rubin JP, Coon D, Zuley M, et al. Mammographic changes after fat transfer to the breast compared with changes after breast reduction: a blinded study. Plast Reconstr Surg, 2012,129: 1029–1038.

[14] Kanchwala SK, Glatt BS, Conant EF, et al. Autologous fat grafting to the reconstructed breast: the management of acquired contour deformities. Plast Reconstr Surg, 2009,124(2):410–418.

[15] Losken A, Pinell X, Sikoro K, et al. Autologous fat grafting in secondary breast reconstruction. Ann Plast Surg, 2011,66(5): 518–522.

[16] Bilgen IG, Ustun EE, Memis A. Fat necrosis of the breast: clinical, mammographic, and sonographic features. Eur J Radiol, 2001,39:92–99.

[17] Kaoutzanis C, Xin M, Ballard T, et al. Autologous fat grafting after breast reconstruction in postmastectomy patients: complications, biopsy rates, and locoregional cancer recurrence rates. Ann Plast Surg, 2016,76(3):270–275.

第21章

乳头乳晕复合体重建

Lee L.Q. Pu, David E. Sahar

引 言

乳头乳晕复合体（NAC）重建是乳房重建的重要组成部分，从美学角度讲更是点睛之笔。如果没有NAC，重建的乳房将显得不完美。因此，可以说NAC重建是乳房重建的重要组成部分，也被认为是乳房重建各个术式中不可或缺的重要步骤。

尽管文献中描述了许多NAC重建方法，但大多数整形外科医生常用并经常报道的只有两种方法[1-4]。一种是冰刀皮瓣（skate flap），通过像滑冰鞋一样的局部皮瓣重建乳头，并用全层皮肤移植物重建乳晕圈；另一种是C-V皮瓣，被描述为改良冰刀皮瓣，可以减少对乳晕植皮的需要，这是一个任意的“皮瓣接皮瓣（flap-on-a-flap）”，皮瓣的“C”部分的血液供应来自“V”皮瓣。C-V皮瓣重建后的乳晕可在以后进行文身。基于患者的选择和外科医生的经验和偏好，每种类型的NAC重建可能获得同样的临床效果。一般来说，推荐在自体乳房重建的基础上进行NAC重建，因为有足够的组织进行这种重建，患者满意度更高。然而，对于植入假体的乳房重建，因为乳房植入物（假体）上缺乏组织，NAC重建可能会带来挑战，而且患者的满意度也会较低[4]。此外，既往乳房重建的瘢痕形态也可能影响NAC重建的位置和效果。

在本章中，我们将介绍两种最常用的NAC重建方法——带皮肤移植的冰刀皮瓣和C-V皮瓣。作者还对每种类型的NAC重建进行了修改以获得更好的重建结果。下面将详细描述每种手术技术及一些技术改进，还详细介绍了每种外科技术以及部分改良方式。

适应证和禁忌证

NAC重建适用于几乎所有的自体或植入物乳房重建后的患者。一般来说，如果重建乳房的大小和形状不需要进行重大修改，则在一期或二期乳房重建后的2~3个月进行此类重建。如果重建乳房已经接受了放疗，我们更推荐在放疗对乳房皮肤的损伤缓解后进行此类重建，即将NAC重建推迟大约1年，这样可以最大限度地减少NAC重建的整体并发症，如伤口愈合延迟。如果重建乳房的切口或放疗导致的皮肤改变还未完全愈合或消退，可以进一步推迟NAC重建的时间。

术前评估和特殊注意事项

术前评估的一个主要问题是确定患者重建的乳房上是否有足够的软组织可以用于乳头重建，这可以通过提捏试验来完成。在植入物乳房重建中经常可以发现，如果重建乳房上的软组织厚度小于0.5cm，那么任何类型的NAC重建后的凸度都可能受到限制。对于双侧乳头重建，重建乳房上的瘢痕位置通常会有影响，因为它可能会干扰重建乳房上新乳头位置的确定。有时新乳头位置的设计可以在瘢痕的上方或下方，以避免重建乳头看起来过高，而且NAC重建的局部皮瓣设计可以修改。

对于单侧乳头重建，新乳头应该在重建乳房的哪个位置，将基于测量出的重建乳房的乳房弧度和对侧乳房。理想情况下，新乳头的位置应该在乳房隆起的最高点。当然，也可以将其放置在高于或低于乳丘的顶端，但为了避免重建的乳头过高，新乳头位置低一些被认为是更好的选择。

在计划新的 NAC 重建时，应注意对患者进行术前评估，确保用于乳头重建的局部皮瓣能够安全抬高并及时愈合。如果需要植皮，可以从患者有瘢痕的任何部位取材。作者通常倾向于从耻骨上区、腹部切口外侧或腹股沟区切取全厚皮片。

手术技术

解剖学

无论每种重建方式如何设计，重建乳头的局部皮肤血供均来自皮下血管网。在通过游离重建乳房上的皮瓣来重建乳头时，应注意确保皮瓣基底足够宽，以获得足够的血供，从而使皮瓣在抬高和缝合后能够存活。这对于以植入物为基础的乳头重建尤其重要，因为用于乳头重建的局部皮瓣应该可以抬高到足够的宽度和厚度。此外，皮瓣应包含尽可能多的局部皮下组织和（或）真皮，以重建足够大小的乳头，因为重建后的乳头在重建后可收缩高达 50%。重要的是，选取的皮瓣应远离瘢痕或先前有辐射损伤的区域。

手术步骤

冰刀皮瓣

根据对称性和重建乳房上瘢痕的位置设计了一个冰刀皮瓣（图 21.1A）。皮瓣大小为 1 ~ 1.5cm，新乳晕环直径为 3.8 ~ 4.8cm，具体取决于重建乳头的预期最终尺寸和投影（图 21.1B）。先将设计的乳晕圈内 1/3 的皮肤去表皮化（图 21.1C）。然后用刀切取每侧标记线处仅剩的皮肤，并将含有足够脂肪组织的皮瓣迅速提起并从两侧将其包裹固定。在皮瓣的底部，每个三角形的皮瓣被抬高，注意其中应携带足够的脂肪组织（图 21.1D）。皮瓣的每一侧靠近重建乳头的底部，然后将其余皮瓣贴近先前的厚皮瓣后再覆盖上去。此时标记每个角落的多余皮肤（图 21.1E），然后进行精确的去表皮（图 21.1F）。通过这种方式，可以植入额外的健康血管化组织以增加重建乳头突度（图 21.1G）。

先使用 38mm 或 42mm 的圆形曲奇取皮刀（Cookie cutter）勾勒出全层皮肤移植部位的轮廓；然后收获全层皮肤移植物并去掉脂肪组织（图 21.1H），其切口部位相应地分为两层闭合。之后通过重建的乳头放置皮肤移植物以形成新的乳晕环，并用可吸收缝线将内圈和外圈封闭（图 21.1I）。在手术结束时，用乳头保护器保护重建的乳头，用胶带条固定乳晕移植皮肤（图 21.1J）。

如果 NAC 重建是在植入物重建的基础上进行的，则可在缝合重建乳头前加入真皮脂肪移植物，以增加乳头突度，从而获得更好的远期效果，同时可以方便地获取用于乳晕重建的皮肤皮瓣。在计划切除全层皮肤移植切除时，可以在去表皮后首先进行 4mm × 3mm × 3mm 的真皮 – 脂肪移植（图 21.2A）。每个乳头重建一般都需要两块真皮脂肪瓣，并且使用这种方法可以获得更好的乳头突度（图 21.2B、C）。此外，冰刀皮瓣的设计也可以向下定位以适应乳房切除术后瘢痕的位置（图 21.3）。

C-V 皮瓣

C-V 皮瓣是一个随机的“皮瓣接皮瓣”，皮瓣的“C”部分从“V”部分接受血液供应，而“V”皮瓣本身也是一个随机皮瓣（图 21.4A）。这将长宽比增加到大约 2:1。皮瓣的蒂部应远离乳房切除术后瘢痕，以最大限度地提高真皮下毛细血管灌注压，达到 C 型皮瓣的最远端，乳头位置如前所述。C 型皮瓣为 1 ~ 1.5cm，而 V 型翅膀的全长为 4 ~ 4.5cm。C 型皮瓣的长度不应超过其接受 V 型皮瓣供血的基底长度（图 21.4B）。考虑到后期体积和隆起的损失，重建范围应扩大至少 25%。

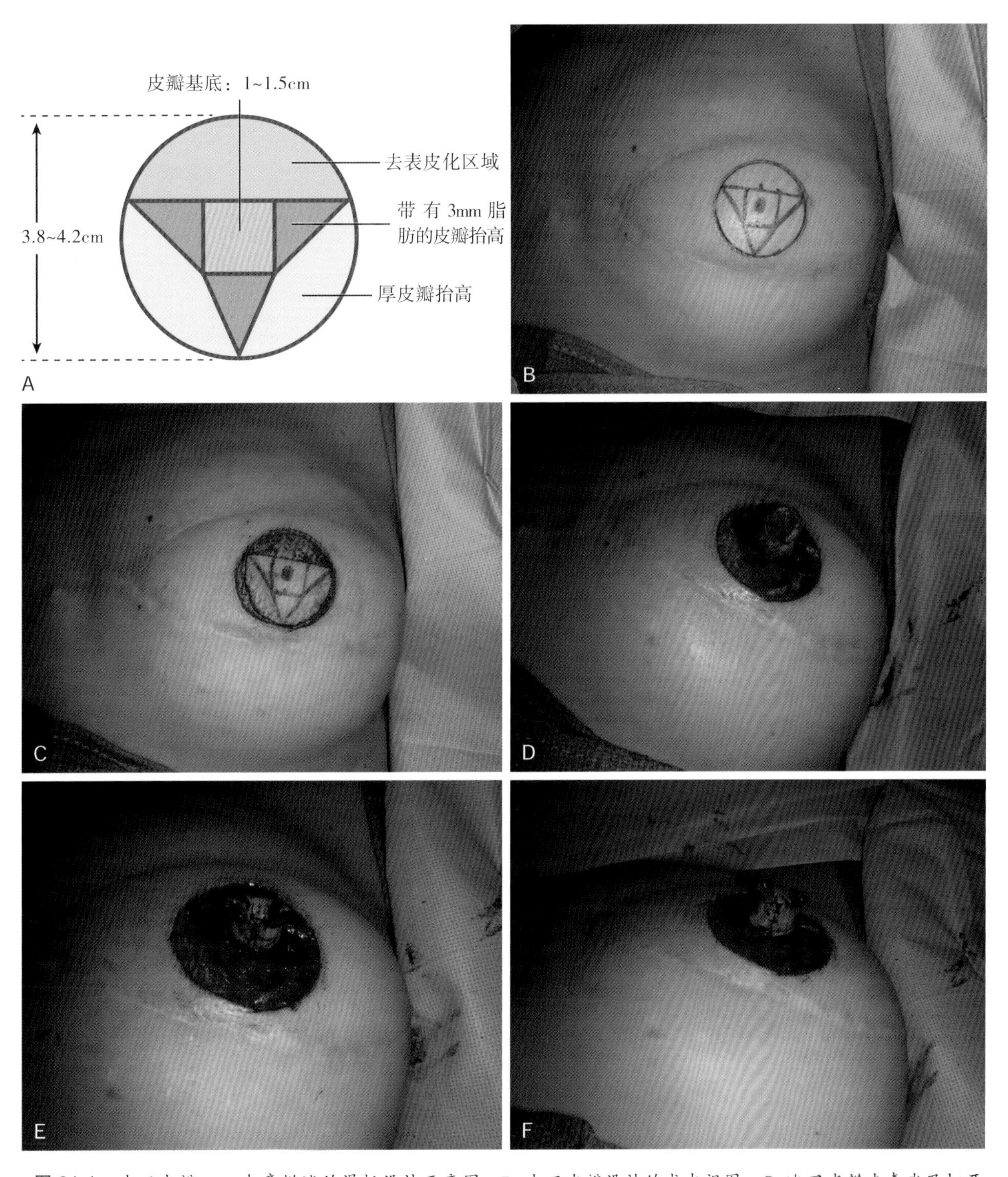

• 图21.1 冰刀皮瓣。A. 本章描述的滑板设计示意图。B. 冰刀皮瓣设计的术中视图。C. 冰刀皮瓣去表皮及切开后术中所见。D. 完成了3个皮瓣的提起和乳头重建的腹侧初步缝合。E.3个皮瓣全部完成初始闭合以重建乳头，多余皮瓣组织的两个标记区域（深蓝色标记）将被去表皮化，在最后缝合前添加到重建的乳头中。F. 完成多余皮瓣组织去表皮化，这将在最终缝合时添加到重建的乳头中。G. 皮瓣乳头重建完成。H. 用于乳晕环重建的全厚皮片移植。I. 皮瓣乳头重建及乳晕环植皮术完成。J. 用自制乳头保护器和胶带条固定重建的乳头和乳晕环

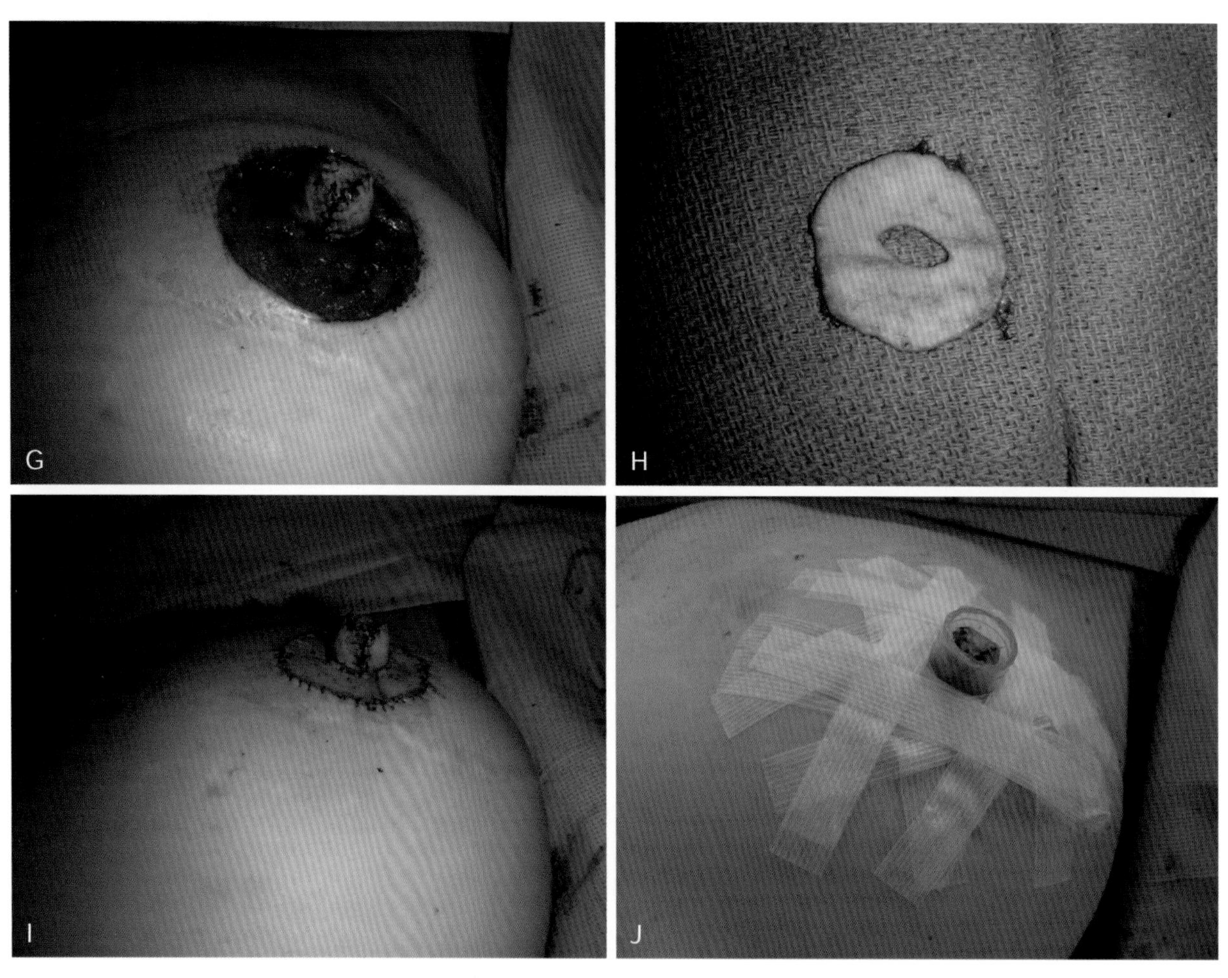

• 图 21.1（续）

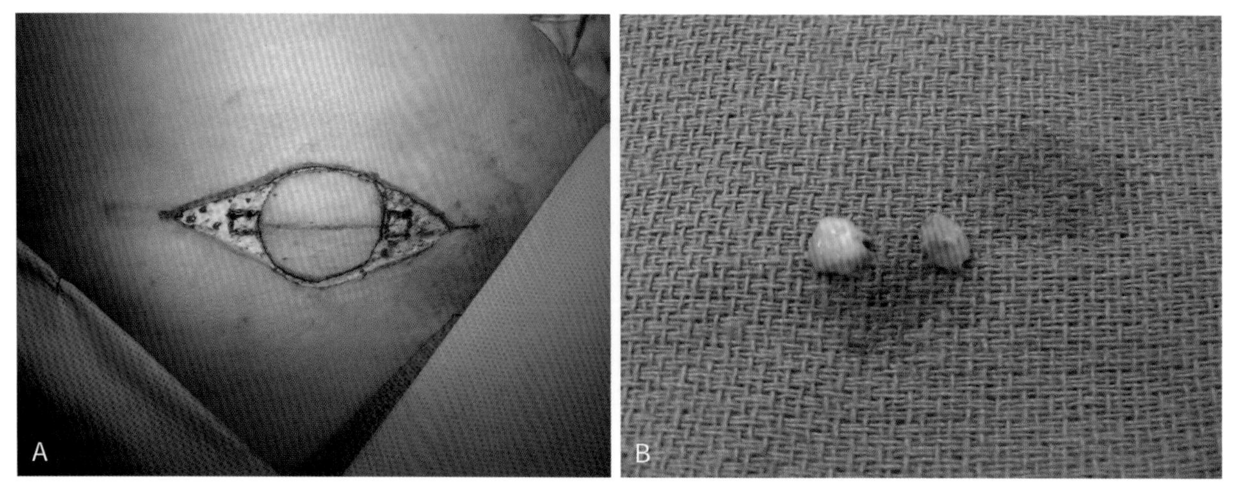

• 图 21.2　A. 将用于真皮 – 脂肪移植的两个区域。B. 两个切取并制备的真皮 – 脂肪移植物。C. 使用两个真皮 – 脂肪移植物后有良好凸度的重建乳头

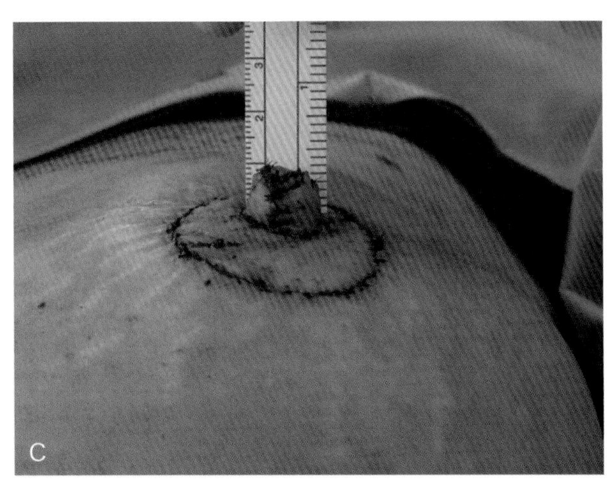

• 图 21.2（续）

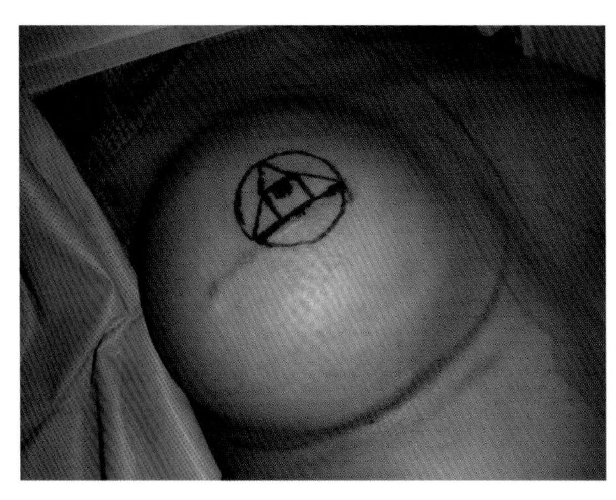

• 图 21.3 冰刀皮瓣的设计如何向下定位以适应乳房切除术瘢痕位置的术中视图

先用刀在皮肤上做一个切口，然后用精细组织剪提起皮瓣，皮瓣中包含皮下脂肪组织，尽量减少对真皮下神经丛的损伤。如果条件允许，在V型皮瓣的蒂部获取更多的皮下脂肪以增加容积（图 21.4C）。将所有皮瓣提起后，将V型皮瓣包裹在C型皮瓣周围，逐层闭合皮肤（图 21.4）。真皮层使用 4–0 Vicryl 线缝合，剩余皮肤使用 5–0 单股聚丙烯线和 5–0 羊肠线闭合（图 21.4E）。使用皮肤拉钩处理组织很重要，外科医生应注意皮瓣下植入的植入物，避免破坏包膜导致植入物暴露或者破裂。可植入自体或异体真皮以保持乳头的大小和凸度（图 21.4F）。

术后护理和预期结果

对于冰刀皮瓣，在手术室中放置的乳头保护器和胶带条可以在 7d 内移除。之后每天对重建的乳头和移植的乳晕皮肤使用干燥型敷料覆盖，超过 2 周。NAC 重建的完全愈合可在 2~3 周内实现，一般来说，乳头大小会缩小 50%。术后 4 个月，重建乳头的大小和凸度会变得更加稳定。总体而言，乳晕植皮愈合良好后形成的色素沉着对大多数白种人患者而言可能已足够，该人群重建的NAC不需要进一步文身。但是，对于亚洲人或深色皮肤的患者，可能仍需要在重建的 NAC 上进行文身。

与 C-V 皮瓣的护理相似，在手术室中放置的乳头保护器和胶带条可以在 7d 内移除，术后 4 ~ 5 个月进行乳晕文身。另外，在乳头重建中，我们可同时进行乳晕植皮，尤其是双侧乳房重建时。

每种重建方式的优缺点

一般来说，冰刀皮瓣将为患者提供更好保持的乳头突度以及更美观的乳晕圈。然而，进行这种类型的重建需要更长的时间，遗憾的是，需要有一个全层皮肤移植供区，这也需要更多的时间来愈合伤口。幸运的是，大多数女性的身体某处都会有多余的皮肤或瘢痕或猫耳畸形，获取全层皮肤移植通常不是问题，并且是合理的。

对于 C-V 皮瓣，虽然此类重建不需要植皮，但随着时间的推移，乳头的突度较差，这在处理植入物重建乳房的乳头重建时是有难度的。有学者主张在 C-V 皮瓣重建后加用真皮 – 脂肪移植甚至人造真皮移植，以改善其远期效果[5,6]。此外，为了形成更暗的区域来代表乳晕圈，乳头文身是必需的。然而，每个外科医生都会根据自己的经验，选择各种类型的乳头重建方法，以达到良好的效果，正如本章所示。

并发症处理

一般来说，用冰刀皮瓣重建乳头可以达到很好的愈合，但用全厚皮瓣移植重建乳晕圈可能会出现一些轻微的伤口愈合问题。有时，患者会出现植皮部位延迟愈合的区域。在笔者的实践中，这些小问题可以通过较长时间的换药来解决，甚至不需要额外的植皮。

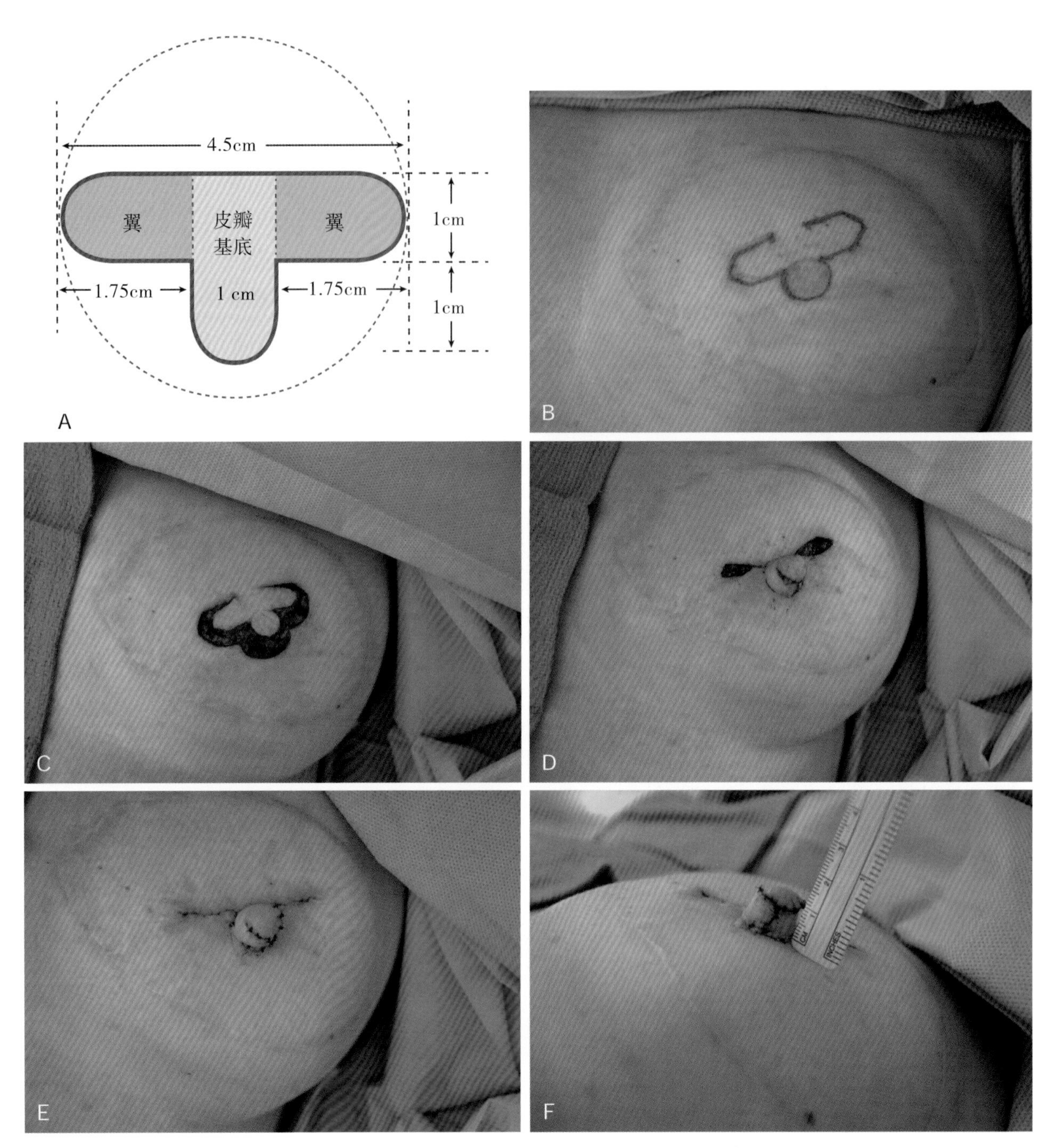

• 图 21.4 C-V 皮瓣。A. 本章描述的 C-V 皮瓣设计示意图。B. C-V 皮瓣的设计。C.3 个皮瓣抬高完成。D. 乳头重建的 3 个皮瓣初步闭合完成。E. 用 C-V 皮瓣完成乳头重建。F. 植入两个真皮移植物后重建乳头呈现较好的凸度

同样地，C-V 皮瓣往往愈合良好。通过在乳房切除术后瘢痕对面获得带蒂皮瓣，使灌注压力最大化，可以降低乳头坏死或部分坏死的风险。但手术后的乳头萎缩可能很严重，有时需要使用真皮脂肪移植来进行增大修复。

二期手术

根据作者使用冰刀皮瓣的经验，有时冰刀皮瓣完全愈合后会有多余的皮肤（图 21.5A）。这可能是由于在初次乳头重建过程中，冰刀皮瓣仅去除了少量皮瓣。然而，这类问题可以通过去除一小部分多余皮肤的上皮并在换药室重新缝合去表皮的皮肤来解决（图 21.5B、C）。一旦修复后重建的乳头愈合，其大小和凸度可以长期保持，结果可以预测（图 21.5D）。

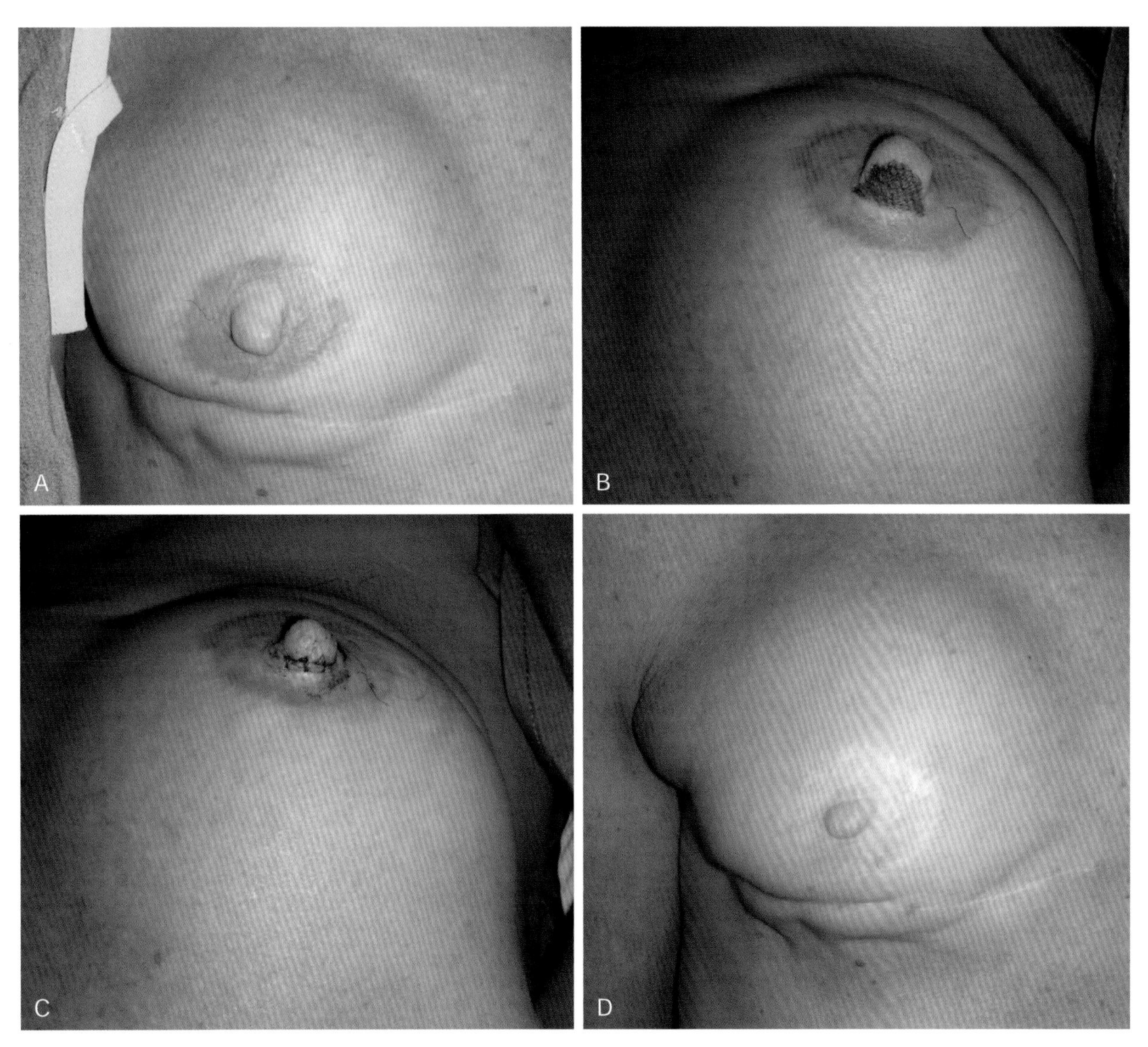

• 图 21.5 A. 皮瓣重建术后 7 个月，重建的乳头背侧皮肤过多。B. 在重建乳头的背侧标记多余的皮肤并将其去表皮化。C. 完成冰刀皮瓣乳头重建后的修复。D. 修复后 4 年的结果，皮瓣重建术后重建乳头的大小和凸度得到了很好的维持

病例展示

病例 21.1

一位 39 岁的白人女性患者，成功行双侧乳房硅胶假体重建术（即刻、二期）。根据手术医生优选的手术方法设计的冰刀皮瓣，且没有任何并发症（病例 21.1.1，病例 21.1.2）。本例患者采用 2 个真皮－脂肪移植物增加初始高度和远期效果（病例 21.1.3）。术后恢复过程很顺利，患者对重建乳头的整体外观表示满意（病例 21.1.4）。术后 11 个月随访显示，重建乳头的大小、形态和凸度良好（病例 21.1.5）。

病例 21.1（续）

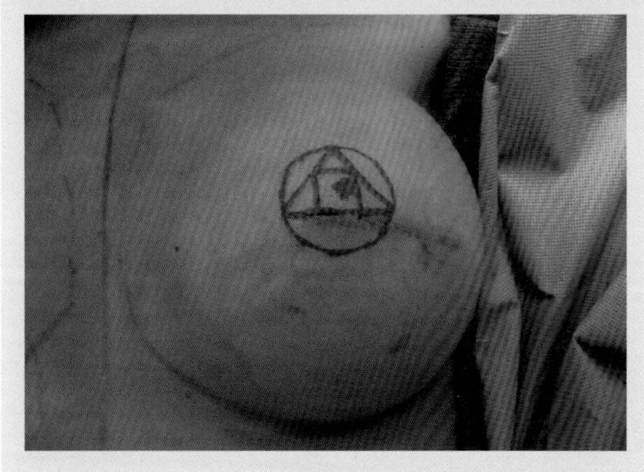

• 病例 21.1.1

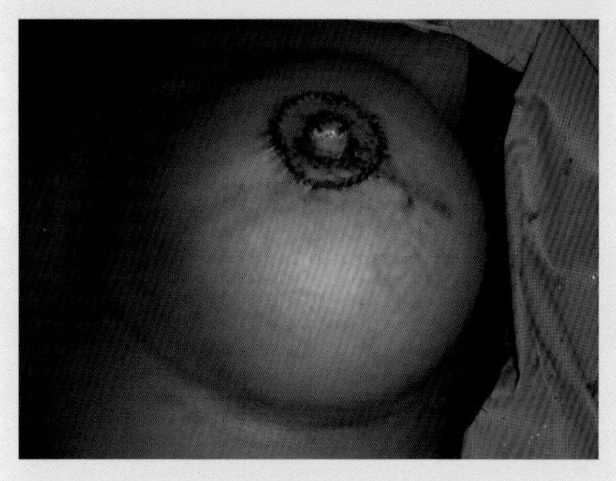

• 病例 21.1.2

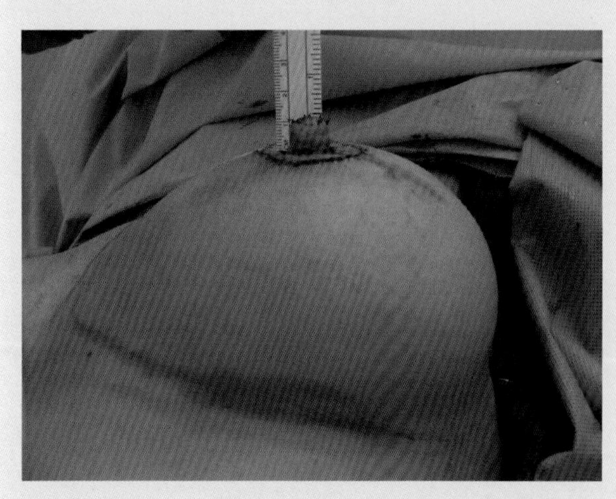

• 病例 21.1.3

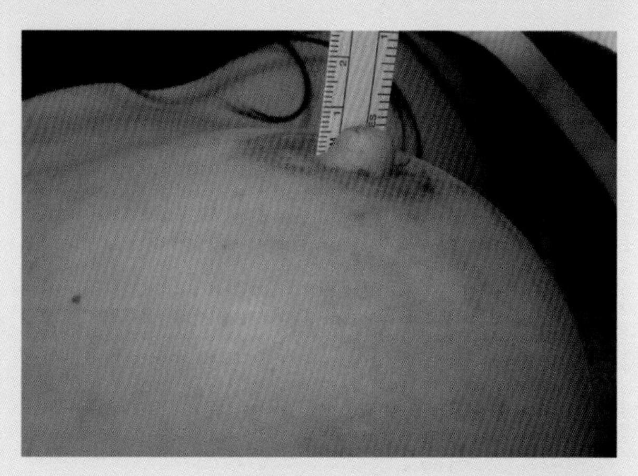

• 病例 21.1.4

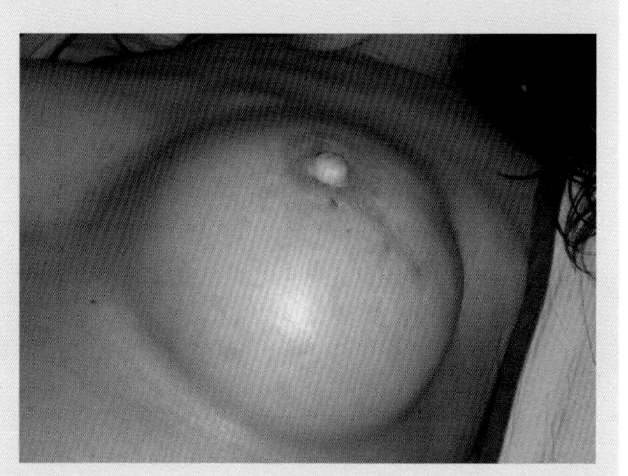

• 病例 21.1.5

病例 21.2

一位45岁的白人女性患者，成功行双侧乳房硅胶假体重建术（即刻、二期），确定新乳头位置后设计冰刀皮瓣（例21.2.1），完成NAC重建且无并发症发生。本例患者在重建乳头内植入了2块真皮－脂肪瓣，增加了乳头的初始凸度，可能改善远期效果（病例21.2.2）。术后过程很顺利，患者对重建乳头的整体外观非常满意（病例21.2.3，病例21.2.4）。术后3年随访显示，重建乳头的大小、形态和凸度均较好（病例21.2.5）。

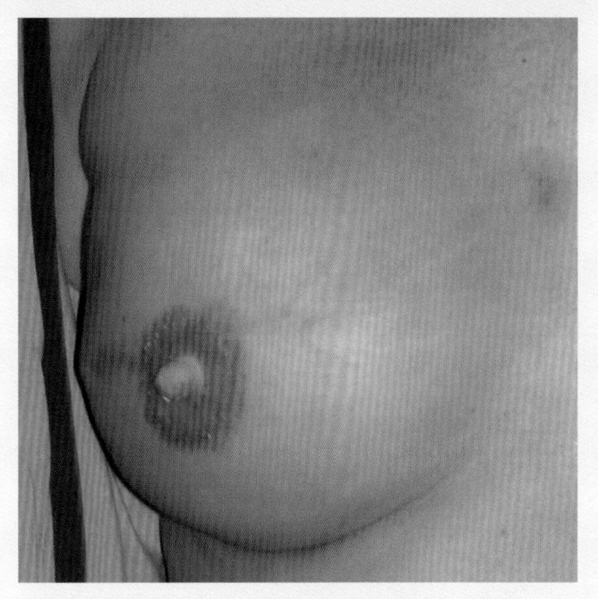

• 病例 21.2.3

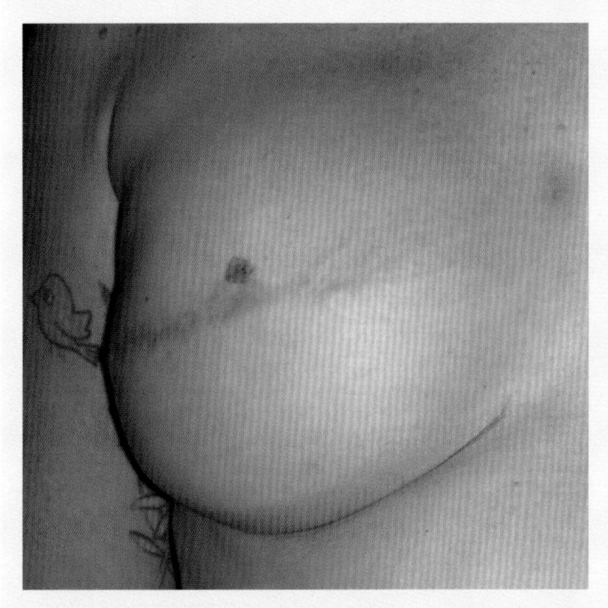

• 病例 21.2.1

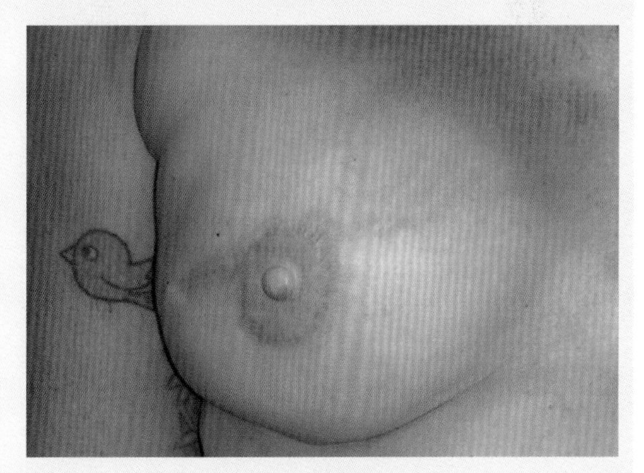

• 病例 21.2.4

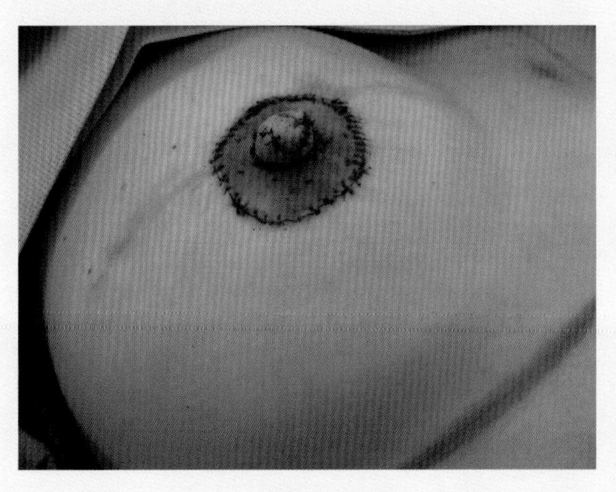

• 病例 21.2.2

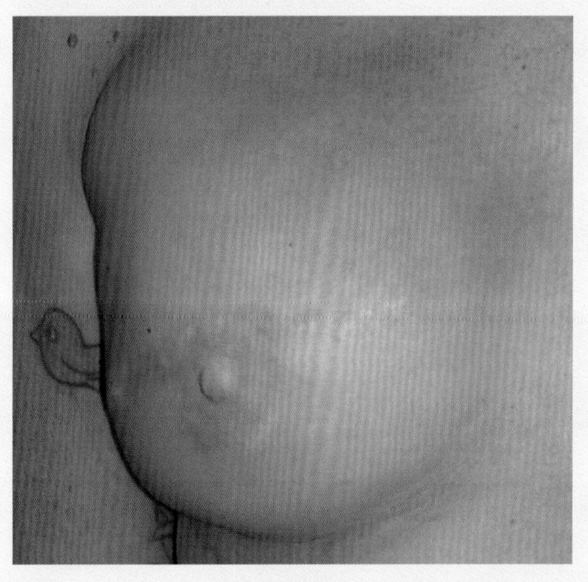

• 病例 21.2.5

病例 21.3

一位 49 岁的非裔美国女性患者，成功地接受了使用腹部游离 TRAM 皮瓣进行的左侧乳房二期重建手术。确定新乳头位置后设计冰刀皮瓣（病例 21.3.1），完成 NAC 重建且无并发症发生。患者未采用真皮 - 脂肪移植（病例 21.3.2）。术后 2 周内 NAC 重建部位完全愈合。患者对重建乳头的整体外观非常满意（病例 21.3.3）。术后 1 年随访显示，重建的乳头大小、形态和凸度良好（病例 21.3.4）。

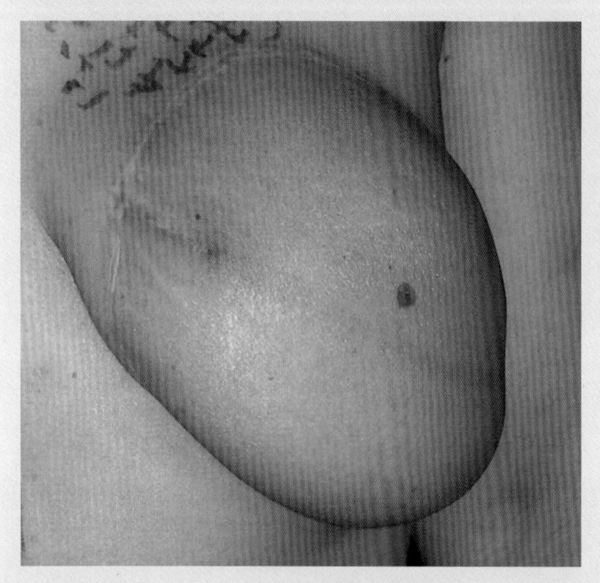

• 病例 21.3.1

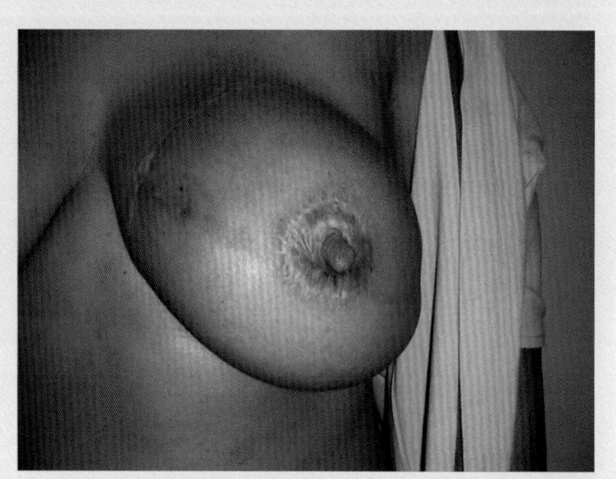

• 病例 21.3.3

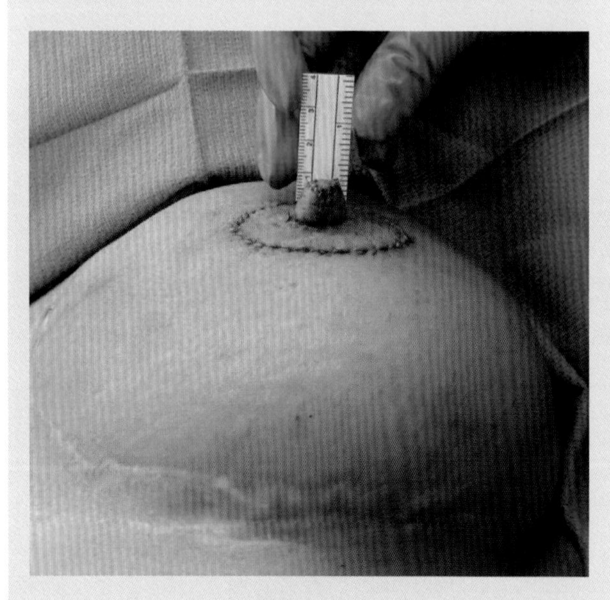

• 病例 21.3.2

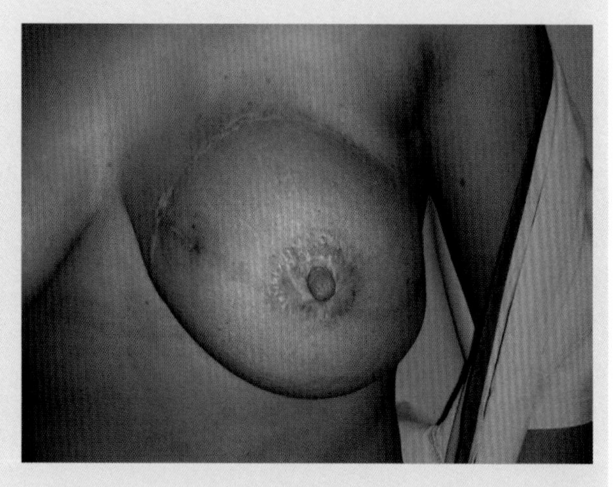

• 病例 21.3.4

病例 21.4

一位52岁的非裔美国女性患者，行即刻右侧乳房胸肌下/脱细胞真皮基质（ADM）扩张器乳房重建。采用C-V皮瓣联合自体真皮移植重建右侧乳头（病例21.4.1）。术后情况良好（病例21.4.2为术后即刻效果，病例21.4.3为术后1周效果）。术后9个月患者非常满意（病例21.4.4）。

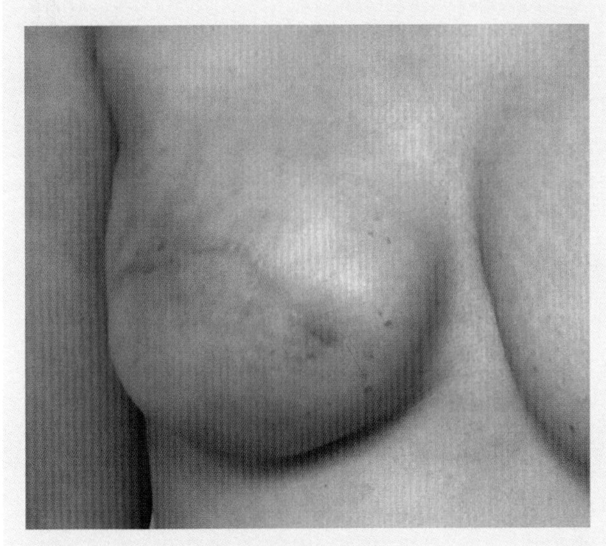

• 病例 21.4.1

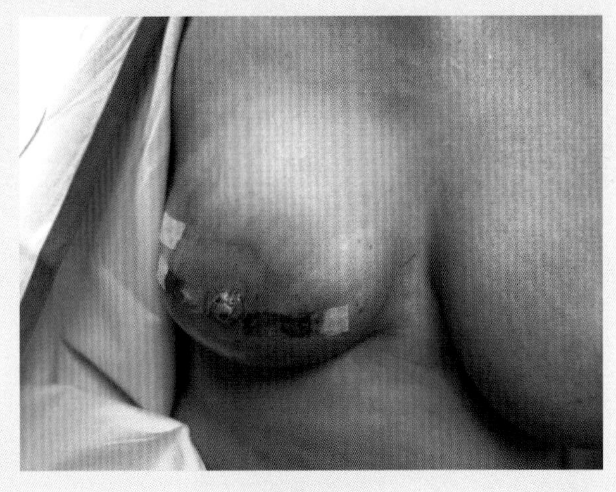

• 病例 21.4.3

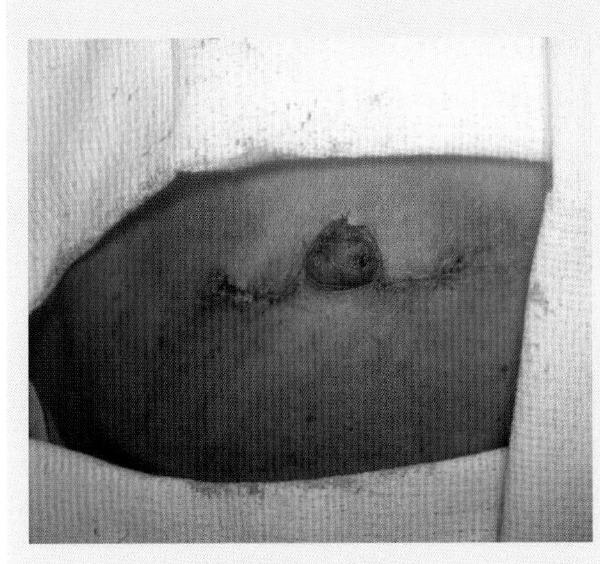

• 病例 21.4.2

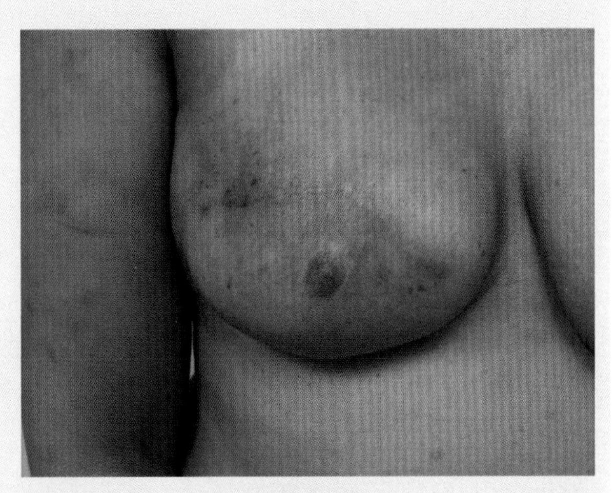

• 病例 21.4.4

病例 21.5

一位 42 岁的白人女性患者，使用游离 DIEP 皮瓣完成一期左侧乳房重建（病例 21.5.1）。该患者使用 C-V 皮瓣进行了左侧乳头重建。术后恢复过程顺利。术后 2 年（病例 21.5.2）患者对结果很满意，由于对侧乳晕颜色较浅，决定不进行乳晕文身。

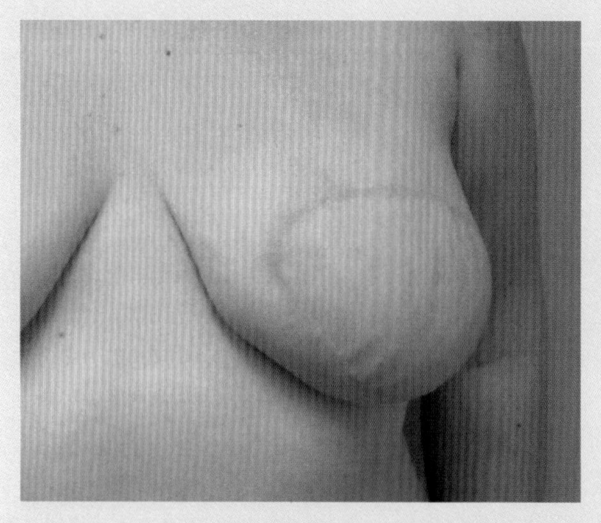

• 病例 21.5.1

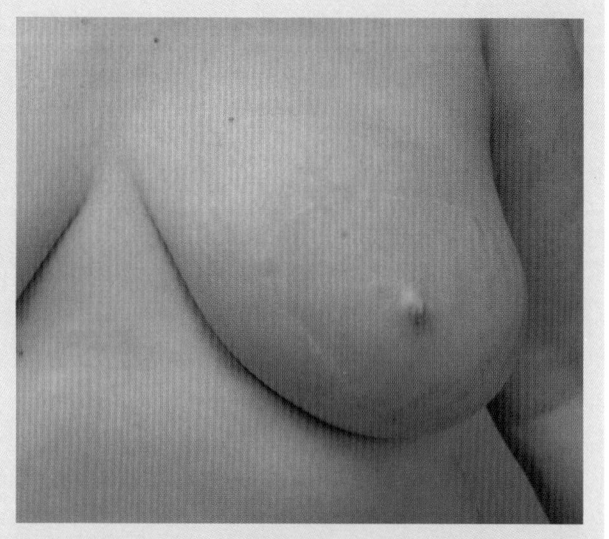

• 病例 21.5.2

总 结

整形外科医生应根据自己的意愿选择合适的术式，即采用冰刀皮瓣或 C-V 皮瓣进行 NAC 重建。无论是自体皮瓣重建还是植入物乳房重建，掌握每种技术都可以获得最佳的效果，且学习曲线相对较短。两种技术均安全、有效，并发症极少。然而，任何一种 NAC 重建术后的远期效果均不理想，尤其是植入物乳房重建。因此，与患者的有效沟通是获得总体满意结局的关键。

成功技巧

- 重建乳房的乳头重建需要足够的软组织，可以通过提捏试验来确定。
- 重建乳头的设计应基于重建乳房上有足够的软组织。
- 新乳头位置可根据重建乳房的瘢痕位置进行调整。
- 一般来说，重建乳头的位置应优选相对较低的部位。
- 患者对乳头位置的意见同样很重要，应考虑在内。
- 尽可能多地保存皮瓣组织，以提高乳头重建的效果。
- 如果需要，可以增加真皮 - 脂肪移植以改善重建乳头的长期凸度。
- 在放射区域进行乳头重建是可行的，但应非常谨慎，最好是在该区域进行脂肪移植后进行。
- 为了获得最佳的效果，可能需要对重建的乳头进行二期微整形。

（张立　梁法清　张晴　译，
李永峰　杜正贵　审校）

参考文献

[1] Losken A, Mackey G, Bostwick J. Nipple reconstruction using the C-V flap technique: a long-term evaluation. Plast Reconstr Surg, 2001,108:361–369.

[2] Sheatak KC, Gabriel A, Landecker A, et al.

Assessment of longterm nipple projection: a comparison of three techniques. Plast Reconst Surg, 2002,110:780–786.

[3] Zhong T, Antony A, Cordeiro P. Surgical outcome and nipple projection using the modified skate flap for nipple-areolar recon-struction in a series of 422 implant reconstructions. Ann Plast Surg, 2009,62:591–595.

[4] Otterburn DM, Sikora K, Losken A. An outcome evaluation following postmastectomy nipple reconstruction using the C-V flap technique. Ann Plast Surg, 2010,64:574–578.

[5] Eo S, Kim SS, Da Lio AL. Nipple reconstruction with C-V flap using dermofat graft. Ann Plast Surg, 2007,58:137–140.

[6] Garramone CE, Lam B. Use of AlloDerm in primary nipple reconstruction to improve long-term nipple projection. Plast Reconst Surg, 2007,119:1663–1668.

第 22 章

保留乳头的乳房切除术

Jordan D. Frey, Ara A. Salibian , Nolan S. Karp

引 言

保留乳头的乳房切除术（nipple-sparing mastectomy，NSM）可以完整保留乳头乳晕复合体（NAC）及乳房皮肤，是乳腺癌外科治疗的最新进展[1]。NSM 最初主要应用于预防性乳房切除。随着技术的发展和经验的积累，该手术方式的肿瘤学安全性已被证实与保留皮肤的乳房切除术和乳房全切术相当[2, 3]。因此，NSM 的适应证已扩大到乳腺癌的治疗，包括更晚期的乳腺癌[4, 5]。NSM 后乳房重建方式的选择涵盖异体组织重建及自体组织重建[1]。重要的是，与非保留乳头的乳房切除术（non-NSM）相比，NSM 已被证实可显著提高乳房重建后患者的满意度和生活质量[6]。

NSM 后乳房重建的结局仍有待进一步确定。包括患者、手术方式和技术在内的众多的特定因素已被证明会对重建结局造成不同的影响[1, 7–9]。总的来说，NSM 后植入物（假体）重建和自体乳房重建的安全性已被证实，其并发症发生率一般小于 7%。NSM 对覆盖的皮肤施加了更大的压力，需要精心的术前设计和细致的手术操作，以确保乳房重建成功[1, 10]。

适应证和禁忌证

选择合适的患者可能是决定 NSM 后乳房重建成功最重要的因素。肿瘤因素是首要考量。传统 NSM 的肿瘤学禁忌证包括较大的肿瘤、肿瘤范围包含 1~2cm 的 NAC。最近的研究证实了当肿瘤范围包含 1cm 的 NAC 时进行 NSM 后重建是安全的[11]。肿瘤是否侵犯 NAC 是选择 NSM 手术患者最重要的考量因素，也是我们机构进行 NSM 手术唯一的肿瘤学绝对禁忌证[11]。因此，对于乳房预防性切除及未侵及 NAC 的乳腺癌，只要患者有意愿进行乳房重建，均可进行 NSM 手术。

既往文献报道了多种会增加重建手术后并发症发生风险的患者自身和手术操作因素，包括高龄、高体重指数、较大的乳房体积、术前接受过放疗和化疗、多个手术切口以及吸烟等[1, 7]。关于每个单独的风险因素所造成的危害，目前的研究数据间仍然存在矛盾。虽然没有单一的此类因素是 NSM 的绝对禁忌证，但对于具有多种风险因素的患者应谨慎选择 NSM，告知该类患者 NSM 后并发症增高的潜在风险，并尽可能优先选择保留皮肤的乳房切除术或乳房全切术。

在我们的实践中，乳头到胸骨切迹的距离 > 25cm 和（或）Ⅱ级 / Ⅲ级乳房下垂的患者乳房重建后发生并发症的风险较高、美学效果较差，是 NSM 的相对禁忌证。然而，乳房肥大或乳房下垂的患者可以通过分期乳房缩小成形术缩小乳房皮肤并优化 NAC 位置，随后延迟进行 NSM，这更适用于预防性乳房切除，因为在缩小乳房和进行 NSM 手术之间需要足够的时间，通常是 3 个月。严重胸壁不对称或 NAC 不对称的患者，重建乳房术后不对称的风险更高，最好采用保留皮肤的乳房切除术。因此，接受 NSM 手术的理想患者是基于预防或治疗 NAC 无肿瘤侵犯的乳腺癌而接受乳房切除术、乳房小至中等大小且有轻微下垂的女性（表 22.1）。

一旦患者确定进行 NSM 手术，重建方式也须拟定。在计划植入物重建的患者中，若患者的 NAC 不对称或其希望增大乳房体积时，可考虑先使用组织扩张器。若患者术前的 NAC 位置较好，且患者对术后乳房大小的要求与术前接近，可采用即刻植入物乳房重建。植入物体积大于 400mL 的即刻假体植入已被证实会增加 NSM 后乳房重建并发症的风险。因此，若患者的植入物体积超过该阈值，则最好采用基于组织扩张器的乳房重建方法 [12]。NSM 后也可使用全部自体组织重建 [1]。

术前评估

对希望进行 NSM 手术的一期乳房重建患者应进行全面的评估，以确定手术的可行性，全面评估主要是指完整的乳房检查。此外，必须明确患者的完整病史，包括既往医疗和手术史、体重指数和吸烟状况等其他因素。尤其涉及与吸烟状况相关的病史时，应当包括患者的吸烟指数及戒烟时间。吸烟少于 10 包 / 年且戒烟超过 5 年的患者已被证实其 NSM 后重建的效果与不吸烟者相当 [9]。

首先，我们应当检查患者的双侧乳房是否有明显的、可触及的病变。虽然可触及的或较大的肿瘤并不是 NSM 的绝对禁忌证，但它们的存在和位置应该被重视，因为它们可能影响切口的选择和（或）提示可能需要进行新辅助或辅助放疗、化疗。接下来，需要评估 NAC 是否有肿瘤侵犯的征象，包括可触及的乳晕下肿瘤、乳头溢液和（或）橘皮征。任何此类症状都提示术后 NAC 局部复发风险增高，是 NSM 的绝对禁忌证。病理医生需与外科医生讨论并确认乳腺病理的结果，在手术前确认患者在肿瘤学上符合 NSM 的适应证。

表 22.1 保留乳头的乳房切除术（NSM）的一般适应证和禁忌证

适应证	绝对禁忌证
乳房体积小的患者	临床乳头乳晕复合体肿瘤受累
轻度乳房下垂（Ⅰ级至轻度Ⅱ级）	
乳头至胸骨切迹距离 < 25cm	
相对适应证	**相对禁忌证**
预防性乳房切除术的指征	肿瘤学原因
	大型肿瘤
	肿瘤到乳头的距离 <1cm
	重建性原因
	巨乳症
	乳头至胸骨切迹距离 >25cm
	乳房下垂（严重，Ⅱ ~ Ⅲ级）
	患者年龄较大
	体重指数高
	乳房切除重量较大
	既往放疗、化疗
	主动吸烟状态
	严重的胸壁、乳房基底或乳头乳晕复合体不对称

在确定患者进行 NSM 的肿瘤安全性后，将进行重建术前的评估。应对整个胸壁和乳房进行常规检查。轻度到中度乳头不对称可以在 NSM 的术中或二次修整手术中得到补救，严重的 NAC 不对称很难矫正，是 NSM 的相对禁忌证[13]。同时也要检查乳房是否有以前的手术瘢痕，这些瘢痕可以用作 NSM 的手术切口。应仔细检查乳晕周围瘢痕，因为较新的切口可能会影响血流灌注，而较老的瘢痕则相当于 NAC 的延迟手术，可改善灌注。

下一步需要评估乳房的大小和下垂情况。应测量乳房的标准大小，包括乳头到胸骨切迹的距离、乳头到乳房下皱襞的距离以及乳房基底宽度。小到中等大小的乳房和Ⅰ级到轻度Ⅱ级下垂（胸骨切迹到乳头的距离≤ 25cm）的患者是 NSM 的最佳候选者。巨乳患者或Ⅱ ~ Ⅲ级乳房重度下垂（胸骨切迹到乳头的距离 > 25cm）的患者应当谨慎选择该手术方式。这类患者出现术后血液灌注不良、缺血并发症、术后乳头位置不佳、美观效果差的风险较大。因此，乳房较大或下垂程度较重的患者最好采用保留皮肤的乳房切除术或选择分期进行缩乳术后行延迟 NSM。NSM 患者可以使用缩乳术的皮肤切口立即进行乳房重建，但容易产生较高的切口愈合并发症。

应评估乳房皮肤的质量和松弛度。良好的乳房皮肤质量和最小的松弛度——在乳房的每个象限进行皮肤提捏试验，提捏距离 2cm 以上时皮肤可迅速回弹，是 NSM 的最佳选择。在这些患者中，无论是异体还是自体组织重建，乳房皮肤都可以很好地适应重建。

从肿瘤学和重建学的角度确定 NSM 的候选者后，应与患者讨论重建方法的选择。虽然目前还没有算法可以预测 NSM 患者并发症的个体化风险，但也应该与每位患者讨论目前的风险因素及其对围手术期风险情况的潜在影响，同时必须告知患者根据术中情况调整手术计划的可能性，可能需要切除 NAC 或将一期重建改为二期重建。需要调整手术方式的因素包括乳头后方切缘活检结果阳性或术中评估发现乳腺切除后皮瓣灌注不良。如果术中乳头后方切缘活检结果为阳性，或者发现乳头缺血，需要进行切除。还要讨论如何处理对侧乳头。

手术技术

在进入手术室之前，应标记出患者的乳房中线以及乳房下皱襞、乳房上缘和拟定的乳房切口。乳腺外科医生根据需求选择合适的乳房切除术切口。乳房外侧切口为 NSM 和随后的重建提供了良好的手术入路，使其成为乳腺癌植入物重建患者常规 NSM 的良好选择。这个切口也可以进入腋窝进行淋巴结活检。在预防性 NSM 的情况下，我们尽量使用乳房下皱襞切口，因为它能最大限度地掩盖术后切口瘢痕。乳房下皱襞切口的乳房切除术更具挑战性，最好用于小至中等大小乳房的患者。垂直切口优先用于自体 NSM 显微外科重建，因为能更方便地接触乳房内部血管。乳晕周围环状切口与 NSM 的并发症增加相关，我们的实践中很少使用（图 22.1）。

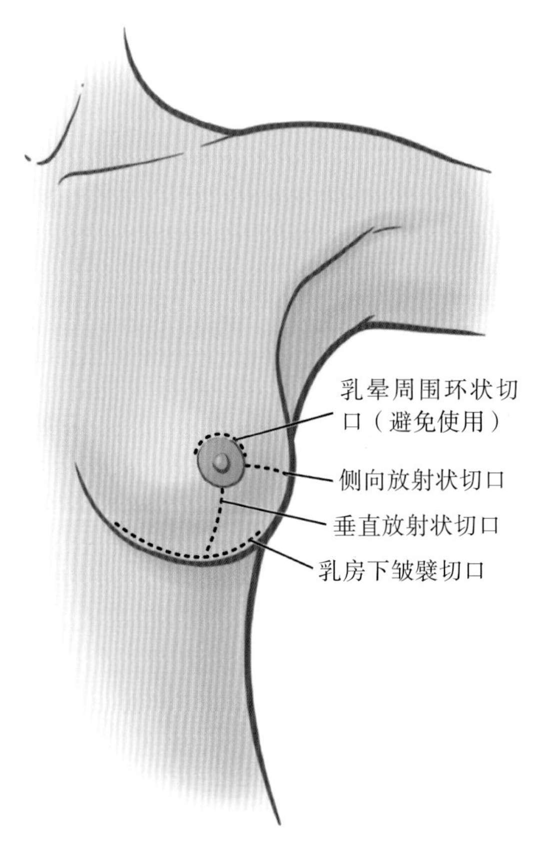

• 图 22.1　各种乳房切除术切口可用于保留乳头的乳房切除术（NSM），具有各种相关的优点和缺点

患者进入手术室后，仰卧在手术台上，将手臂高起至 90°。在乳房皮下注射稀释的利多卡因和肾上腺素溶液，这有助于游离乳腺平面，使手术视野干净，并且可以加强对术后疼痛的控制，减少术后恶心、呕吐的发生。这种方法的局限性是，如果皮瓣存活能力有问题，可能无法可靠地使用术中血管造影，需要依靠临床经验判断。接下来通过选定的乳房切口进行 NSM。应非常小心地在乳房浅筋膜水平进行乳房切除术（视频 22.1），这是所有患者在 MRI 中都存在的解剖平面，但定义不同[10]（图 22.2）。研究表明，与术前/术后 NSM 皮瓣较厚的患者比较，术后 NSM 皮瓣较薄的患者的 NSM 重建并发症发生率较高。这强调了在这一水平进行精确解剖的重要性，以最大限度地去除乳腺组织和保留皮瓣灌注。

NSM 的最佳方法是使用刀片或组织剪进行冷剥离，使用最小的电烧灼进行凝血。采用标准解剖边界进行乳房全切术。一旦到达乳晕下方，常规取小部分乳头后方切缘进行术中冰冻和病理检查。若术中冰冻切片的结果为阳性，则要求术中切除 NAC。若术中冰冻切片结果为阴性，而术后石蜡病理检查呈阳性，需要在局麻下进行 NAC 切除。根据我们的经验，分别有 2.2%~3.9% 的术中冰冻和术后石蜡病理检查的乳晕下活检呈阳性，NSM 术中冰冻乳晕下方组织活检的灵敏度和特异度分别为 58% 和 100%[14]。任何腋窝手术都可以通过乳房切除术的切口或

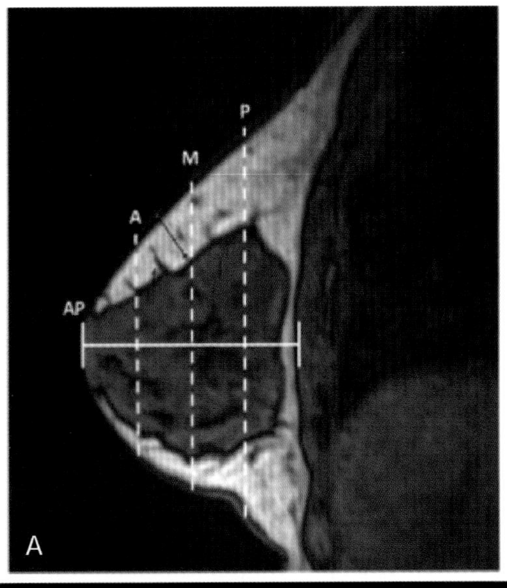

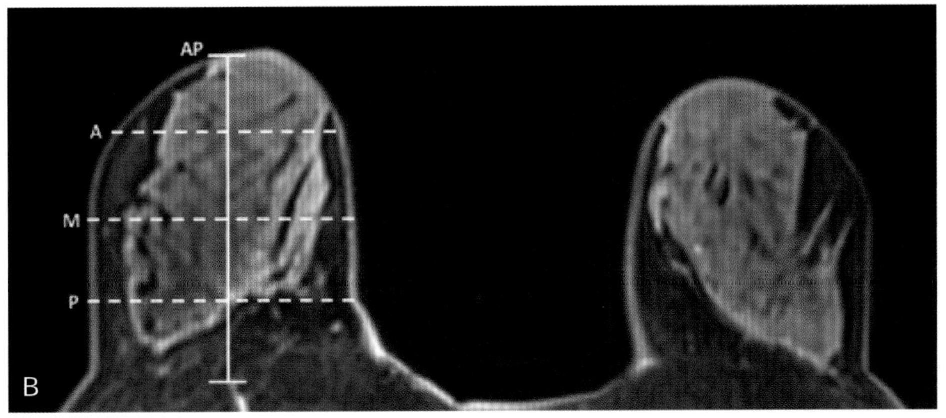

• 图 22.2 矢状面非脂肪饱和 MRI（A）和轴向高分辨率 MRI（B）显示了乳房实质下有脂肪和皮肤覆盖的乳房浅筋膜。AP：乳房前后距离；A：前 1/4 AP 距离测量；M：1/2 AP（中间）距离测量；P：3/4 AP 距离测量。红色短箭头：Cooper 韧带和延伸至真皮的乳房组织；红色长箭头：乳房前筋膜；红色双头箭头：中间皮瓣厚度测量示例

腋窝的单独切口进行。在整个手术过程中，应使用非创伤性牵开器牵拉皮瓣。

完成 NSM 后，整形外科医生必须评估乳房切除术后皮瓣和 NAC 的状态。真皮暴露和切口边缘无出血最能提示血管受损。由于在乳房浅筋膜处进行腺体的剥离可以最大限度地保留皮瓣灌注，因此皮瓣的厚度具有个体差异。术中组织血管造影可辅助临床判断。然而，注射血管活性溶液将使血管造影结果不可靠，这就需要外科医生在无血解剖和血管造影之间进行权衡。包括 NAC 在内的组织损伤应予以切除，避免局部缺血灶及切口裂开给最终的重建带来并发症的风险。另一种方法是，乳房切除术后的皮瓣可以在不进行重建的情况下于术后 3~4 周进行二次异体组织重建或自体组织重建。一旦判断乳房皮瓣良好，就可以进行植入物或自体组织重建。

在异体组织重建中，我们更倾向于掀起胸大肌，行利用完全或部分胸大肌覆盖植入物的乳房重建。乳房非常小的患者可采用完全胸大肌覆盖假体的重建。然而，NSM 中下方的植入物囊袋必须与上方的皮瓣相匹配，与非 NSM 技术相比，NSM 的皮瓣被完全或大部分保留。因此，在大多数情况下均需要使用补片来覆盖下外侧面。当使用补片时，胸肌的下部从其起点开始释放到内侧附着处。将补片固定在乳房下皱襞及腋前线水平的胸壁处。无论是使用组织扩张器还是植入物，补片都将被缝合到胸肌边缘。在完全胸肌覆盖中，前锯肌和（或）胸肌筋膜被掀起到腋前线水平，置入补片之后将筋膜边缘与肌肉缝合。

NSM 后的自体组织重建与非 NSM 手术一样，必须非常小心地进行操作，尽量减少皮肤皮瓣的长时间收缩，这可能会导致皮肤紧缩和压力增加，从而导致缺血性并发症。为了避免发生此类后遗症，建议在皮瓣收缩后进行多次松解处理。

无论采用何种重建方式，都应采取措施尽量使 NAC 处于乳房最突出的位置（图 22.3）。在重建结束时，可以通过将 NAC 与下面的肌肉、扩张器或自体组织缝合固定在所需的位置，也可以通过手动调整位置，随后将引流管置于闭合的吸引状态，提供全负压以维持 NAC 的位置[13]。

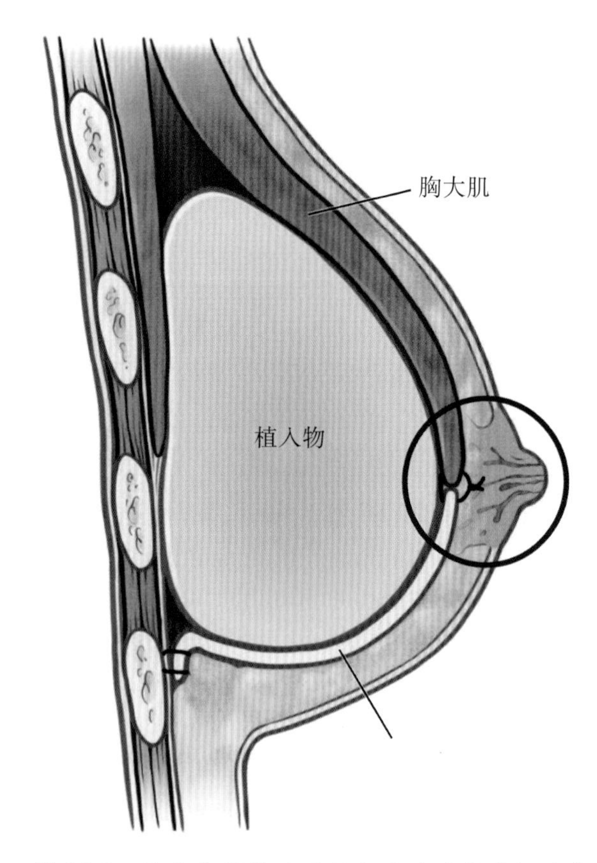

• 图 22.3 该立体图展示了保留乳头的乳房切除术（NSM）后立即进行的基于永久性假体的乳房重建。图中显示，通过从乳头乳晕复合体的下表面到下层的肌肉和脱细胞真皮基质支架上的缝合来固定乳头位置

术后护理和预期结果

切口和引流部位通常用切口缝合器和无黏性纱布包扎，上面用敷料覆盖。用抗生素软膏、无黏性纱布和敷料覆盖包扎 NAC。住院期间，根据患者的需要给予口服止痛药，同时静脉滴注广谱抗生素。

接受植入物乳房重建的患者通常在术后第 1 天或第 2 天办理出院。自体乳房重建的患者一般在术后第 3 天或第 4 天出院。考虑到 NSM 会增加的组织压力及感染风险，患者出院后需口服止痛药和抗生素 1 周。

敷料要保留 1 周，在术后第一次门诊就诊时取下。随后的 4 周时间，患者穿戴没有钢圈和衬垫的软胸罩。连续两天引流量小于 30mL 方可拔除引流管。可用湿纱布擦拭患者手术部位周围，直到去除敷料和引流管。术后需要经常对患者进行临床评估，以快速判断和处理包括 NAC 和其他部位的任何切口问题。

并发症处理

在选择合适患者的情况下，NSM 后并发症的发生率一般为 1%~13%[1]，最常见的并发症包括 NAC 以及乳房皮瓣坏死和感染。应在门诊仔细监测和准确诊断 NSM 后的缺血性并发症。部分或轻微的 NAC 和乳房皮瓣坏死范围占 5% ~13%，可采用局部切口换药处理。全层 NAC 和乳房皮瓣坏死范围占 1% ~7%，应在门诊或手术室采取切除、缝合等积极的处理方式[1]。与植入物重建相比，自体组织重建在 NSM 后全层 NAC 或乳房皮瓣坏死的处理中具有更大的灵活性。

NSM 后根据重建类型不同，感染率为 1%~7%。轻微的局部感染可以在门诊口服抗生素处理。更严重的感染或口服药物耐药的患者可以住院治疗，采用抗生素静脉滴注。持续的感染需要进行影像学评估以确定是否需要进行引流处理。与缺血性并发症类似，NSM 后感染的严重程度依据不同的重建方式结果而异。植入物重建后严重而复杂的感染需要清创和冲洗创腔后更换或取出植入物。

NSM 后的重建失败并不常见。在异体组织重建中，组织扩张器和直接使用植入物重建的失败率分别为 2.4%~3.9%[1]。NSM 后皮瓣坏死率一般在 1% 左右[1]。NSM 后不常见的并发症包括血清肿和血肿，发生率为 1%~2%[1]。总的来说，NSM 在所有的异体和自体组织重建中都是相对安全的。然而，NSM 后的结果取决于所采用的重建方式。与一期植入物或自体组织重建相比，基于组织扩张器的重建通常有较低的并发症发生率，但值得注意的是，其有较高的轻微感染发生率（表 22.2）。

重要的是，在我们机构 4 年的随访中发现，与传统乳房切除术相比，NSM 后局部复发率仅为 0.5%。任何对局部复发的考虑都应进行影像学检查和组织活检。经活检证实的局部复发是否需要切除和辅助治疗，由患者的肿瘤治疗团队决定。

表 22.1 纽约大学朗格健康中心接受保留乳头的乳房切除术和异体及自体乳房重建患者的结果比较

	基于组织扩张器的重建	即刻、永久性假体重建	自体组织重建
乳房重建并发症	乳头部分坏死：5.8%	乳头部分坏死：7.8%	乳头部分坏死：4.9%
	乳头完全坏死：1.3%	乳头完全坏死：3.9%	乳头完全坏死：3.0%
	严重感染：1.1%	严重感染：1.7%	严重感染：0.8%
	轻微感染：7.1%	轻微感染：3.0%	轻微感染：1.1%
	重度乳房切除皮瓣坏死：1.9%	重度乳房切除皮瓣坏死：6.5%	重度乳房切除皮瓣坏死：5.3%
	轻度乳房切除皮瓣坏死：7.7%	轻度乳房切除皮瓣坏死：12.9%	轻度乳房切除皮瓣坏死：9.1%
	移植：2.3%	移植：3.4%	皮瓣失败：1.1%
	植入失败：2.4%	植入失败：3.9%	皮瓣部分坏死：0.8%
	血清肿：1.1%	血清肿：0.4%	皮瓣修整：3.0%
	血肿：1.9%	血肿：1.7%	血清肿：0.4%
			血肿：2.3%
			乳房脓肿：0.4%

经允许引自 Frey JD, Choi M, Salibian AA, et al. Comparison of outcomes with tissue expander, immediate implant, and autologous breast reconstruction in greater than 1000 nipple-sparing mastectomies. Plast Reconstr Surg, 2017, 139(6): 1300−1310.

二期手术

非 NSM 及 NSM 后患者都有可能需要进行二期手术，而 NSM 后患者可能需要对乳房上的 NAC 位置进行二次调整。根据我们的经验，NAC 移位的矫正率约为 7.4%[13]。最常用的是弧形环乳晕周围切除（32.5%）、包膜修整（18.2%）和定向皮肤切除（13.0%）。在植入物 NSM 重建中出现 NAC 移位时，必须明确是皮肤问题还是包膜问题，如包膜挛缩。如果是皮肤问题，轻到中度下垂的 NAC 需要重新定位，可进行弧形环乳晕周围切除和定向皮肤切除。更严重的 NAC 移位可能需要乳房整形术，同时由于皮肤问题，需要进行重新定位。如果是由于包膜问题引起的 NAC 位置不对称，可采用包膜修整，如包膜切开术、包膜切除术和包膜缝合术等进行处理（图 22.4）[13]。

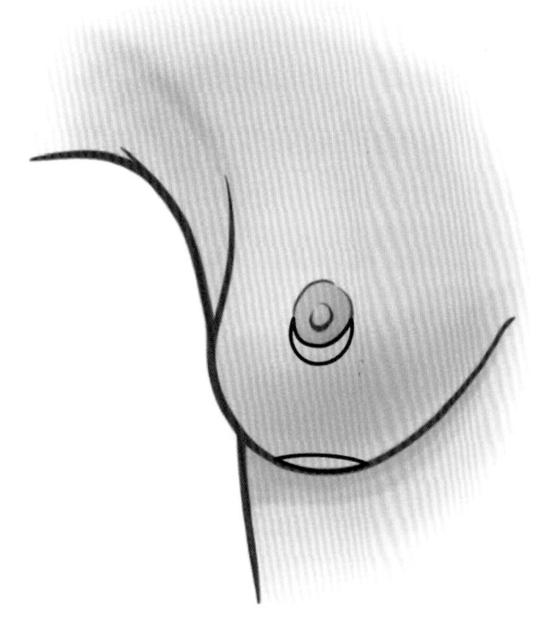

• 图 22.4　乳晕周围切口（上）和定向皮肤切口（下）的皮肤标记，将向上移位的乳头乳晕复合体重新定位到更向下的位置

在假体乳房重建和自体组织乳房重建的情况下，NSM 后的乳头再定位都是安全的。在基于植入物的 NSM 重建中，NAC 的重新定位必须谨慎进行，以避免损伤植入物。此外，NAC 仅通过先前乳房切除后皮瓣真皮下的血管神经丛进行滋养，会增加 NAC 缺血的风险，并限制了随后的乳房整形手术中皮瓣平面重新发育的能力。因此，如果涉及去表皮化而不是全层皮肤切除手术或基于包膜的手术，需要我们更加谨慎。相反，在自体 NSM 重建中，NAC 可通过乳房切除后皮瓣真皮下神经丛以及底层带血管的组织获得血液供应。因此，可以采用更积极的、复杂的乳头乳晕重新定位方法，如 Wise 模式乳房固定术[13]。

NSM 后 NAC 移位需要二次重新定位的独立危险因素包括既往放疗、垂直切口乳房切除术和自体组织重建[13]。术前的胸壁、乳房边界或 NAC 移位也会使患者术后发生移位的风险增加。

某些患者行 NSM 后可能希望减少或增加乳头的突度。乳头缩短可以通过简单的切除来完成。乳头增大可以使用脂肪或皮肤移植来完成。在全层乳头完全坏死的情况下，切口完全愈合后需要进行二次乳头重建，标准技术包括 C-V 皮瓣和冰刀皮瓣（skate flaps）。

与非 NSM 技术类似，在 NSM 后进行乳房重建的患者可能需要使用其他辅助手术，如脂肪移植。对于单侧 NSM，可能需要对对侧乳房进行手术使之对称，包括缩乳上提术及隆乳手术等。虽然对侧对称性手术可以在直接 NSM 重建时进行，但是通过二期手术可以更精确地执行。

总　结

保留乳头的乳房切除术（NSM）可以完全保留 NAC 以及大部分的乳房皮肤。与传统乳房切除术相比，NSM 可以改善乳房的美观度，提高患者满意度。重要的是，NSM 手术的肿瘤学安全性与非 NSM 手术相似。同时，各种因素都与 NSM 后重建的并发症增加有关，需要强调的是，仔细的术前评估、合适的患者选择以及精准的手术操作非常重要。

病例展示

病例 22.1

一位55岁的女性患者，因左侧乳腺癌拟接受双侧乳房切除术后乳房重建。患者的乳房小，双乳轻度（Ⅰ级）下垂，她希望术后的乳房增大（病例 22.1.1）。

该患者接受了双侧保留乳头的乳房切除术，通过乳房下皱襞切口，利用胸肌后组织扩张器联合脱细胞真皮基质进行乳房重建。最终取出组织扩张器，并植入550cc光滑、圆形的永久性假体。术后愈合良好，无并发症或其他问题，未进行额外的修整手术。

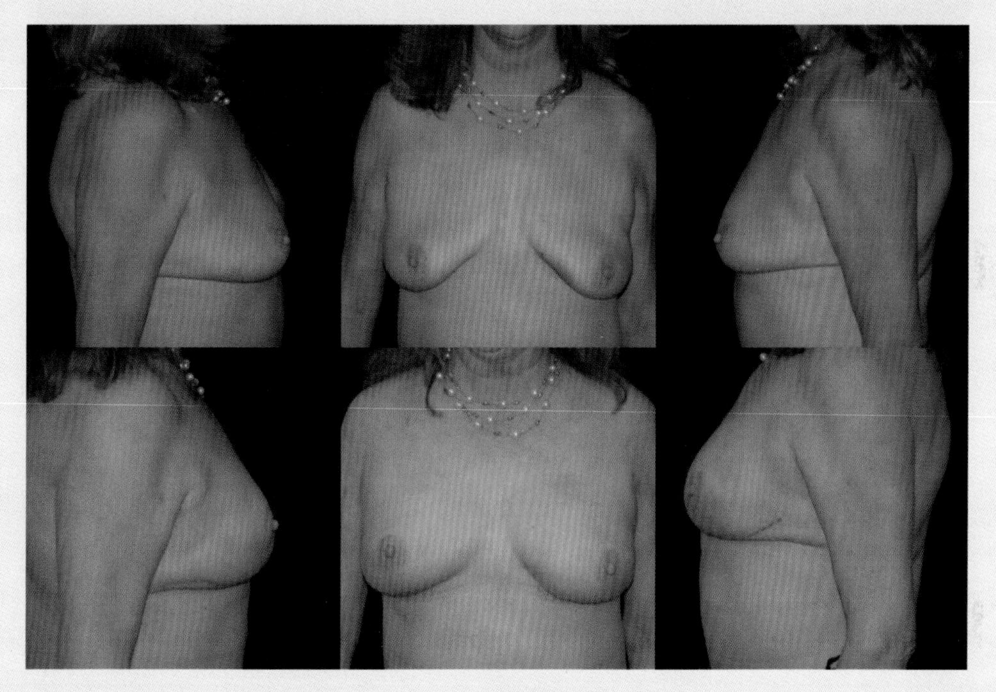

• 病例 22.1.1

病例 22.2

一位48岁的女性患者，因右侧乳腺癌拟接受双侧乳房切除术及乳房重建。她的胸围是大B罩杯到小C罩杯，有轻度（Ⅰ级）乳房下垂，患者希望术后不改变乳房大小（病例 22.2.1）。

通过乳房下皱襞切口对患者进行双侧保留乳头的乳房切除术。考虑到患者期望的乳房大小，且患者的皮肤良好，乳房轻度下垂，通过术后即刻放入234cc中等凸度、光滑的圆形假体进行乳房重建。将植入物放置在部分胸肌与人脱细胞真皮基质后。术后患者愈合良好，无并发症或其他问题，未进行额外的修整手术。

病例 22.2（续）

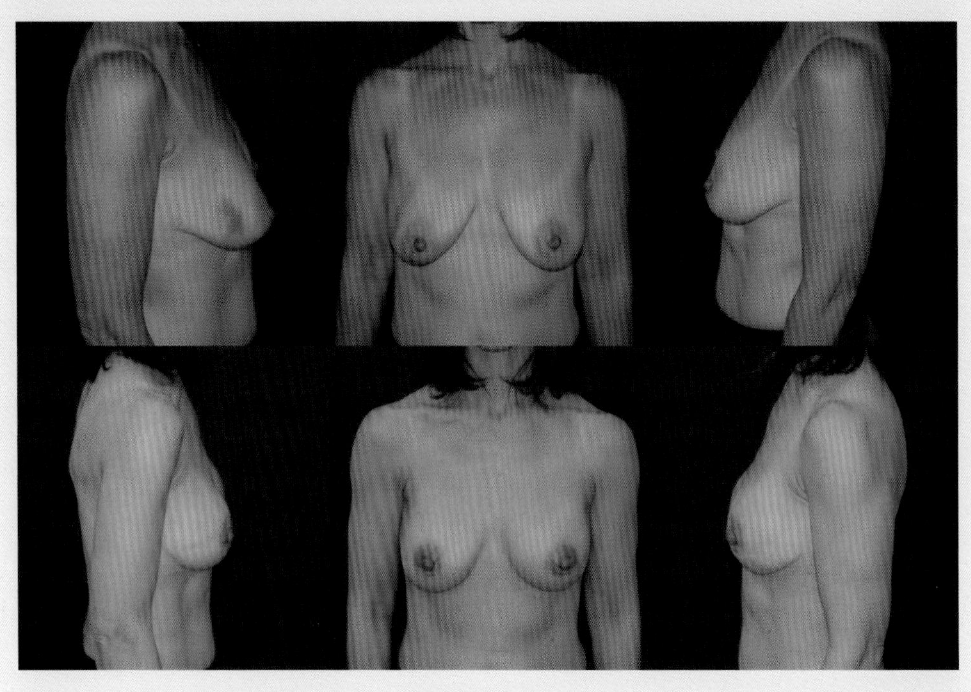

• 病例 22.2.1

病例 22.3

一位 38 岁的女性患者，最初接受了双侧乳房缩小成形术（病例 22.3.1）。术后病理检查偶然发现右侧乳房浸润性小叶癌。术后 3 个月，患者利用垂直、外侧肢体前方的 Wise 切口行双侧 NSM，同时接受了一期植入物乳房重建，选用了 550cc 高凸、圆形、光滑的假体（病例 22.3.2）。术后无并发症，也未接受额外的修整手术。病例 22.3.3 显示患者在乳房缩小成形术（上排）前和保留乳头的乳房切除术及即刻植入物重建（下排）后的乳房外观。

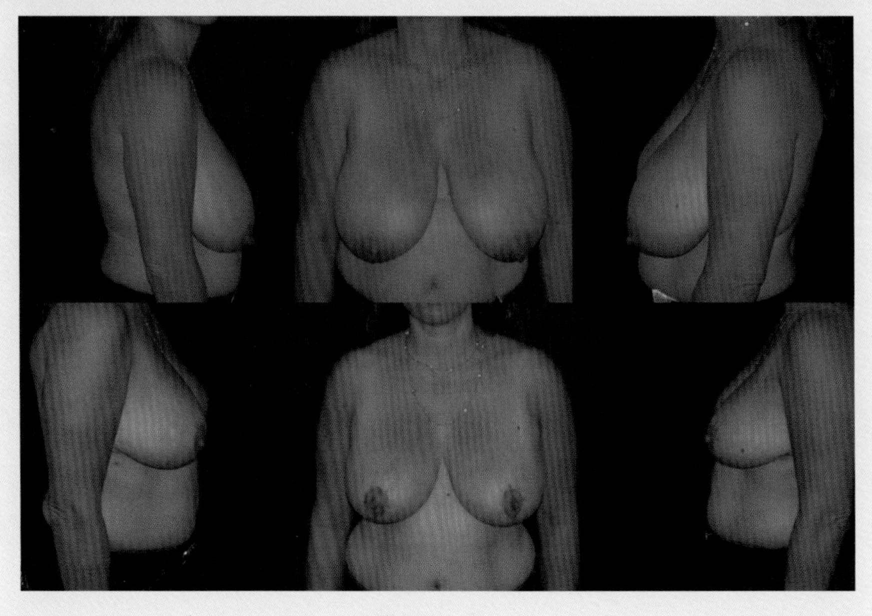

• 病例 22.3.1A

病例 22.3（续）

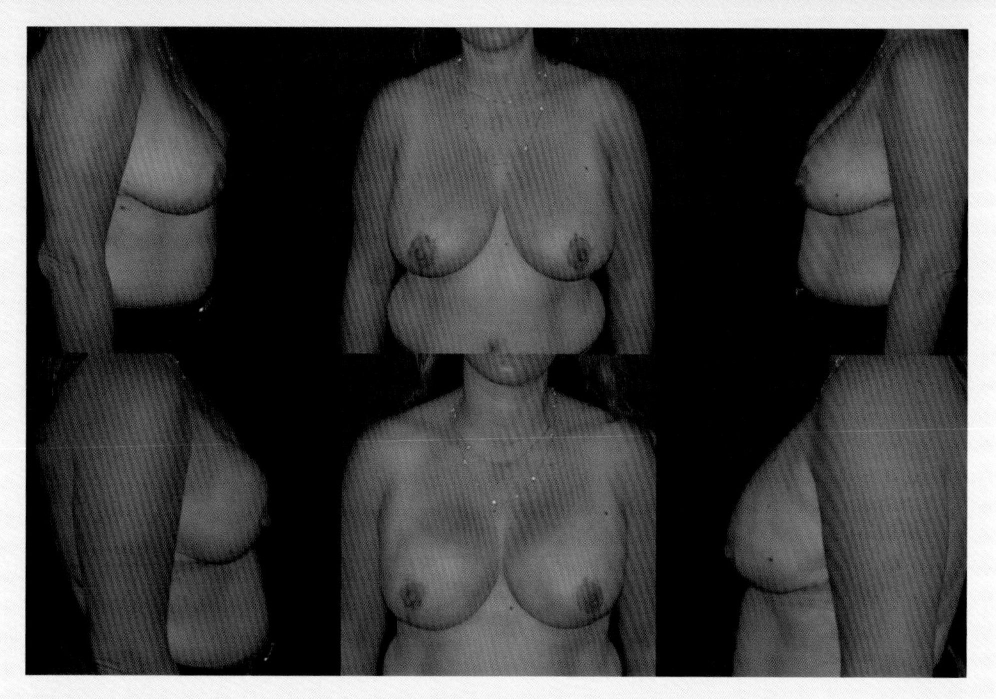

• 病例 22.3.2

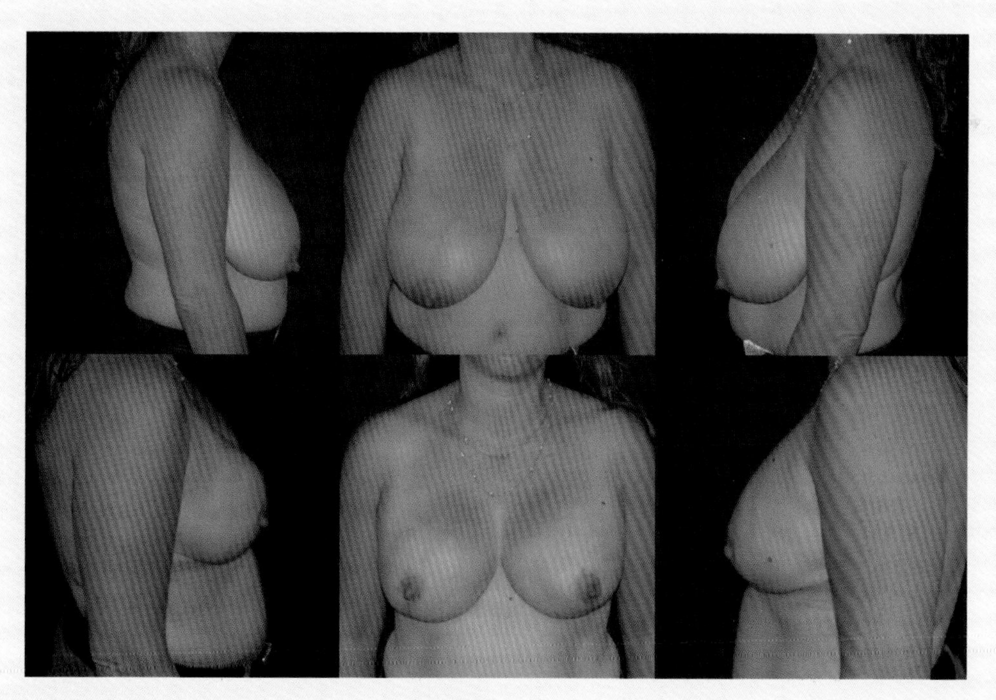

• 病例 22.3.3

成功技巧

- 保留乳头的乳房切除术（NSM）可以完全保留乳头乳晕复合体（NAC），同时提供全方位的异体和自体重建技术。
- NAC 肿瘤受累的临床证据是目前 NSM 的唯一绝对禁忌证。
- 重建考虑因素包括患者、乳房和手术特定因素，这些因素单独带来不同的风险，但组合起来代表 NSM 的相对禁忌证。
- NSM 最好在术前浸润利多卡因和肾上腺素的稀溶液后进行，术中尽量少用电灼，并注意在乳房浅筋膜水平进行解剖。
- 可以常规进行乳晕下组织冷冻活检，冷冻活检显示出对隐匿性乳腺疾病的高度特异性。
- 在进行重建之前应仔细评估乳房切除皮瓣，特别是 NAC，以确保足够的灌注。
- 在适当选择的患者中，NSM 术后重建并发症发生率一般为 1%~13%，最常见的是 NAC 和乳房切除皮瓣坏死以及感染，而肿瘤学结果似乎与传统乳房切除术相同。

（周娇　王华　钟家媛　译，
张聚良　杜正贵　审校）

参考文献

[1] Frey JD, Choi M, Salibian AA, et al. Comparison of outcomes with tissue expander, immediate implant, and autologous breast reconstruction in greater than 1000 nipple-sparing mastectomies. Plast Reconstr Surg, 2017,139(6):1300–1310.

[2] De La Cruz L, Moody AM, Tappy EE, et al. Overall survival, disease-free survival, local recurrence, and nipple-areolar recurrence in the setting of nipple-sparing mastectomy: a meta-analysis and systematic review. Ann Surg Oncol, 2015,22(10): 3241–3249.

[3] Frey JD, Alperovich M, Kim JC, et al. Oncologic outcomes after nipple-sparing mastectomy: a single-institution experience. J Surg Oncol, 2016,113(1):8–11.

[4] Peled AW, Wang F, Foster RD, et al. Expanding the indications for total skin-sparing mastectomy: is it safe for patients with locally advanced disease? Ann Surg Oncol, 2016,23(1):87–91.

[5] Burdge EC, Yuen J, Hardee M, et al. Nipple skin-sparing mastectomy is feasible for advanced disease. Ann Surg Oncol, 2013, 20(10):3294–3302.

[6] Bailey CR, Ogbuagu O, Baltodano PA, et al. Quality-of-life outcomes improve with nipple-sparing mastectomy and breast reconstruction. Plast Reconstr Surg, 2017,140(2):219–226.

[7] Colwell AS, Tessler O, Lin AM, et al. Breast reconstruction following nipple-sparing mastectomy: predictors of complications, reconstruction outcomes, and 5-year trends. Plast Reconstr Surg, 2014,133(3):496–506.

[8] Frey JD, Choi M, Karp NS. The effect of neoadjuvant chemotherapy compared to adjuvant chemotherapy in healing after nipple-sparing mastectomy. Plast Reconstr Surg, 2017,139(1): 10e–19e.

[9] Frey JD, Alperovich M, Levine JP, et al. Does smoking history confer a higher risk for reconstructive complications in nipple-sparing mastectomy? Breast J, 2017,23(4):415–420.

[10] Frey JD, Salibian AA, Choi M, et al. Mastectomy flap thickness and complications in nipple-sparing mastectomy: objective evaluation using magnetic resonance imaging. Plast Reconstr Surg Glob Open, 2017,5(8):e1439.

[11] Dent BL, Miller JA, Eden DJ, et al. Tumor-to-nipple distance as a predictor of nipple involvement: expanding the inclusion criteria for nipple-sparing mastectomy. Plast Reconstr Surg, 2017, 140(1):1e–8e.

[12] Choi M, Frey JD, Alperovich M, et al. “Breast in a day”: examining single-stage immediate, permanent implant reconstruction in nipple-sparing mastectomy. Plast Reconstr Surg, 2016,138(2): 184e–191e.

[13] Choi M, Frey JD, Salibian AA, et al. Nipple-areola complex malposition in nipple-sparing mastectomy: a review of risk factors and corrective techniques from greater than 1000 reconstructions. Plast Reconstr Surg, 2017,140(2):247e–257e.

[14] Alperovich M, Choi M, Karp NS, et al. Nipple-sparing mastectomy and sub-areolar biopsy: to freeze or not to freeze? Evaluating the role of sub-areolar intraoperative frozen section. Breast J, 2016,22(1):18–23.

第23章

波兰综合征乳房畸形矫正术

Emmanuel Delay，Andreea Carmen Meruta

引　言

波兰综合征（Poland syndrome）是一种复杂的畸形综合征，由 Alfred Polish 于 1841 年首次描述， Lallemand 于 1826 年在法国的文献中首次提及。波兰综合征的诊断来源于临床，该畸形不会危及生命，主要对患者产生心理－社会方面的影响，畸形在青春期快速发育时会变得更加明显。即使在多个肌肉发育不全或完全不发育的情况下，该畸形对功能的影响也很小[1]。

临床上，波兰综合征表现为胸壁或胸廓一侧（有时表现为同侧手）的一块或多块肌肉营养不良或发育不全。最常见的畸形是胸大肌的胸肋插入部发育不全，这也可能与胸大肌、胸小肌、乳房组织发育不全有关，有时也与背阔肌或肩部的其他肌肉发育不全相关。病变累积乳房的表现是皮肤变得非常薄，伴有少量甚至没有皮下组织，乳腺发育不良或缺失。在比较严重的病例中，波兰综合征可能与患侧胸壁的骨、软骨畸形以及手畸形相关。

在本章中，我们重点介绍波兰综合征的乳房畸形的治疗。乳房畸形对年轻女性有重要的心理－社会影响，这也是她们在很年轻的时候就寻求解决乳房不对称方法的原因。潜在的胸部畸形可能会加剧乳房畸形。现在已有多种矫正手术用于治疗波兰综合征，包括对严重畸形患者的骨和软骨的矫正，采用胸壁植入物（假体），或者使用乳房植入物和组织扩张器以及脂肪和皮瓣移植，为了获得更好的美学效果，这些技术可以单独或联合使用。

适应证和禁忌证

Foucras 等根据波兰综合征患者乳房畸形的严重程度，将其分为轻度、中度和重度三类（表 23.1）[2]。

对于轻度乳房畸形患者（图 23.1），首选的矫正方式是脂肪移植或脂肪塑形。当患者有隆乳需求时，也可以联合使用脂肪注射和假体植入纠正不对称的乳房。该方法需要多次操作来实现体积增大和对称性的需求。

对于中度乳房畸形患者（图 23.2），我们首选的方法是背阔肌转移联合乳房植入物或组织扩张器。我们的团队更倾向于对年轻患者进行自体组织重建，首选方法是脂肪移植。如果患者有足够的脂肪储备，可以进行 4~5 次脂肪移植，我们只使用脂肪进行塑形。如果患者没有足够的脂肪储备，只能进行 2 次脂肪移植，我们会使用脂肪移植联合硅胶假体植入进行乳房重建。通过将脂肪塑形与组织扩张器和硅胶假体植入相结合，可以获得较好的重建效果。在这些情况下，脂肪移植的目的是增加组织厚度，以获得更好的美学效果和更好地覆盖植入物。

对于重度乳房畸形患者（图 23.3），如果存在肋骨发育不全，需要先进行肋骨重建，或者根据患者的 CT 扫描重新构建个性化的硅胶假体三维模具，可以使用前文中描述的方法重建乳房。如果背阔肌发育不全（有时可能发生），则可以使用其他部位的皮瓣，如腹壁下动脉穿

表 23.1 波兰综合征患者的乳房畸形分期

分期	畸形程度	临床表现
Ⅰ期 （图 23.1 A、B）	轻度畸形	• 乳腺发育不良 • 乳头乳晕复合体发育不良 • 胸大肌发育不良
Ⅱ期 （图 23.2 A、B）	中度畸形	• 乳房萎缩 • 乳头乳晕复合体萎缩和移位 • 胸大肌胸骨 – 肋骨插入部缺失 • 腋前皱襞缺失 • 患侧乳沟区域体积不足
Ⅲ期 （图 23.3 A、B）	重度畸形	• 乳房发育不全 • 有时伴有乳头乳晕复合体发育不全 • 胸大肌缺失 • 肋骨和胸骨萎缩或发育不全 • 覆盖皮肤菲薄 • 皮下脂肪缺少或缺失 • 腋前皱襞缺失 • 肩袖的一块或多块肌肉萎缩或发育不全

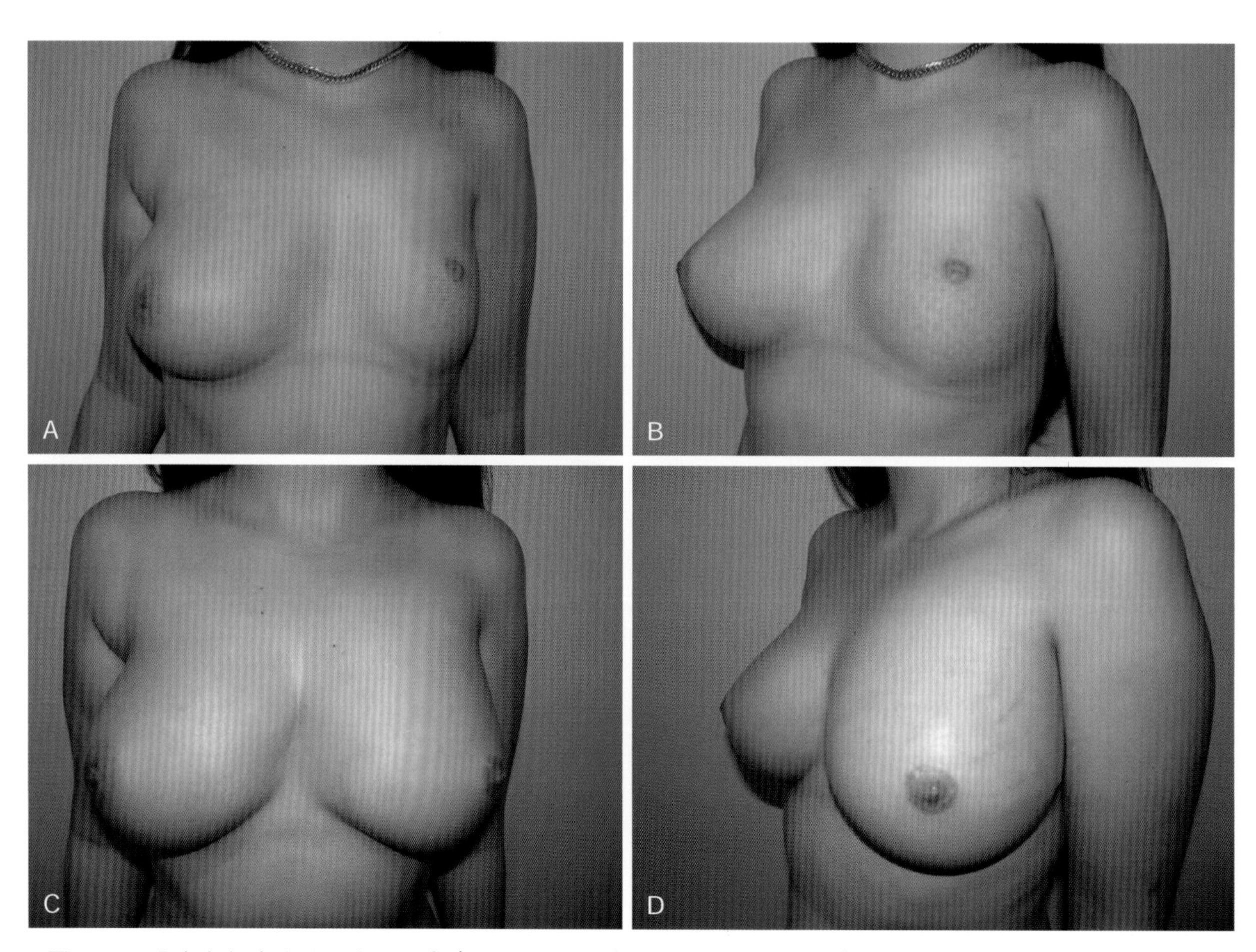

• 图 23.1 Ⅰ期或轻度波兰综合征乳房畸形。一位 21 岁的波兰综合征乳房畸形患者：A. 术前正位照片。B. 术前 3/4 侧位照片。C. 术后 2 年的正位照片。D. 术后 2 年的 3/4 侧位照片

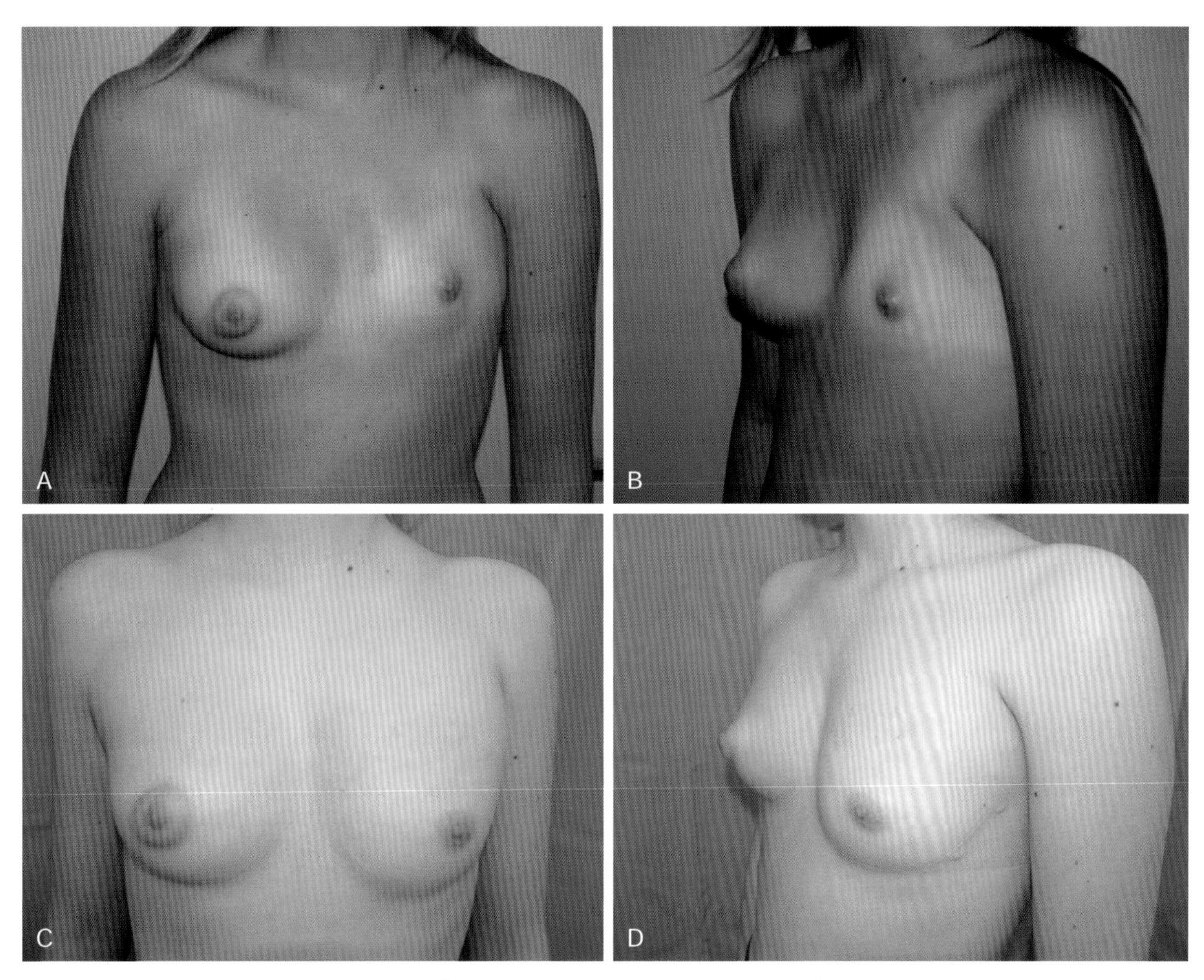

• 图 23.2　Ⅱ期或中度波兰综合征乳房畸形。一位 15 岁的波兰综合征乳房畸形患者：A. 术前正位照片。B. 术前 3/4 侧位照片。C. 术后 1 年的正位照片。D. 术后 1 年的 3/4 侧位照片

支（DIEP）皮瓣，如果腹部组织不够松弛，臀上动脉穿支皮瓣（SGAP）或臀下动脉穿支皮瓣（IGAP）也是不错的选择。

术前评估和特殊注意事项

波兰综合征的诊断主要依赖临床检查，对胸大肌的检查通过内收抵抗阻力试验来完成。

腋前皱襞的缺失是胸大肌发育不全的特征性症状之一。如果存在骨或软骨畸形，也可以观察到胸壁畸形，如漏斗胸。背阔肌的发育情况可以通过是否存在内收抵抗阻力和腋后皱襞来进行评估。

此外还要对患者进行乳房发育的临床检查。应观察是否存在乳腺组织、是否存在乳头乳晕复合体及其位置以及皮肤和皮下组织厚度。还需要观察对侧乳房的尺寸、基底宽度、下垂度、是否有增生或肥大。

轻度畸形无须进行特殊检查，在手术前进行乳房超声检查即可。

严重畸形应当进行 CT 扫描和三维重建，以便对畸形程度进行完整的评估，如有必要，可以将扫描结果作为个性化硅胶假体制作的辅助工具。

我们在实践中的处理方案是：

（1）轻度波兰综合征（Ⅰ期）

• 分 2~4 次进行脂肪移植，间隔约 3 个月（我们首选的治疗方法）。

（2）中度波兰综合征（Ⅱ期）

• 至少 4 次脂肪移植。

• 如果患者没有足够的脂肪储备且有隆

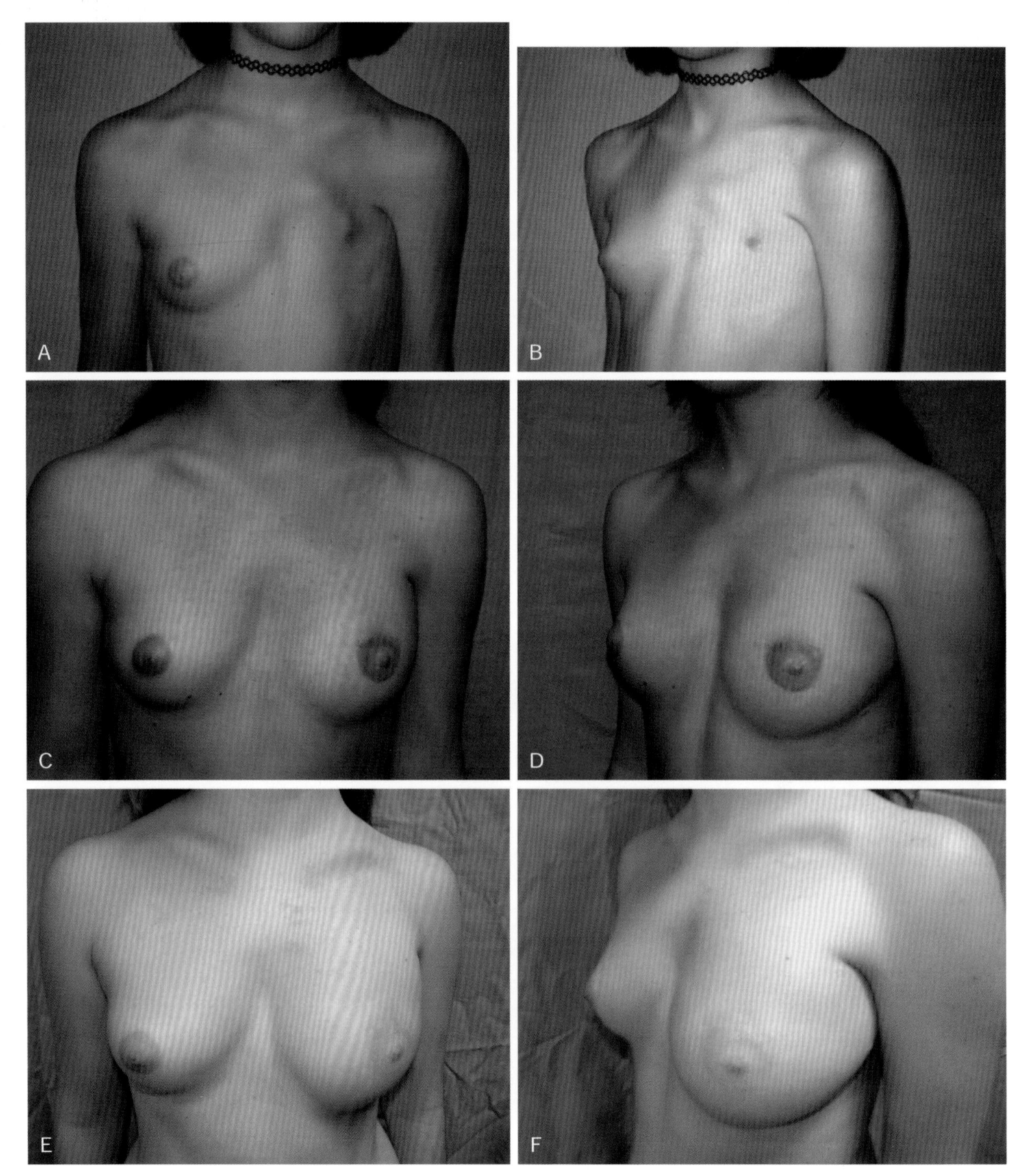

• 图 23.3 Ⅲ期或重度波兰综合征乳房畸形。一位 12 岁的波兰综合征乳房畸形患者：A. 术前正位照片。B. 术前 3/4 侧位照片。C. 术后 1 年的正位照片。D. 术后 1 年的 3/4 侧位照片。E. 术后 11 年的正位照片。F. 术后 11 年的 3/4 侧位照片

乳需求，需要联合脂肪移植和扩张器及假体植入。

• 短瘢痕自体背阔肌皮瓣联合脂肪移植。

• 当对侧乳房肥大且背阔肌缺失或发育不良且患者不接受其他供体部位时，行自体组织重建可以考虑将对侧胸大肌皮瓣作为供区。

• 游离皮瓣，如 DIEP、SGAP、IGAP 或横行股薄肌（TUG）。

（3）重度波兰综合征（Ⅲ期）

• 如有必要，可先用个性化硅胶假体矫正

胸壁畸形，然后按照中度畸形矫正方式进行乳房重建。

手术技术

波兰综合征相关解剖学

持续存在的畸形是胸大肌胸骨附着点发育不全。波兰综合征最常见的表现形式是乳房和胸大肌发育不全，不伴有上肢畸形（图23.4）。

关于肌肉畸形，大多数作者描述了胸大肌下束和中束发育不全，胸大肌锁骨束通常发育正常。Seyfer 等[3]发现，有 20% 的病例的锁骨束缺失，这些患者临床表现为锁骨下凹陷和腋前皱襞缺失。

还有可能存在发育不全或缺失的肌肉包括胸小肌、前锯肌、背阔肌（约占 10%）、肋间肌、患侧腹直肌、腹外斜肌、三角肌、斜方肌、冈上肌和冈下肌。

波兰综合征通常还会伴有患侧皮肤菲薄、仅有少量甚至没有皮下组织，这种畸形在男性中更常见。一些患者还可能出现腋毛和汗腺缺失。

有时在腋前皱襞水平会出现一个纤维条索带，限制手臂的外展运动。乳腺通常发育不良，也可能萎缩或缺如。胸壁畸形可能会加重乳房的发育不良。

骨软骨畸形和胸壁畸形在波兰综合征患者中约占 20%[2]。在有些病例中还会出现肋骨发育不全甚至不发育。通常这会影响到第 2~5 肋骨与胸骨的连接。严重胸壁畸形时，可以出现漏斗胸。

胸壁个性化硅胶假体

这是一种侵入性更小的胸壁畸形矫正方法。最初使用胸壁模具进行矫正，目前可以利用计算机和三维 CT 扫描重建定制个性化硅胶假体，以这种方式获得的植入物可以矫正胸壁缺损[4]。对某些患者使用脂肪移植也可以获得较好的外形。

胸壁硅胶假体最常用于患有波兰综合征的男性，这是因为男性缺乏足够的脂肪组织。

组织扩张器

也有医生使用组织扩张器进行乳房重建。由于波兰综合征患者通常有胸肌营养不良或缺失，因此应先将扩张器放置在皮下，3 周后伤口愈合时，根据皮肤情况每周或每两周向扩张器内注射生理盐水进行扩张。当扩张器达到目标体积时，需要进一步扩张直至超过对侧乳房约 30%，然后将扩张器保留在原位。3 个月后进行二期手术时，用乳房植入物替换扩张器。

这种方法的优点是增加了胸骨到乳头的距离，并且可在一定程度上矫正乳头位置偏移。此外，扩张器还可以扩大乳晕的尺寸。

尽管这种方法被广泛接受和使用，但并不是我们的首选方法，因为我们的主要目标是在可能的情况下，为这些患者（通常是年轻人）进行自体组织重建或者使其获得尽可能自然的乳房外形，并避免二期手术。

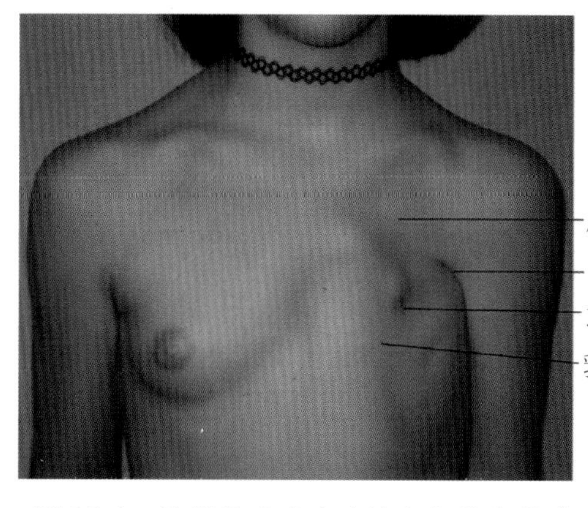

• **图 23.4** 该图显示了波兰综合征的主要畸形：乳房萎缩，乳头乳晕复合体发育不良和位置异常，胸大肌发育不良或萎缩，以及腋前皱襞缺失

乳房植入物

乳房重建可以行一期硅胶假体重建或在组织扩张后进行二期手术。由于胸大肌发育不全或缺失，根据乳腺组织的发育情况，只能将假体置入腺体后方或皮下。

为了获得更好的重建效果，皮下组织应足够厚，以避免出现皮肤下触及和看到植入物、植入物波纹、皮肤穿孔、植入物暴露以及其他相关并发症。

波兰综合征患者单独使用硅胶假体重建可能会加重锁骨下凹陷，导致产生不自然的外观。单侧植入物重建可能导致不对称长期存在，因此，这不是我们乳房矫正的首选方案。

当使用硅胶假体重建胸廓后皮肤情况可以接受时，在二期手术中可以考虑进行假体乳房重建。对于这类患者，我们会进行 1~2 次脂肪移植和植入物替换（图 23.5）。

胸壁软组织发育较好、脂肪储备不足或患者有隆乳需求是植入物乳房重建的较好适应证。通常联合 1~2 次脂肪移植与植入物重建，此外，还建议行对侧隆乳以获得最佳的美学效果。

背阔肌皮瓣

背阔肌皮瓣是乳房切除术后联合脂肪移植进行乳房重建的首选技术[5]。由于波兰综合征患者已经存在的肌肉畸形，患者及家属对肌肉瓣重建的接受度并不高，因此这也是在我们的实践中不将这种方法作为首选的原因。自从脂肪移植技术出现以来，我们已成功地将背阔肌重建与脂肪移植联合用于特定患者。对于植入物重建后皮肤及皮下组织恢复效果差的患者，应用短瘢痕背阔肌皮瓣进行自体组织重建是最佳的选择（图 23.5）。

背阔肌皮瓣重建的具体操作过程如下：首先，切除背阔肌皮瓣，除了腋后皱襞后面 2~3cm 处有一个短瘢痕外，乳房上没有其他瘢痕；第二，从浅筋膜下获得肌肉和脂肪；第三，完全切开肌腱防止肌肉收缩；第四，术后 3 个月进行脂肪移植以增加乳房体积；最后，如果有必要，可在 3 个月后再次进行脂肪移植。

游离皮瓣

在背阔肌缺失或发育不良的情况下，可以使用游离皮瓣。既往曾使用对侧背阔肌、横行腹直肌皮瓣（TRAM）或臀肌游离皮瓣，但是目前这些方式均已被穿支皮瓣取代。在某些病例中，DIEP 皮瓣移植可以达到较好的效果[7]，但是由于年轻患者通常没有足够的下腹部脂肪储备，因此适应范围较窄。其他游离穿支皮瓣，如臀穿支皮瓣（SGAP 和 IGAP），可用于晚期患者[8]。受区血管通常是没有受到波兰综合征影响的内乳动脉和静脉[8]。

脂肪移植（▶视频 23.1）

手术在全麻下进行。对于初次手术的患者，选择的供区是腹部，在后续的脂肪移植手术中，可以从大腿和背部获取脂肪（图 23.6）。

手术前，患者取站立位进行标记：供区和乳房上需要进行脂肪移植的区域和乳房界限（乳腺下皱襞、内侧和外侧边界以及与对侧乳房对称的乳沟）均需要进行标记。

在取脂肪时，我们使用 15 号手术刀切开皮肤，然后用生理盐水 - 肾上腺素溶液（1mg 肾上腺素溶于 500mL 生理盐水中）以 1:1 的比例渗透组织，获得所需的脂肪量。

使用与 10mL Luer-Lock 注射器连接直径为 3.5mm 的多孔套管采集脂肪（图 23.6A）。手动控制注射器内的真空负压逐渐增大，以减少负压对脂肪细胞的损伤。获取的脂肪以 3 000r/min 的速度离心 20s。在注射器中离心后，可以观察到脂肪分为 3 层：下层是液相，由盐水和血液组成；中间层是要移植的脂肪；上层是油相，由破碎的脂肪细胞分离出来的油脂组成（图 23.6B）。由护士去除液相和油相，将要移植的脂肪转移到 10mL 注射器中。

抽脂后，用罗哌卡因溶液（纳络平）喷洒浸润供区，以减轻供区术后疼痛。切口用快速可吸收缝线缝合并用小敷贴覆盖。

将脂肪移植到乳房时，患者取半坐位。用 18G 套管针进行脂肪移植注射，并定位在乳房下皱襞水平和乳晕周围区域（图 23.6C）。

使用直径 2mm 的钝套管（blunt cannula）

以十字交叉的方式将脂肪从深层到浅层进行注射，直到受区外形满意（图 23.6D），使用快速可吸收缝线闭合切口，然后用脂肪敷料和纱布无压力覆盖。

我们必须注意波兰综合征患者锁骨下血管的位置，它们有时低于正常解剖位置（锁骨下）。在锁骨下区域，我们将脂肪移植到皮下非常浅的层次。为了排除脂肪栓塞，在手术结束时，我们还要检查毛细血管的充盈情况。通常需要≥ 3 次的脂肪移植手术，手术间隔约为 3 个月[9–12]。

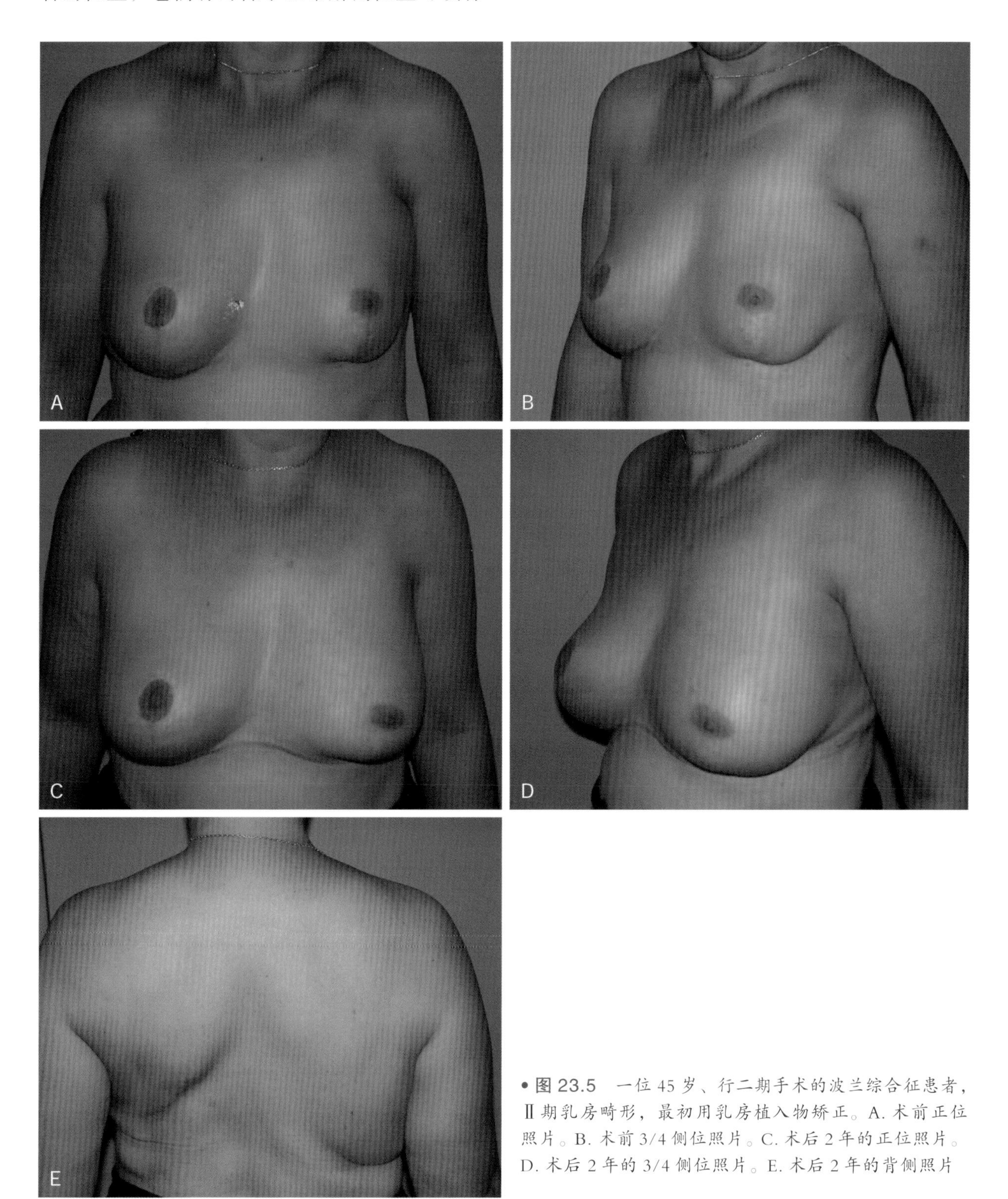

• 图 23.5 一位 45 岁、行二期手术的波兰综合征患者，Ⅱ期乳房畸形，最初用乳房植入物矫正。A. 术前正位照片。B. 术前 3/4 侧位照片。C. 术后 2 年的正位照片。D. 术后 2 年的 3/4 侧位照片。E. 术后 2 年的背侧照片

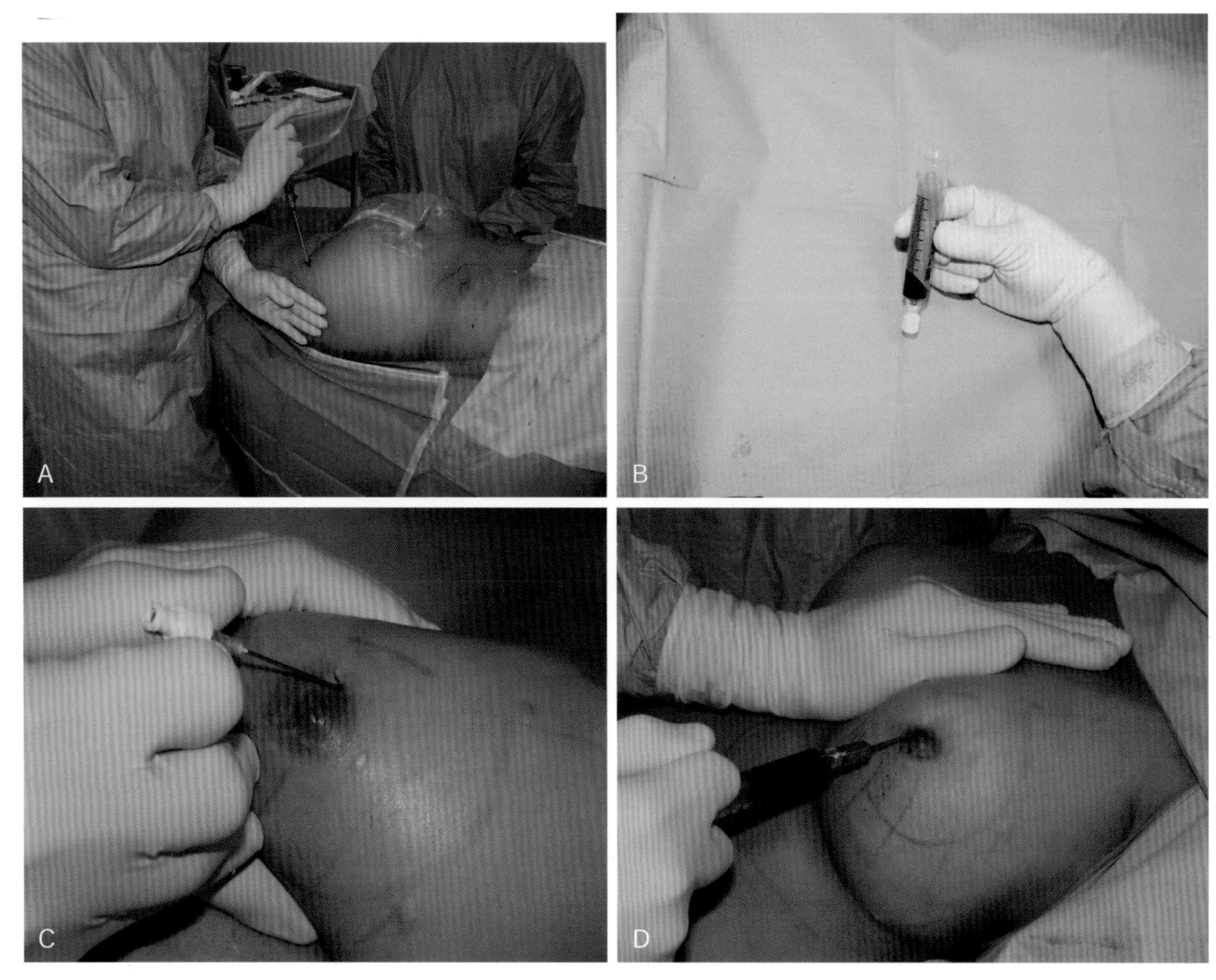

• 图 23.6　脂肪重塑技术。A. 使用 Luer-Lock 注射器和直径 3.5mm 的套管采集脂肪。B. 离心后的注射器分为 3 层：下层为盐水和血液，中间层为要移植的脂肪，上层是油脂。C. 用 18G 套管针做切口。D. 使用直径 2mm 的套管进行脂肪移植

胸肌乳房皮瓣

胸肌乳房皮瓣移植是利用对侧乳房多余部分重建患侧乳房。它是一种肌肉腺体瓣，包括胸大肌和乳房下极的一部分，以胸肩峰血管为蒂。乳房血管形成基于乳房后穿支，类似于乳房缩小术的乳腺腺体瓣血供。

当用于波兰综合征患者时，胸肌乳房皮瓣提供了中央凸度，而使用单纯脂肪移植时很难获得该效果。当对侧乳房大到需要缩乳时，可以考虑使用此皮瓣。术前标记和 Wise 型缩乳术时相同。上外侧腺体瓣用于乳头乳晕复合体的定位。乳房的下部与胸大肌的中央部分一起作为供区，寻找胸肩峰血管蒂，连同周围部分胸大肌一同游离至锁骨下。然后，在胸骨柄水平切开至皮下，将皮瓣转移到患侧。在转移皮瓣之前，通过一个小切口将患侧乳房切开并游离至乳房下皱襞（5cm 长）。

初次手术 3 个月后，可以进行脂肪移植以获得更好的外形。

这种手术的优点是无需额外的供区即可进行自体组织乳房重建。

术后护理和预期结果

患者行脂肪塑形术后需要使用无压迫性的脂肪敷料约两周。鉴于抽脂量不是很大，我们不建议在供体部位使用压迫性敷料。建议患者在术后 1 个月内避免压迫手术侧乳房，并避免繁重的劳动。我们应向患者解释术后塑形效果

变差的主要原因是水肿减轻和30%的移植脂肪会流失。术后疼痛主要与供体部位有关，普通镇痛药物即可获得较好的效果。供体部位会出现瘀斑且术侧乳房会有轻度瘀斑，一般会在术后2~3周消退。

接受假体重建的患者常规使用引流管约2d，同时适当延长住院时间。其余护理建议与隆乳手术类似。

当患者接受背阔肌皮瓣重建时，通常于术后第4天出院。手术结束时在背侧区域进行加压包扎，注意不能对血管蒂穿过的腋窝和胸部外上区域加压。患者出院时拆除加压敷料，并使用普通敷料包扎切口。乳房引流管（一个在皮瓣下面，一个在皮瓣上面）在出院前拔出，背部引流管在术后24h引流量≤50mL时拔出。背阔肌手术的痛感更明显，术后需要给患者使用更强效的镇痛药。术后需要限制体力活动和减少手臂运动1~1.5个月。

脂肪塑形术后患者往往可以获得满意的效果。脂肪塑形相关的并发症发生率较低，最常见的是油脂性囊肿，如果患者为此感到困扰，则可以采用穿刺治疗。如果患者术后感到乏力等不适，则需要2周左右的恢复期，背阔肌重建的患者由于术后疼痛明显，往往需要较长的恢复期。自体组织重建的患者满意度通常更高。如果患者能够维持体重，重建的效果会保持不变，当体重增加时，重建的乳房可能会比对侧更大（图23.3E、F），对于这种情况，后期可以通过吸脂进行纠正。对于行假体重建的患者，我们更倾向于假体联合脂肪移植以增加自体组织与假体的比例，此外还可以减少植入物相关并发症的发生。

在我们的实践中，治疗后患者的满意度非常高。

并发症处理

在我们对波兰综合征乳房畸形的治疗实践中，没有患者出现并发症。

与脂肪移植相关的主要并发症十分罕见，如气胸、腹部穿孔、脂肪栓塞。次要并发症包括局部感染（红斑、发热和疼痛，偶尔会有脓性分泌物通过小切口排出），可用普通抗生素治疗；脂肪坏死，表现为乳房疼痛、局部硬化，当坏死组织可以引流出并用新的脂肪移植物替代时，可通过再次脂肪移植解决这个问题；有时可在皮下触及浅层油脂性囊肿，可以通过穿刺排出囊液，如果位置很深，可以暂不处理，定期超声检查。

当使用植入物重建时，可能会出现植入物相关并发症，例如，血肿，血清肿，感染，植入物波纹和皮肤菲薄处可触及植入物（可以通过联合脂肪塑形与植入物重建来解决），以及包膜挛缩。

背阔肌皮瓣重建的常见并发症包括气胸，部分皮瓣坏死（极为罕见，因为背阔肌皮瓣是耐受性非常好的皮瓣），血肿，背部血清肿（随着皮瓣切取后缝合技术的成熟，目前我们的患者几乎没有发生供区血清肿），感染，背部慢性疼痛，以及皮瓣挛缩。

二次手术

二次手术是指几年前已经接受了另一个团队手术的患者。患者通常接受过假体重建或扩张器-植入物重建，或在某些病例中接受过背阔肌皮瓣联合植入物重建。

常见的两种情况如下：

• 植入物覆盖良好，耐受性良好。这种情况下我们可以保持植入物重建，并进行1~2次脂肪塑形，以改善乳沟的外形和覆盖植入物组织的厚度（图23.7）。

• 植入物耐受性差或皮肤很薄，存在植入物暴露的风险，或者存在包膜挛缩。对于这种情况，应当将植入物更换为自体组织重建，通常我们使用短瘢痕背阔肌皮瓣联合1~2次脂肪塑形（图23.5）；也可以使用胸肌乳层（pectoro-mammary）皮瓣，但通常患者的对侧乳房已经接受过手术。个别病例可以进行游离皮瓣手术。

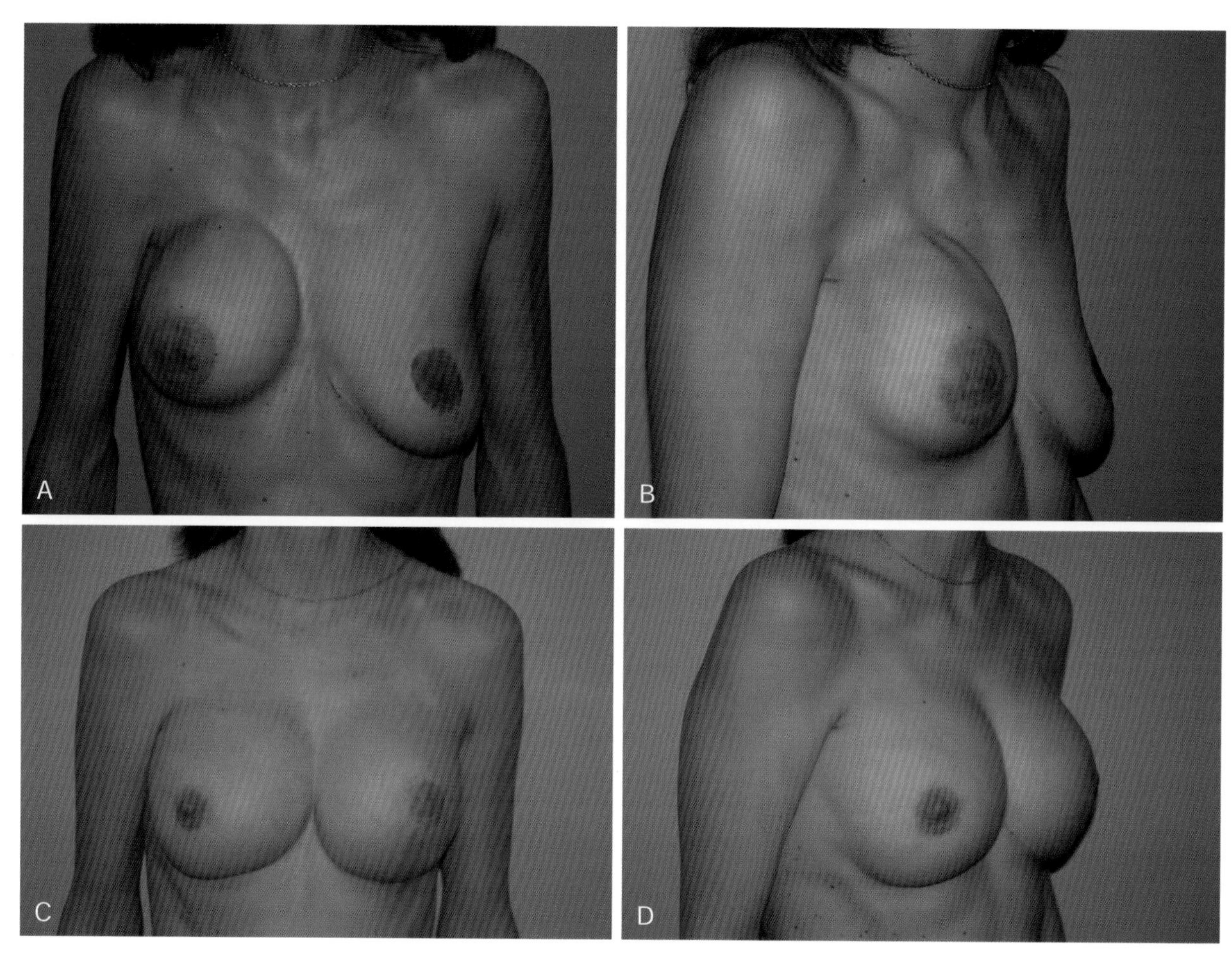

• 图 23.7　一位 50 岁、行二次手术的波兰综合征患者，Ⅱ期乳房畸形，最初用假体乳房重建进行矫正。A. 术前正位照片。B. 术前 3/4 侧位照片。C. 术后 1 年的正位照片。D. 术后 1 年的 3/4 侧位照片

病例展示

病例 23.1

一位 21 岁的波兰综合征Ⅰ期乳房畸形患者（图 23.1）。患者进行了 4 次脂肪移植塑形，分别是左侧乳房移植 260mL、430mL，左侧乳房移植 455mL 和右侧乳房移植 60mL，左侧乳房移植 310mL。图 23.1C、D 展示了最后一次脂肪移植 2 年后的效果。

病例 23.2

一位 15 岁的波兰综合征Ⅱ期乳房畸形患者（图 23.2）。患者进行了 3 次脂肪移植塑形，移植脂肪量分别为 197mL、300mL 和 350mL。图 23.2C、D 展示了最后一次脂肪移植 1 年后的效果。

病例 23.3

一位 12 岁的波兰综合征Ⅲ期乳房畸形患者（图 23.3）。患者进行了 5 次脂肪移植塑形，移植脂肪量分别为 127mL、209mL、82mL、206mL 和 185mL。手术治疗约持续两年。图 23.3C、D 展示了患者最后一次手术 1 年后的情况。图 23.3E、F 展示了随访 11 年的效果。因为患者的体重增加了 5kg，我们可以发现重建的乳房体积更大，但她仍然对效果感到满意。

病例 23.4

一位 50 岁的、行二次手术的波兰综合征Ⅱ期乳房畸形患者，最初用植入物乳房重建进行矫正。患者要求矫正不对称及乳沟。因此通过 222mL 的脂肪移植塑形进行矫正，3 个月后联合假体植入和第二次注射 220mL 脂肪来矫正。图 23.7C、D 展示了最后一次手术 1 年后的结果。

病例 23.5

一位 45 岁的、行二次手术的波兰综合征乳房畸形患者，接受了植入物乳房重建。患者的乳房下极皮肤很薄，有很高的植入物暴露风险，因此用自体背阔肌进行覆盖，两个月后注射 376mL 脂肪塑形。图 23.5 展示了重建 2 年后的效果。

总 结

波兰综合征是一种罕见的疾病，波兰综合征乳房畸形通常表现复杂且治疗困难。多种外科手术曾被用于矫正这些畸形，都取得了或多或少的成功。脂肪塑形是这类患者的主要手术方式，作为一种自体组织重建手术，该术式可以提供自然且对称的乳房。当脂肪组织不足时，可以结合假体置入或皮瓣移植进行重建，以获得更好的美学效果。我们认为脂肪塑形是治疗乳房畸形的最佳选择，因为该手术可以在门诊手术室进行，术后患者没有严重的疼痛，瘢痕最不明显，而且并发症发生率低。

成功技巧

- 我们认为，脂肪塑形是乳房畸形矫正的最佳方案，但这种方法需要外科医生在更容易的病例中完成学习曲线，例如乳房切除术后乳房重建病例。
- 轻度畸形患者如果有足够的脂肪，需要 3~4 次脂肪塑形来改善外形。
- 需要隆乳的患者，可以在植入物重建和对侧乳房隆乳的同时联合 2 次脂肪塑形。
- 当患者有自体组织重建需求但没有足够的脂肪，或胸壁发育不全没有植入物重建的条件时，可以将短瘢痕背阔肌皮瓣、胸肌乳房皮瓣或游离皮瓣与脂肪塑形联合，以获得更好的效果。
- 在二期手术病例中，当组织质量良好时，可以进行植入物更换和 1~2 次脂肪塑形，以改善矫正结果。
- 在组织质量较差的二期手术病例中，可以考虑使用背阔肌皮瓣、胸肌乳房皮瓣或游离皮瓣进行自体组织重建。

（邱娟娟 谢妍妍 戴慧 译，
王芳 杨犇龙 审校）

参考文献

[1] Urschel HC Jr. Poland syndrome. Semin Thorac Cardiovasc Surg, 2009,21:89–94.

[2] Foucras L, Grolleau-Raoux JL, Chavoin JP. Poland's syndrome: clinic series and thoraco-mammary reconstruction. Report of 27 cases. Ann Chir Plast Esthet, 2003,48:54–66.

[3] Seyfer AE, Icochea R, Graeber GM. Poland's anomaly. Natural history and long-term results of chest wall reconstruction in 33 patients. Ann Surg, 1988,208:776–782.

[4] Chichery A, Jalbert F, Foucras L, et al. Syndrome de Poland. EMC. Techniques chirurgicales – Chirurgie plastique, reconstructrice et esthetique, 2006,45-667-E.

[5] Delay E, Jorquera F, Lucas R, et al. Sensitivity of breast reconstructed with the autologous latissimus dorsi flap. Plast Reconstr Surg, 2000,106:302–309, discussion 310–312.

[6] Longaker MT, Glat PM, Colen LB, et al. Reconstruction of breast asymmetry in Poland's chest-wall deformity using microvascular free flaps. Plast Reconstr Surg, 1997,99:429–436.
[7] Liao H-T, Cheng M-H, Ulusal BG, et al. Deep inferior epigastric perforator flap for successful simultaneous breast andchest wall reconstruction in a Poland anomaly patient. Ann Plast Surg, 2005,55:422–426.
[8] Gautam AK, Allen RJ Jr, LoTempio MM, et al. Congenital breast deformity reconstruction using perforator flaps. Ann Plast Surg, 2007,58:353–358.
[9] Delay E, Sinna R, Chekaroua K, et al. Lipomodeling of Poland's syndrome: a new treatment of the thoracic deformity. Aesth Plast Surg, 2010,34:218–225.
[10] La Marca S, Delay E, Toussoun G, et al. Correction de la deformation thoraco-mammaire du syndrome de Poland par la technique de lipomodelage: a propos de 10 cas. Ann Chir Plast Esthet, 2013,58:60–68.
[11] Coudurier J, Ho Quoc C, Ismail M, et al. Long term outcome of lipomodeling in Poland's syndrome: about our first case with an eleven years follow-up. Ann Chir Plast Esthet, 2015,60:65–69.
[12] Delay E, La Marca S, Guerid S. Correction of thoraco-mammary deformity of Poland syndrome. Ann Chir Plast Esthet, 2016,61: 652–664.

第24章

筒状乳房畸形矫正术

Adam R. Kolker, Paul L. Shay

引 言

筒状乳房畸形（tuberous breast deformity）是一种具有多种形态表现的先天性异常，其病因尚不确定，尽管有人认为该畸形有胚胎起源[1]，可能有遗传倾向[2]，但是目前尚没有明确的证据证实。乳晕周围纤维环收缩和乳晕筋膜支持组织发育不良及弹性减弱是导致筒状乳房畸形的原因，这些因素的结合使得乳房的前向发育受限，导致乳芽向更柔软、弹性较差的乳晕区域发育，从而造成乳房部分区域呈现外周收缩，并伴有乳头乳晕复合体突出的外观（图24.1）。筒状乳房畸形最常见的特征包括乳房基底缩窄、实质发育不全、下极皮肤缺损、乳房下皱襞（IMF）上位异常、乳晕疝和下垂（图24.2）。乳房畸形的严重程度可能有很大差异，患者会出现1个或几个甚至所有这些特征（图24.3）。不对称也是筒状乳房畸形的常见特征之一，患者两侧的乳房大小、形状、乳晕大小和突出以及下垂程度均存在差异[3]。

无论是轻微的还是严重的筒状乳房畸形，对外科医生来说都是一项特殊的挑战。延伸乳房下极、控制乳晕疝、矫正乳房下垂以及改善乳房大小、形状、乳晕尺寸及其对称性等都对手术医生的技术提出了很高的要求。筒状乳房畸形往往得不到充分的重视和诊断，患者期待通过标准的隆乳手术改善外形，令人遗憾的是，外科医生通常也在实施隆乳手术。

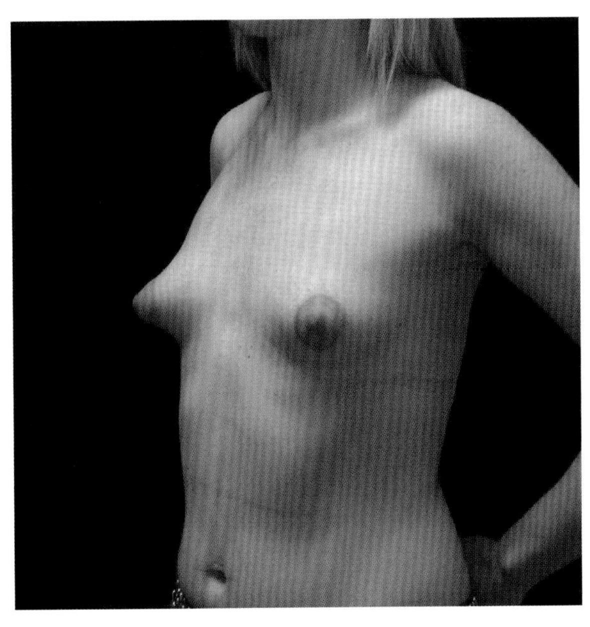

• 图 24.1 筒状乳房畸形的特征包括乳房基底收缩、实质发育不良、下极皮肤缺损、乳房下皱襞上移和乳晕疝

畸形的诊断、分类以及严重程度划分对于制订手术方案至关重要。Von Heimburg[4]、Grolleau[5]、Meara[6] 和 Costagliola[7] 提出了筒状乳房畸形的分类方法。我们倾向于采用三级分类[8]，其中包含了畸形的特定病理类型（图24.4），并有助于制订治疗策略，该策略可以根据筒状乳房畸形的特征和严重程度制订针对所有患者的个性化治疗方案（表24.1）。

筒状乳房畸形矫正成功的关键包括阻断纤维环收缩、松解和扩张（在一个或多个阶段）有缺损的下极，建立适当位置的下极，克服已

表 24.1　筒状乳房畸形的分类

类型	基底	乳房下皱襞	皮肤包膜	乳房体积	下垂度	乳晕
Ⅰ型	轻度缩窄	外侧正常，内侧轻度抬高	足够	轻度不足、无缺陷或增生肥大	轻度 / 中度 / 重度	扩大
Ⅱ型	中度缩窄	内、外侧均抬高	下份不足	中度不足	无 / 轻度	正常 / 轻度或中度疝
Ⅲ型	重度缩窄	下皱襞整体抬高或者缺失	全乳不足	重度不足	轻度 / 中度	重度疝

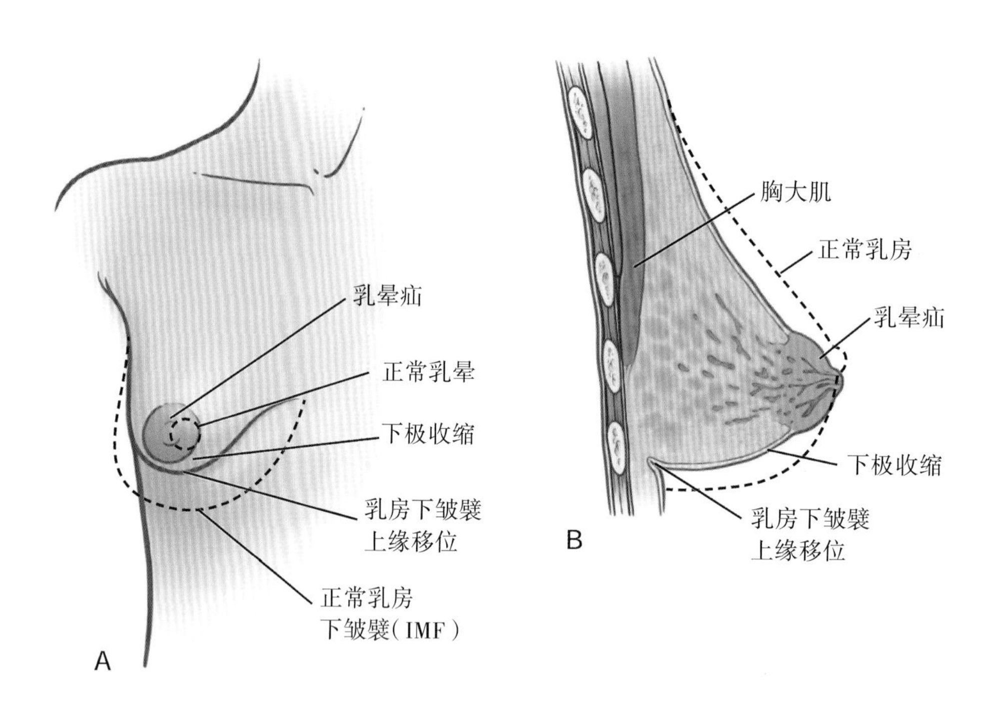

• 图 24.2　筒状乳房畸形的解剖学特征。经允许引自 Kolker AR, Collins MS. Tuberous breast deformity: classification and treatment strategy for improving consistency in aesthetic correction. Plast Reconstr Surg，2015，135(1):73–86, Figure 2.

有的下极记忆，增强乳房下极以保持体积和形状，减少乳晕突出，平衡乳晕尺寸，矫正乳房下垂和不对称。

适应证和禁忌证

患有任何程度的筒状乳房畸形的女性都可能需要手术矫正，因为发育异常的影响通常是心理上的，这与拥有“畸形”乳房的自我感觉有关。理想的患者是已完成乳房发育的筒状乳房畸形女性，并且最好在 1 年内乳房形状和大小稳定。18~19 岁是开始咨询和治疗的常见年龄。偶尔可以考虑有明显不对称、畸形或极度情绪困扰的年轻女孩（15~17 岁），但要注意乳房持续发育可能会增加二期手术的可能性。在这种情况下，特别是对于单侧重度发育不全的患者，使用组织扩张器或可调节植入物（假体）可能有利于适应乳房的快速增长。不建议在 15 岁之前进行手术。

筒状乳房畸形并非女性特有，也可作为男性乳房发育症的一种特定畸形，伴有乳晕周围纤维环收缩和乳晕疝 [9]。男性筒状乳房畸形的手术考虑因素不同，手术的目标是还原生理结构，不需要松解、游离或增强乳房下极。

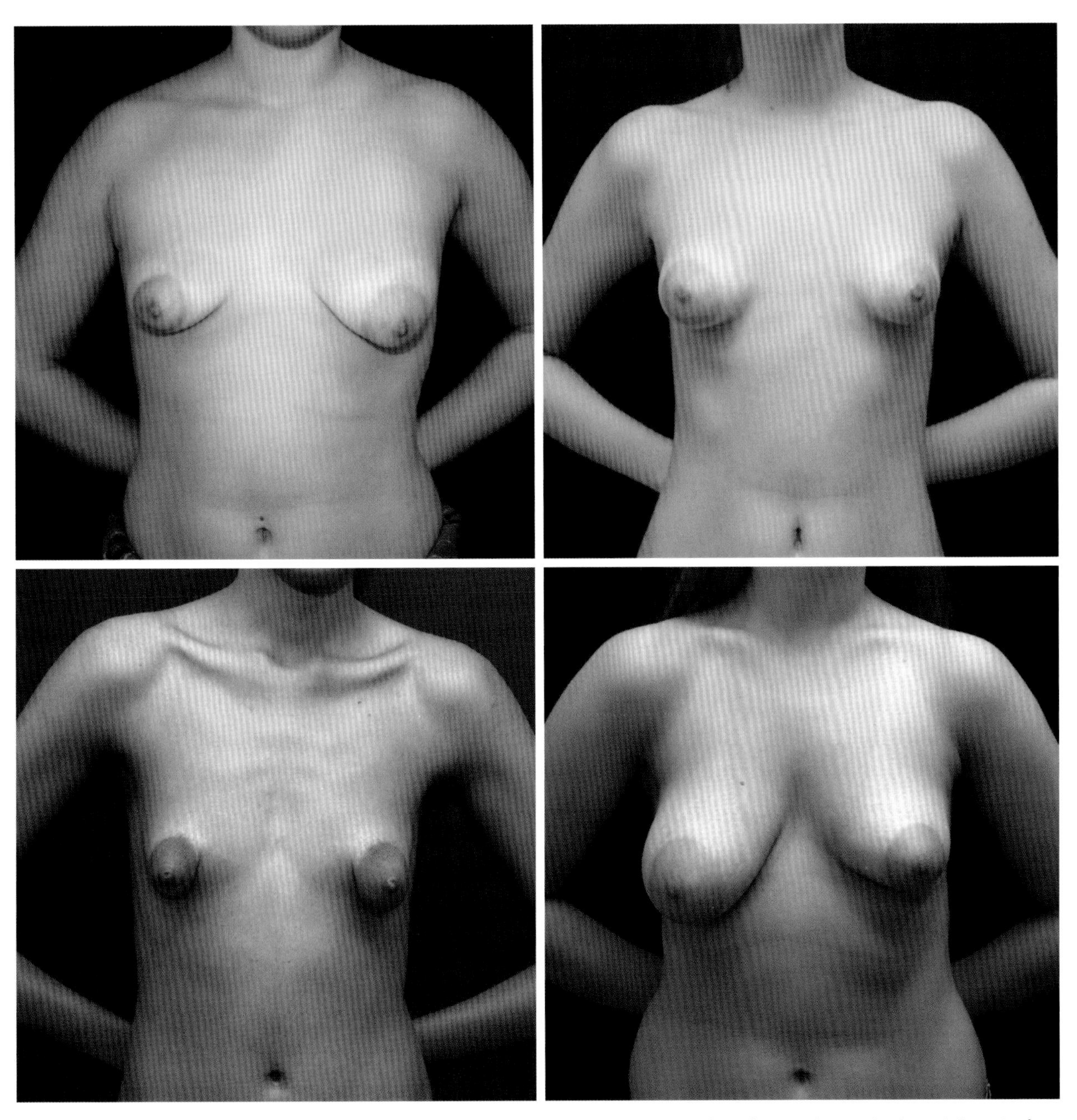

• 图 24.3 筒状乳房畸形的不同表现：不同程度的乳房基底收缩、实质发育不良和增生、下极皮肤缺损、乳房下皱襞移位、乳晕疝、乳房下垂和不对称

术前评估

详细的病史和体格检查包括测量乳房尺寸，仔细评估乳房基底范围、乳房下皱襞位置、皮肤量是否足够及其弹性、乳房肿块、下垂度、乳晕疝和不对称。治疗筒状乳房畸形的关键是对解剖特征进行仔细的诊断和分类。这有助于使用三级分类系统对患者进行分类和进一步制订个体化治疗方案。图 24.5 显示了根据上述解剖特征和患者需求为每位患者制订治疗策略的方法。

手术技术

解剖学

筒状乳房畸形的病理解剖如图 24.2 所示。其解剖特征可表现为以下轻度、中度或重度症状：乳房基底收缩，乳腺发育不全或过度增生，

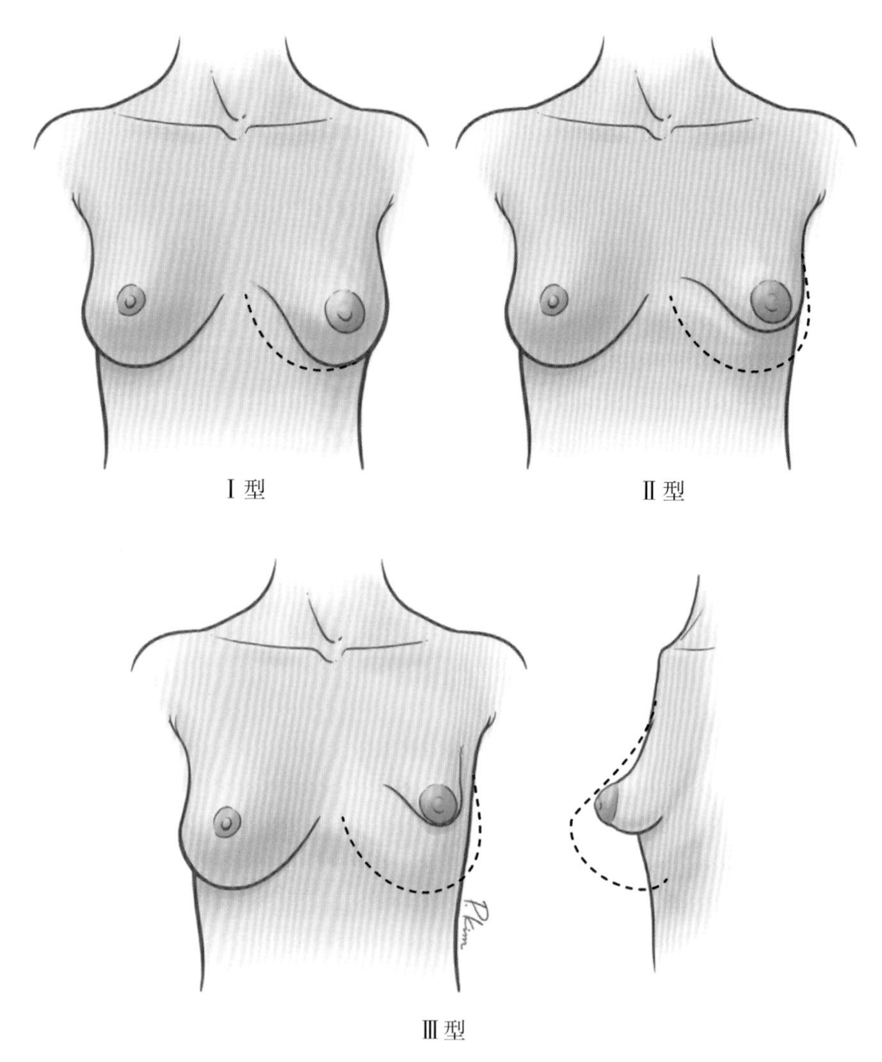

• 图 24.4 筒状乳房畸形的分类。Ⅰ型，中下象限发育不全；Ⅱ型，内下和外侧象限发育不全；Ⅲ型，严重乳房收缩和全乳发育不良。经允许引自 Kolker AR, Collins MS. Tuberous breast deformity: classification and treatment strategy for improving consistency in aesthetic correction. Plast Reconstr Surg, 2015,135(1):73-86,Figure 1

乳房下极皮肤缺损，乳房下皱襞高位骑跨或向上移位，乳晕复合体疝，乳房下垂。手术治疗的选择取决于患者的临床表现和严重程度。对患者进行仔细评估后，参考流程图（图 24.5）有助于解决各种畸形和制订手术方案。

经典手术方式

从历史上看，筒状乳房畸形矫正的方法包括采用不同切口（乳晕、乳房下皱襞、腋窝）的多种软组织塑形技术，以及矫正乳晕突出的方法。Rees 和 Aston[10] 主张对存在乳头乳晕复合体突出的情况行胸肌前假体植入联合乳晕周围乳房固定术，而对乳房基底较窄的情况行经乳房下切口胸肌前假体植入。1990 年， Puckett 和 Concannon[11] 描述了一种经乳晕切口的“展开（unfurling）”技术：首先从乳晕切口经皮下游离乳房下极，从腺体后游离至乳房中心；然后从深面水平离断乳房实质，形成一个自然“展开”的腺体瓣；最后将植入物置于胸大肌后并将腺体瓣缝合到下极。Ribeiro 和其同事 [12] 描述了乳晕周围环状切口技术：首先游离乳房腺体至胸大肌筋膜，将乳腺分成上、下腺体瓣；然后将下半部分腺体实质与皮瓣游离出来；再分别向内侧和外侧游离皮瓣以利于破坏紧缩的纤维环，将下部腺体瓣折叠，以改善乳房下极丰满度和凸度；最后使用乳晕周围环状切口弧形缝合乳晕切口。我们发现，这些方法在大多数情况下都无法获得令人满意的一致性结果。

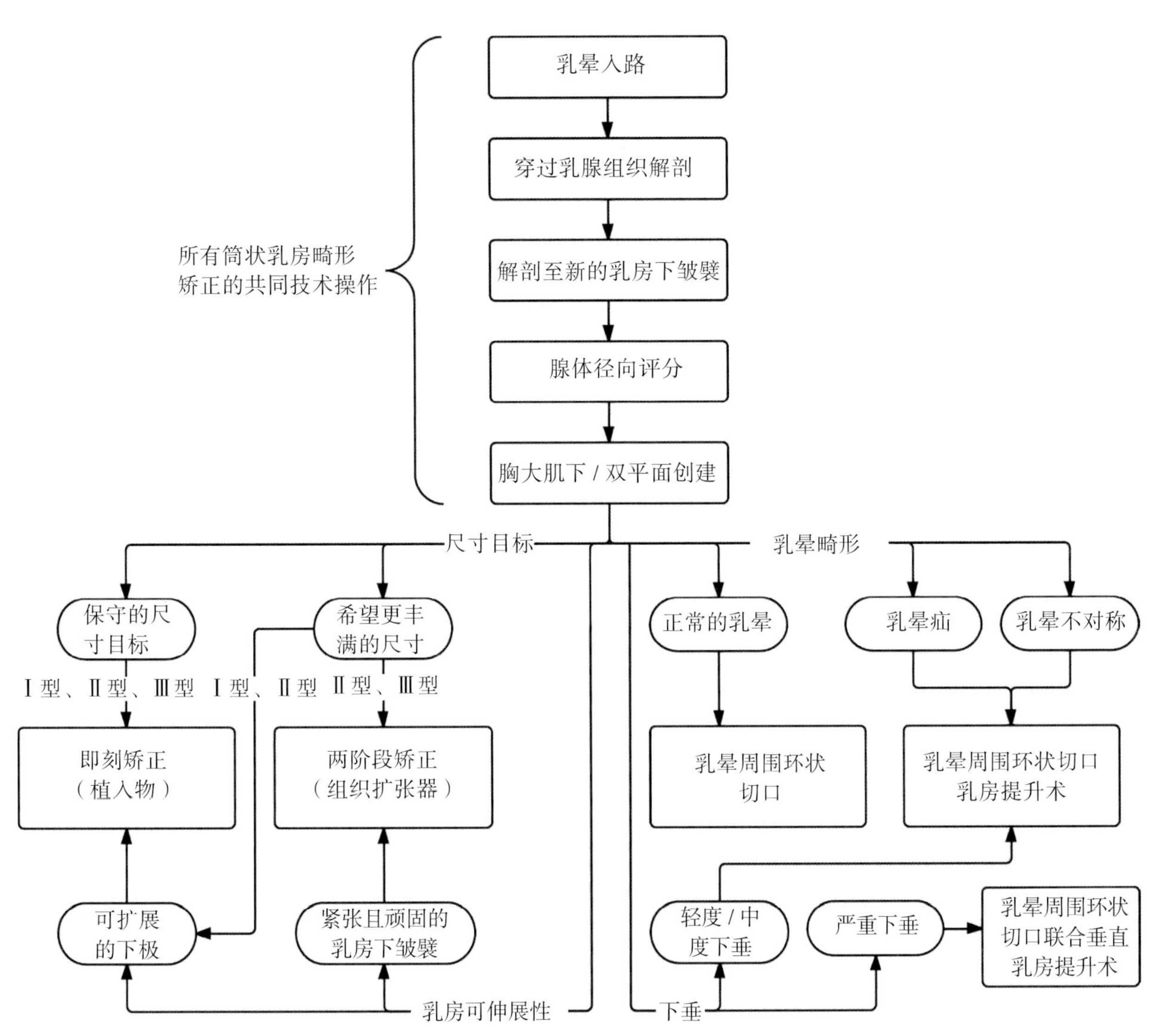

• 图 24.5　筒状乳房畸形矫正流程图。经允许引自 Kolker AR, Collins MS. Tuberous breast deformity: classification and treatment strategy for improving consistency in aesthetic correction. Plast Reconstr Surg,2015,135(1):73–86, Figure 3.

纤维环收缩在所有筒状乳房畸形患者中都有不同程度的表现，我们的方法是采用乳晕周围环状切口、游离腺体表面和进行放射状腺体评分，所有这些都有利于释放收缩的纤维环。我们发现腺体瓣的作用不大，因而我们更喜欢通过乳晕入路将腺体一分为二，维持乳房下极“皮肤腺体瓣（dermoglandular flap）”，然后根据情况灵活修整皮瓣以改善形状。我们主张对所有乳房植入物进行双平面切割和定位以进行畸形矫正，并采用环形荷包缝合以改善乳晕疝。

乳晕周围环状切口

乳晕周围环状切口具有最好的灵活性和可预测性，我们可以采用这种方法来矫正筒状乳房畸形。乳晕周围环状切口优于乳房下皱襞切口，因为新乳房下皱襞的最终位置往往很难精确预测，乳晕周围环状切口可避免乳房下方瘢痕，而乳房下方瘢痕位置可能过高或过低。此外，乳晕周围环状切口还可直接通过乳晕下乳房实质进入解剖平面，有效地解除可能存在的腺体内部纤维环收缩。任何乳晕位置不对称、形状异常和疝都可以通过乳晕周围环状切口进行调整。

游离腺体和确定新的乳房下皱襞

通过乳晕切口垂直游离腺体，建立一个乳

房下极皮瓣，既可以塑造乳房下极轮廓，又可以维持软组织覆盖。这种方法直接通过腺体的解剖有效地将腺体在垂直中点平面上一分为二，在两个位置“破坏纤维环”。当在一个位置切开完整的纤维环时，它可能会保持原有形状，而至少需要切开两次才能“打破（break）”其圆形，更有利于重塑形态。随后，放射状垂直切开腺体进一步释放了收缩环以及形成多个“环（ring）”中的“断点（break-points）”，更有效地矫正了先前存在的畸形。

通过乳房实质游离至胸大肌筋膜平面后，进一步向乳房下极下方游离至新的边界。必须注意不要破坏新的乳房下极边界。必要时可以稍微向下调整，如果破坏了新的边界，重建起来会更加困难和耗时。这种胸大肌前解剖也是双平面解剖的第一个组成部分。

放射状松解

所有病例均采用放射状灵活分割法来释放腺体和收缩的乳腺基底部。将暴露腺体深部表面后，用电刀对腺体进行分割。将腺体下极内水平方向收缩的筋膜带沿着先前存在的乳房下皱襞以垂直（纵向 / 放射状）的方式从腺体后平面游离至腺体表面预计的点。乳晕周围环状切口经腺体入路对于暴露于乳腺后方平面的乳房下极和进行放射状分离腺体都非常有利。游离的范围和深度取决于乳房基底收缩的程度，目标是乳房下极的延伸和原有的乳房下皱襞在视觉上的释放。如果存在更严重的软组织及乳房下皱襞收缩，必要时可将放射状分割延伸至真皮下平面。

大面积地进行乳腺腺体游离和分割通常会产生大量浆液性渗出，因此我们常规给所有患者在术区放置负压引流管。有引流是很正常的。

植入物与自体组织重建比较

尽管有关于乳腺腺体游离和移位的报道[5]，但我们认为乳房实质的数量通常是很少的，并且我们发现只有极少数情况下患者有足够的自体乳腺组织用于增大发育不全的乳房下极。植入物（假体）重建是乳房过小或相对发育不全患者的标准手术方式，其目的是增大乳房尺寸，改善乳房下极形状，然后通过放射状自由游离腺体和重建乳房下皱襞的位置来实现长期维持释放收缩环的效果。

虽然自体脂肪移植在筒状乳房畸形的治疗中通常作为隆乳矫正的一种补充方式，但与植入物重建相比，其效果的一致性和患者满意度十分有限[13]。

双平面和腺体后比较

从最早的关于筒状乳房畸形矫正的报道开始，到今天逐渐普及，最常见的假体置入位置是乳房后间隙[10]。将假体放置在乳房后间隙使其能够在不受胸大肌限制的情况下重塑和增大乳房。不幸的是，乳房后间隙植入假体的并发症，包括挛缩率增加、假体边缘外漏、波纹征、晚期移位和乳房外观不自然[14]，均可能发生，并且由于必要的游离，这些并发症在筒状乳房畸形矫正术后可能更常见。这就是我们在进行此类手术时首选双平面法的原因[15]。

从胸肌后隆乳过程中胸肌与腺体和假体的关系中不难发现，所有胸大肌后隆乳都在不同程度上被定义为双平面法，假体在乳房下极实际上位于腺体后，而上极则位于肌肉后方。尤其是在筒状乳房畸形的矫正中，下极是乳房最需要“扩张（expansion）”和假体塑形的区域，我们几乎不需要对上极进一步的填充和扩张，因此双平面胸肌后隆乳手术是理想的选择。双平面法也会导致胸大肌下切缘向头端的移位，即远离之前的乳房下皱襞，其结果是乳房下极自然的填充，同时使得胸大肌后隆乳的许多优点更为明显，包括触感更柔软、更自然的上极轮廓、软组织覆盖增加、乳房位置维持得更持久以及包膜挛缩率降低[14]。此外，由于手术保留了胸大肌内下侧起源的初始端，胸大肌对假体的覆盖保持了自然的外观。

植入物选择

对于一步法筒状乳房畸形矫正术，与解剖形态稳定的高黏性凝胶假体相比，硅胶假体、生理盐水假体、圆形黏性凝胶假体仅有细微的差异。我们认为假体的选择可能是各个方面治疗的所有步骤中影响最小的。然而，目前我们主张在大多数一期筒状乳房畸形矫正术中使用形态稳定的高黏性凝胶假体。这种更坚固的解剖型假体具有更高的硅胶交联度和更高的内聚性，更有利于在乳房基底和下极施加作用力，从而最大限度地拉伸释放的组织。而这些假体的应用似乎与波纹征和包膜挛缩的发生率降低有关[16]。值得注意的是，在我们之前的报道中[8]，使用光面、圆形黏性凝胶假体呈现出了一致的美学效果，患者满意度高，并发症轻微，因此这种假体仍然是一种可行的矫形选择。当进行两次手术矫正时，由于组织扩张器已经完成了扩张的“工作”，因此第二次假体更换手术时最终假体的类型就更不重要了。

一步法与两步法比较

在大多数情况下，患者都可以实现一步法畸形矫正。当缺陷的下极皮肤和软组织具有一定的膨胀性，尤其是当目标尺寸比较保守时，通常可以考虑一步法矫正。对于中、重度乳腺发育不全（Ⅱ型和Ⅲ型）患者，即存在皮肤包膜严重收缩和紧密而固定的乳房下皱襞，或者在缺陷的下极皮肤和软组织条件下患者希望能够获得比一步法更加丰满的效果时，我们就建议采用两步法，先放置组织扩张器进行矫正。如果在手术过程中，已经尽可能地进行了放射状游离，但很明显通过一次手术无法充分矫正原有的乳房下皱襞位置，则建议放置组织扩张器。此外，两步法可以为“再次矫正”提供修整的机会，从而调整乳晕的位置和形状，以及对乳房的对称性进行微调。

在选择使用两步法时，还有一项艰巨的任务是患者教育。我们常规建议下极和乳房下皱襞扩张有困难的患者放置组织扩张器，并对患者进行相应的教育。尽管我们会尽一切努力在一步法中实现安全性和美学效果，但与其这样做得到次优结果并可能需要进行修整手术，不如外科医生和患者共同努力使用两步法获得更好的结果，还能够减少风险和提高美学效果。

行乳房固定术和矫正不对称时的注意事项

在制订手术方案时，需要仔细识别乳房下垂情况。我们发现，经典的乳房下垂分级（Ⅰ级、Ⅱ级、Ⅲ级，假性下垂）对筒状乳房畸形中下垂的描述和制订手术方案的作用有限。例如存在乳房下皱襞移位，下极皮肤和软组织缺乏，乳晕扩大、移位和突出的患者，我们通常会看到不符合标准分类的相对腺体肥大和乳房下垂。乳晕位置远低于原有的乳房下皱襞平面，通常提示Ⅱ或Ⅲ级乳房下垂，在筒状乳房畸形中，乳头到乳房下皱襞的距离通常很近。非筒状的中、重度乳房下垂患者可能需要短瘢痕的倒T型切口或延长切口进行乳房固定，而筒状乳房畸形下垂的矫正需要的切口则更有限。在进行了降低乳房下皱襞和扩大下极等常规操作后，乳房和乳晕的“上抬（lift）”通常也可以通过乳晕周围环状切口进行充分处理。

乳房大小不对称可以通过选择不同体积或不同突出度的假体，或者均衡考虑这两个因素，或者去除较大乳房上多余的腺体来调整。我们通常会切除部分腺体，因为这样做可以在乳晕后方切除碟状或楔形腺体（可以最大限度地减少疝）并使假体更贴合乳房，理论上有助于长期维持矫正的效果，安全切除的腺体量通常不能超过30~40g。部分病例可以考虑吸脂术，由于年轻患者的乳腺腺体密度较高，通常不采用此法。

乳晕疝的矫正

当我们确定患者有乳晕疝畸形时，需要通过乳晕周围环状切口手术。环乳晕缝合技术用于乳晕周围固定术已有描述，这种技术还能减小乳晕直径及乳晕突出[17]。我们采用了Hammond[18]所描述的荷包缝合法，该方法通过均匀地压平乳晕，实现乳晕的对称并获得良好的矫正效果。

术前标记

术前患者在直立位进行术前标记。先标记从胸骨切迹穿过剑突到腹部的垂直中线，然后标记现有的乳房下皱襞和乳头乳晕复合体边缘。当患者的手臂举过头顶时，乳头向上到达垂直方向中线，用游标卡尺测量乳房基底宽度。在垂直方向上从中线向下“半径（radius）”的距离确定新乳房下皱襞水平。通过新确定的乳房下皱襞点画一条水平线，延伸至两侧前胸。再标记预计手术游离皮瓣的界限、分离腺体的位置和建议的乳晕及周围组织的比例，还要标记预期调整的乳晕大小和位置（图 24.6）。

手术技术与细节

筒状乳房畸形手术应在全麻（气管插管或面罩气道）下进行。所有病例均采用乳晕周围环状切口。当需要调整乳晕位置、形状或乳晕疝，或者需要矫正乳房下垂时，可行双环法切口以便切除多余的乳晕。在乳晕改变不明显且不需要切除部分乳晕时，使用乳晕周围环状切口即可。大多数情况下都需要双环法切口行乳晕缩小 / 固定术，由助手拉伸乳房后用 42~45mm 的 Freeman 乳晕切割器（环形切割刀）标记乳晕并进行游离。游离扩大的乳晕周围并将多余的环形乳晕去表皮化。从 4 点钟到 8 点钟位置，在去表皮化的真皮层内电灼切口，并加深到皮下深面。然后通过腺体垂直游离至胸大肌筋膜，从而有效地释放乳晕周围筋膜的收缩，这种收缩在很大程度上导致了乳晕突出。在胸大肌筋膜表面向下解剖至术前标记的新乳房下皱襞线。在所有病例中，解剖剥离应至少到胸大肌起点纤维水平。此操作构架了双平面的前半部分。然后，在胸大肌最下缘，即胸大肌起点边缘水平离断胸大肌，并用电刀剥离胸大肌后平面（图 24.7）。接着逐步分离胸大肌后间隙，首先从内侧以弧形游离胸大肌，以从内侧向外侧的方向进行，以便在剥离的胸大肌后间隙深处找到胸小肌。

用电刀对下份皮肤腺体瓣进行放射状游离，目的是适当游离和释放乳房下极的收缩，对抗之前乳房下皱襞的“记忆（memory）”。通常需要将腺体“分割（scorings）”成 3~5 份（图 24.8）。在此过程中，用假体尺寸测量仪来确定理想的乳房尺寸，并模拟游离腺体操作对乳房形状的影响。假体尺寸测定仪对于确定释放下

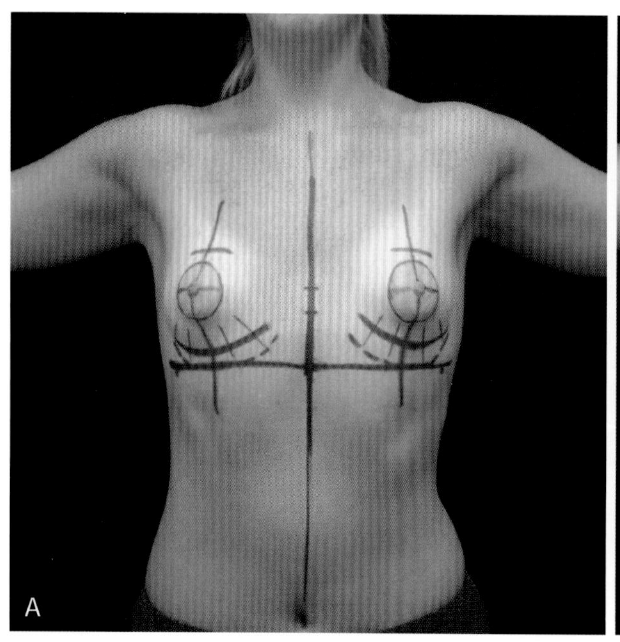

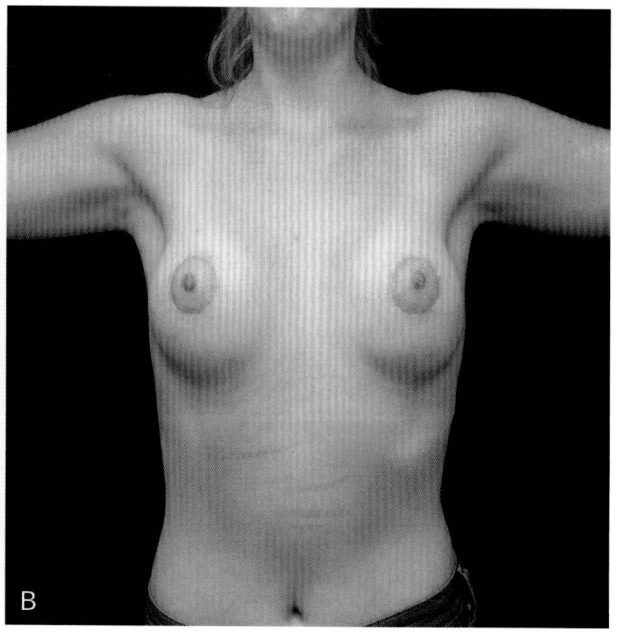

• 图 24.6　A. 筒状乳房畸形矫正术前标记。新乳房下皱襞位置以及水平参考线是乳房基底测量值除以 2（建议的乳房“半径”），在手臂外展 90° 或以上时，从预期的乳头乳晕复合体术后的位置向下测量乳房半径来确定新的乳房下皱襞位置。B. 一位 26 岁的双侧Ⅱ型筒状乳房畸形女性患者，行乳晕周围环状切口乳房固定术、双平面法植入 Allergan 型 410 解剖型、高黏性、稳定型硅胶假体 MF-255（255 cc）术后，8 周后随访显示筒状乳房畸形矫正术后早期下极形状改善

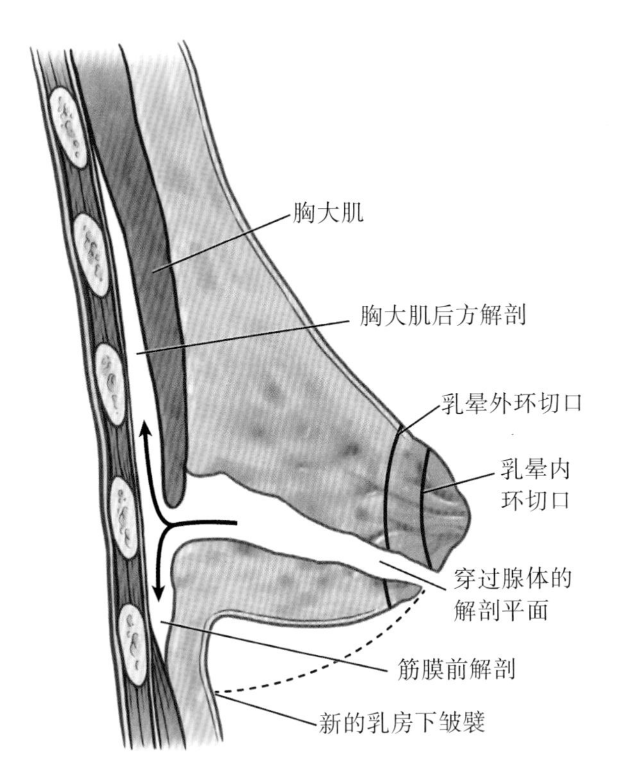

• **图 24.7** 筒状乳房畸形矫正术方法图解，展示了乳晕周围环状切口经腺体入路至胸骨前与胸大肌后平面。经允许引自 Kolker AR, Collins MS. Tuberous breast deformity: classification and treatment strategy for improving consistency in aesthetic correction. Plast Reconstr Surg, 2015,135(1):73–86, Figure 5.

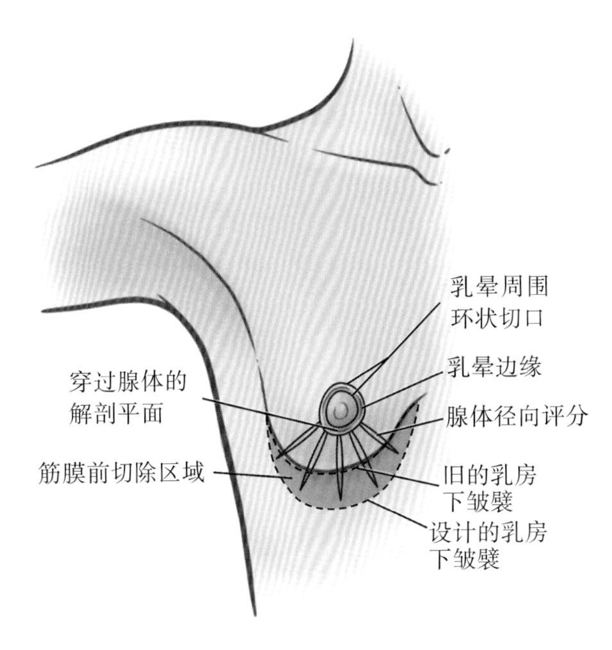

• **图 24.8** 筒状乳房畸形矫正手术方法图解，显示了放射状游离释放腺体和天然乳房下皱襞收缩。经允许引自 Kolker AR, Collins MS. Tuberous breast deformity: classification and treatment strategy for improving consistency in aesthetic correction. Plast Reconstr Surg, 2015,135(1):73–86, Figure 6.

极皮瓣的位置至关重要。如果术中构建乳房下极的位置和模拟的乳房尺寸相匹配，就可以置入假体矫正外形。图 24.9 显示了理想的下极形状和乳房下皱襞在术中的重新定位。如果手术不能满意地改变原有乳房下皱襞的位置，或者游离的下极形状不满意，就需要放置组织扩张器。

先用 0.25% 丁哌卡因溶液渗入胸大肌和肌肉深面筋膜，确认止血到位，再用稀释的倍他定溶液和三联抗生素溶液冲洗这些区域。在手术过程中，解剖平面均采用封闭式吸引管排水。一步法假体隆乳或一期植入组织扩张器均在胸大肌后（双平面）进行[15]。Natrelle 410 解剖型、形状稳定的高内聚凝胶假体或 Natrelle Inspira 内聚凝胶假体目前用于所有一期矫正和二期扩张器取出 – 假体置换；所有的二期扩张器手术均使用 Natrelle 133MV 组织扩张器（Allergan Inc., Irvine, CA）。用可吸收缝线分层固定腺体，用皮肤缝合器将乳晕缝合到周围乳晕周围环状切口，并将患者暂时置于坐姿直立位，对标记乳晕的大小、形状和位置对称性进行最终调整。切除外周多余真皮以尽量减少可能出现的皮肤褶皱，使用非可吸收缝线（CV–3 GoreTex，W.L.Gore&Associates，Inc.，Flagstaff，AZ）缝合同心圆切口，以减少乳晕表面积和投影。当乳房下垂，术中乳晕周围乳房固定术不能充分改善乳房形状和投影时，应在垂直方向进行调整。之后用间断皮内缝合法缝合切口。图 24.10 显示了术后 1 周内早期恢复了丰满的乳房下极和满意的乳房下皱襞复位，建议用最小的敷料覆盖切口。

术后护理和预期结果

筒状乳房畸形矫正术通常为日间手术。为了提高镇痛效果，减少术后麻醉需求，并加快一期手术的恢复，我们通常在假体植入前用

0.25% 丁哌卡因溶液进行局部浸润麻醉。术后使用的伤口护理材料和具体步骤包括：①切口使用 Mastisol 或 Dermabond 皮肤黏合和 Steri-Strips 皮肤自黏胶带，并用轻质无棉纱布和手术胸衣进行包扎。②引流管口处使用 Biopatch 氯己定葡萄糖酸盐生物保护盘（Ethicon，LLC，Somerville，NJ）和生物封闭敷料覆盖。③术后 36~48h 后才可淋浴。根据经验预防性使用抗生素（第一代头孢菌素或阿莫西林/克拉维酸）1周。根据需要给予患者服用氢可酮/对乙酰氨基酚和昂丹司琼。鼓励患者在术后 1 周内进行散步等简单的活动。建议术后 1 周后恢复工作、上学和大多数正常活动。从术后 1 周开始，患者可以穿戴结构更稳定、支撑力更强的胸衣，同时恢复轻度运动（低强度有氧运动、核心运动和下肢运动）。术后 4~6 周开始恢复上身力量训练。虽然乳房下极形状在术后即刻就可以得到显著改善，但乳房上极的丰满度和下极的圆润度完全成型需要大约 12 周的时间，完全稳定需要长达 1 年的时间。

并发症处理

由于乳房腺体发育不良、紧缩、皮肤缺损、乳晕疝、乳房下垂和不对称，筒状乳房畸形矫

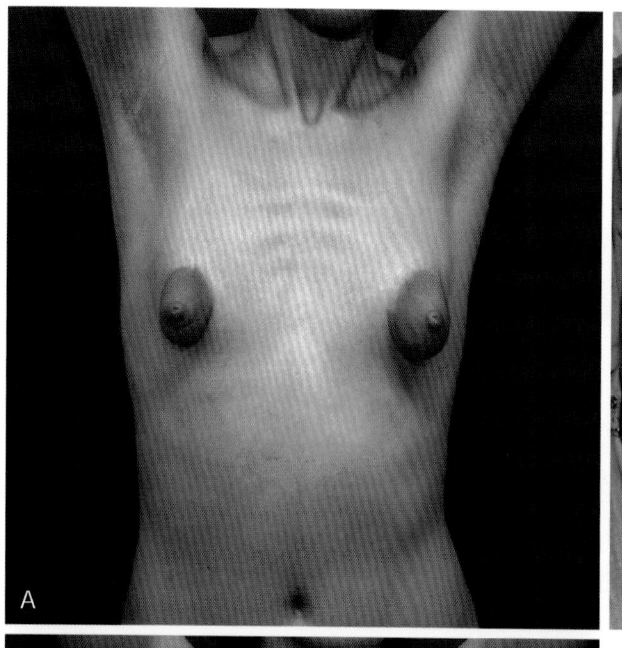

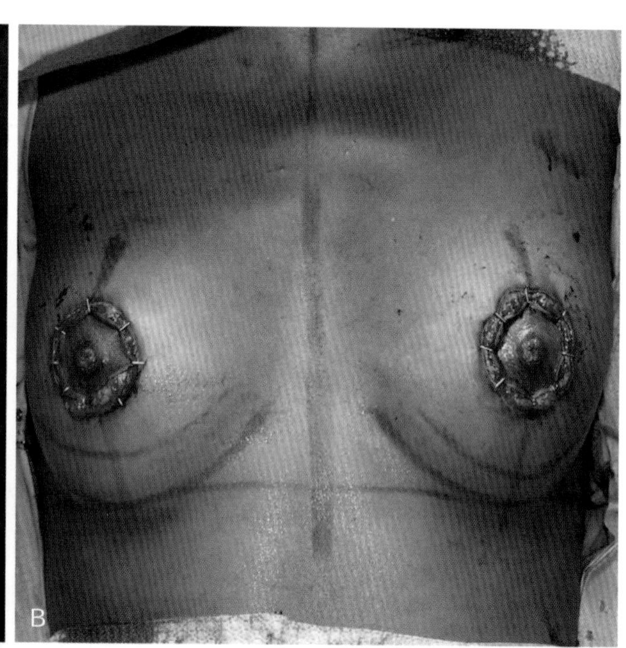

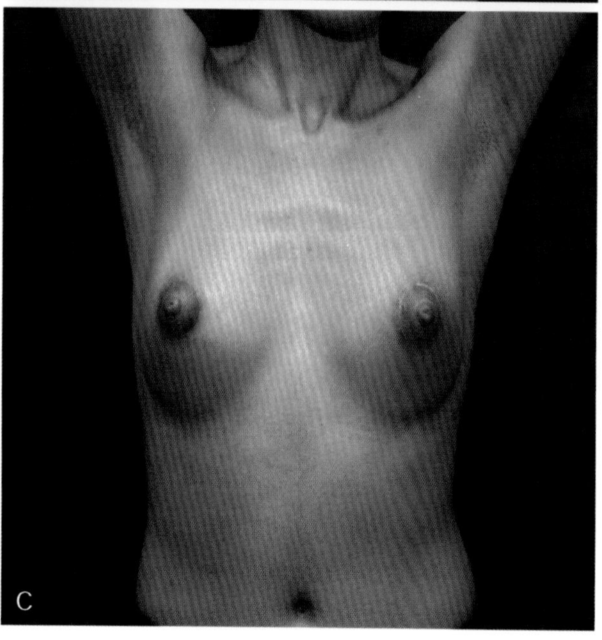

• **图 24.9** A. 一位 29 岁的双侧Ⅲ型筒状乳房畸形女性患者的术前照片。B. 术中图像显示暂时缝合乳晕及周围皮肤以及可以实现的下极形状及程度的效果。C. 经乳晕周围环状切口行乳房固定术，经双平面植入 Allergan 型 10–210（210cc）光滑的圆形凝胶假体后 13 个月的外形。经允许引自 Kolker AR, Collins MS. Tuberous breast deformity: classification and treatment strategy for improving consistency in aesthetic correction. Plast Reconstr Surg, 2015,135(1):73–86, Figure 4.

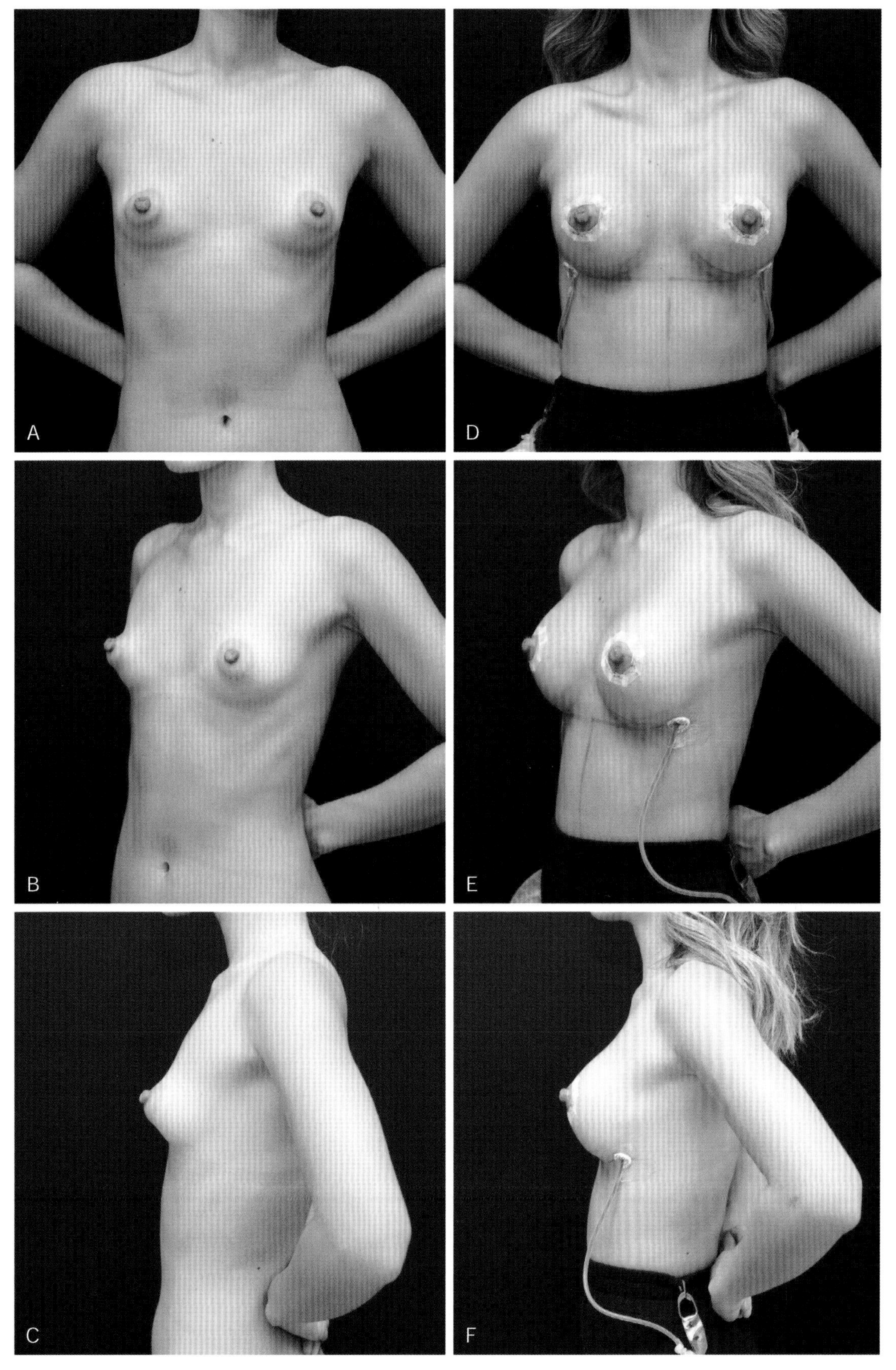

• 图 24.10 A~C. 一位 30 岁的Ⅱ型筒状乳房畸形女性患者的术前照片。D~F. 经乳晕周围环状切口乳房固定术联合双平面 Allergan 型 410 解剖型、高黏性、稳定型硅凝胶假体 MM-245（245cc）植入后 1 周的效果。注意术后早期下极形状的发展，在引流口使用最小的生物贴片和 Steri-Strip 敷料

正术的潜在并发症和后遗症包括所有可能与隆乳/乳房固定术相关的并发症和不良后果。手术前在管理患者的期望时，应明确告知其需要再次手术矫正的可能性。术后可能会出现包膜挛缩、植入物移位或错位、不对称、瘢痕较宽或乳晕扩大、假性乳晕疝、乳房下极扩张不足以及术前乳房下皱襞持续存在。当并发症程度轻微时，可能不需要采取矫正措施，因为与术前畸形相比，患者和外科医生的满意度可能仍较高，但任何并发症都可能需要再次手术。

包膜挛缩可以通过包膜切开、包膜切除和更换植入物进行治疗，并考虑用毛面植入物替换光面植入物。植入物位置不佳可能是由于新乳房下皱襞或植入物下端的过度游离。手术中对乳房下皱襞的准确定位至关重要，毛面植入物的应用也可以提高乳房下皱襞位置的稳定性。如果需要再次矫正，乳晕切口能够提供理想的手术入路以进行乳房下皱襞区囊袋缝合，将乳房的前囊层和后囊层靠拢在一起来实现乳房形态的矫正。必要时可以使用脱细胞异体真皮、异种移植或其他基质移植。乳房大小、形状或位置的不对称可能需要进一步矫正。由于皮肤及腺体紧缩、皮肤包膜发育不良、发育不全和（或）肥大以及乳房下垂等先前存在的差异，筒状乳房畸形的矫正手术是一项四维操作（four-dimensional endeavor）。即使在手术室中实现了三维的相对平衡和对称，那么第四个维度——时间，也会随着在两个轻微或显著不同的乳房上进行的基于组织或植入物的操作而产生不同程度的差异。筒状乳房畸形的矫正可能会出现瘢痕变宽或乳晕进行性增大，因为这是一种“竞争性向量（competing vector）”手术。扩张和扩大发育不全、收缩的皮肤包膜，同时缩小乳晕尺寸，都会导致乳晕周围区域的张力增加。如果需要再次手术修复瘢痕或减小乳晕，建议至少在1年后即进行性变化的皮肤和软组织稳定后进行，从而将增大的张力降至最低。矛盾的是，乳晕假性疝也可能是由于乳晕周围囊袋扩大或已经突出的乳晕所致。这可能表示乳晕畸形矫正不完全，或者仅仅是因为重新形成了一个新的、更浅层的收缩环，乳腺组织可能通过它疝入薄弱的乳晕。这些问题待经过足够的时间完全稳定后，可以进行再次矫正，以促进乳晕周围皮肤的最大顺应性。具体方法是在轻微隆起的乳晕内制作一个直径较小的标记，然后重新调整乳晕固定环之间的关系，用一条新的缝线进行荷包缝合，形成一个平面效果更好的乳晕。

筒状乳房畸形矫正术后最严重的后遗症也许是先前乳房下皱襞的持续存在和受限制的下极扩张不足。文献索引显示的几乎完全是“下极相关”，并可以有条不紊地通过算法给出的操作，释放该区域的任何剩余的内在限制。如前所述，新乳房下皱襞构建完成后，逐步沿放射状游离组织，有时乳房下皱襞不能得到彻底放松，胸壁依然保留先前的乳房下皱襞。外科医生可以选择假体植入进行矫正，植入物的位置及其产生的重力可能会随着时间的推移“熨平（iron out）”新的皱襞，或者选择组织扩张器，对植入物腔进一步扩张。当术后遇到下极扩张不足或乳房下皱襞残留时，可以再次手术游离下份皮瓣，并用形状稳定的植入物进行替换，但放置组织扩张器可能是最可靠的解决方案。自体脂肪移植在某些情况下可能也有作用，但笔者认为这种作用通常很有限，因为植入物、包膜和皮肤之间可能只有几毫米的间隙。

二期手术

筒状乳房畸形，尤其是轻度畸形，往往被低估和诊断不足。当未被识别时，外科医生会用隆乳术治疗不太明显的畸形，这样做往往不能恰当地解决乳房下极的缺陷和限制。中度和更严重的筒状乳房畸形可能没有得到适当的矫正。继发的医源性乳房畸形，包括不对称、可以触及先前存在的乳房下皱襞、双泡畸形、植入物移位以及乳晕疝加重，通常会比筒状乳房畸形更难行一期矫正。笔者在本书中介绍的手术方法也同样适用于继发畸形病例。任何修复手术都应在初次手术后至少1年再进行。相比于乳房下皱襞切口，在大多数情况下应更优先

病例展示

病例 24.1

一位20岁的女性患者，因右侧乳房Ⅰ型筒状乳房畸形和左侧乳房Ⅱ型筒状乳房畸形接受了一期治疗，包括右侧环乳晕垂直固定术、左侧环乳晕固定术联合Allergan型10-270（270cc；右乳）和15-371（371cc；左乳）的双平面光滑圆形假体植入。病例24.1.1显示了患者的术前（A~C）和术后12个月的照片（D~F）。

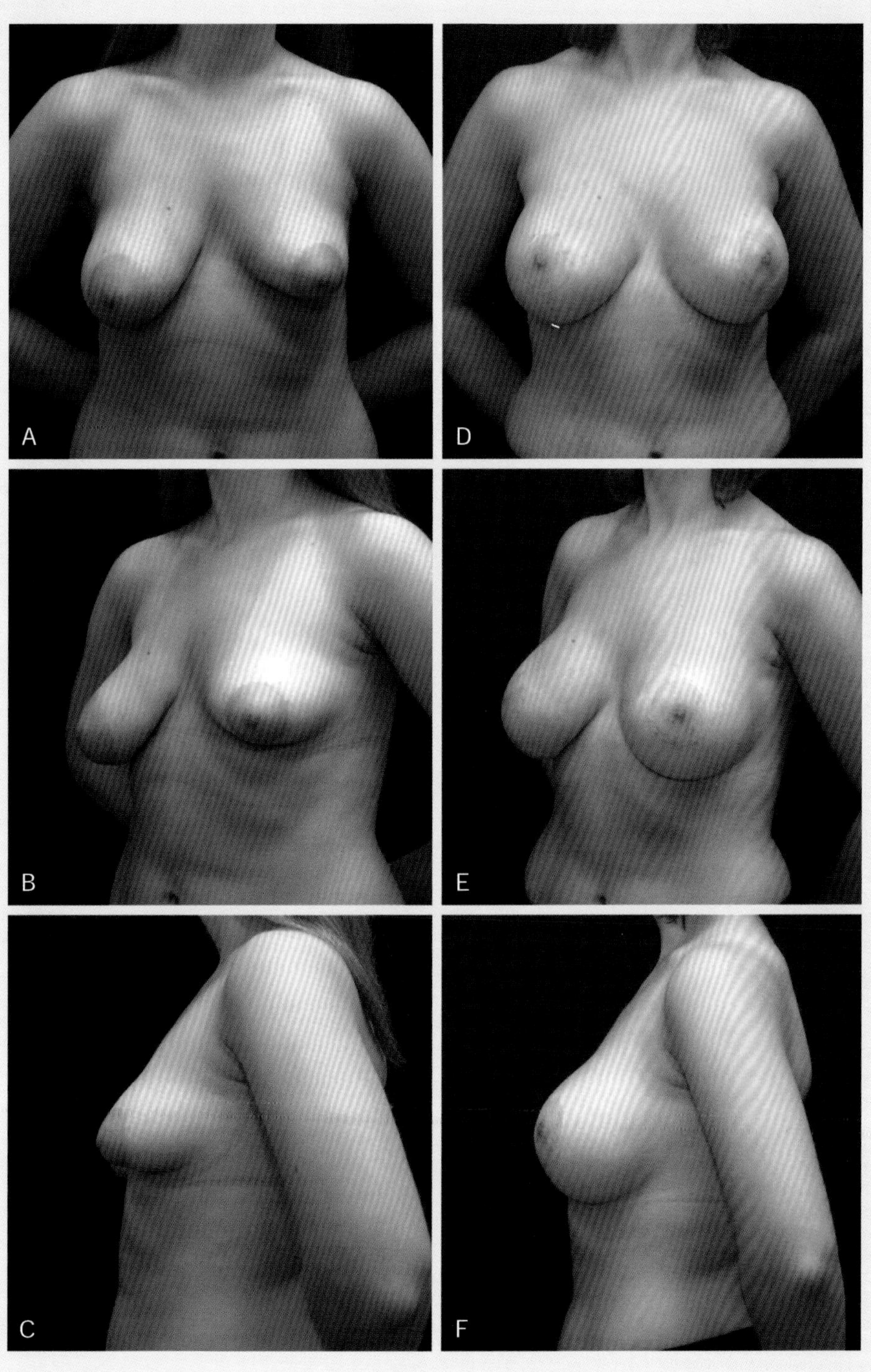

• 病例 24.1.1

病例 24.2

一位 21 岁的女性患者，因双侧Ⅱ型筒状乳房畸形接受双侧乳晕周围环状切口乳房固定术进行一期治疗，采用中等高度、中等下垂度的双平面 Allergan 型 410 解剖型高黏性凝胶假体 MM−245（245cc）。病例 24.2.1 显示了患者的术前（A~C）和术后 12 个月的照片（D~F）。

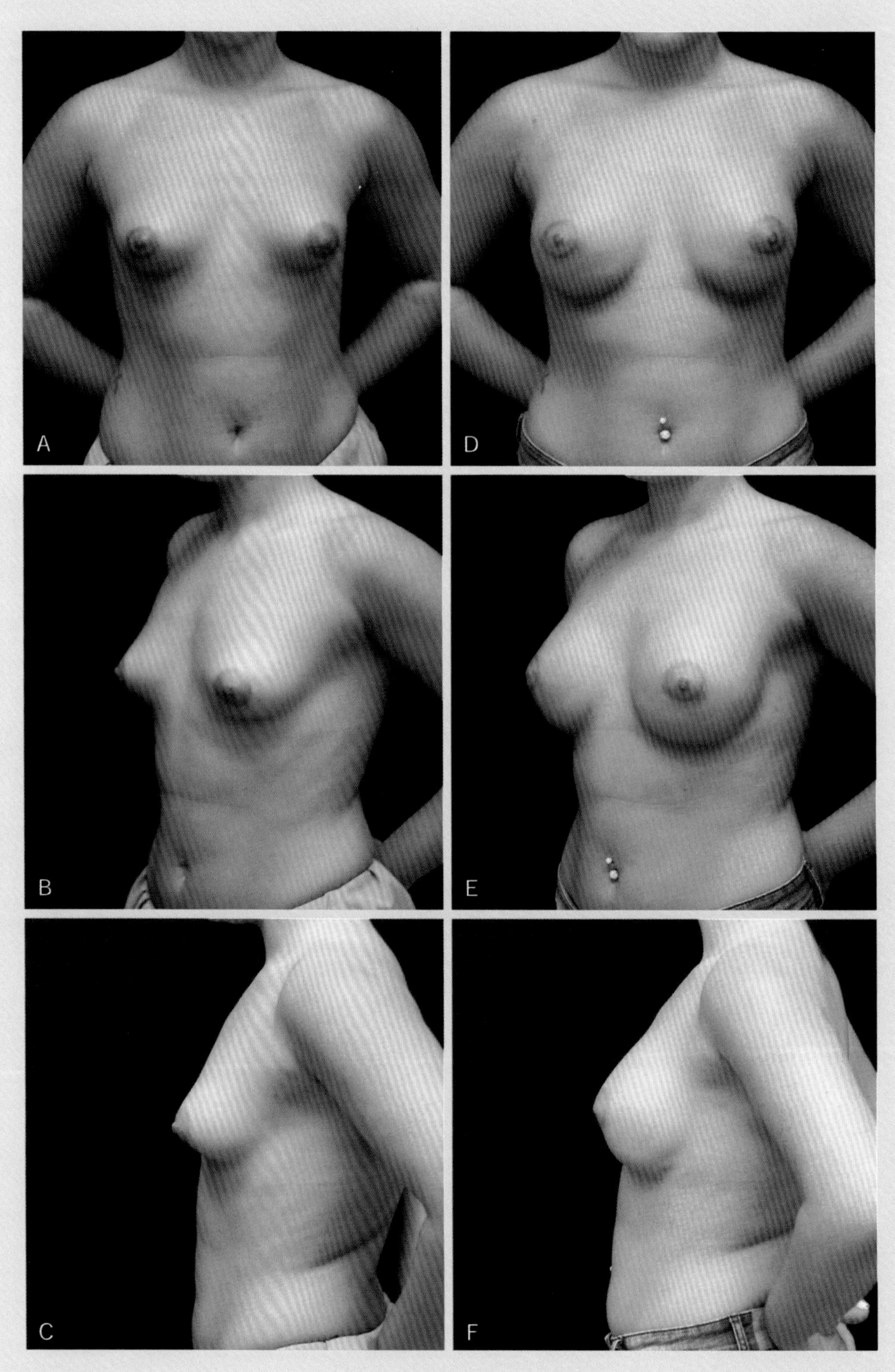

• 病例 24.2.1

病例 24.3

一位 31 岁女性患者，因双侧Ⅱ型筒状乳房畸形接受双侧乳晕周围环状切口乳房固定术，植入 Allergan Inspira 光滑圆形假体 SRM-210（210cc）进行一期治疗。病例 24.3.1 显示了患者的术前（A~C）和术后 10 个月的照片（D~F）。

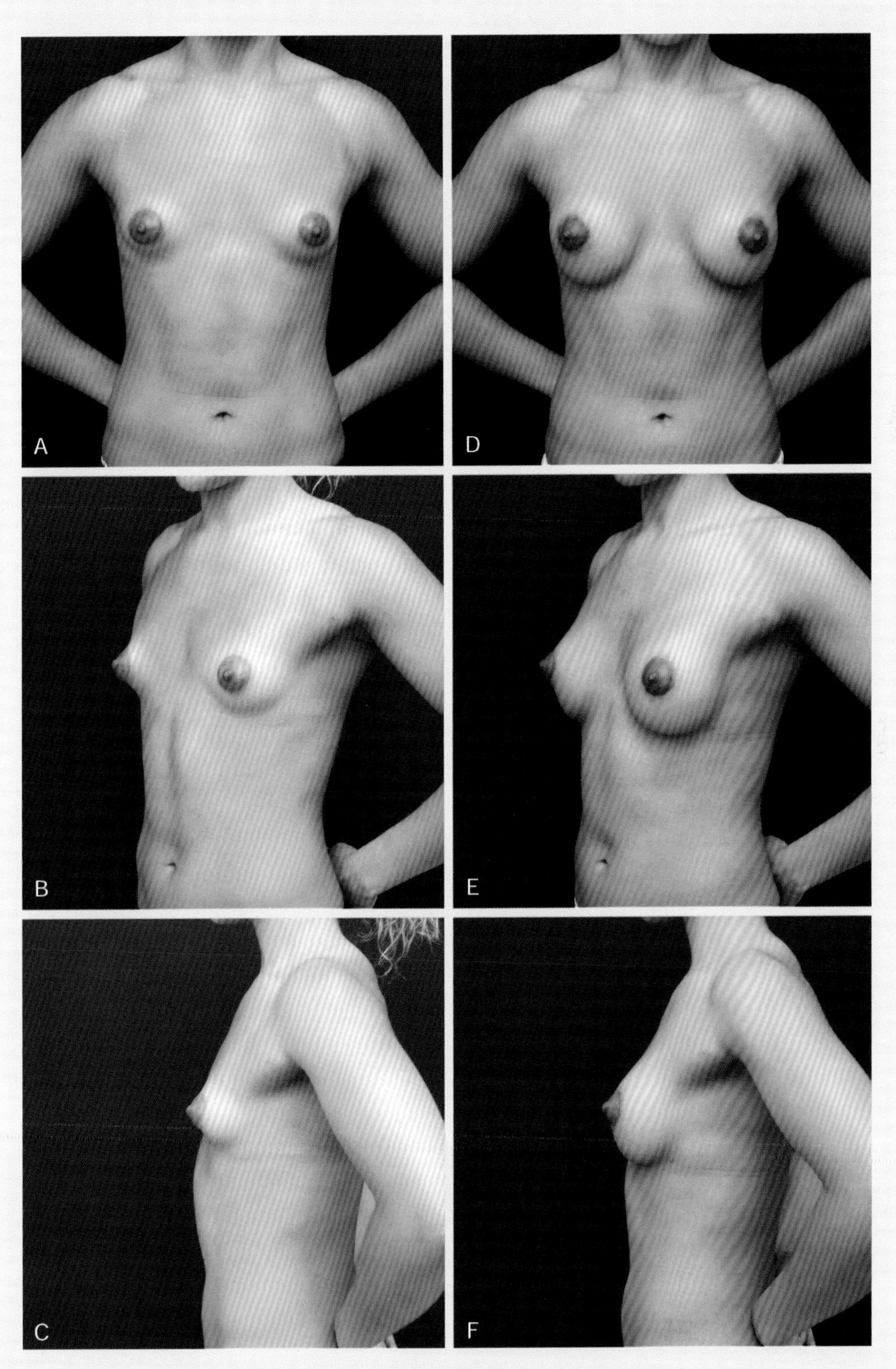

• 病例 24.3.1

病例 24.4

一位 27 岁的女性患者，因右侧Ⅲ型筒状乳房畸形和左侧Ⅱ型筒状乳房畸形需要分两个阶段进行治疗，虽然一期手术就获得了令人满意的外形，但患者希望获得更加自然的效果，这就需要植入组织扩张器。因此我们对患者进行了双侧乳晕周围环状切口的乳房固定术，一期采用 Allergan 133 MV-12 300cc 组织扩张器行双平面植入，双侧逐步填充至 410cc。5 个月后，用 Allergan 15-339 型（339cc）光滑的圆形硅胶假体置换组织扩张器。病例 24.4.1 显示了术前（A~C）以及术后 16 个月和术后 21 个月的照片（分别为一期手术和二期手术；D~F）。

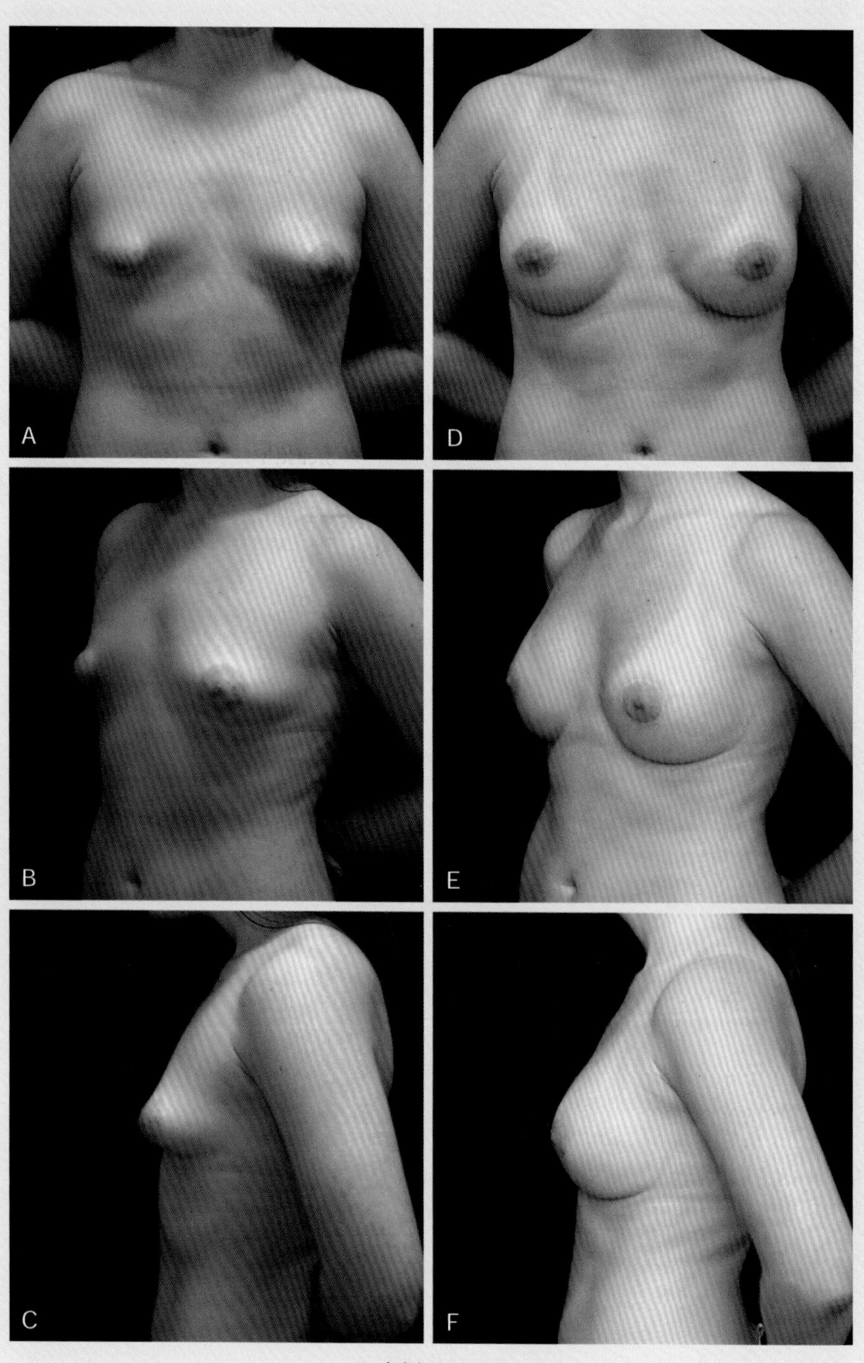

• 病例 24.4.1

考虑乳晕周围环状切口。如果放射状游离腺体无法充分重塑乳房下极或克服残存的乳房下皱襞痕迹，建议使用组织扩张器。在某些情况下，自体脂肪移植也可以作为一种辅助塑形手段。

总 结

筒状乳房畸形矫正给外科医生带来了非同寻常的诊断和治疗方面的挑战。多种病理表现，包括乳房基底部收缩、乳房实质发育不全、下极皮肤缺损、乳房下皱襞向上移位、乳晕疝、乳房下垂和不对称，可能有很大差异。需要对所有病理特征进行仔细的识别和分类，以制订治疗方案。对筒状乳房畸形患者制订及实施科学的手术方案有助于实现安全性及美学效果的一致性。

成功技巧

- 筒状乳房畸形是一种病因不明的发育异常，临床表现多样。
- 该病常常被低估，以及诊断或治疗不足。
- 无论病情轻重均给乳房整形手术带来了巨大的技术挑战。
- 解剖学特征包括乳房基底部收缩、乳房实质发育不全、下极皮肤缺损、乳房下皱襞向上错位、乳晕疝、乳房下垂和不对称，患者可能存在 1 个或多个症状甚至存在所有症状。
- 对病理特征进行仔细的鉴别和分类对于制订治疗方案至关重要。
- 筒状乳房畸形矫正手术成功的关键包括：离断收缩的纤维环，释放和扩张下极缺损皮肤（1 次或分多次），矫正先前存在的乳房下皱襞，构建一个位置合适的新的乳房下皱襞，扩张缺损的下极以保持乳房的体积和形状，减少乳晕疝，调整乳晕大小，矫正乳房下垂及不对称。
- 坚持系统的治疗策略有助于最大限度地提高美容矫正的安全性和一致性。

（梁法清 邱娟娟 曹晓蔓 译，李涛浪 杨犇龙 审校）

参考文献

[1] Mandrekas AD, Zambacos GJ, Anastasopoulos A, et al. Aesthetic reconstruction of the tuberous breast deformity. Plast Reconstr Surg, 2003,112:1099–1108, discussion 1109.

[2] Dessy LA, De Santo L, Onesti MG, et al. Tuberous breast and predisposition to breast deformity in consanguineous. Breast J, 2018,24(1):51–54.

[3] DeLuca-Pytell DM, Piazza RC, Holding JC, et al. The incidence of tuberous breast deformity in asymmetric and symmetric mammaplasty patients. Plast Reconstr Surg, 2005,116:1894–1899, discussion 1900.

[4] von Heimburg D, Exner K, Kruft S, et al. The tuberous breast deformity: classification and treatment. Br J Plast Surg, 1996,49:339–345.

[5] Grolleau JL, Lanfrey E, Lavigne B, et al. Breast base anomalies: treatment strategy for tuberous breasts, minor deformities, and asymmetry. Plast Reconstr Surg, 1999,104:2040–2048.

[6] Meara JG, Kolker A, Bartlett G, et al. Tuberous breast deformity: principles and practice. Ann Plast Surg, 2000,45:607–611.

[7] Costagliola M, Atiyeh B, Rampillon F. Tuberous breast: revised classification and a new hypothesis for its development. Aesthetic Plast Surg, 2013,37:896–903.

[8] Kolker AR, Collins MS. Tuberous breast deformity: classification and treatment strategy for improving consistency in aesthetic correction. Plast Reconstr Surg, 2015,135(1):73–86.

[9] Monteiro D, Horta R, Amarante J, et al. Tuberous male breast: assessment and esthetic correction. Breast J, 2015,21(6):696–698.

[10] Rees TD, Aston S. The tuberous breast. Clin Plast Surg. 1976,3:339.

[11] Puckett CL, Concannon MJ. Augmenting the narrow-based breast: the unfurling technique to prevent the double-bubble deformity. Aesthetic Plast Surg, 1990,14:15–19.

[12] Ribeiro L, Canzi W, Buss A Jr, et al. Tuberous breast: a new approach. Plast Reconstr Surg,1998,101:42–50, discussion 51.

[13] Brault N, Stivla A, Guillier D, et al. Correction of tuberous breast deformity: a retrospective study comparing lipofilling versus breast implant augmentation. J Plast Reconstr Aesthet Surg, 2017,70(5):585–595.

[14] Stevens WG, Nahabedian MY, Calobrace MB, et al. Risk factor analysis for capsular contracture: a 5-year Sientra study analysis using round, smooth, and textured implants for breast augmentation. Plast

Reconstr Surg, 2013,132:1115–1123.
[15] Tebbetts JB. Dual plane breast augmentation: optimizing implant-soft-tissue relationships in a wide range of breast types. Plast Reconstr Surg, 2001,107:1255–1272.
[16] Brown MH, Shenker R, Silver SA. Cohesive silicone gel breast implants in aesthetic and reconstructive breast surgery. Plast Reconstr Surg, 2005,116:768–779, discussion 780.
[17] Atiyeh BS, Hashim HA, El-Douaihy Y, et al. Perinipple roundblock technique for correction of tuberous/tubular breast deformity. Aesthetic Plast Surg,1998,22:284–288.
[18] Hammond DC, Khuthaila DK, Kim J. The interlocking GoreTex suture for control of areolar diameter and shape. Plast Reconstr Surg, 2007,119:804–809.